ビジュアル基本手技 4

写真とイラストでよくわかる！
注射・採血法

適切な進め方と，安全管理のポイント

改訂版

Injection & Collecting of Blood　Visual Manual of Clinical Basic Techniques

菅野敬之 [東邦大学医療センター佐倉病院麻酔科学研究室] ◆編

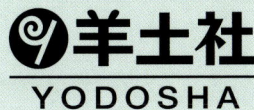
羊土社
YODOSHA

謹告

　本書に記載されている診断法・治療法に関しては，発行時点における最新の情報に基づき，正確を期するよう，著者ならびに出版社はそれぞれ最善の努力を払っております．しかし，医学，医療の進歩により，記載された内容が正確かつ完全ではなくなる場合もございます．

　したがって，実際の診断法・治療法で，熟知していない，あるいは汎用されていない新薬をはじめとする医薬品の使用，検査の実施および判読にあたっては，まず医薬品添付文書や機器および試薬の説明書で確認され，また診療技術に関しては十分考慮されたうえで，常に細心の注意を払われるようお願いいたします．

　本書記載の診断法・治療法・医薬品・検査法・疾患への適応などが，その後の医学研究ならびに医療の進歩により本書発行後に変更された場合，その診断法・治療法・医薬品・検査法・疾患への適応などによる不測の事故に対して，著者ならびに出版社はその責を負いかねますのでご了承ください．

改訂の序

　本書の初版は2006年に繁田正毅先生の編集により刊行されました．看護師向けの類書が多数存在するなか，主として医師を対象とした初めての注射・採血の単行本である初版は，多くの方々から御好評をいただきました．このたび第2版を上梓することができましたのも，ひとえに読者の皆様の御愛顧によるものです．執筆者を代表して御礼申し上げます．

　第2版の編者を繁田先生より拝命いたしましたが，基本フォーマットに何ら変更の必要がなかったことを考えますと，繁田先生の広く深い造詣に今さらながら驚嘆せざるを得ません．初版でも安全管理の項を担当いたしましたが，繁田先生の「神は細部に宿る」という言葉通りのご指導を思い浮かべながら，第2版の編者を務めさせていただきました．

　日進月歩の医療のなかで，本書が扱う分野も器具・薬品・ガイドラインの大幅な進歩や改訂がありました．本書においても，採血法は日本臨床検査標準協議会が2011年に作成した「標準採血法ガイドライン改訂版（GP4-A2）」に準拠することとし，その他の記載も最新の器材・薬品・ガイドラインに沿うようにいたしております．時には心苦しい思いで執筆者の方々に失礼なお願いをいたしましたが，皆様快くこれに応えていただきました．おかげさまで，初版の高い完成度を維持しながら，最新の知見にアップデートできたのではないかと考えております．

　本書刊行にあたり，撮影にご協力戴いた患者さん・スタッフ・メーカーの皆様にこの場を借りて御礼申し上げます．また，本書作成に御尽力いただいた羊土社編集部の皆様に深謝致します．特に嶋田達哉氏・中林雄高氏の緻密な編集作業によって，本書の完成度は数段高まったと申しても過言ではないでしょう．

　新しく生まれ変わった本書が，初版と同様に皆様のご愛顧をいただけることを願ってやみません．

2012年1月

東邦大学医療センター佐倉病院 麻酔科学研究室
菅野 敬之

初版の序

　今から20年前，静脈路確保が下手だった私に業を煮やした指導医は「こうだよ，こう！」と言って教えてくれましたが，その「こう！」というのは一体なんなのか．おぼろげながらわかったつもりで，結局「自分なりのやり方」に落ち着きました．内心「こう！」とはどういうことなのか，ずっと不満でした．

　医師としての生活も下っ端から少し出世すると注射や点滴からはすっかり離れてしまったのですが，再び自分でやらざるを得ない状況に追い込まれてみると昔の記憶が蘇ってきます．昔取った杵柄でなんとなく自分自身はできるのですが，いざ次の人に伝えようとすると思うと難しいことに気付きました．「こう！」ってなんなのか？　それに答えてくれる医師向けの文献は見当たりません．看護師向けの単行本はたくさんあって，今さらながらうなずかされるところがいくつもあるのですが，少し医師向けとは違うような気がします．

　この度，羊土社のビジュアル基本手技シリーズの4巻目として，注射と採血のマニュアルを刊行することになりました．医師を主な読者として想定した「注射・採血」の単行本としては初めてであることや，カラー写真やイラストなどビジュアルを中心とした本であること，またリスクマネジメントに関しての記述が充実したことなど，これまでの類書にはない内容になっていると思います．また，日常何気なく行っている行為が，慣例によるものなのか，医学的根拠があってのものなのか，について執筆の各先生方にご解説いただきましたので参考にしてください．

　若い研修医の方をはじめとした医師だけでなく，看護師，救急救命士の方にも読んでいただければ幸いです．

　「こうなんだよ！」というかつての指導医の思いが実現できればと思って始めた本書ですが，当初予定した疑似動画などやりきれなかったものも多数あります．いろいろやりたいこともありますが，次へ続くための第一歩にします．

2006年5月

横浜新緑総合病院麻酔科
繁田 正毅

ビジュアル基本手技 4

写真とイラストでよくわかる！
注射・採血法
適切な進め方と,安全管理のポイント　改訂版

Injection & Collecting of Blood　Visual Manual of Clinical Basic Techniques

- 改訂の序　　　　　　　　　　　　　　　　　　　　　菅野敬之
- 初版の序　　　　　　　　　　　　　　　　　　　　　繁田正毅

PART I　基礎・準備編

§1　採血のための基礎知識　　　　　　　　　　　　　　大塚将秀

1-1 ▶ 採血の目的 ……………………………………………………………… 16
　　採血で得られる情報
　　Column 採血しないで得られる血液情報　16

1-2 ▶ 採血の分類 ……………………………………………………………… 17
　　1）静脈血　2）動脈血　3）毛細血管血　4）混合静脈血　5）中心静脈血
　　Column 血液はどこも同じか　18
　　　　　　採血によって腫瘍のある場所を診断する話　18
　　　　　　血液培養は動脈血でないといけないか　18

§2　注射のための基礎知識　　　　　　　　　　　　　　大塚将秀

2-1 ▶ 注射の目的 ……………………………………………………………… 19
　　注射の目的

2-2 ▶ 注射の部位 ……………………………………………………………… 20
　　1）静脈　2）筋肉内　3）皮下　4）皮内　5）中心静脈　6）動脈
　　7）骨髄　8）そのほか（くも膜下，関節内，硬膜外，胸腔内，腹腔内）

CONTENTS

|Column| 皮内テスト　21
　　　　筋注とクレアチンキナーゼ（CK）　21

2-3 ▶ 注射の方法 — 22
1）一回注入　2）持続注入（翼状針，留置針）　3）間欠的反復注入
4）そのほか（動注ポート，IVHポート，持続皮下注）

|Column| 「緩徐に静注」の「緩徐」とは　23
　　　　ヘパリン と ヘパリンロック　23
　　　　持続皮下注の限界　23
　　　　新しい鎮痛法：patient-controlled analgesia（PCA）　23

§3　そのほかの基礎知識　　　　　　　　　　　　　　　　　　　大塚将秀

3-1 ▶ 解剖学的知識 — 24
1）皮膚・皮下組織　2）筋肉　3）末梢静脈　4）太い静脈　5）動脈
6）骨髄　7）リンパ管　8）神経系　9）血液

|Column| 大事な静脈弁（滴下不良と下肢静脈瘤）　25
　　　　中心静脈とは　26
　　　　乳がん術後の静脈路確保　26
　　　　なぜ詰まるのか　26

3-2 ▶ 薬物濃度 — 27
1）薬はいつ効くか　2）投与法による血中濃度変化

§4　注射・採血に必要な器具（準備と使用方法）　　　　　関口美和，繁田正毅

4-1 ▶ 注射・採血に必要な器具 — 28

4-2 ▶ 消　毒 — 29
1）消毒とは　2）消毒薬の種類

|Column| 消毒はディスポ製品が主流〜包交車もなくなる？〜　29

4-3 ▶ 駆血帯 — 30
1）駆血帯とは　2）市販の駆血帯

|Column| ビニールコードや幅が狭いヒモはなぜいけないか　30

4-4 ▶ シリンジ — 31
1）種類　2）構造・名称　3）材質　4）プレフィルドシリンジ

|Column| 使用済みシリンジや注射針の行方　32
　　　　ICタグで医療廃棄物を追跡　33
　　　　バイオハザードマークの種類と色分け　33

4-5 ▶ 注射針 — 34
1）種類　2）構造・名称　3）太さとカラーコード

|Column| 生物の研究と痛くない注射の開発　35

4-6 ▶ 固　定 — 36
1）わが国の従来のカテーテル固定法　2）CDCのガイドライン

4-7 ▶ 止血（動脈穿刺以外の場合） ――――――――――――――――――― 37
　　　　1）止血の方法　2）時間　3）専用の用具

4-8 ▶ カテーテル ―――――――――――――――――――――――――― 39
　　　　1）種類　2）構造

4-9 ▶ 輸液回路 ――――――――――――――――――――――――――― 40
　　　　1）種類　2）構造　3）材質　4）延長チューブ
　　　　5）三方活栓とクローズドシステム　6）フィルター　7）逆流防止弁

4-10 ▶ 採血用器具 ――――――――――――――――――――――――― 42
　　　　1）真空採血針の構造　2）採血用器具の種類　3）危険性

4-11 ▶ 輸液（点滴静脈内注射：intravenous drip injection）――――――――― 43
　　　　1）目的　2）種類

4-12 ▶ 輸液ポンプ ――――――――――――――――――――――――― 44
　　　　1）自然滴下との違い　2）種類　3）輸液ポンプの使い方　4）問題点

PART II　実践編

§1　採血の実際

1-1 ▶ 標準採血法ガイドライン ――――――――――――――― 片平英一　48
　　　　1）近年の真空採血に関する事情　2）真空採血に関する行政の対応
　　　　3）標準採血法の策定　4）ガイドライン（GP4-A2）の内容
　　　　5）DVDビデオの内容

1-2 ▶ 静脈採血の手順 ――――――――――――――――――― 片平英一　51

1-3 ▶ 静脈採血の準備 ――――――――――――――――――― 片平英一　52
　　　　1）採血管の準備　2）患者確認　3）静脈の同定　4）血管の確認
　　　　5）消毒・感染対策

1-4 ▶ 静脈からのシリンジ採血の実際 ――――――――――――― 片平英一　56
　　　　1）針とシリンジの準備　2）穿刺　3）駆血帯を外す　4）抜針・止血
　　　　5）検体の扱い　6）採血後の針とシリンジの扱い　7）その他

1-5 ▶ 静脈からの真空採血の実際 ―――――――――――――― 片平英一　59
　　　　1）針とホルダーの準備　2）装着時の注意　3）採血前手順　4）穿刺
　　　　5）採血管の挿入と抜去　6）採血管の順序および注意点　7）駆血帯の解除
　　　　8）後処理

1-6 ▶ 動脈採血 ―――――――――――――――――― 大江克憲，鈴木尚志　63
　　　　1）採血部位　2）採血方法

CONTENTS

> **Column** シリンジ内に気泡があると，どんな影響があるか　70
> シリンジ内に生理食塩水やヘパリンが多量に混じるとどうなるか　70
> 分析までに時間がかかったとき　70
> 動脈血と静脈血　70

1-7 ▶ 耳垂／指先／足底採血 ──────────────── 辻　正富　71

1. 採血
   1) 耳垂採血法　2) 指先（頭）採血法　3) 足底（踵）採血
2. 自己血糖測定
   1) 自己血糖測定のメリット　2) 自己血糖測定のポイント

> **Column** ランセット　75
> 出血時間　75

1-8 ▶ 血液培養 ──────────────── 鈴木尚志，木村　聡　76

1) 準備するもの　2) 検体の扱い　3) 適応と採血のタイミング
4) 培養ボトルと自動培養システム　5) 採血上の注意点と偽陽性

> **Column** 皮膚の消毒薬には何を選ぶのがよいでしょうか？　79
> 室温下に接種後の培養ボトルを放置しておくと，検査結果にはどんな影響があるでしょうか？　80
> 血管内に留置されたカテーテルから採血してもよいでしょうか？　80
> 培養ボトルのキャップの消毒は必要？　80
> 針は替える？替えない？　80
> ゼッタイに菌血症と予想していたのに，陽性にならなかったのはなぜ？　80

§2　注射の実際

2-1 ▶ 末梢静脈注射（intravenous injection）の実際 ── 関口美和，繁田正毅　82

1) 器具の準備　2) 薬液の準備　3) 血管の同定　4) 駆血　5) 消毒
6) 刺入　7) 注入

> **Column** ハート型のやすり　86

2-2 ▶ 末梢静脈路確保の実際 ──────────── 関口美和，繁田正毅　87

1) 輸液回路と留置針の準備　2) 駆血　3) 消毒　4) 刺入　5) 固定
6) 滴下調整　7) 側管注入

> **Column** 血管確保は三次元的に考えよう（菅野敬之）　92

2-3 ▶ 中心静脈確保 ──────────────────── 寺田泰蔵　94

1) 準備　2) 場所の選定　3) 消毒　4) 刺入　5) カテーテル留置の手順
6) 合併症

2-4 ▶ PICCとミッドラインカテーテルの実際 ──────── 寺田泰蔵　99

1) 準備　2) 刺入部位，体位　3) 消毒　4) 刺入

2-5 ▶ 動脈カニュレーション ──────────────── 松川　周　102

1) カニュレーションの準備　2) 刺入部の決定　3) 消毒　4) 局所麻酔
5) 留置針の持ち方　6) カニュレーション　7) エア抜き　8) 固定
9) 実施上の注意

2-6 ▶ 皮内注射 ──────────────── 関口美和，繁田正毅　110

1) 注射の準備　2) 刺入部の決定　3) 消毒　4) シリンジの持ち方
5) 刺入と注入　6) 実施上の注意

2-7 ▶ 皮下注射 ————————————————————— 関口美和, 繁田正毅　112
1）注射の準備　2）刺入部の決定　3）消毒　4）シリンジの持ち方
5）刺入と注入　6）実施上の注意

2-8 ▶ 筋肉内注射 ———————————————————— 関口美和, 繁田正毅　114
1）注射の準備　2）刺入部の決定　3）消毒　4）シリンジの持ち方
5）刺入と注入　6）実施上の注意

2-9 ▶ 骨髄輸液 ——————————————————————————— 寺田泰蔵　116
1）適応　2）禁忌　3）注射の準備　4）穿刺部の決定　5）消毒
6）穿刺針のもち方　7）刺入と注入　8）実施上の注意

2-10a ▶ 自己注射 — インスリン, GLP-1受容体作動薬 ——————— 辻　正富　119
1）目的　2）種類　3）方法　4）注意点

2-10b ▶ 自己注射 — アドレナリン ———————— 佐々木真爾, 岡田邦彦, 小口真司　123
1）エピペン®とは　2）エピペン®注射器のしくみ　3）エピペン®注射の仕方
4）誤って右手親指に針を刺してしまったら

Column 災害現場における自己注射器の意義　125
エピペン®が保険適応に　125

2-10c ▶ 自己注射のやり方と患者教育 ———————————————— 辻　正富　127
1）自己注射のやり方　2）患者教育

§3　小児の採血・注射

3-1 ▶ 小児の採血のコツ —————————————————————— 梅田　陽　130
1）採血部位　2）年齢と採血部位　3）採血の順序とコツ

3-2 ▶ 小児の注射のコツ —————————————————————— 梅田　陽　134
1）注射法　2）使用薬剤　3）注射部位　4）方法

Column 針を怖がるのは何歳からか？　135

3-3 ▶ 小児の静脈路確保のコツ ———————————————— 梅田　陽, 下山裕子　136
1）静脈路の選択　2）小児に使用する留置針　3）末梢静脈路留置のコツ
4）小児の中心静脈路の確保のコツ　5）未熟児の静脈路確保のコツ

PART III　応用編

§1　うまくいかないとき（末梢静脈路確保困難対策）　大塚将秀

1-1 ▶ うまくいかないのには理由がある ——————————————————— 142
1）まず, 冷静になろう　2）理由を考えてみよう　3）再挑戦

1-2 ▶ 患者側の問題 — 143
1）血管が見つからない理由　2）血管はあるがうまく留置できない理由　3）なんとか成功させるテクニック　4）末梢静脈の切り札 誰にも教えたくない，とっておきの静脈　5）穿刺部位決定の戦略　6）どこであきらめるか

1-3 ▶ 医療者側の問題 — 148
1）知識と技術が足りない場合　2）精神的，肉体的に体調が万全でないとき　3）あがってしまう場合

§2　うまくいかないとき（中心静脈路確保困難対策）　寺田泰蔵

2-1 ▶ うまくいかないのには理由がある　－対策とエコーガイド下の穿刺 — 150
1）エコーガイド下穿刺の適応　2）準備　3）方法　4）穿刺がうまくいかない原因と解決方法

§3　痛くない採血と注射を目指して　世良田和幸

3-1 ▶ 痛みを感じる理由 — 152
1）痛みを感知する神経　2）針による痛みと薬物注入による痛み　3）痛みは脳で感じる

Column 新生児の痛みの認識　153

3-2 ▶ 恐怖心を起こさせないための心理的配慮 — 154
1）言動　2）針を見せない　3）態度

3-3 ▶ 身体的な配慮 — 155
1）部位　2）準備　3）痛みを軽減する方法　4）リドカインテープ（ペンレス®）

Column EMLA®（エムラ）クリーム　156

§4　注射・採血のリスクマネジメント　菅野敬之

4-1 ▶ 患者への感染防止 — 157
1）感染ルート　2）病原体の種類　3）穿刺時の皮膚消毒法と感染対策　4）感染の徴候　5）感染対策

Column アルコール綿：作り置きから単包ディスポ製品へ　160
クロルヘキシジンによるアナフィラキシーショック　160
米国と日本における消毒液の違い　160
To dry or not to dry？～ポビドンヨード消毒法について　160
閉鎖式輸液システムとニードルレスシステム　164
ニードルレスシステムの感染予防効果　164
"スプリットセプタム"か，"メカニカルバルブ"か　164
ラインロック時の輸液回路内圧　164

4-2 ▶ 医療者への感染防止 — 168
1）針刺し事故の頻度と要因　2）針刺し事故の予防　3）針刺し事故への対処　4）個人防護具の選択

Column スタンダードプリコーション（標準予防策）とは　173

4-3 ▶ 事故抜去と自己抜去 — 177
1）事故抜去と自己抜去の頻度・危険因子　2）事故抜去の防止法
3）自己抜去の防止法

4-4 ▶ 血管内への空気迷入 — 179
1）空気が血管内に入ってはいけない理由　2）血管内への空気の入り方〜注入
3）静脈内への空気の入り方〜吸入　4）静脈ライン内の空気の抜き方　5）診断
6）治療

Column　点滴が終わったら空気が入ってしまうか？　182

4-5 ▶ 血管内への異物 — 183
1）アンプル破片　2）コアリング　3）配合変化に伴う凝集

4-6 ▶ 血管外漏出 — 186
1）頻度　2）血管外漏出の原因　3）抗腫瘍薬の血管外漏出による障害
4）その他の薬剤の血管外漏出　5）診断　6）対処

Column　コンパートメント症候群とは　190
　　　　　ビンカアルカロイド系抗腫瘍薬漏出時は温罨法か？　191
　　　　　抗腫瘍薬の血管外漏出時の治療　191

4-7 ▶ 抗腫瘍薬 — 192
1）抗腫瘍薬の分類　2）抗腫瘍薬の問題点　3）抗腫瘍薬投与に伴う即時型合併症
4）医療者の安全

Column　「癌」と「がん」の違い　200

4-8 ▶ 神経損傷 — 201
1）頻度　2）原因　3）症状と診断　4）対処

Column　RSD，カウザルギーとCRPS　202

4-9 ▶ 誤薬と患者の間違い — 204
1）投与薬剤の間違い　2）調剤の間違い　3）単位・投与速度・指示の間違い
4）接続，三方活栓やシリンジポンプ・輸液ポンプの間違い　5）投与経路の間違い
6）患者の間違い　7）事故防止に大切なこと〜個人の努力と組織の取り組み

Column　バーコード・ICタグ　212
　　　　　ダブルチェックはミスを完全に防げるか　213
　　　　　乳がん術後患者と血液透析患者の静脈ライン留置　213

§5　教育
高木　康

5-1 ▶ 誰が教えるか — 214
指導者と指導部署

5-2 ▶ どう教えるか — 215
指導の進め方

5-3 ▶ 目標達成はどう確認するか — 216
評価のしかた

Column　評定尺度（レーティングスケール）　217

執筆者一覧

■ 編　者

菅野　敬之	Takayuki Sugano	東邦大学医療センター佐倉病院麻酔科学研究室

■ 執筆者（掲載順）

菅野　敬之	Takayuki Sugano	東邦大学医療センター佐倉病院麻酔科学研究室
大塚　将秀	Masahide Ohtsuka	横浜市立大学附属市民総合医療センター集中治療部
関口　美和	Miwa Sekiguchi	医療法人社団嵐川大野中央病院手術室
繁田　正毅	Masaki Shigeta	本郷麻酔科クリニック
片平　英一	Eiichi Katahira	昭和大学横浜市北部病院臨床検査部
大江　克憲	Katsunori Oe	昭和大学横浜市北部病院麻酔科
鈴木　尚志	Takashi Suzuki	昭和大学横浜市北部病院麻酔科
辻　　正富	Masatomi Tsuji	湘南東部総合病院総合診療科・内科
木村　　聡	Satoshi Kimura	昭和大学横浜市北部病院臨床検査科
寺田　泰蔵	Taizo Terada	那覇市立病院救急科・急病センター
松川　　周	Shu Matsukawa	石巻市立病院麻酔科
佐々木真爾	Shinji Sasaki	財団法人日本農村医学研究所
岡田　邦彦	Kunihiko Okada	佐久総合病院救急救命センター
小口　真司	Shinji Oguchi	佐久総合病院皮膚科
梅田　　陽	Yoh Umeda	昭和大学横浜市北部病院こどもセンター
下山　裕子	Yuko Shimoyama	昭和大学横浜市北部病院麻酔科
世良田和幸	Kazuyuki Serada	昭和大学横浜市北部病院麻酔科
高木　　康	Yasushi Takagi	昭和大学医学部医学教育推進室

PART I 基礎・準備編

§1 ● 採血のための基礎知識 ……………………………… 16
§2 ● 注射のための基礎知識 ……………………………… 19
§3 ● そのほかの基礎知識 ………………………………… 24
§4 ● 注射・採血に必要な器具（準備と使用方法）………… 28

PART I 基礎・準備編

§1 採血のための基礎知識

1-1 採血の目的

大塚将秀

> * 採血は，検査の基本です．わずかな侵襲で，多くの情報を得られます．診断から治療効果の確認まで，現在の医療の根幹をなす検査法です．

採血で得られる情報

血液は，全身の細胞の間を隈なく流れています．採血してその成分を分析することで，全身の細胞・組織・臓器の様子を詳しく知ることができます．得られる情報を表に示します．

細胞が壊れたときは，細胞内の物質（逸脱酵素など）が血中に放出されます．これを測定すれば，細胞の破壊具合がわかります．細胞が活動するために必要な物質を測定すれば，物質供給の過不足がわかります．細胞が産生する物質を測定すれば，合成能力がわかります．細胞が分解排泄する物質を測定すれば，排泄能力がわかります．さらに，ある物質を投与した後に経時的に採血して分析する（負荷試験）ことで，細胞の機能や反応する能力がわかります．

特に，臓器特異性が高い物質（ALT，CKなど）を測定すれば，その臓器機能を知ることができます．腫瘍が特異的に産生する物質（AFP，CEA，ACP，CA19-9，CA125など）を測定すれば，腫瘍のスクリーニング検査，経過の追跡調査が可能となります．

表 採血で得られる情報

血球の数，機能	赤血球数，白血球分画など
細胞の逸脱酵素	LDH，ASTなど
栄養摂取状態	電解質，ビタミンなど
合成能力	アルブミン，コレステロールなど
排泄能力	クレアチニン，ビリルビンなど
負荷試験	耐糖能，下垂体機能など
臓器機能	ALT，CKなど
腫瘍のスクリーニング	AFP，CEA，ACP，CA19-9，CA125など

Column

● 採血しないで得られる血液情報

採血による血液分析は優れた検査方法ですが，得られる情報が非連続的であることと，針を刺し血液を採取するという侵襲を伴います．特に小児では針を刺すことの侵襲は無視できません．採血による貧血も問題となります．

そこで，採血をしないで血液中の物質量を測定する方法が研究されています．現在広く使われている方法として，パルスオキシメータによる動脈血酸素飽和度（SpO_2），呼気ガスによる肺胞内二酸化炭素分圧の推定値（$P_{ET}CO_2$），経皮電極による酸素分圧（$PtcO_2$）・二酸化炭素分圧（$PtcCO_2$）などがあります．いずれも優れた方法ですが，測定方法自体が違うことや間接的な測定であるため，採血による値とは異なるのが普通です．安定性や信頼性に問題があることもあります．これらを使用する場合には，検査方法の特性を考慮し，また採血による値と適宜比較をしながらうまく利用したいものです．

> **ポイント** 採血は，検査の基本

PART I 基礎・準備編
§1 採血のための基礎知識

1-2 採血の分類

人塚将秀

> * 血液は全身の組織を灌流し，物質の交換をしています．場所によって血液の成分に差があります．検査の目的に合った血液を採取する必要があります．

1 静脈血（図1）

採血というと，通常は静脈血を採ることを指します．静脈は皮膚の近くを流れるので穿刺が容易なこと，穿刺時痛が少ないこと，穿刺後の止血が容易なこと，穿刺によって血管に与えるダメージが少ないこと，反復して採血できることなどがその理由です．

2 動脈血（図2）

動脈血は，末梢での物質の消費や産生の影響を受けない値を知りたいときに採血します．主に，**酸素分圧の測定**に用いられます．

動脈は，静脈よりも深いところを走行し，壁が硬く厚いために穿刺しにくく，穿刺時痛がやや強く，穿刺後の止血に時間がかかり，不十分な止血では出血や血腫を生じます．

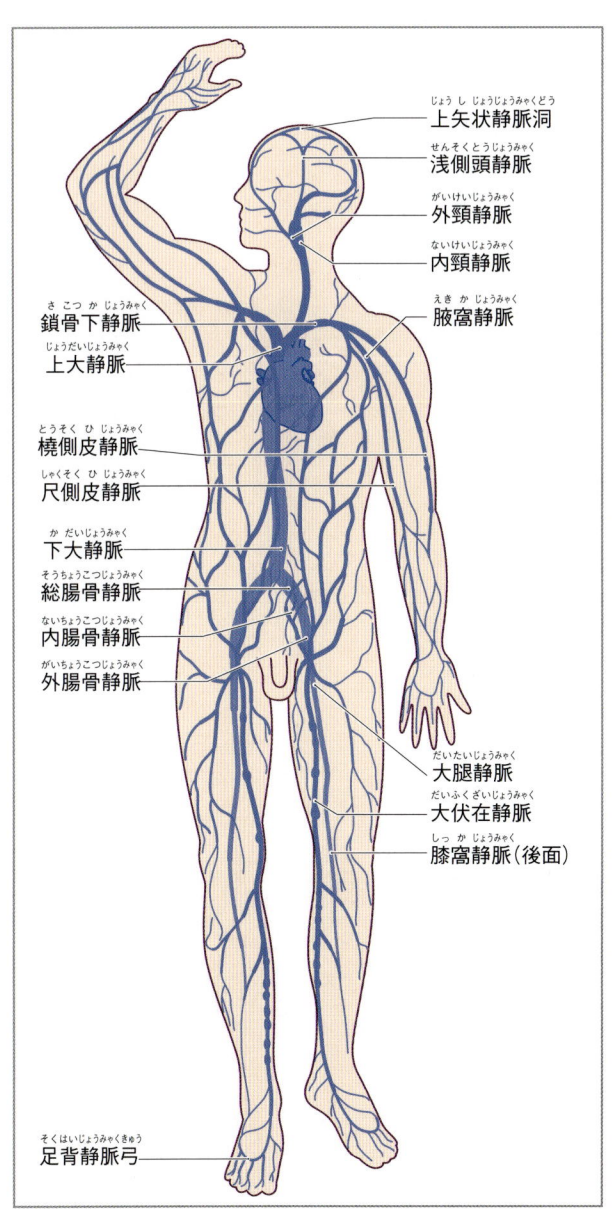

図1 全身の静脈[1]

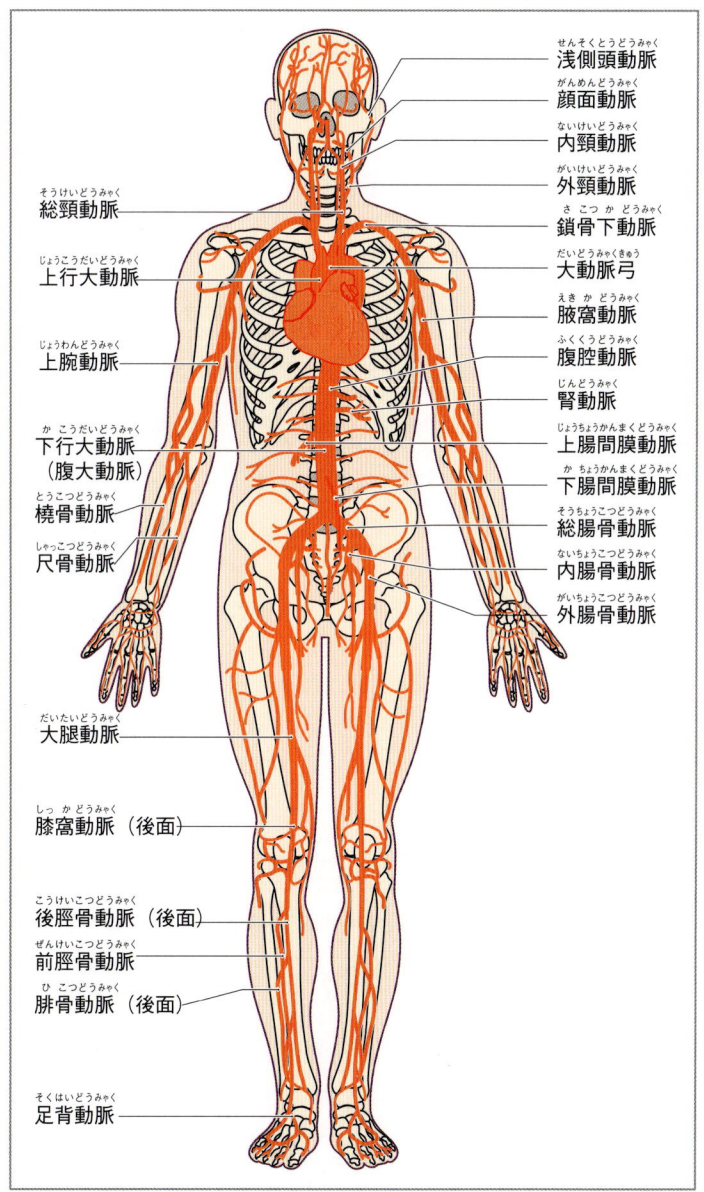

図2 全身の動脈[1]

穿刺部に血栓ができると，その末梢に虚血を生じ，壊死を起こすこともあります．検査にあたっては，本当に動脈血の必要性があるかをよく考え，使用する針の太さや穿刺部位なども十分吟味する必要があります．

3 ▶ 毛細血管血

末梢の組織に傷をつけ，滲み出す血液を集める方法です．静脈に針を刺すことが難しい**新生児・乳児**でよく用いられます．**糖尿病患者の血糖測定**のように，検査が頻回に必要な場合にも用いられます．患者が自分で検体を得ることも可能です．組織液を含むため静脈血ほど安定した結果になりませんが，臨床診断には十分です．ガス分析も，二酸化炭素分圧とpHは診断に十分な情報が得られます．

4 ▶ 混合静脈血（図3）

静脈血は，採血部位によって酸素分圧が大きく異なります．**全身での酸素代謝や心肺機能との需給バランスを評価**するためには，全身から戻った血液の平均値を知る必要があります．そのために用いられるのが混合静脈血で，肺動脈内の血液を指します．肺動脈内に留置したカテーテルを用い，血液を逆流させて検体とします．

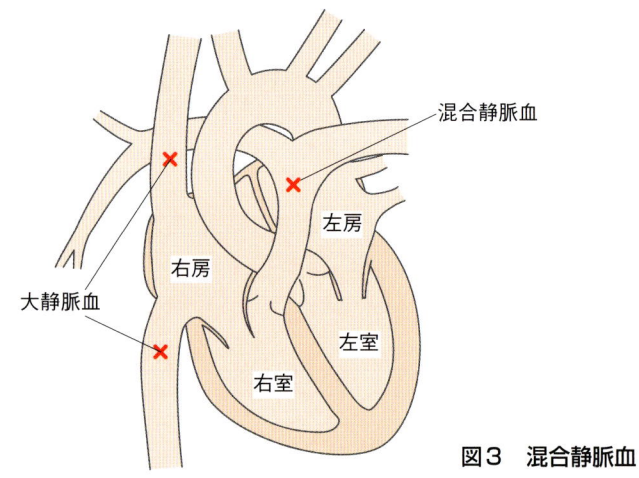

図3　混合静脈血

5 ▶ 中心静脈血

中心静脈とは，心臓に近い上大静脈または下大静脈のことです．留置されたカテーテルから血液を吸引して検体とします．ショックや敗血症患者の治療方針を決めるために，混合静脈血の代用として用いられます．

Column

● **血液はどこも同じか**

血液の成分は，場所により一定ではありません．動静脈ではもちろん，静脈でも肘と大腿では異なります．左右で異なることもあります．末梢で消費されたものは血液中から減少し，産生されたものは増加します．組織によって代謝の状況が異なるので，場所によって静脈血に含まれる成分に差が生じるのです．特に差が大きいのは酸素分圧・酸素飽和度で，pH，二酸化炭素分圧，ブドウ糖濃度も異なります．一方，血液学的検査，生化学検査などで得られる値にはほとんど差がありません．

動脈血は，ほとんど物質交換を行わないまま細動脈まで達するので，どこでも同じ成分になります．

● **採血によって腫瘍のある場所を診断する話**

ホルモンなど特殊な物質を産生する腫瘍の場合，複数の場所で採血して比較することで，腫瘍のおよその存在部位を知ることができます．腫瘍の下流では産生する物質の濃度が上昇するからです．

● **血液培養は動脈血でないといけないか**

「血液培養検査には動脈血を用いる」という記載をしばしばみかけます．しかし，静脈血でも細菌の検出能力にほとんど差はない[2]ので，検体には採血が容易で安全な静脈血を用います．

それよりも，採血部の皮膚は十分に消毒し，滅菌手袋を用いて無菌的に，皮膚細菌の混入による偽陽性を鑑別するために部位や時間を変えて2カ所以上から採血することが重要です．

ポイント
1) 通常の採血は静脈血を採取します
2) 必要に応じて，動脈血，毛細血管血，混合静脈血を採取して検査を行うこともあります

注意　動脈血は本当に必要な場合にだけ採取します

参考文献
1)「体の地図帳」（高橋長雄 著），pp. 120-121, 講談社，1989
2) Weinstein, M. P.: Current blood culture methods and systems: Clinical concepts, technology, and interpretation of results. Clin Infect Dis, 23 : 40-46, 1996

PART I 基礎・準備編

§2 注射のための基礎知識

2-1 注射の目的

大塚将秀

* 治療などのために薬物を投与する場合，投与経路には外用，内服，注射の3通りがあります．これらのうち，注射による投与が最も速効性で確実です．

注射の目的

薬剤は血液に溶けて全身に運搬され，薬効を発揮します．薬剤を投与する経路には，外用，内服，注射があります（図）．

1）外用

外用は，患部である皮膚や粘膜に薬剤を直接浸透させる場合と，皮膚や粘膜を通して薬剤を吸収させ，全身に作用させる場合があります．直接患部に浸透させる場合は効果的ですが，吸収には時間を要し効率も一定しません．

2）内服

内服は，消化管粘膜を通して吸収させる方法です．最も基本的な薬物投与法ですが，吸収が不確実でやや時間がかかることや，食餌などとの相互作用が問題になることもあります．消化管疾患があると投与できないことがあります．嘔吐があれば投与した薬物の一部が吸収されないことになります．小児では内服させること自体が困難な場合や，口に含んだものを吐き出すこともあります．意識レベルが低下しているときや嚥下障害がある患者も投与が困難です．

3）注射

注射は，薬剤を直接体内に投与する方法です．吸収性を考慮することもなく，最も速く血中濃度が上昇し，速効性を期待できます．

経口摂取に非協力的な場合や，消化器疾患・嘔吐・下痢がある場合でも，投与した薬剤を確実に体内に入れることが可能です．薬剤の血中濃度も，内服に比べて推定が容易です．

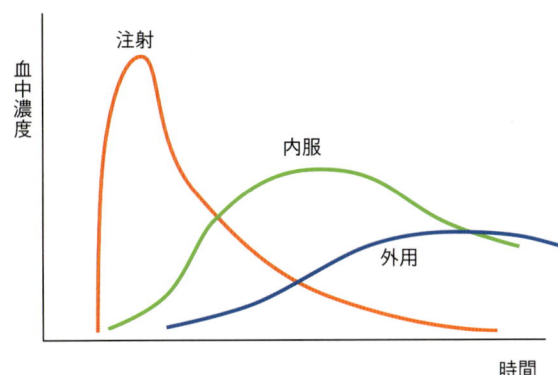

図 薬物投与の方法と血中濃度
注射による薬物投与は，血中濃度のピーク値が高く，ピークに達するまでの時間も短くなります．内服は薬物投与の基本ですが，吸収にやや時間を要し，血中濃度のピーク値も注射より低くなります．外用はさらに吸収が遅いため，血中濃度のピークは遅く低くなります．

ポイント 注射は，最も早く効率的に体内に薬物を投与する方法です

注意 注射は血中濃度が速やかに上昇するため，中毒や副作用に注意が必要です

PART I 基礎・準備編

§2 注射のための基礎知識

2-2 注射の部位

大塚将秀

> ＊ 同じ注射でも，投与部位によって薬剤が血液に移行する時間が変化します．速効性と持続性のいずれを期待するのかで投与部位を決めます．投与部位が限定されている薬剤もあります．

1 静脈

血管内に直接投与する方法です．静脈内に投与された薬剤は，全身から戻った血液と混合し，数十秒以内で全身に達します．最も速効性で，効率のよい投与法です（図1）．

2 筋肉内

筋肉内は，血流が豊富で組織間液の循環もよいため，投与された薬物は速やかに血液中に移行します．静脈内に比べ投与も簡単です．投与薬液量は5 mL程度以下です．

組織刺激性のある薬物は，注射部位を傷害するので避ける必要があります．投与が可能でも，局所の硬結や神経障害を起こす可能性があります．特に小児では成長に影響することもあり，極力避けることが望ましいとされています．

筋層が厚く，太い血管や神経がない部位を選びます（図2）．

3 皮下

皮下組織に投与された薬物も組織液から血液に移行して作用を発揮します．筋肉内投与と同様に手技は簡単ですが，脂肪組織が多く組織循環も緩徐なので，吸収には若干の時間を要します．速効性よりも持続性を期待する場合や筋肉・神経の障害を避けたい場合に選択します．投与薬液量は2 mL程度以下です．

太い血管や神経がない部位を選びます（図3）．

4 皮内

真皮内に薬物を投与する方法です．組織は密で，組織間液の流れもほとんどありません．投与された薬物の吸収は非常に遅く，その部位に長時間とどまります．

皮内投与の多くは，投与された薬物に対する細胞性免疫反応を調べるために行われます．ツベルクリン反応検査，薬物の皮内テストが主なものです．

角質層が薄く，発毛が少ない部位を選びます（図4）．

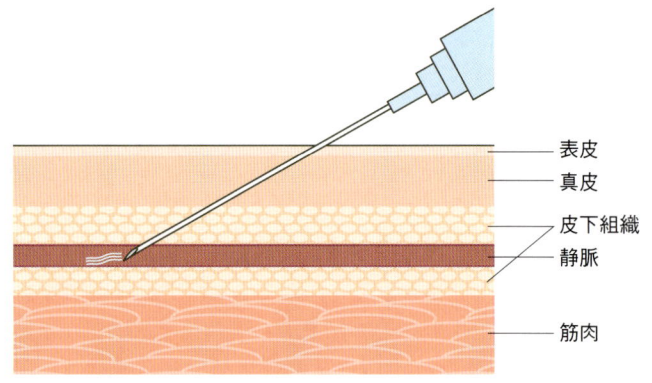

図1　静脈内注射

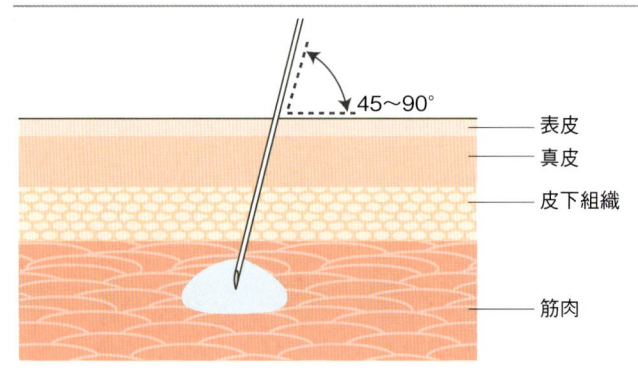

図2　筋肉内注射

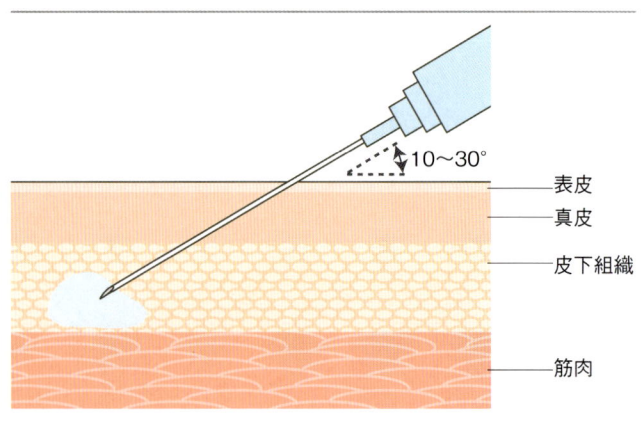

図3　皮下注射

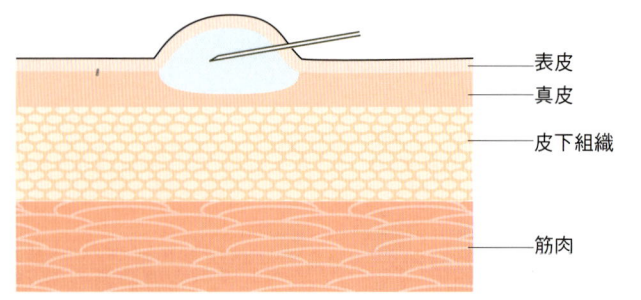

図4　皮内注射

5 ▶ 中心静脈

　中心静脈は，血流量が多いため，投与された薬物は速やかに希釈されます．高カロリー輸液，カテコラミン製剤，カリウム製剤，抗がん剤など，末梢静脈では浸透圧や組織刺激性のために静脈炎を起こす可能性のある薬物を投与するために用いられます．

　ショックで循環状態が悪いときに，昇圧薬の投与ルートとしても用いられます．

6 ▶ 動脈

　動脈血は，流れとともに分岐し，毛細血管に達します．末梢組織が壊死することもあるので，通常の薬物は動脈には投与しません．しかし，「動脈血は下流の組織に向かって流れる」という特徴を生かし，少ない投与量で（全身への影響は小さい）特定の組織中の薬剤濃度を上昇させる治療に用いられることがあります．抗がん薬や血栓溶解薬の投与がそれにあたります．

　目的とする組織の中枢側の動脈内に直接，または留置したカテーテルから投与します．

7 ▶ 骨髄

　骨髄は，骨髄液で満たされています．骨髄液と血液との間の物質の移動は非常に速やかです．小児で静脈確保が難しい場合，骨髄内に輸液や薬物の投与を行うことがあります．脛骨の近位などに，専用の骨髄針を用いて行います．

8 ▶ そのほか（くも膜下，関節内，硬膜外，胸腔内，腹腔内）

　動脈内投与以外にも，薬剤が作用する部位へ直接投与する方法があります．脊髄や脳，神経根に作用させるくも膜下投与，関節内の滑膜や軟骨に作用させる関節内投与，神経根に作用させる硬膜外投与，胸膜や腹膜に作用させる胸腔内投与，腹腔内投与がこれにあたります．いずれも，速効性と高い局所濃度が得られる有効性に加え，薬剤の総投与量を減量して全身への影響を抑制できる特徴があります．

Column

● 皮内テスト

　アレルギーの有無を検査するためには，微量の抗原物質を投与して反応を調べる必要がありますが，吸収が早いと急激な反応が全身に生じて危険な場合があります．そこで，薬液が局所に留まり吸収が遅いことを逆手にとって，皮内投与による検査が行われます．

　しかし，アレルギーがあっても反応を示さない場合があり，診断能力に疑問があります．今まで義務付けられていた抗生物質の皮内テストが，最近は必須の検査でなくなりました．皮内検査の有無にかかわらず，抗生物質の投与時には，救急薬品や心肺蘇生の準備をしたうえで観察を十分行う必要があります．

　皮内投与で急激にアナフィラキシーショックとなる場合もあります．皮内投与とはいえ，ショックに対する準備が万全でなくてはなりません．

● 筋注とクレアチンキナーゼ（CK）

　急性心筋梗塞や不安定狭心症の治療では，筋肉細胞内の酵素であるクレアチンキナーゼ（CK）の推移が非常に重要です．筋肉内注射を行うと，少なからず周囲の筋肉細胞が傷害を受けてCKが放出されます．検査値にも影響しますが，通常は無視できる程度です．しかし，心筋梗塞の治療時には問題になることがあります．CKはいろいろな筋細胞に含まれていますが，組織によってサブタイプが異なります．骨格筋はMM型，心筋はMB型なので，分画を調べれば判別が可能です．

ポイント　注射の投与部位は，作用発現時間，持続性，薬剤自体の適応，手技の難易度によって決めます

注意　薬剤によっては，投与部位が決められているものがあります．投与部位が異なると効果が得られないだけでなく副作用が出現する場合もあります

PART I 基礎・準備編

§2 注射のための基礎知識

2-3 注射の方法

大塚将秀

> * 薬剤は，血中濃度に応じてその作用を発揮します．作用機序の特徴や血中半減期の長短によって投与方法を選択します．

1 一回注入

血中半減期が長い薬剤や一回だけ血中濃度を上昇させればよい場合は，一回注入を行います（図1）．求める速効性や持続性に応じて，静脈内・筋肉内・皮下の各投与法を選択します（I-§2-2「注射の部位」p20）．投与中の持続点滴ラインに側管注入するのも静脈内一回注入の一種です．

2 持続注入（翼状針，留置針）

血中半減期が短い薬剤で，一定の血中濃度を維持したい場合に，静脈内持続投与を行います．血管内に長時間留置できる翼状針や専用の留置針（図2）を用います．

3 間欠的反復注入

抗生物質のように，血中濃度を変動させなければならない薬剤は，反復して投与します．血中濃度（図3）は，投与直後に最高値（ピーク値）となり，指数関数的に減少して次回の投与直前に最低値（トラフ値）となります．ピーク値は有効濃度を超えて中毒濃度に達しない値，トラフ値は副作用発現濃度を下回るように投与計画を立てます．

4 そのほか（動注ポート，IVHポート，持続皮下注）

抗がん剤などを反復して動脈内投与する場合，動脈を毎回穿刺することは，局所の硬結や仮性動脈瘤形成の危険性などの点で実施が困難です．患者にも負担です．動脈内に留置したカテーテルに反復穿刺可能なシリコン製のバッグを接続して皮下に埋める小手術を行っておくと，皮下注射と同じ容易さで動脈注射を反復して行うことが可能になります．これが動注ポート（図4）です．

同様に，中心静脈に留置したカテーテルにシリコンバッグ

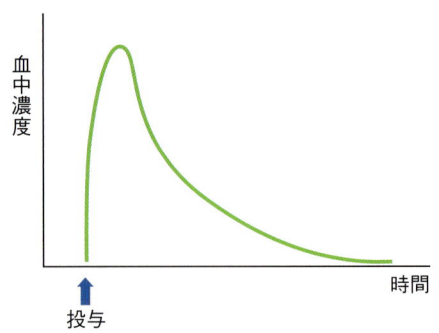

図1　一回注入時の血中濃度
血中濃度は急激に上昇してピークに達し，その後徐々に低下します．上昇速度と最高濃度は投与薬剤量と薬剤分布容量に比例し，低下速度は排泄と再分布の速度に比例します

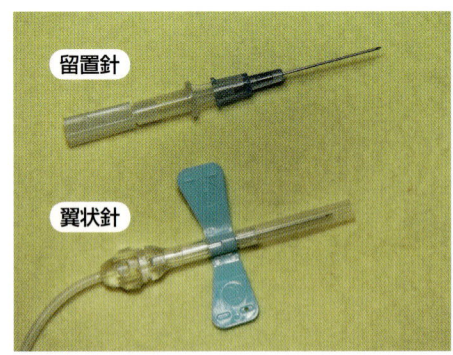

図2　静脈留置針
静脈留置針は，プラスチック製のカニューレだけが血管内に留置されるため，数日程度の使用が可能です．翼状針は金属針ですが，大きな翼を持つため固定性がよく，単なる金属針よりも血管から逸脱することが少ないつくりになっています．それでも数時間程度の使用が限界です

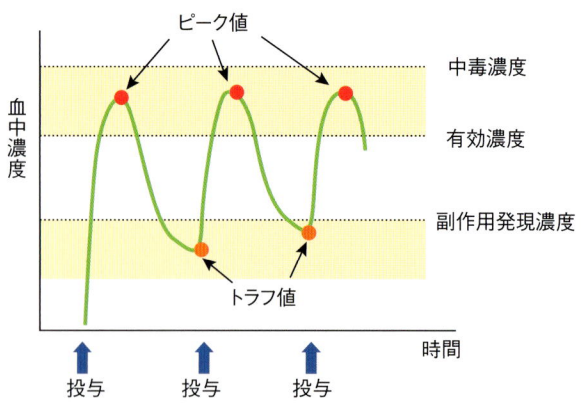

図3　間欠的反復注入時の血中濃度
一定時間ごとに薬剤投与をくり返すと，このような血中濃度となります．投与直後の最高血中濃度をピーク値，投与直前の最低血中濃度をトラフ値といいます．ピーク値は有効濃度を超えますが中毒濃度には達しない値，トラフ値は副作用発現濃度を下回るように投与量と投与間隔を決定します．必要があれば実際に血中濃度を測定しながら投与計画の見直しを行います．これをtherapeutic drug monitoring（TDM）といいます．特に，有効濃度と中毒濃度が近い薬剤（ジギタリス製剤，ペプチド系抗生物質，アミノ糖系抗生物質など）では必須です

をつけて皮下に植えたものをIVHポートといいます．在宅などで長期間の中心静脈栄養を必要とする場合に用います．

鎮痛薬などを持続投与したい場合，点滴ラインがあれば側管持続投与できますが，点滴ラインがない場合，鎮痛薬の投与だけのために静脈ラインを確保することは，感染などの問題で好ましくないことがあります．この場合，静脈留置針を皮下に刺入して持続注入する方法があります．1時間あたり2 mL程度以下で行います．

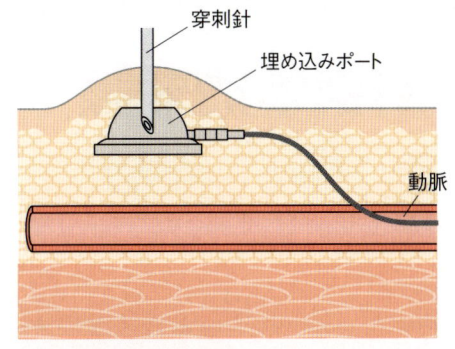

図4 埋め込み動注ポート
動脈に留置したラインをシリコン製のポートに接続して皮下に埋めておけば，皮下注射の手軽さと安全性で反復して動脈注射が行えます

Column

●「緩徐に静注」の「緩徐」とは

薬剤を急速に大量投与すると，作用が急激かつ過大に現れる可能性があります．そこで，作用が過大にならない程度の少量を投与し，効果が消退しかけたところで追加投与を行うと安全に投与することができます．また，アナフィラキシーショックを起こす可能性がある場合は，まず極少量を投与して異常反応がないことを確かめる必要があります．異常反応が見られた場合も，少量ずつの投与であれば直ちに中止することができます．これらに留意する必要がある場合，「一気に」でなく「緩徐に投与する」という注意書きがつきます．具体的な投与速度は，患者の体格，全身状態，アレルギーの既往や薬剤投与歴，心電図や動脈圧波形のモニタリングの有無，救急蘇生体制などによって変化します．

●ヘパリンとヘパリンロック

ヘパリンは，ブタの腸粘膜などから抽出された分子量5,000～30,000の酸性ムコ多糖体です．血中のアンチトロンビンⅢがもつセリンプロテアーゼ（活性型凝固第Ⅱ，Ⅸ，Ⅹ，Ⅺ，Ⅻ因子）の不活化作用を促進することで抗凝固作用を示します．

間欠的に使用する静脈ルートを使用していないときに，ヘパリンまたはヘパリン生食を満たして凝固しないように確保することを「ヘパリンロック」といいます．しかし，ヘパリンロックされたカテーテルの内腔には，体動や静脈圧の変動（四肢の屈曲や筋収縮などによる）によってしだいに血液が侵入し，血栓が形成されます．血栓ができるまでの時間は，カテーテルの太さ，カテーテルと回路のコンプライアンス，静脈圧の変動の大きさ，ヘパリンの濃度によって異なります．ヘパリンロックは，カテーテル感染頻度の増加や血栓形成などの点で医学的に好ましくないのは明らかですが，抗生物質の投与のために朝夕毎回静脈穿刺をすることは患者さんに苦痛を与えるという理由でヘパリンロックが行われています．しかし，カテーテル感染から敗血症になった方が患者さんにとって苦痛でしょう．

個人的には，ヘパリンロックは今後なくならなければいけないと考えます．しかし，明言はされませんが「静脈穿刺のための人手と手間の問題」もヘパリンロックが行われる大きな理由でしょう．ヘパリンロックが存続するかどうかは，「医療の質」を求めるために「医療従事者のマンパワー」や「医療費」が十分確保されるかどうかにかかっていると考えます．

●持続皮下注の限界

持続皮下注は簡便な薬剤投与法ですが，薬剤の吸収速度は不確実です．また，時間が経つと注入された薬剤の吸収がしだいに悪くなります．針の刺入部から漏れるようになることもあります．

●新しい鎮痛法：patient-controlled analgesia（PCA）

通常の薬物は，投与計画を立ててそのとおりに投与します．しかし，鎮痛薬は「疼痛」という患者にしかわからない症状に対して投与されます．投与計画自体が経験と推測に基づいて立てられ，薬剤の効果にも個人差があるので，過量投与や投与量不足による不十分な鎮痛となる可能性がありました．そこで，「痛くなったら患者が自分の意志で」追加投与を行う方法が考案されました．これをPCA法といいます．患者は，必要と感じたときにいつでも投与ボタンを押すことができます．もちろん，無尽蔵に投与されては副作用が出現するので，一回量と最短投与間隔には制限を設けます．この方法を用いることで十分な鎮痛が得られ，また少量頻回投与とすることで副作用の発現頻度を減らすことができます．鎮痛に関する患者の満足度が高くなることが示されています．

ポイント
1）同じ静脈内投与でも，一回投与，間欠投与，持続投与があります
2）血中半減期の短い薬剤で一定の血中濃度を得るためには持続投与を，半減期の長いものは一回投与で

注意 薬物動態を考慮して投与計画を立てないと，有効血中濃度に達しない場合や中毒濃度に上昇する場合があります

3-1 解剖学的知識

§3 そのほかの基礎知識

大塚将秀

> ＊注射に熟達するには，解剖学を知ることが大切です．

1 皮膚・皮下組織

皮膚は，表皮と真皮に分かれます（図1）．表皮は0.07〜0.12 mmの厚さで，角質層，顆粒層，有棘層，基底層に分かれます．基底層では常に細胞分裂が起こっており，表層に向かった細胞は約28日で垢となって脱落します．表皮には血管や神経はありません．

真皮は0.6〜3 mmの厚さがあり，乳頭層，乳頭下層，網状層に分かれます．密な組織で，膠原線維が主な成分です．内部に細い血管や神経終末，汗腺，毛根などを含みます．

皮下組織は，脂肪細胞が主な構成要素で，疎な組織です．年齢，性別，部位によって厚さは大きく異なり，数mmから数cmです．やや太い血管，神経終末を含みます．組織間液に富み，血液との間の物質移動も速やかです．

2 筋肉

筋肉は，同じ方向に並んだ多数の筋線維が，密な膠原線維でできた筋膜に包まれたものです．筋線維は多数の筋細胞からなります．筋細胞は，内部に収縮タンパクを含む紡錘形の細胞です．筋肉の両端は腱に移行して骨膜と強固に結合し，筋腹には栄養血管と支配神経が入ってきます．組織間液に富み，血液との間の物質移動も非常に速やかです．

筋線維の内部には痛覚神経終末はありません．筋肉注射時の痛みは，筋肉内部に達するまでの皮下組織と筋膜の痛みです．薬液量が多いと筋膜が伸張し，また刺激性薬剤の場合は筋膜への刺激や皮下に漏れた薬液のために痛みを生じます．

3 末梢静脈

静脈は，内膜，中膜，外膜からなります（図2）．内膜は血管内皮細胞と結合組織からなります．中膜は輪状の平滑筋と膠原線維からなります．外膜は縦走する膠原線維と網状の弾性線維および少量の縦走する筋線維からなります．静脈注射や採血に用いる四肢の静脈の太さは2〜8 mmくらいです．

壁の硬さはやや厚手のビニール袋ほどで，切れのよい注射針や静脈留置針では穿刺した感触がはっきりしません．刃先が鈍な針では「プツッ」とした感触があります．

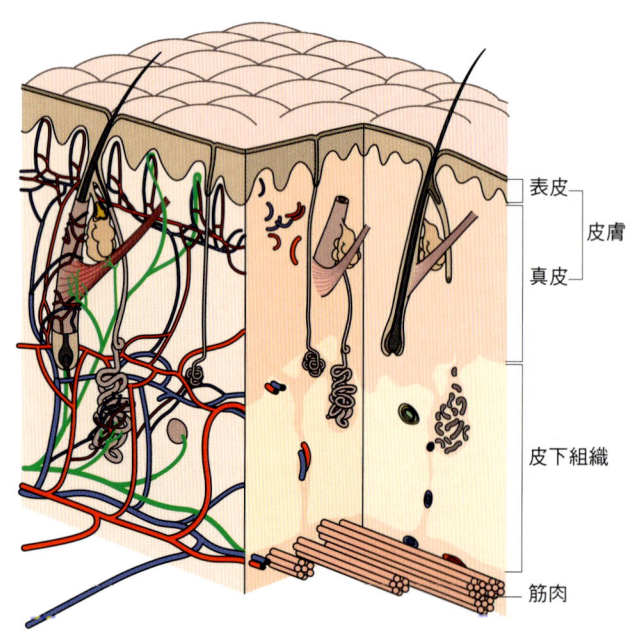

図1　皮膚と皮下組織の構造

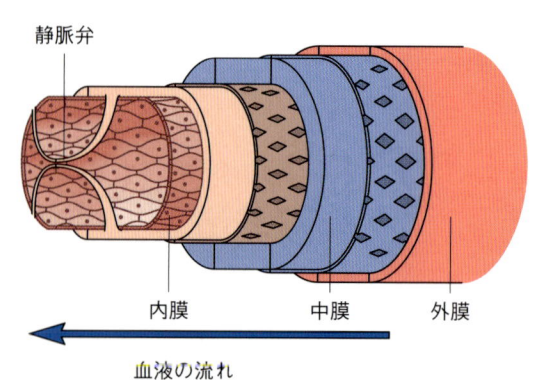

図2　静脈壁の構造

4 太い静脈

鎖骨下静脈，内頸静脈，大腿静脈などの太い静脈も3層からなりますが，内膜の結合組織層は厚く，中膜は非常に薄く，筋線維と膠原線維，弾性線維が厚く発達した外膜が特徴です．直径は10 mm程度です．

5 動脈

静脈と同様3層からなりますが，輪状平滑筋が発達した中膜が特徴です．橈骨動脈や足背動脈では2〜3 mm，上腕動脈では4〜6 mm，大動脈では8〜12 mm程度の太さです．壁の硬さはゴム手袋を2，3枚重ねた程度で，穿刺時には「プッス」という弾性のある抵抗を感じます．動脈硬化が進むと弾性がなくなり，石のように硬く感じる場合があります．「血管が収縮する」とは，中膜の平滑筋が収縮して血管径が収縮し，血流量が減少することをいいます．

6 骨髄

脂肪細胞の多い黄色骨髄と造血細胞の多い赤色骨髄に分けられます．一般に長管骨には黄色骨髄，板状骨には赤色骨髄が多く存在します．幼少児では赤色骨髄の比率が高く，加齢とともに黄色骨髄の割合が増します．赤色骨髄は網目構造をもつ結合組織とその空間を占める自由細胞からなります．自由細胞は幼弱な血球細胞で，成熟すると流血中に放出されます．

7 リンパ管

静脈と同様に3層からなりますが，静脈よりも薄く，各層の境界も明瞭ではありません．血管系よりも皮下組織の深層を走行します．

8 神経系

痛覚神経は，真皮，皮下組織，筋膜で発達していますが，表皮と筋線維内にはありません．皮膚表面から痛覚神経終末の受容体を刺激する点を痛点といいます．痛点は分布が均一でなく，上腕外側，腹壁，大腿外側で密度が低いとされています（Ⅲ-§3-1「痛みを感じる理由」p152）．

静脈注射は，針の刺入時には真皮や皮下組織などの痛みを伴いますが，針の留置後は，薬液注入時に痛みがありません．血管内皮細胞には痛覚神経の受容体がないからです．しかし，血管の同じ位置に針先が常に当たっている場合や，高い浸透圧や組織刺激性の強い薬剤を注入すると，内皮細胞が傷害を受け，炎症が皮下組織に及んで痛みを生じます．薬液が血管外に漏れた場合も皮下組織の受容体で痛みを感じます．

9 血液

血液は，血球と血漿に分けられます．血球には，赤血球，リンパ球，顆粒球，血小板があります．顆粒球は，好中球，好酸球，好塩基球に分けられます．赤血球は酸素，二酸化炭素の運搬，リンパ球・顆粒球はおもに免疫・炎症反応，血小板は止血機構に関与します．血漿の主成分は水ですが，電解質，タンパク質，脂質などが溶解しており，全身での代謝を円滑に進めるために重要です．

Column

● 大事な静脈弁（滴下不良と下肢静脈瘤）

静脈弁は中等大の静脈，特に四肢で発達しており，末梢での血液うっ滞を防ぐために重要です．立位で生活するようになったヒトでは，下肢の静脈弁に常時過大な圧がかかり，加齢とともに弁が損傷して下肢静脈瘤を生じることがあります．

静脈留置針の先端が静脈弁に当たると，滴下が不良になることがあります．穿刺部位を探すときは静脈弁を避けるようにしましょう．皮静脈の静脈弁の部位は膨隆しているので，注意深く視診・触診すれば探すのは容易です．はっきりしないときは，静脈の上を指で末梢方向になぞって駆血すると，静脈弁から末梢は血管が虚脱する（図3）のでわかります．

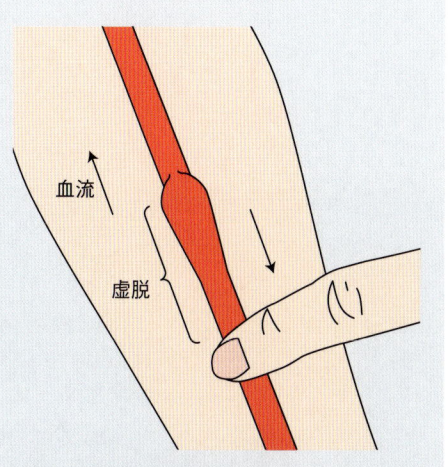

図3 静脈弁を探す方法
静脈に沿って末梢方向に指でなぞると，静脈弁のところから静脈が虚脱します

Column

● 中心静脈とは

　解剖学用語に，臨床で用いられる意味の「中心静脈」という語はありません．「右心房と同じ圧波形を示す上下の大静脈」と解釈されています．中心静脈カテーテルの先端は，通常，上大静脈または下大静脈内に置かれます．では，留置距離が浅くなって，腕頭静脈，鎖骨下静脈，腋窩静脈，内頸静脈に先端がある場合は，それを中心静脈圧といっていいのでしょうか？ 実際の圧波形を測定すると，胸郭内にある静脈圧はほぼ同じ値を示します．胸腔内にある腕頭静脈や鎖骨下静脈は中心静脈といってもよさそうです．同じ理由で，下大静脈も胸腔内は中心静脈として扱えますが，横隔膜下の下大静脈は中心静脈としては扱えません．

　中心静脈カテーテルを留置するもう1つの目的に，高浸透圧や刺激性の強い薬物（高カロリー輸液，カテコラミン，カリウム製剤など）を静脈内投与することがあります．この場合は，圧波形よりも，血流量の多寡が問題となるので，腹部の下大静脈内でも投与が可能です．

● 乳がん術後の静脈路確保

　乳がん術後は，静脈灌流が障害されていることは少ないのですが，リンパ節郭清によって上肢からのリンパ液の流れが阻害されています．点滴は静脈内に投与するのですが，皮膚・皮下組織を穿刺することによる局所の炎症，薬剤投与による静脈や周囲の皮下組織の炎症によって，組織の浮腫が必ず起こります．リンパ系に障害があると間質液の排出が制限され，高度の浮腫が遷延することもあります．乳がん術後は，患側上肢への静脈確保は避けることが望ましいといえます．

● なぜ詰まるのか

　持続的に点滴していても，体位や静脈圧の変動によって血液の一部がカテーテル内に逆流し，血栓を形成します．また，点滴投与中の製剤が血液中の成分と反応して固形物を生成することもあります．

ポイント
1）皮膚は表皮と真皮からなり，その下には皮下組織があります
2）筋肉内と皮下組織は組織間液に富み，血液との間で物質交換がさかんです

3-2 薬物濃度

大塚将秀

> *薬物の血中濃度のピーク値やピークに達するまでの時間，血中からの消失時間は，投与方法によって異なります．これらを知ることは，確実な薬物療法を行ううえで，また副作用を予防するために重要となります．

1 薬はいつ効くか（表）

　局所に作用する外用薬などを除き，薬物は血液に乗って全身に運ばれて作用します．ですから，血中濃度の上昇とともに薬効が強く現れます．薬剤が作用する部位の血流も大事になります．血流が豊富な部位に作用する薬剤は作用発現が速く，血流に乏しい部位では遅くなります．脳に作用する薬剤は，血液脳関門の通りやすさの影響を受けます．ステロイドのように，DNAからmRNAの転写を制御する薬剤は，さらに作用発現が遅くなります．

　作用の持続時間は，薬物の再分布速度と代謝速度に影響を受けます．薬剤と作用部位の親和性が高い場合や分解に時間がかかる場合に持続時間は長くなります．

　一般に，生体内にある物質と同じ構造（作動薬）で，細胞表面の受容体に結合して作用を発揮する薬剤（カテコラミンなど）は，作用発現が速く，分解も速いため持続時間も短くなります．作動薬でも生体内物質とは構造が異なる薬剤は，作用発現は速くなりますが，分解されにくいため持続時間は長くなります．生体内の酵素を阻害するタイプの薬剤は，持続時間が長くなります．

2 投与法による血中濃度変化

　注射による薬剤投与の場合，投与方法別の血中濃度の推移は図のようになります．血中濃度は，血液中に直接投与する静脈内投与で最も速く最も高値になります．組織内濃度も速く高値になります．しかし，代謝も速く，血中濃度，組織内濃度は最も速く低下します．次に作用発現が速いのは筋肉内投与，最後が皮下投与になります．作用持続時間は，作用発現時間と逆に，皮下投与で長くなります．速く強力に効かせたい時は静脈内，ゆっくり穏やかに長く効かせたいときは皮下投与とします．

　直接血液中に薬剤を投与しない筋肉内，皮下投与の場合は，血液中への吸収の状態が一定しません．作用発現，作用の強さ，作用持続時間にばらつきを生じます．

　持続静脈内投与は，確実な吸収性と長時間作用の両者を併せもつ投与法です．

表　薬剤の作用発現時間に影響を与える因子

投与方法	一回静脈内投与
	筋肉内投与
	皮下投与
	持続静脈内投与
薬力学的性質	標的部位との親和性
	再分布
	代謝排泄
標的組織	中枢神経（脳血液関門）
	組織血流量
作用部位	細胞表面受容体
	細胞質内
	核内
薬剤の作用特性	生体内作動薬
	合成作動薬
	酵素阻害薬

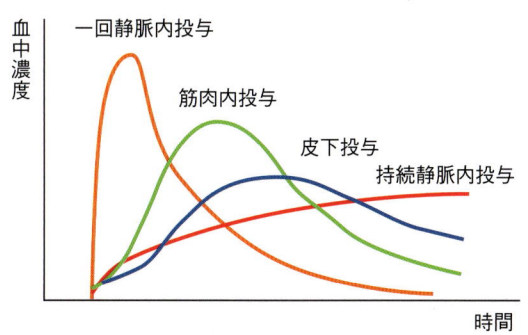

図　投与法による血中濃度の推移

ポイント　静脈内投与は，速やかに血中濃度が上昇します．筋肉内，皮下投与は，血中濃度の上昇は緩やかですが持続時間が長くなります

注意　静脈内投与は作用の発現時間が短く，作用も強力です．副作用も早期に強く現れるので注意しましょう

PART I 基礎・準備編

§4 注射・採血に必要な器具（準備と使用方法）

4-1 注射・採血に必要な器具

関口美和，繁田正毅

* 注射や採血は，治療，診断に欠かせないものです．また処置室などの薬液や器具が揃った部屋で行うとは限りません．事前の準備が必要です．

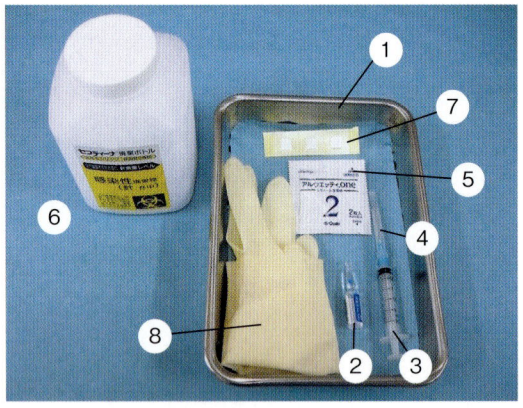

図1　注射に必要な器具

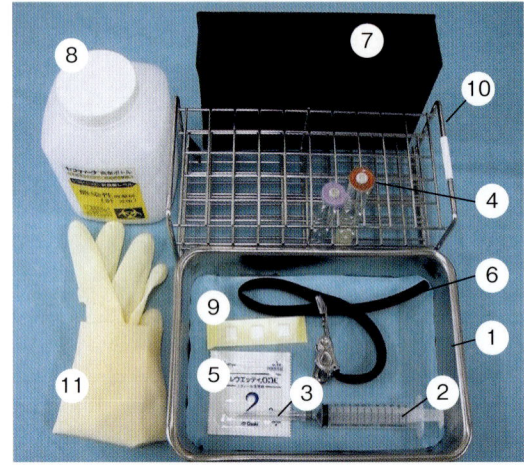

図2　採血に必要な器具（シリンジ使用）

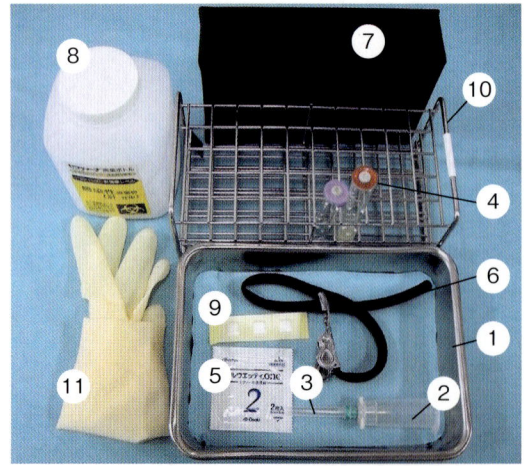

図3　採血に必要な器具（真空採血管使用）

No.	器具名
注射（administering injection）	
□①	トレイ（必要物品を入れるもの）
□②	薬液（注射液）
□③	シリンジ（薬液の量に合わせて選択）
□④	注射針（注射の目的によって選択）
□⑤	消毒綿（アルコール綿など）
□⑥	空アンプル・使用済みシリンジなどの危険物入れ（膿盆・危険物廃棄容器など）
□⑦	穿刺部位に貼るシール
□⑧	手袋（未滅菌でよい）
静脈血採血（collecting of venous blood）	
1）シリンジによる採血	
□①	トレイ（必要物品を入れるもの）
□②	シリンジ（採血量に合わせて選択）
□③	注射針（21Gまたは22G，場合によっては翼状針の21Gまたは22G）
□④	採血スピッツ（採血容器）
□⑤	消毒綿（アルコール綿など）
□⑥	駆血帯
□⑦	肘枕
□⑧	空アンプル・使用済みシリンジなどの危険物入れ（膿盆・危険物廃棄容器など）
□⑨	穿刺部位に貼るシール
□⑩	採血スピッツ立て（あれば）
□⑪	手袋（未滅菌でよい）
2）真空採血管による採血	
□①	トレイ（必要物品を入れるもの）
□②	真空採血管用ホルダー
□③	真空採血管用針（21Gまたは22G）
□④	採血スピッツ（採血容器）
□⑤	消毒綿（アルコール綿など）
□⑥	駆血帯
□⑦	肘枕
□⑧	空アンプル・使用済シリンジなどの危険物入れ（膿盆・危険物廃棄容器など）
□⑨	穿刺部位に貼るシール
□⑩	採血スピッツ立て（あれば）
□⑪	手袋（未滅菌でよい）

（※この項の参考文献はp45参照）

ポイント　ベッドサイドなど物品のストックがない場所で採血を行うときは，失敗したときのために，スピッツやシリンジなど少し予備をもっていくといざというときに慌てなくてすみます

PART I 基礎・準備編

§4 注射・採血に必要な器具（準備と使用方法）

4-2 消 毒

関口美和，繁田正毅

* 消毒の目的により使用薬剤が違い種類もさまざまです．ここでは点滴・注射のときに使用する薬剤を示します．

1 消毒とは

消毒とは目的とする微生物だけを殺滅させる，あるいは数を減らすことです．したがって，消毒した後も微生物は存在しています．滅菌とは物理的または化学的手段を用いて，すべての微生物を殺滅させることです．全く微生物の存在しない状態を無菌状態といいます．

2 消毒薬の種類

① 70〜80％消毒用エタノール
② 70〜80％イソプロパノール
③ ポビドンヨード（10％イソジン液®）
④ 0.05％ベンザルコニウム塩化物（オスバン®）
⑤ クロルヘキシジングルコン酸塩液（ヒビテン®グルコネート：0.1〜0.5％水溶液）

Column

● 消毒はディスポ製品が主流 〜包交車もなくなる？〜

1）手作りよりディスポがいい理由

菅野先生のコラム（Ⅲ-§4-1, p160）にあるように，万能壺にカット綿を入れ，アルコール系消毒液を注いで酒精綿を作成した従来の方法は，万能壺に長時間作り置きしていると，揮発によるアルコール濃度の低下が起こることがあります．60％以下になると細菌が繁殖する恐れがあると言われています．そこで活躍しだしたのが，酒精綿が入っているディスポ製品です．100枚入り，60枚入りの万能壺タイプや，アルミパック，プラスチック容器の製品，あるいは1枚入りパック，2枚入りパック（単包パックと呼ばれています）など用途に合わせてさまざまなタイプがあります．ディスポ製品は手作り酒精綿より単価が高いというイメージがあるようですが，手作りの場合，作る人によって万能壺に注ぐ消毒液の量が違います．その多くが薬液を過剰に注入しています．一方ディスポ製品の場合，一枚当たりまたはグラム当たりの薬液量が一定になるように作成されていますので，無駄がありませんし，人の手を介さないので衛生的です．手作りの方はさらに万能壺の洗浄，滅菌などの工程にかかる光熱費と人件費がプラスされますので，結果的にはディスポ製品の方が安価になります．

2）ディスポ製品使用で無駄をなく，より清潔に

その他中心静脈カテーテルや動脈血採血時に使用されるポビドンヨード消毒においても，従来は万能壺に綿球を入れて，薬液を注いで作り置きしていましたが，薬液入り綿球パックが活用されるようになっています．そのときに使用するガーゼも，従来はガーゼカストのなかから攝子で取り出していましたが，パッケージ化されたガーゼを使用することが多くなりました．ガーゼカストは作り置きの万能壺と同様，使用毎に開閉するので，清潔が保証できません．また攝子のディスポ製品はあまり一般的ではありませんが，従来鉗子立てに数本入れていた攝子を単品パックにする方法で，無駄なくより清潔を保つ工夫がされています．これまでのガーゼカストや綿球入り消毒薬が入った万能壺が数個，攝子立てが乗っていたスタイルの包交車は姿を消しつつあります．

（※この項の参考文献はp45参照）

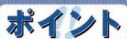
基本的には，速効性・速乾性に優れたエタノールやイソプロパノールが使用されています．しかし，アルコール綿で発赤などができる方がときどきいます．そのようなときは，ポビドンヨード（イソジン®液）を使用します．アルコールやヨードを使用できない方にはベンザルコニウム塩化物液・クロルヘキシジングルコン酸塩液を使用します

注意 近年，アルコール綿やポビドンヨードなどの消毒がパッケージ化されていますが，手作りの場合には使用薬剤をきちんと明記する必要があります．消毒液をシリンジに詰めておいて患者に使用してしまった医療事故が過去にありました

PART I 基礎・準備編

§4 注射・採血に必要な器具(準備と使用方法)

4-3 駆血帯

関口美和,繁田正毅

> * 単独で使用することはありませんが,採血や点滴などには欠かせない器具の1つです.

1 駆血帯とは

採血,静脈内注射などを実施する際に,一時的に静脈血の流れを押さえて静脈血管を怒張させるのに用いる器具です.

2 市販の駆血帯

伸縮性のあるゴム状のもの(図A,B)が以前から使用されています.これらは天然ゴムやTPE合成樹脂などでできています.クリップ付のものは,ないものに比べて,駆血帯をはずすときに,患者に与える振動が比較的少なくてすみます.

ワンタッチ式はベルト状なので,皮膚にくい込まないようになっています.全体がゴム製で,駆血の強弱が片手調整できます.また駆血解除時もリリースボタンを片手で押すだけで緩みます.ワンタッチ式は止血帯としても使用できます.ロールタイプで切り離して使うものもあります.

実際の使用については,Ⅱ-§1-3「静脈採血の準備」図4,5(p53),Ⅲ-§1-2「患者側の問題」図1,2(p143)を参照.

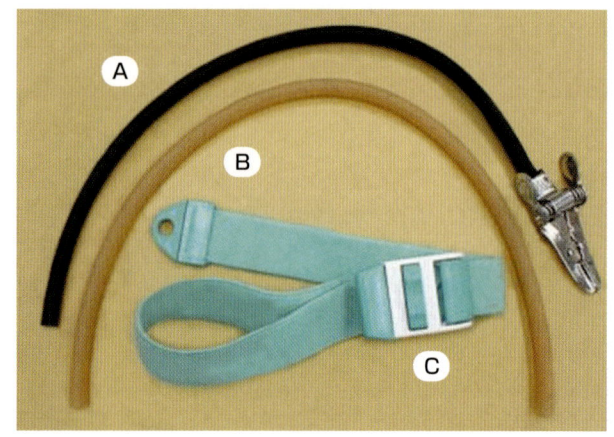

図 市販の駆血帯
A) クリップ付駆血帯
B) 駆血帯
C) ワンタッチ式駆血帯

Column

● ビニールコードや幅が狭いヒモはなぜいけないか

ビニールのヒモは弾力性がないので締まりにくく,また緩んでほしくないときに緩みやすい素材のものがあります.きつく締めすぎるとヒモが皮膚にくい込みます.幅が狭いヒモも同様です.皮膚にくい込む状態は組織を圧迫して損傷(挫傷)を生じます.影響は皮膚の損傷だけでなく,皮下,血管内皮の損傷も考えられます.何よりも患者に苦痛を与えてしまいます.

(※この項の参考文献はp45参照)

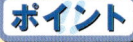 駆血をするときは,緩すぎず,締めすぎないことがポイントです.血管がわかりづらいからといって,締めすぎてもうまくはいきません.パートナーを見つけてお互い駆血を体験したり,ワンタッチ式であれば一人で練習ができるので,実際に体験をして,強さの感覚を覚えるとよいでしょう

4-4 シリンジ

関口美和, 繁田正毅

* 注射・点滴にはもちろんですが, その他にもさまざまな処置に使用されます. そのため, 用途に合わせた多種多様な規格があります.

1 種類（図1）

- ガラス製とプラスティック製の2種類があります.
- ガラス製は滅菌して, 再利用できます.
- プラスティック製はディスポーザブル（disposable）です.
- 規格はメーカーによって違いがありますが, 1 mLから200 mLくらいまであり, 外筒には目盛がついています. 通常は【mL】ですが, インスリン用のものは【単位数】が目盛になっています.
- 筒先位置（図2）
  ① 中口（標準型）：筒先の位置が中央にあります.
  ② 横口：筒先の位置が端にあります.
- 筒先の形（図2）
  ① スリップタイプ（一般に多く使用されているものです）
  ② ロックタイプ（先端がネジになっていて, 注射針が外れないようにするためのものです）
  ③ カテーテルチップ（浣腸器とも呼ばれています. 胃管や尿道カテーテルなどに接続できます）

2 構造・名称（図3）

シリンジは, 内筒と外筒で1組です. 筒先は各種の注射針や三方活栓に接続できます. ただし, カテーテルチップ（図2参照）には注射針は接続できません.

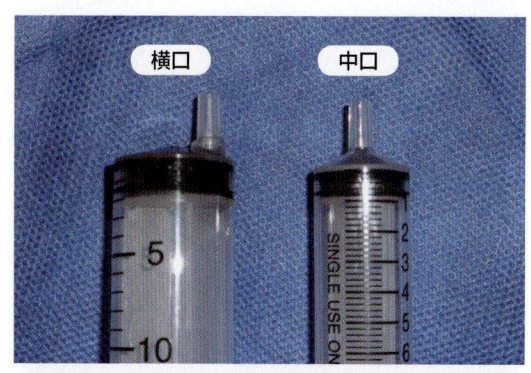

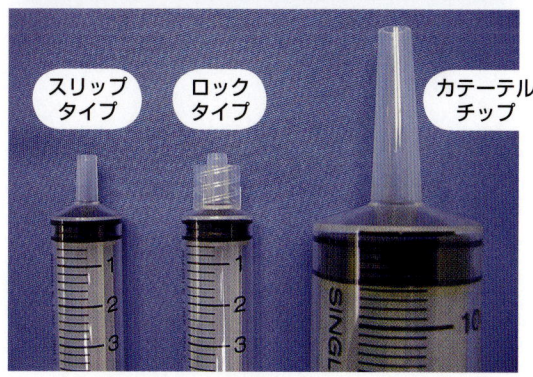

図2 筒先の位置や形の違い

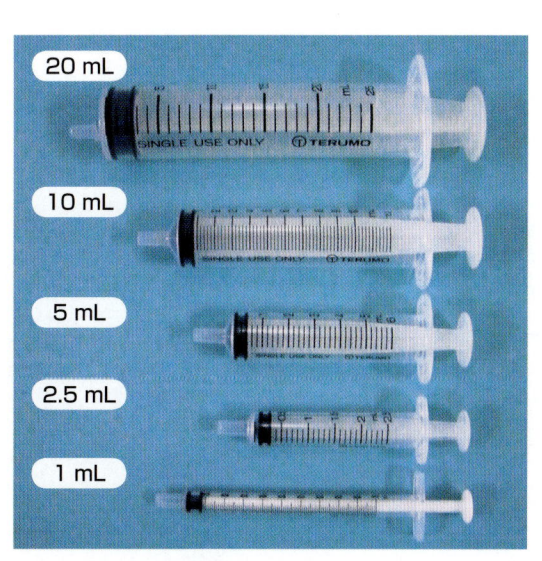

図1 シリンジの種類

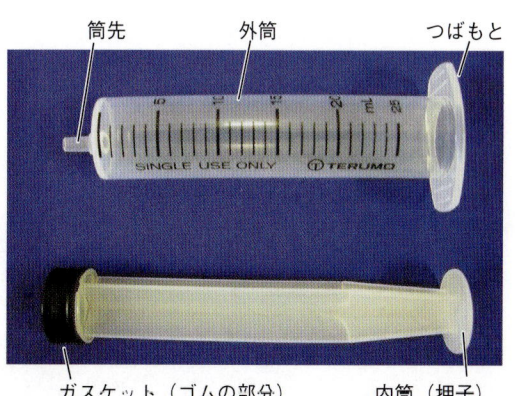

図3 シリンジの構造
ガラスのシリンジにはガスケットがないので内筒が簡単に抜けてしまいます. 筒先を上にした状態にすると, 内筒が落下する恐れがあるので注意が必要です

3 材質

ガラスシリンジ：硼硅（ホウケイ）酸ガラス
ディスポシリンジ：ポリプロピレン，など

4 プレフィルドシリンジ（図4）

薬液がすでに入っているシリンジです．ガラス製とプラスティック製があります．

従来のように薬液を吸う操作がなくなったことで，細菌汚染や，異物混入，コアリング〔バイアルのゴム栓のゴム片が薬液に混入すること（Ⅲ-§4-5「血管内への異物」p183）〕のリスクを軽減できます．薬液をシリンジで吸うなどの業務の効率化や，余分な針などを使用しないので，

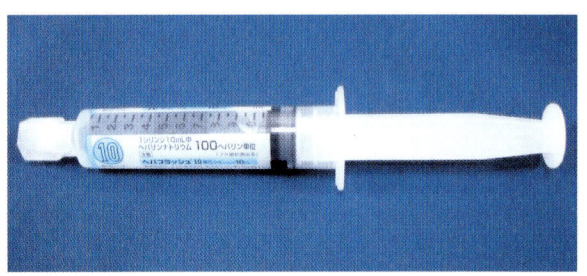

図4　プレフィルドシリンジの外観

コストの削減ができます．シリンジに薬剤名がわかりやすく表示されているので，薬液を吸うときに起こりえる取り違いのリスクの軽減ができるとされています．

Column

● 使用済みシリンジや注射針の行方

使用済みのシリンジや針など医療行為等に伴い排出される廃棄物は，『医療廃棄物』と通称されていますが，法令上は『産業廃棄物』といいます．そのなかでもシリンジや針は，『特別管理産業廃棄物』の感染性産業廃棄物に分類されます．一般家庭から出されるゴミは『一般廃棄物』として扱われ，区市町村が処理について責任をもつのに対し，『産業廃棄物』は排出業者つまり，医療機関等が自ら処分することが原則です（産業廃棄物処理法）．従来は，多くの医療機関において焼却処分などを行っていましたが，ダイオキシン対策が不十分であることなどから，処理業務をその業務の許可を得ている専門業者に，委託する施設が増大しています．

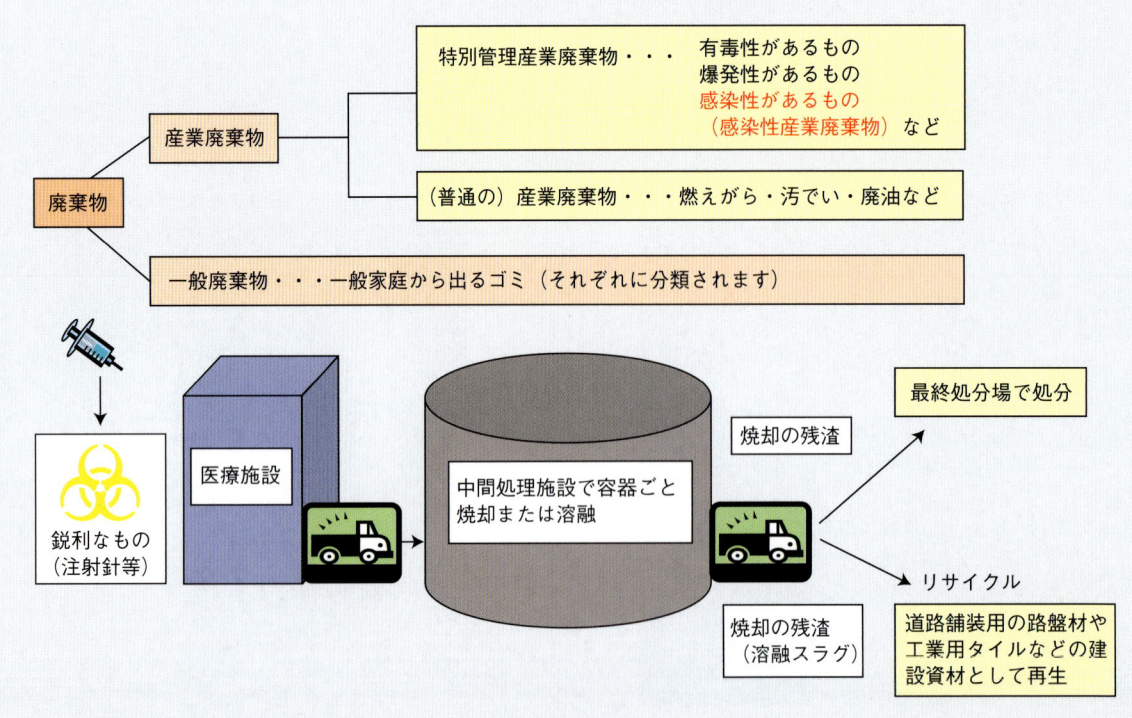

Column

● ICタグで医療廃棄物を追跡

　東京都のまとめによると（2003年度実績）東京都の許可をもつ収集運搬業者の都内での取扱量は，産業廃棄物が約13,625千トン，特別管理産業廃棄物が約108千トンで，そのなかでも，シリンジなどの感染性産業廃棄物は38.1％です．現在不法処理が問題となっており，2000年には栃木県の産廃処理業者が，多量の注射針などの医療廃棄物をフィリピンに不法輸出しようとしていたことが発覚して国際問題になったことがあります．また，日本各地でも不法廃棄されている現状があります．東京都では，医療廃棄物の容器にICタグを貼り付けて，病院から処理施設で処理をするまで追跡できるシステムを構築し，2005年10月から都立大塚病院，都立荏原病院，駿河台日本大学病院，東京女子医科大学病院で導入したそうです．多量に排出する大規模病院において，有害性が高く，不法投棄された場合の影響が特に大きい医療廃棄物をICタグによる個別管理により適正処理を担保するためです．
　ICタグ導入においては，実際の業務に大きな変化はみられませんが，例えば処理費用の明確化や，紙面から電子マニフェストへの変換に伴う，事務作業の軽減と，排出量のデータ化などがメリットです．

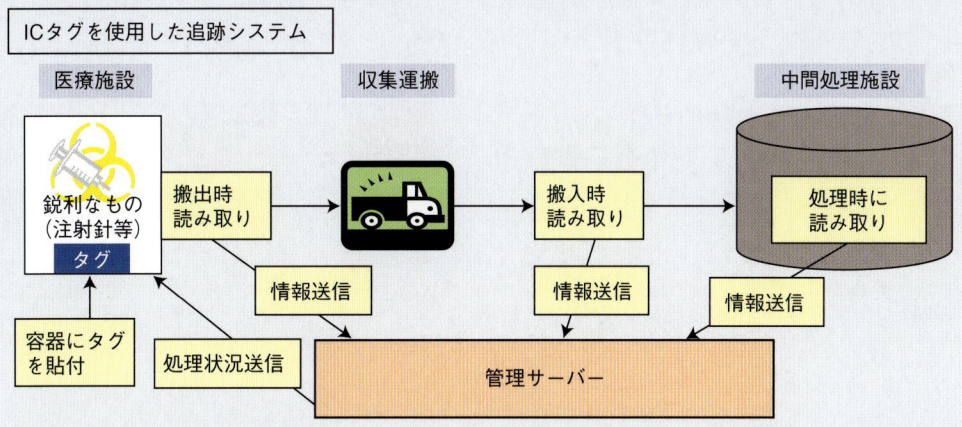

● バイオハザードマークの種類と色分け

　廃棄物の処理および清掃に関する法律施行令により，『感染性廃棄物である旨及び取り扱う際に注意すべき事項を表示するものとする』と定められていますが，廃棄物処理法に基づく感染性廃棄物処理マニュアルでは，『①関係者が感染性廃棄物であることを識別できるよう，容器にはマーク等を付けるものとする．マークは全国共通のものが望ましいため，バイオハザードマークを推奨する．マークを付けない場合には，「感染性廃棄物」（感染性一般廃棄物または感染性廃棄物のみが収納されている場合は，各々の名称）と明記すること．②廃棄物の取扱者に廃棄物の種類が判別できるようにするため，性状に応じたマークの色が望ましい．（1）液状またはでい状のもの（血液等）→赤色　（2）固形状のもの（血液が付着したガーゼ等）→橙色　（3）鋭利なもの（注射針等）→黄色　このような色のバイオハザードマークを用いない場合には，「液状またはでい状」，「固形状」，「鋭利なもの」のように，廃棄物の取扱者が取り扱う際に注意すべき事項を表示すること』と解説されています．

　　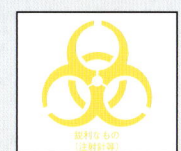

液状またはでい状のもの（血液等）　　固形状のもの（血液が付着したガーゼ等）　　鋭利なもの（注射針等）

（※この項の参考文献はp45参照）

ポイント

1) 注射薬は無色透明なものが多く，シリンジに入れた状態では，その内容が不明になることがありますので薬剤名を明記します．最近はアンプルにシールが貼られていて，それをシリンジに張り替えられるものも増えてきました
2) 注射薬以外のものを吸引するときには，カラーの注射器を使用するなど，安全対策が必要です

4-5 注射針

関口美和，繁田正毅

＊シリンジ同様に用途により使い分けて使用します．患者に直接使用するほかに薬液を吸引するときにも使用します．

1 種類

ベベル（刃面）の角度が違う2種類があります（図1）．
1) RB（レギュラー・ベベル：regular bevel）
   ベベルの角度が12°．皮下・筋肉注射に向いています．
2) SB（ショート・ベベル：short bevel）
   ベベルの角度が18°．静脈内注射・皮内注射に向いています．
3) その他
   長時間留置のための留置針，長いカテラン針，短時間留置のための翼状針などがあります（図2）．

2 構造・名称

針管は金属製で，針基はプラスチック製です．針基にシリンジを接続できます（図3）．

3 太さとカラーコード

注射針の太さや長さには，さまざまな種類があります．また，取り違えを防ぐため，全メーカー統一のカラーコードが定められています（図4，5，表1）．

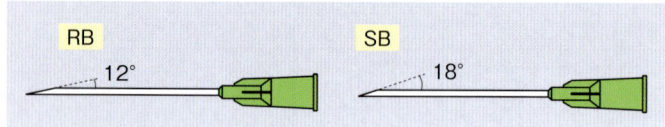

図1　レギュラー・ベベルとショート・ベベル

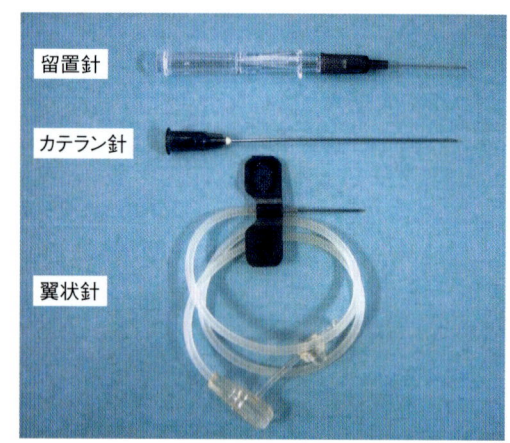

図2　留置針，カテラン針，翼状針

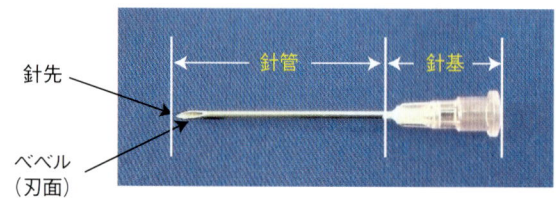

図3　注射針の構造と名称

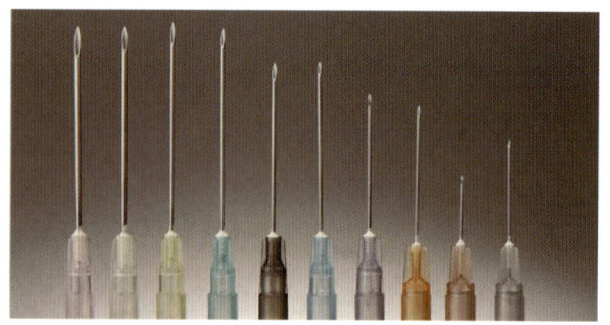

18G 19G 20G 21G 22G 23G 24G 25G 26G 27G

図4　注射針
写真提供：テルモ株式会社

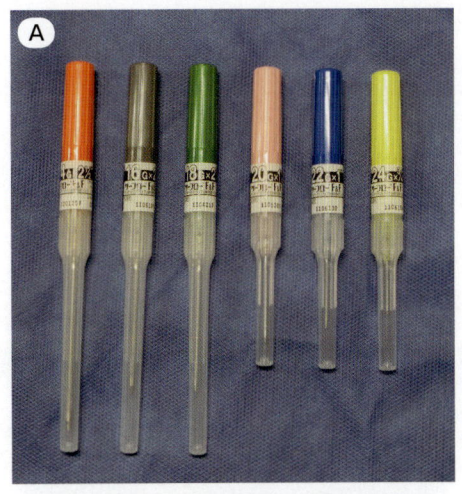

表1　注射針の太さとカラーコード

注射針			末梢血管用留置針		
針外径		カラーコード	針外径		カラーコード
mm	G		mm	G	
0.4	27	ミディアムグレー	0.6	26	紫
0.45	26	ブラウン	0.7	24	黄色
0.5	25	オレンジ	0.8, 0.9	22	濃紺
0.55	24	ミディアムパープル	1.0, 1.1	20	ピンク
0.6	23	ディープブルー	1.2, 1.3	18	深緑
7	22	ブラック	1.4, 1.5	17	白
0.8	21	ディープグリーン	1.6, 1.7, 1.8	16	灰色
0.9	20	イエロー	1.9, 2.0, 2.1, 2.2	14	オレンジ
1.1	19	クリーム	2.3, 2.4, 2.5	13	赤
1.2	18	ピンク	2.6, 2.7, 2.8	12	水色
1.4	17	レッド－バイオレット	3.3, 3.4	10	薄茶色
1.6	16	ホワイト			

メーカーにより色調が異なることがあります

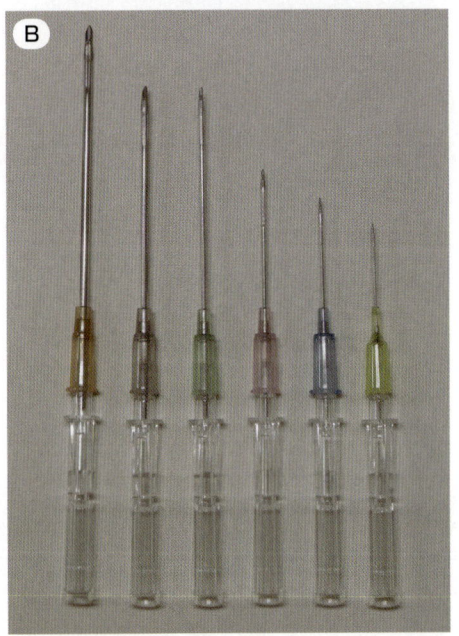

図5　留置針
写真提供：テルモ株式会社

Column

● 生物の研究と痛くない注射の開発

　痛点を避けるには，より細い針にすればその確率が高くなります．歯科においては30〜33Gが使用されています．2005年5月には世界一極細のインスリン用注射針「ナノパス®33」（販売名：マイクロテーパー針／株式会社テルモ）が第48回日本糖尿病学会でプレス発表されました．先端は33G：0.2 mmで31G：0.25 mmより20％細くなりました．薬液を注入する際の抵抗を抑えるために針の内径・外形をダブルテーパー構造（円錐状）にする工夫が施されています．そしてそれは，2005年グッドデザイン大賞に選ばれました．ほかに痛くない注射としては針のない注射もあり，すでに局所麻酔に使う歯科用とインスリン自己注射用で使用中です．ジェット噴射の勢いで皮膚を貫通させて皮下注射するしくみになっています．

（※この項の参考文献はp45参照）

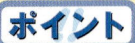 これまで各メーカーにより異なっていた注射針や留置針などのカラーコードが2005年3月25日付厚生労働省告示により，2007年4〜9月の間に国際標準化機構規格（ISO規格）に適合した製品に切り替わりました．留置針では，どのメーカーのものが使用されていても外観の色で何ゲージが留置されているのかがわかるので便利になりました

PART I 基礎・準備編
§4 注射・採血に必要な器具（準備と使用方法）

4-6 固　定

関口美和, 繁田正毅

* 固定の目的は留置カテーテルの抜去防止とカテーテル刺入部からの感染の防止です．

1 わが国の従来のカテーテル固定法

日本において, カテーテルの固定方法に関するガイドラインは特にありません. 従来は刺入部が見えない固定が多く見受けられましたが, 透明なドレッシング材の普及に伴い, 刺入部が見えるような固定方法も取り入れられてきました (図1, 2). 米国疾病対策センター (CDC：centers for disease control and prevention) のガイドラインには末梢静脈カテーテルの基本的な固定方法が示されています.

2 CDCのガイドライン

CDCのガイドラインによると, 透明なドレッシング材とガーゼドレッシングの使用において, CRBSI (catheter related blood stream infection：カテーテル関連血流感染) のリスクに差異は認められませんでしたが, 血栓性静脈炎の発生リスクの増大を伴わずに, 末梢静脈カテーテル挿入期間中, 安全に使用することができるとされています.

カテーテル挿入直後に挿入部から少量の出血が見られるときは, ガーゼを当て, 透明ドレッシングで覆うことがあります. この場合, CDCガイドラインではガーゼドレッシングとみなされます.

カテーテル挿入部の触診や直接の視診ができないような, 大きなかさばるドレッシングをされている患者では, 少なくとも毎日ドレッシングを除去し, カテーテル挿入部を肉眼で見て, 新しいドレッシングを行うこと, とされています.

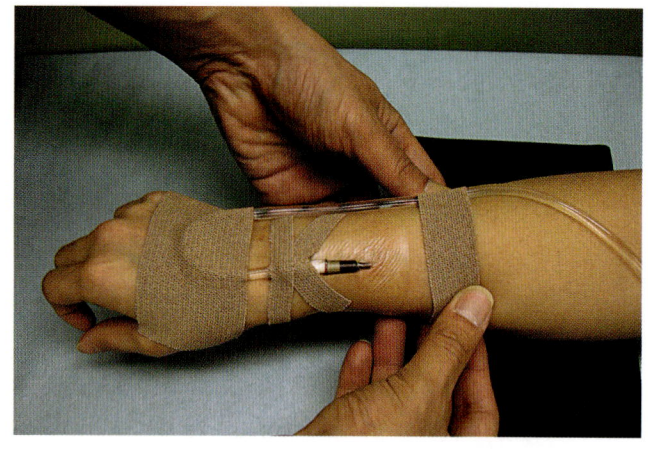

図1　カテーテルの固定方法
カテーテル刺入部の観察ができることと, しっかりと固定がされていることが重要です

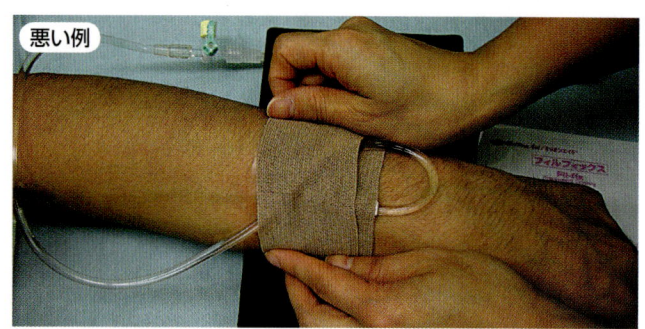

図2　不透明なテープを貼ってしまうと刺入部の観察ができなくなります

（※この項の参考文献はp45参照）

> **ポイント**　固定方法は確立していませんが, カテーテル刺入部の観察ができることと, しっかりと固定がされていることが重要です

4-7 止血（動脈穿刺以外の場合）

関口美和，繁田正毅

> * 止血をきちんと行わないと，皮下出血，血腫が発生する率が高くなります．正しい止血方法を覚えましょう．

1 止血の方法

① 乾いたガーゼを，針を抜くのとほぼ同時に穿刺部位（採血または注射部位）に当てます．
② 母指の腹が穿刺部位に当たるように圧迫止血します．

[コツ❶] 刺入点を圧迫すればどのような方法でも構わないのですが，直接圧迫法が有効です．例えば図1のように刺入点に母指を当て，腕を軽くつかむようにすると圧迫点がずれにくくなります．採血や静脈穿刺の場合，皮膚に対して約10〜30°の角度で穿刺するため，皮膚と血管自体の穿刺部位との間には，数ミリの差があります．他の指より大きい母指だと，両方の穿刺部位を同時に圧迫止血でき，皮下出血の予防にもなります．**肘関節周辺を**穿刺した場合，圧迫をせずに肘を曲げるだけでは穿刺部の直接圧迫にはならないので，効果的な止血にはなりません（図2）（動脈穿刺の止血に関してはⅡ-§1-6「動脈採血」p63を参照）．

[コツ❷] 場合によっては患者本人に止血してもらうこともありますが，可能であれば1〜2分は採血者が圧迫した方が確実です．患者に止血してもらう場合は圧迫方法を教え，穿刺部位をきちんと圧迫しているかどうかを確認します．

[コツ❸] アルコール綿を抜針後に使用すると，アルコールの刺激で穿刺部位のピリピリとした痛みを与えることがありますし，アルコール綿の上からテープを貼ると皮膚が湿ってテープが剥がれやすくなります．

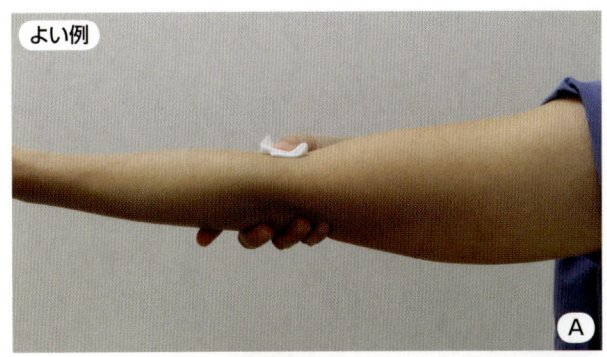

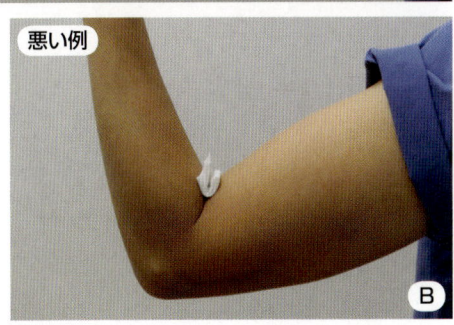

図1 止血の方法
A）刺入点に母指を当て，腕を軽くつかむようにすると，圧迫点がずれにくくなります
B）圧迫をせずに肘を軽く曲げた状態にする方法では止血の効果はありません

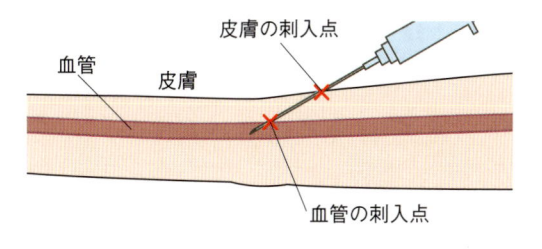

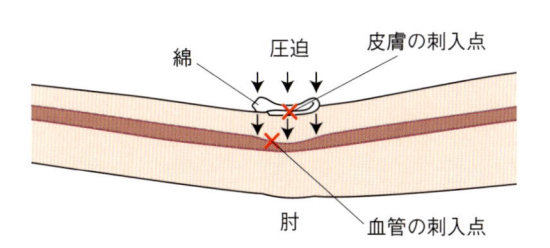

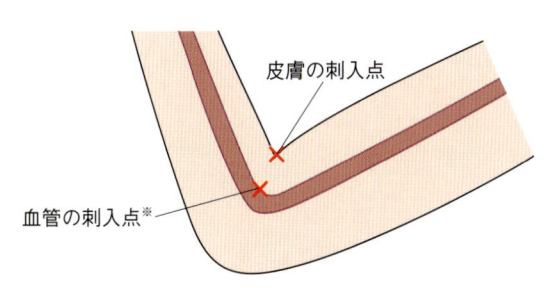

※肘を曲げただけでは血管の刺入点に上からの圧力はかかりません

図2 刺入点と刺血

§4-7　止血（動脈穿刺以外の場合）

2 ▶ 時間

　凝固，止血系に問題がなければ静脈血では2～3分で止血されます．念のため5分くらい止血するのがよいと一般的にいわれています．動脈血は最低でも5分は圧迫止血します．ワーファリン®やアスピリンなどの常用者は止血しにくいので，止血できるまで圧迫止血を行います．

3 ▶ 専用の用具

★ 止血ベルト

　約3cmのゴムのベルト状のもので，端にマジックテープが付いています．止血する部分に乾いたガーゼを当て，その上から止血ベルトを巻きます（図3）．

★ 圧迫止血テープ

　中央のガーゼパットの部分が通常のものより厚くなっていて，圧迫止血ができるようになっています（図4）．

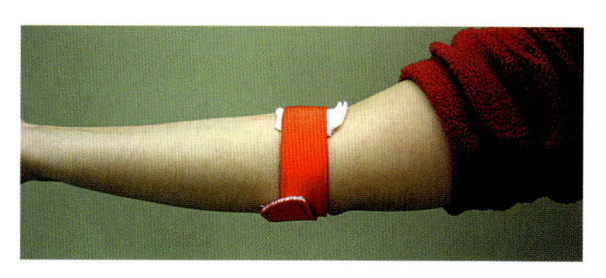

図3　止血ベルト
止血する部分に乾いたガーゼを当て，その上から止血ベルトを巻きます

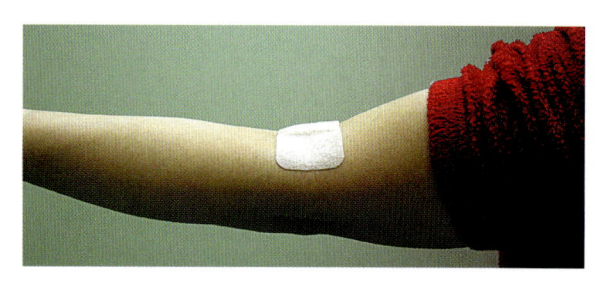

図4　圧迫止血テープ
中央のガーゼパットの部分が通常のものより厚くなっています

（※この項の参考文献はp45参照）

> **ポイント**　止血の原則は出血部位の直接圧迫です．圧迫部位がずれていないかを確認しましょう

> **注意**　揉むと止血が遅くなるので揉まないようにします

PART I 基礎・準備編　§4 注射・採血に必要な器具（準備と使用方法）

4-8 カテーテル

関口美和，繁田正毅

> * カテーテルは排液の排出や薬液を注入するための細い管のことです．ここでは静脈に留置するカテーテルのことを示します．

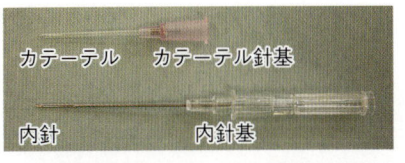

1 種類

① **末梢静脈カテーテル（静脈留置針）**（図1）：手背，前腕など末梢の静脈に挿入します．

② **ミッドラインカテーテル**：前肘窩から体幹に近い橈側または尺側皮静脈へ挿入するカテーテルで，中心静脈までは挿入しない末梢静脈カテーテルです．①の末梢静脈カテーテルよりも静脈炎の発症率が低く，中心静脈カテーテルより感染率が低いとされています．カテーテルはPICCカテーテルを必要な長さに切断して使用します．

③ **末梢穿刺中心静脈カテーテル（PICC：peripherally inserted central catheter）**（図2）：前肘窩の橈側または尺側皮静脈，上腕静脈から穿刺し，カテーテル先端を上大静脈に留置します（Ⅱ-§2-4，p99参照）．

④ **中心静脈カテーテル**（図3）：鎖骨下，内頸，大腿静脈より経皮的に中心静脈へ挿入します．

2 構造

カテーテルはポリウレタンやシリコン製などがあります．X線不透過なので，X線によるカテーテルの位置確認ができます．カテーテルは，数cmごとにマーキングがされており（メーカーにより異なります），挿入されたカテーテルの長さがわかります．カテーテルの抜去防止のため，皮膚に糸で固定する固定板があります．固定板は，カテーテルと一体となっているものや，付属品としてカテーテルにはめるものがあります．薬液を注入したり，点滴として滴下する接続部があり，その接続部が1つのものがシングルルーメン，2つあるものがダブルルーメン，3つあるものがトリプルルーメンです．

図1　末梢静脈カテーテル（静脈留置針）

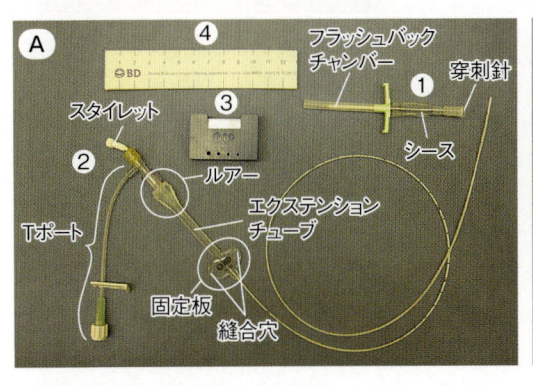

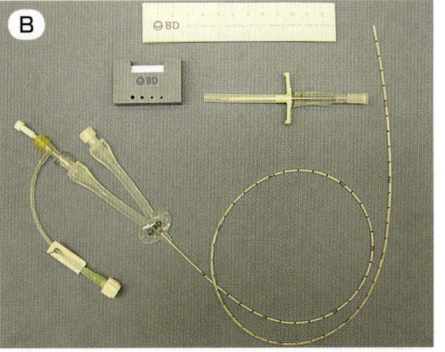

図2　PICCの外観と各部の名称
A）シングルルーメン：①イントロデューサーシース　②PICCカテーテル　③カテーテルカッター　④メジャー
B）ダブルルーメン

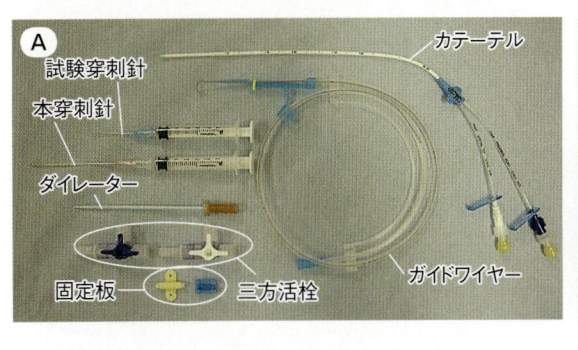

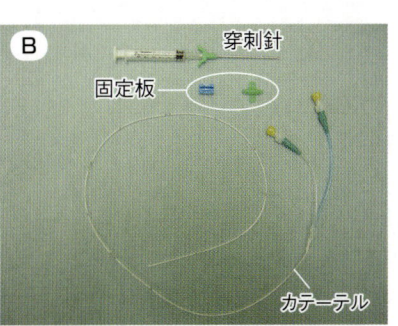

図3　中心静脈カテーテル
A）20 cm，ダブルルーメンガイドワイヤー法
B）70 cm，ダブルルーメン

（※この項の参考文献はp45参照）

> **ポイント** カテーテルは目的によりいろいろな種類があります．また患者の体型や血管の太さなどで，カテーテルの長さや太さを決定します

PART I 基礎・準備編

§4 注射・採血に必要な器具（準備と使用方法）

4-9 輸液回路

関口美和，繁田正毅

> * 薬液を体内に持続的に注入するための器具です．

1 種類

輸液回路には，一般用（成人用），微量用（小児用），輸液ポンプ用が多く使用されています．その他に定量筒付き，フィルター付き（主にIVH／中心静脈などに使用），輸血回路などがあります．長さが違うもの，延長チューブ付き，タコ管付き，三方活栓付きなど，各メーカーでさまざまなタイプがあります．

2 構造

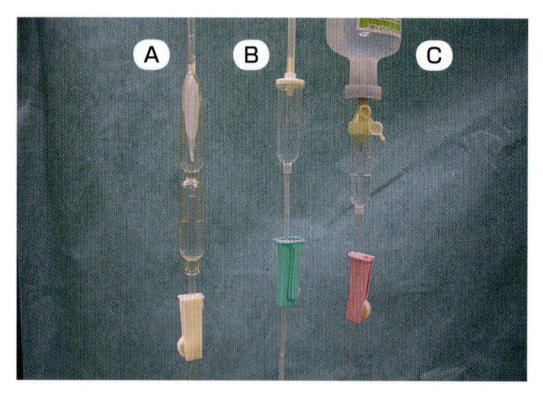

図1　輸液回路の構造
A）輸血回路
B）一般用輸液回路（成人用）
C）微量用（小児用）輸液回路

3 材質

ポリ塩化ビニル（PVC），ポリブタジエン（PVCフリー），ポリエチレン（PVCフリー）などがあります．

4 延長チューブ

延長チューブには径の太いタイプと細いタイプがあります．また三方活栓が一体化しているものもあります．
径の太いタイプは一般用輸液回路や輸血回路に接続して使用します．細いタイプと比べてチューブ内の抵抗が小さいので，通常の輸液・輸血もしくは急速・大量の輸液・輸血に向いています．一方細いタイプは微量用輸液回路や，シリンジポンプ注入時にシリンジに接続して使用します．チューブ内の抵抗が大きいので，小児や心不全・腎不全など，精密に輸液量をコントロールする必要がある場合に向いています．またシリンジポンプは微量注入をすることが多いのですが，チューブ内の体積が少なく，あまり時間差なく体内に薬液が注入できます．

5 三方活栓とクローズドシステム

三方活栓は輸液中に何種類かの輸液や静脈内注射（ワンショット，側管静脈注射：側管注と呼ばれています）を同時に行う場合に使用します．コックまたはハンドルと呼ばれる部分を操作することにより，輸液経路を切り替えることができます（III-§4-9, p209）．接続部分にはキャップの付いたタイプのものと，針刺し事故や感染のリスク軽減のためのクローズドシステムタイプ（III-§4-1, p161）があります．

6 フィルター

高カロリー輸液などの際に，輸液中に含まれる細菌・微小異物・沈殿物・エアーの除去の目的で使用されます．また白血球除去フィルターは，平成6年7月11日薬発第638号厚生省薬務局長通知の「血小板製剤の使用適正化の推進」において使用が推奨されていましたが，平成16年9月17日薬食発第0917005号『血小板製剤の使用適正化の推進および「輸血療法の実施に関する指針」の一部改正について』により見直しが行われました．その結果平成16年（2004年）12月1日以降の血小板製剤の使用に当たっては，白血球除去フィルターの使用は推奨しないこととされました．日本赤十字社では平成16年10月25日採血分より，成分採血由来血小板をすべて白血球除去製剤に切り替えています（図2）．

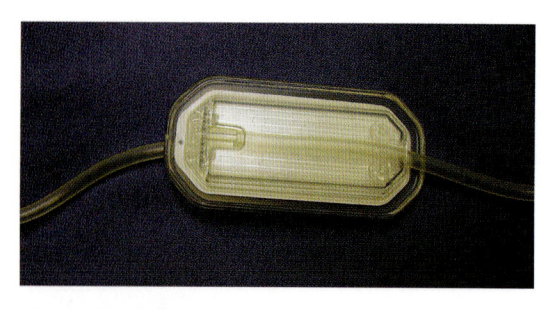

図2　フィルター

7 逆流防止弁

血圧測定と同側に静脈ルートを確保しなければならない場合に用いるもので，輸液回路内への逆流を防止し，血圧測定側の輸液ラインの確保が可能となります（図3）．

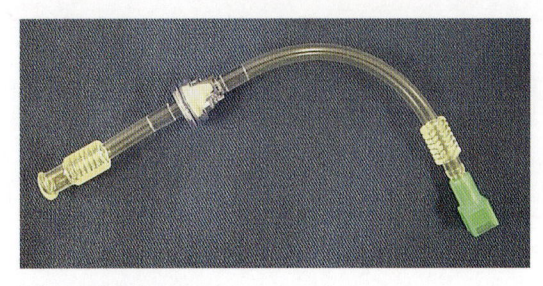

図3　逆流防止弁

（※この項の参考文献はp45参照）

ポイント　輸液回路の種類によって1分間の滴下の量が違うことを理解しておきましょう．シリンジポンプでは直接生命にかかわる薬剤を使用することが多いので，細いタイプを使用することで，急激な大量注入の事故防止にもなります

注意　PVCの輸液回路には可塑剤にDEHP（フタル酸ジ-2-エチレンヘキシル）を使用しています．薬剤によっては回路内で溶出・吸着するものがあるので注意が必要です．薬剤の添付文書に「PVC製の輸液回路の使用は避けること」と記載されている場合は，PVCフリーの輸液回路を使用します．また「DEHPを含まない輸液回路を使用することが望ましい」と記載されている場合は，PVCフリーかDEHPフリー（PVC製ですが，DEHPの代替可塑剤として，毒性の低いTOTM：トリメリット酸トリス-2-エチルヘキシルを使用しているもの）の輸液回路を使用します．＊薬剤名の詳細は，Ⅲ-§4-9，表3（p208）を参照

PART I 基礎・準備編　§4 注射・採血に必要な器具（準備と使用方法）

4-10 採血用器具

関口美和，繁田正毅

* 各採血器具の特徴や使用方法を覚えましょう．

1 真空採血針の構造

患者に刺入する針と真空採血管側（スピッツ）の針とがあります（通常はゴムスリーブで覆われていて，真空採血管を刺すと針が出るしくみです）．真空採血管は陰圧になっています（図1）．

2 採血用器具の種類

① シリンジに注射針を接続
② シリンジに翼状針を接続（図2）
→ ①②はシリンジで採血をした後に採血管に血液を分け入れます．
③ 真空採血管用針とホルダー
④ 真空採血用翼状針とホルダー（図3）
→ ③④は患者に針を刺したままの状態で，真空管を変えられるので，直接血液を採取できます．

3 危険性

シリンジ採血の場合，採血後に採血管に血液を分配する際に医療者自身の手などに針を刺すリスクがあります（採血管の数が多いほど，リスクが高くなります）．

真空管採血の場合，血液の逆流による感染のリスクや採血ホルダーに付着した血液を介する交差感染のリスクが考えられます（行政指導，標準採血法についてはⅡ-§1-1，p48参照）．血液分配時の針刺しのリスクはありませんが，その他の採血にかかわる一連の動作はシリンジでの採血と変わりません（p59）．

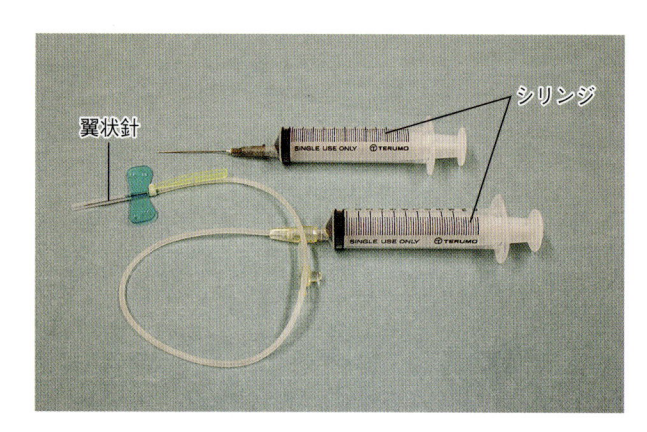

図2　シリンジと翼状針

図1　真空採血針の構造

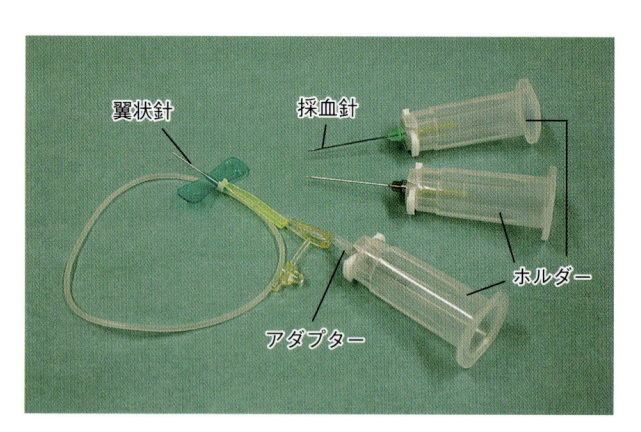

図3　真空採血ホルダーと翼状針

（※この項の参考文献はp45参照）

ポイント　採血に伴うリスクがあることを認識しておきましょう

4-11 輸液（点滴静脈内注射：intravenous drip injection）

関口美和，繁田正毅

> * 薬剤を末梢静脈血内に注入するもので，他の注射法に比べて即効性があります．多量の薬液を急速に注入することができ，逆にゆっくり時間をかけて注入することもできます．留置針（留置カテーテル）を使用することで，数日間薬剤を注入することが可能です．

1 ▶ 目的

目的は主に以下の5項目です．

① 水分の補給
② 電解質を補正
③ 栄養補給
④ 薬剤の投与
⑤ 血管の確保

2 ▶ 種類（図）

① 電解質輸液剤：水分の維持・補給・電解質の維持・補正に用いられます．
② 栄養輸液剤：高カロリー輸液剤，糖質輸液剤など
③ 血漿増量剤：代用血漿製剤など

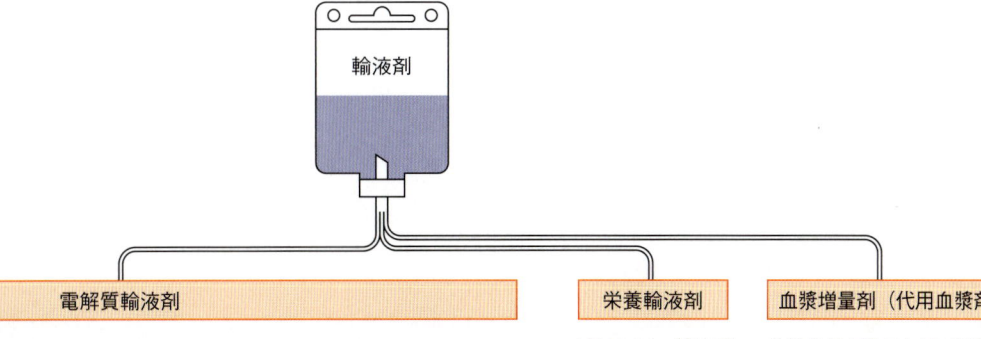

```
                          輸液剤
   ┌──────────────────────┼──────────────┬──────────────┐
電解質輸液剤                             栄養輸液剤    血漿増量剤（代用血漿剤）
```

電解質輸液剤

― 複合電解質輸液剤 ―

等張性
（細胞外液補充液）
- 生理食塩水（各社）
- リンゲル液
- 乳酸リンゲル液
  ハルトマン®液（ニプロファーマ）
  ラクテック®注（大塚）など
- 乳酸リンゲル液（加糖）
  ラクテックD®（大塚）
  ポタコールR®（大塚）
  ソルラクトD®（テルモ）など
- 酢酸リンゲル液
  ヴィーンF®（興和創薬）
- 酢酸リンゲル液（加糖）
  ヴィーンD®（興和創薬）など
- 重炭酸リンゲル液
  ビカーボン®（味の素）
- その他

低張性
- 点滴開始（1号）液
  ソリタ-T1号®（味の素）
  ソルデム1®（テルモ）など
- 脱水補給（2号）液
  ソリタ-T2号®（味の素）
  ソルデム2®（テルモ）など
- 維持（3号）液
  ソリタ-T3号®（味の素）
  ソルデム3A®（テルモ）
  フィジオゾール・3号®（大塚）など
- 術後回復（4号）液
  ソリタ-T4号®（味の素）
  ソルデム5®（テルモ）など

― 単純電解質輸液剤 ―
ナトリウム製剤
カリウム製剤
カルシウム製剤　など

栄養輸液剤
高カロリー輸液剤
アミノ酸輸液剤
脂肪乳酸剤
糖質輸液剤
- ブドウ糖液（各社）など
総合ビタミン剤
微量元素製剤

血漿増量剤（代用血漿剤）
- 低分子デキストラン製剤
  低分子デキストランL注：（大塚）など
- HES
  (hydroxyethyl starch：ヒドロキシエチルデンプン)：
  サリンヘス®（フレゼニウスカービジャパン）など

図　輸液の種類

（※この項の参考文献はp45参照）

> **ポイント**　即効性があるがゆえに，薬剤の間違いによる人体への影響は大きいので注意が必要です

PART I 基礎・準備編　§4 注射・採血に必要な器具（準備と使用方法）

4-12 輸液ポンプ

関口美和，繁田正毅

* 設定量を注入できるようにする器械です．大きく分けて2つのタイプがあります．

1 自然滴下との違い

　自然滴下とは滴下速度を手動で調節することです．流量を決定する因子は，針を含むラインの細さ・ラインの長さ・点滴刺入部と輸液ボトルとの落差・刺入部より中枢の圧迫などがあります．ラインの細さや長さ以外は変化するものなので，そのときの条件によって滴下速度が変化してしまうというリスクがあります．一方輸液ポンプは輸液速度と，輸液総量の管理を器械が行います．

2 種類

★ 輸液ポンプ（図1）

　ペリスタルティック［peristaltic（蠕動）］方式で，フィンガータイプ（フィンガーという平行に並んだ棒が蠕動して，チューブを押し潰しながらチューブ内の輸液を送り出します）とローラータイプがありますが，フィンガータイプが一般的です．

★ シリンジポンプ（図2）

　ピストンシリンダー方式で，ピストンシリンジタイプ（設定された速度で，器械にセットされたシリンジの内筒を押し出します）とボルメトリックタイプがありますが，ピストンシリンジタイプが一般的です．

3 輸液ポンプの使い方

① 電源ボタンを押します（図3）．
② ふたを開けて輸液回路を器械にセットします（図4）．
③ ふたを閉めます．
④ 予定量設定ボタンを押し，輸液予定量を入力します（図5）．
⑤ 流量設定ボタンを押し，流量を入力します（図6）．
⑥ 輸液回路のクレンメが開放されていることを確認して開始ボタンを押します．
⑦ すぐに患者のそばを離れず，ポンプがきちんと作動しているか，しばらく確認をします．
* 輸液回路は必ず専用のものを使用します．
* 予定量と流量は間違いやすいので注意が必要です．
* 流量を予定量より多く設定すると，警告アラームが鳴る機種があります．予定量と流量の入力ミス防止の安全機能装置です．

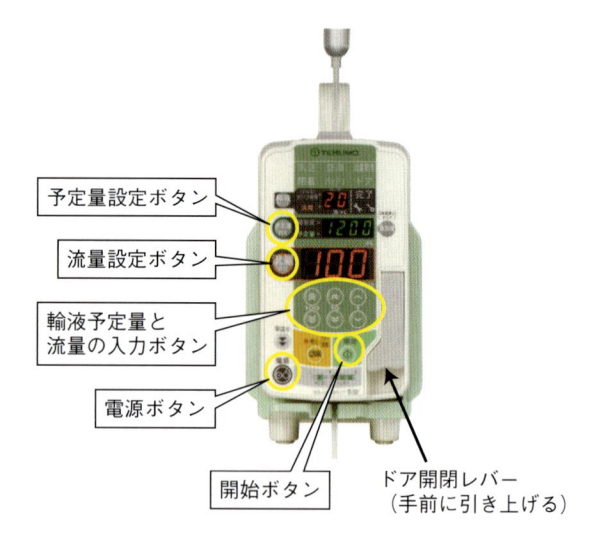

図3　輸液ポンプの各種操作ボタン
写真提供：テルモ株式会社

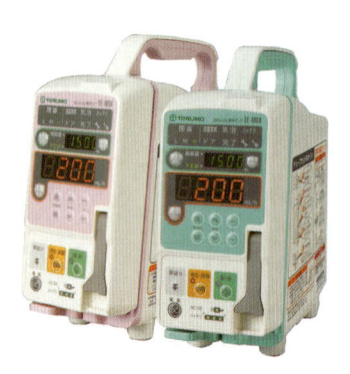

（ラベル：予定量設定ボタン／流量設定ボタン／輸液予定量と流量の入力ボタン／電源ボタン／開始ボタン／ドア開閉レバー（手前に引き上げる））

図1　輸液ポンプの外観
写真提供：テルモ株式会社

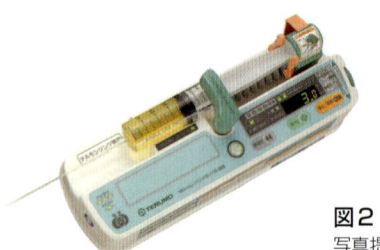

図2　シリンジポンプの外観
写真提供：テルモ株式会社

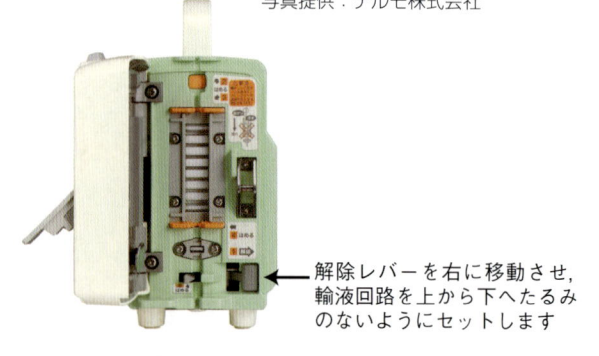

図4　ふたを開けて輸液回路を器械にセットします
写真提供：テルモ株式会社

（ラベル：解除レバーを右に移動させ，輸液回路を上から下へたるみのないようにセットします）

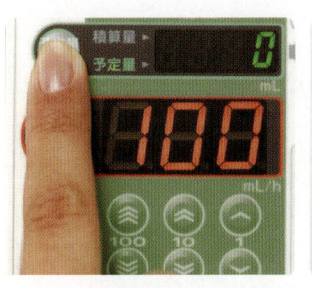

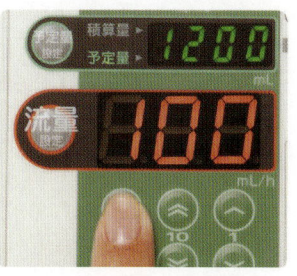

図5　予定量設定ボタンを押し，輸液予定量を入力します
写真提供：テルモ株式会社

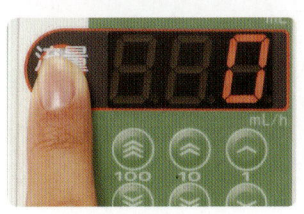

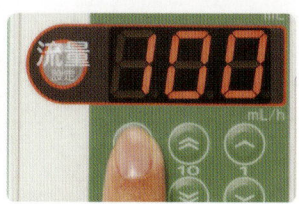

図6　流量設定ボタンを押し，流量を入力します
写真提供：テルモ株式会社

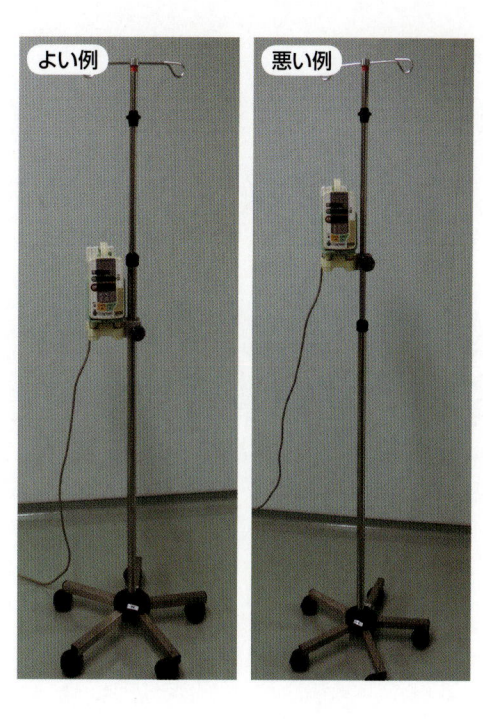

図7　輸液ポンプの位置
輸液ポンプを使用する場合，点滴ボトルと点滴刺入部との落差は関係がありません．高いところにつけるとバランスが悪くなり，架台が転倒しやすくなります

4 問題点

1）点滴架台に器械をつけた場合，移動の際に点滴スタンドのバランスが崩れることがあります．架台の脚は，5本足などできるだけ多い方が安定性があります．

＊ 輸液ポンプの場合，点滴ボトルと点滴刺入部との落差は関係がありません．高いところにつけるとバランスが悪くなり，架台が転倒しやすくなります（図7）．

2）輸液ポンプから輸液回路を外すときはいったんクレンメを閉じるか，絞ります．

＊ クレンメを開放したまま輸液回路を外すと薬液が急速に注入される（いわゆるフリーフロー）恐れがあるからです．

3）シリンジポンプの場合，シリンジのつば（スリット）や押し子のセットが不十分なことでシリンジポンプと輸液の刺入部の落差で急速注入される（サイフォニング現象）危険性があります（Ⅲ-§4-9「誤薬と患者の間違い」図11，p210参照）．

> **ポイント**　器械の誤操作による医療事故が多く報告されています．基本的には設定項目などは同じですが，各医療機器メーカー・各種類で操作方法が違いますので，使用器械の把握が必要です

参考文献

1)「医療事故防止と感染予防のための注射・輸液Q&A」（陣田泰子ほか 編著），照林社，2001
2)「ナース・ドクターのための注射法マニュアル　改訂第2版」（角田　司 編），南江堂，2000
3)「実践看護技術学習支援テキスト 基礎看護学」（川島みどり 監），日本看護協会出版会，2003年
4)「看護技術を根拠からマスターしよう―看護基礎教育のなかで求められる看護技術を臨床に沿って理解する実践的ビジュアル版　改訂・増補版」（浅野澪子，森本美砂子 取材構成），医学芸術社，2004
5)「写真で分かる臨床看護技術 看護技術を徹底理解！」（村上美子 監），インターメディカ，2004
6)「なぜ？がわかる看護技術LESSON」（大岡良枝，大谷眞千子 編），学習研究社，2001
7)「特集：採血時のトラブルを避けたい！」，Expert Nurse，19（7）：2003
8)『特集：根拠でわかる事故防止対策～注射・点滴の「やってはいけない」こと』，Expert Nurse，20（13），2004
9)「特集1：うまく安全にできる注射・点滴実践のポイント」「特集2：見逃せない！採血での"やってはいけない"」，Expert Nurse，21（4），2005
10)「注射の基本がよくわかる本（別冊プチナース）」（石塚睦子，黒坂知子 著），照林社，2005
11)「点滴・注射のABC」（宮坂勝之 著），照林社，2005
12)「ナースがおこなう静脈注射～安全に実施するための知識と技術」（聖路加国際病院静脈注射研修プロジェクト 編）南江堂，2005
13)「看護技術のなぜ？がQ&Aで分かる」ナースカレッジ，8（臨時増刊号），2004
14)「輸液ライン管理と感染対策（BDが提供する患者さんと医療従事者の皆さん双方のSAFETY&INFECTION CONTROL）」，日本ベクトン・ディッキンソン，2001
15)「末梢穿刺中心静脈カテーテルファーストピック（First PICC Peripherally Inserted Central Catheters）～より安全にご使用いただくために」，日本ベクトン・ディッキンソン，2002
16)「血管内留置カテーテル由来感染予防のためのCDCガイドライン（BDが提供する患者さんと医療従事者の皆さん双方のSAFETY&INFECTION CONTROL）」（宮坂勝之 日本語化監修），日本ベクトン・ディッキンソン，2003

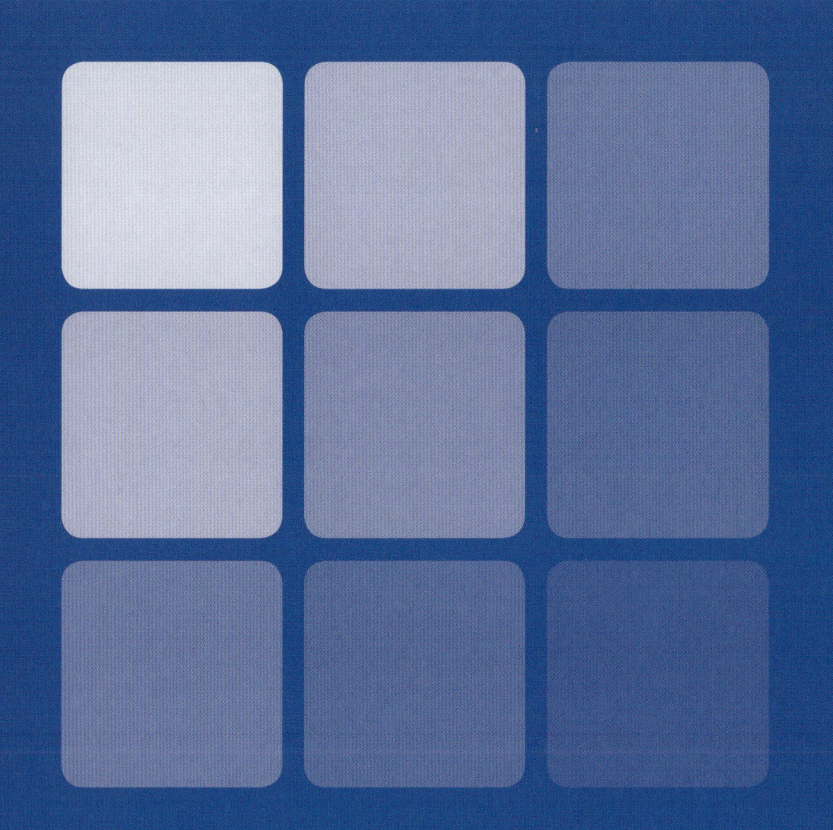

PART II 実践編

§1 ● 採血の実際 …………………………… 48
§2 ● 注射の実際 …………………………… 82
§3 ● 小児の採血・注射 …………………… 130

PART II 実践編

§1 採血の実際

1-1 標準採血法ガイドライン

片平英一

> * 2011年に標準採血法ガイドラインが改定され，採血の手順，正確な検査結果を得ることおよび患者，医療者双方の安全を確保するために必要な事項が整理されました．新しいガイドラインを順守した各施設のマニュアルを整備し，採血手技の習得，向上を目指してください．

1 近年の真空採血に関する事情

わが国では真空採血管は1970年代から使用が始められましたが，それまでのシリンジを用いた採血手順に準じた各医療機関独自の採血法で行われてきました．ところが，2003年に未滅菌の真空採血管の使用や真空採血管抜去前の駆血帯の解除は，汚染した血液が血管に逆流する可能性があり，感染のリスクを高めるという研究の学会報告がありました．この内容はマスコミでも取り上げられたため，厚生労働省は2003年（平成15年）11月17日付で「真空採血管の使用上の注意等の自主点検等について」（薬食安発第1117001号）を通達しました．当時の真空採血管の一部が未滅菌であったこと，採血手順が医療機関ごとの経験則で行われていたこと，行政の通達の一部に実施困難な方法があったことから現場の混乱を招くことになりました．

その後，国内で販売される真空採血管はすべて滅菌の製品に置き換わりました．それに伴い採血ホルダーも単回使用や滅菌済みの針一体型などの製品が販売されるようになりました．

2 真空採血に関する行政の対応

厚生労働省は2005年（平成17年）1月4日付で，真空採血時に「血液の逆流を起こさない採血法をとる」，「採血用ホルダーに付着した血液を介する交差感染を予防する」の2点を主眼に自主点検を行うよう求める通達を出しています．その前文を示しました（図1）．

最近の行政の監督や病院機能評価などの審査時には，通達の順守状況が対象となることがあります．

3 標準採血法の策定

2004年7月1日に日本臨床検査標準協議会（JCCLS）は産官学共同で「標準採血法ガイドライン」第1版を試案（GP4-T）として発行しました．そして2006年「標準採血法ガイドライン成案」（GP4-A1）が完成しました．これは従来国内で広く行われている採血法を基本とし，患者，医療技術者の安全を確保する機材，方法を可能な限り科学的な根拠に基づいて再検討し，医療現場での実用性や費用対効果も考慮して，正しい検査結果を導くガイドラインとなっています．2011年1月にその後の医療器具の開発や知見をもとに改訂版（GP4-A2）が発行されました（図2）[1]．

最新版の主要な改訂内容は次の3点になります．（ガイド

図1 厚生労働省通達
厚生労働省からの真空採血にかかわる通知です．自施設の真空採血管の安全性を確認するよう求めています

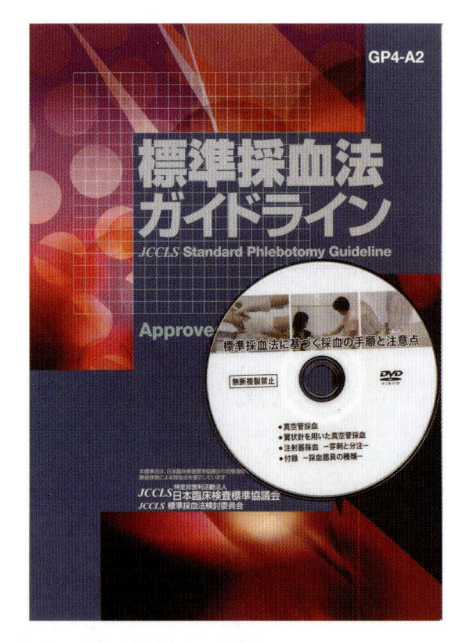

図2 ガイドライン表紙
最新版の標準採血法ガイドラインです．必ず一度は熟読して採血法と検査値の関連付けを理解しましょう．採血手技を示した付録のDVDビデオがついています

ライン前文より引用）
1）採血を受ける者および医療従事者の安全と正しい検査結果が得られるようより多くの科学的データを収集し，それに基づいた標準法の採用に努めたこと（翼状針を用いる方法を含む採血法の説明の充実）．
2）なるべく多くの文献を収載し，採血現場において目的に合わせて適切に利用できるよう配慮したこと．
3）DVDビデオを付録として添付し，正しい採血法を視覚的に訴求し，理解しやすくしたこと．

　ガイドラインには採血手順はもとより，採血時の針刺し事故などの術者の安全と採血時の逆流による感染や神経損傷など，患者の安全確保に配慮しています．また，採血した血液を検査したときに正確な検査結果を導く採取時の採血管の順序などの注意点も配慮されています．一度このガイドラインの熟読とDVDの視聴をお勧めします．
　本章の採血手順もガイドラインに準拠して作成しました．

4 ガイドライン（GP4-A2）の内容

・施設・必要物品
　　採血室
　　必要物品
・採血手順
　　採血針を用いた真空管採血の手順（表）
　　翼状針を用いた真空管採血の手順
　　注射器採血の手順
・採血手技に関する諸注意
　　穿刺したが血液の流入が見られない場合の対応
　　採血が不成功に終わった場合の対応
　　溶血の防止
　　採血量の過不足
　　血液培養用の検体の採取
　　乳幼児の採血
・採血器具に関する諸注意
　　採血管の順序〔真空管採血の場合，注射器採血の場合（分注の順序）〕
　　採血器具の廃棄
　　採血器具に関する基準（採血針，真空採血管，ホルダー，注射器，使い捨て手袋）
・緊急時の対応
　　緊急時に備えた体制
・状況別の対応法
　　患者に気分不快，嘔気を生じた場合
　　採血中に患者が意識消失した場合
　　穿刺時に患者が強い痛みやしびれを訴えた場合
　　動脈を損傷した可能性が疑われた場合
　　採血者が針刺しを起こした場合
・事後のフォローアップ体制
・標準採血法ガイドラインQ&A
・補遺：採血合併症とその対応
・参考文献
・参考資料
　　上肢の皮静脈について．採血の説明書の例．採血室掲示の例．臨床検査技師採血量上限について．

（目次から抜粋）

表　採血針を用いた真空管採血の手順

1.	医師は採血の内容・必要性・考えうる問題点等について可能な範囲で患者に説明し，少なくとも口頭で同意を得ることが望ましい
2.	医師は採血の指示を書面またはコンピューターを用いて行う
3.	採血者は採血管を準備し，ラベルの内容を確認する（以下はすべて採血者が行う）
4.	必要器具を準備する
5.	姓名により患者の確認を行う
6.	必要事項について患者に尋ね確認する
7.	手指を洗浄して使い捨て手袋を着用する
8.	駆血帯装着前に，目視および指で触れて穿刺すべき血管について見当をつける
9.	ホルダーに採血針を取り付ける
10.	患者に採血に適した姿勢をとってもらう
11.	駆血帯を装着する
12.	患者に手を軽く握ってもらう
13.	指で触れて穿刺する血管を決定する
14.	穿刺部位の消毒を行い，消毒液が乾燥するまで待つ
15.	針を血管に対して30°以下程度の角度で刺入し，針が動くことのないようにホルダーを固定する
16.	採血管をホルダー内へまっすぐ差し込み，血液の流入を確認する
17.	必要量の血液を採取した後，直ちに採血管をまっすぐホルダーから抜去する
18.	順次，採血管に血液を採取する
19.	採血の終わった抗凝固剤または凝固促進剤入りの採血管は，確実に転倒混和する
20.	最後の採血管をホルダーから抜去し，その後駆血帯を解除する
21.	穿刺部位に消毒綿またはガーゼパッドを軽くあてた状態で針を抜き，圧迫する
22.	針とホルダーを一体のまま鋭利器材専用破棄容器に捨てる
23.	止血を確認できるまで5分間程度圧迫する
24.	採血後の採血管の取り扱いは手袋着用のままで行う

ガイドラインに掲載されている真空採血の手順です．本章の手順もこれに準拠して作成しています（文献1より転載）

5　DVDビデオの内容（図3）

1）真空管採血
2）翼状針を用いた真空管採血
3）注射器採血―注射と分注―
4）付録―採血器具の種類―
　① 針刺し防止機能付き針の種類と操作方法
　② 真空採血管の種類

（ビデオメニュー画面より）

ガイドライン入手方法

日本臨床検査標準協議会，http://jccls.orgにアクセスし，出版事業 → マニュアル・指針・ガイドライン → 注文書，と進む

有限会社　学術広告社，03-3816-7678
ISBN 978-4-9903522-0-2

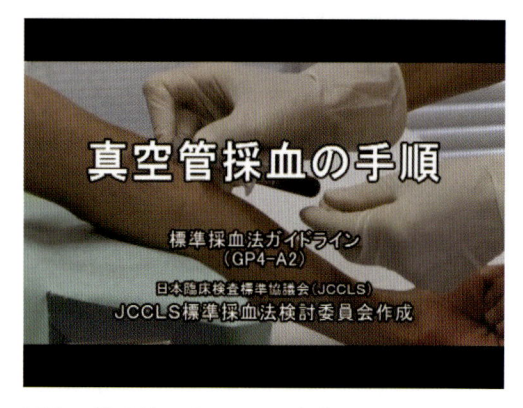

図3　ガイドラインDVDビデオ
付録DVDの真空管採血の画面です．新人研修や手技の再確認に活用するとよいでしょう

ポイント

1）旧ガイドラインから原則は変わっていませんが，真空採血とシリンジ採血の間に，翼状針採血の記載が加わりました
2）真空採血管の採血順序が状況による選択式になりました．自施設の方法を確認しましょう
3）神経損傷など上肢の採血危険部位が変更されました．危険箇所の再確認をしましょう
4）採血時の危険性の説明や異常を訴えたときの対応には的確な対応を要求されます．Q&Aや資料にも目を通し参考にしましょう
5）DVDビデオによる視覚情報が加わりました．手技の教育や研修に利用しましょう

参考文献

1）日本臨床検査標準協議会：「標準採血法ガイドライン改訂版（GP4-A2）」，日本臨床検査標準協議会，2011

PART II 実践編 　§1 採血の実際

1-2 静脈採血の手順

片平英一

* 採血はシリンジ採血と真空採血の2通りがありますが，用いる針の種類，穿刺部位，手順や選択肢を正しく理解してください．手持ちの器材を工夫することで採血と血管確保，真空採血とシリンジ採血の併用などが可能になります．患者と術者双方に負担の少ない方法を選択しましょう．そして血管を見つけ，針を上手にコントロールして穿刺する技術を身に付けましょう．患者は一回で採血が終わることを望んでいます．基本的な行為だからこそ，手技についての要望やクレームが多いのも事実で，患者との信頼関係に影響します．

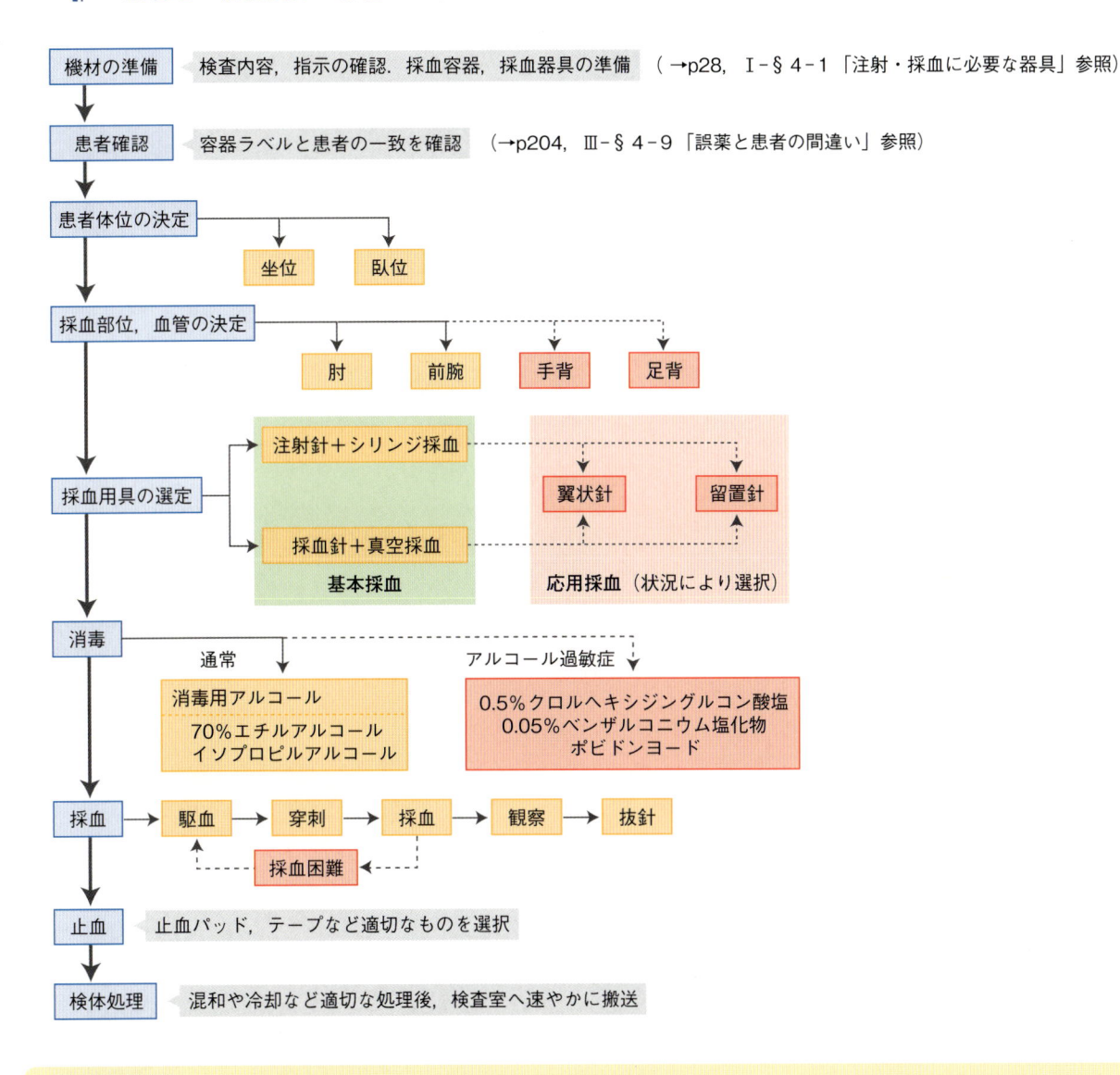

機材の準備 — 検査内容，指示の確認．採血容器，採血器具の準備 （→p28, I-§4-1「注射・採血に必要な器具」参照）

患者確認 — 容器ラベルと患者の一致を確認 （→p204, III-§4-9「誤薬と患者の間違い」参照）

患者体位の決定 — 坐位／臥位

採血部位，血管の決定 — 肘／前腕／手背／足背

採血用具の選定
- 基本採血：注射針＋シリンジ採血／採血針＋真空採血
- 応用採血（状況により選択）：翼状針／留置針

消毒
- 通常：消毒用アルコール（70％エチルアルコール，イソプロピルアルコール）
- アルコール過敏症：0.5％クロルヘキシジングルコン酸塩／0.05％ベンザルコニウム塩化物／ポビドンヨード

採血 — 駆血 → 穿刺 → 採血 → 観察 → 抜針（採血困難の場合は戻る）

止血 — 止血パッド，テープなど適切なものを選択

検体処理 — 混和や冷却など適切な処理後，検査室へ速やかに搬送

ポイント

1) 最近は採血容器が準備システムで用意されていて，自分で準備する機会が少なくなっています．分野や項目と採血容器の関係を理解しておきましょう
2) 採血容器ラベルと患者確認は患者に名乗ってもらう，リストバンドを確認するなど十分に行いましょう
3) 採血用具の選択は穿刺部位，部位の状態，採血，静脈確保などの条件により左右されます．その都度最適な用具を適宜選択してください
4) 最適な手順は患者や採血部位ごとに異なります．さまざまな状況での採血を経験，会得することが大事です

PART II 実践編　　　§1 採血の実際

1-3 静脈採血の準備

片平英一

> *これから早朝採血のために病室に向かいます．道具，容器の準備はよいですか？ 患者さんの様子はどうですか？ 血管はよく見えますか？ アルコールに過敏ではないですか？ テープ類に負けませんか？ 採血の後そのまま静脈路を確保するのですか？ 日常的に行う採血前の準備，患者確認，消毒など基本事項を理解しましょう．

1 採血管の準備

① 採血指示書または検査依頼書に従った検査項目に合致した採血管の種類と本数を準備し，患者氏名，患者番号を記入したラベルを貼り付けます．

② 検査内容，目的により採血時刻や採血時の患者状態を指定する場合があるので採血管を準備する時点で指示を確認します．

＊ 血液検査以外にCTやMRIの造影剤注射や輸液などあらかじめ静脈路の確保が必要な指示の有無も確認します．患者の穿刺回数の軽減に努めましょう．

③ 採血道具一式をトレイなどに準備してベッドサイドに向かいます．この際，「1患者1トレイ」の準備を原則とします．複数の患者を続けて採血する場合は指示書や採血管を患者ごとに分けて持参します．

2 患者確認

1) 採血容器と患者の照合

準備した採血管と患者が同一であることを確認します．確認方法は患者自身に名乗ってもらい，その氏名が手元にある採血管の氏名と合致していることを確認します．

患者確認の方法として，

① 名前を言ってもらう
② 生年月日を言ってもらう
③ リストバンドの氏名や患者IDを確認する
④ ベッドネームを確認する
⑤ 採血があることを主治医または看護師から伝えられているか確認する

などの複数の方法を用いて確認します．

病棟の受け持ち患者であっても名乗ってもらうようにします．参加型の確認方法は患者とのコミュニケーション形成に有効です．外来患者の場合はリストバンドを装着していないので，施設ごとのルールに従って患者確認をします．

2) 採血に必要な事項の確認

採血者は採血前に必要な情報を患者に確認しましょう．

① 採血の理解：検査の目的や内容の理解度について
② 過敏症：消毒薬，テープなどの使用物品に対する過敏症やアレルギーについて
③ 採血部位：採血可能な部位，希望しない部位（シャントなど）について
④ 採血指示：主治医より指示を受けた採血条件（空腹時など）について
⑤ 採血時の既往歴：血管迷走神経反射（vaso-vagal reflex：VVR）などの発症歴について
⑥ 止血情報：抗血小板療法薬の内服の有無や過去の出血状況について

3 静脈の同定

1) 採血部位

① 検査採血用

最もよく用いられる採血部位は肘の屈曲部位に表在する静脈（正中皮静脈，橈側皮静脈，尺側皮静脈）になります．肘正中皮静脈からの採血が一般的ですが，患者の希望がある場合にはそれを優先します（図1）．肘の血管が確認できない場合は，より表在しやすい前腕や手背の血管が選択さ

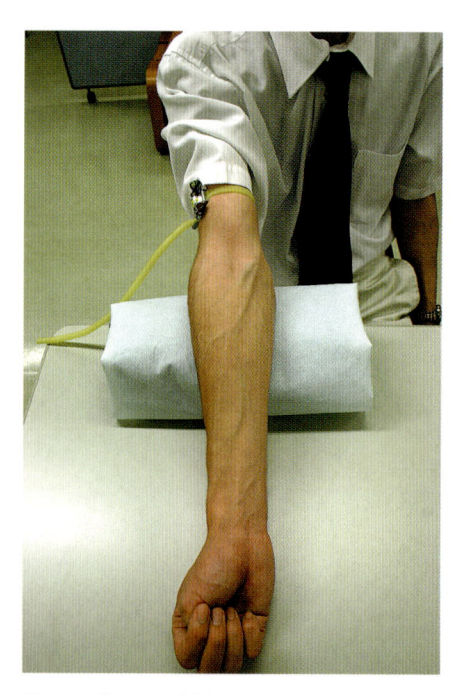

図1　腕からの採血

れます．どうしても腕の血管が確認できない場合は足背の表在する静脈を用いる場合もあります．

② 静脈確保兼用
留置針の固定が容易なことから前腕部の橈側皮静脈を主に用います．

2）穿刺を避けるべき血管
① 重度のアトピー性皮膚炎，火傷の瘢痕，縫合痕のある部分は穿刺しない
② 乳房切除を受けた側の腕はリンパ流うっ滞を生じる可能性があり，医療機関ごとの採血禁止基準（3カ月から1年程度）に従う
③ 血液透析患者で使用中のシャントがある腕
④ 輸液が行われている部位よりも中枢側の血管および輸液ルートからの採血をしない．採血した血液に輸液成分が混入し，検査結果に影響する
⑤ 肘尺側皮静脈の付近は動脈や神経が走行しており，正中皮静脈や橈側皮静脈が十分に触知できる場合には関節に近い尺側皮静脈を穿刺しない
⑥ 頻回採血や化学療法などの副作用により硬化した血管は穿刺が容易ではない場合が多い

4 血管の確認

1）駆血前の肢位
肘からの採血の場合，採血テーブルに正対して腰掛けてもらいます．患者のイス，採血テーブル，採血枕などの高さを調整して手掌を上向きにして肘を枕に乗せ，アームダウンの姿勢をとります（図2，3）．採血部位を心臓より下げることで駆血効果を高めることになります．また，真空採血の際には採血管の底を穿刺部位より下位にキープする角度に保つことで，血液の逆流現象を防止できます．

2）駆血帯の装着
穿刺部位の5～10 cm心臓側に，最低血圧に相当する強さで巻きます（図4）．駆血帯より先端側が軽く紅潮し，血管の怒張が確認できる程度がよいでしょう．

圧迫が強すぎると動脈まで閉塞してしまい，腕が白くなります．女性や老人など腕が細い場合には血管が怒張しないか血液が途中で出なくなるので注意しましょう．また，毛細血管が弱い患者は皮下に点状出血が見られる場合があります．

圧迫が弱いと血管が十分に怒張せず，採血時の吸引圧で血管壁が針穴を閉塞して採血困難になります．強さが調節可能なクリップ金具が付いた駆血帯（図5）は採血中でも緩めることが可能で便利です．長時間の駆血は検査値に影響を与える場合があるので，**駆血時間が1分を超えないように注意しましょう．**

皮膚が過敏な患者にはタオルなどを巻いた上から駆血帯を装着することにより，駆血帯による皮膚損傷を抑えることができます．浮腫の患者にも駆血効果を高める効果が期

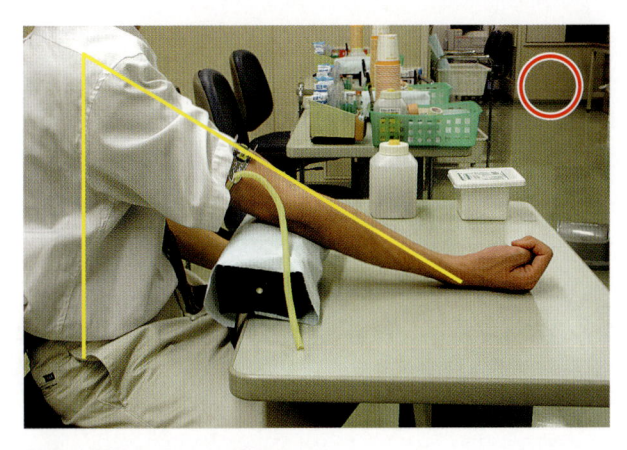

図2 正しいアームダウン
採血部位を心臓より下げて駆血効果を高めます

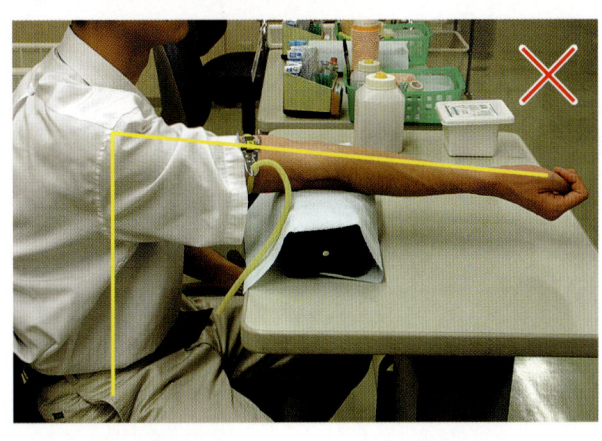

図3 誤った腕の角度

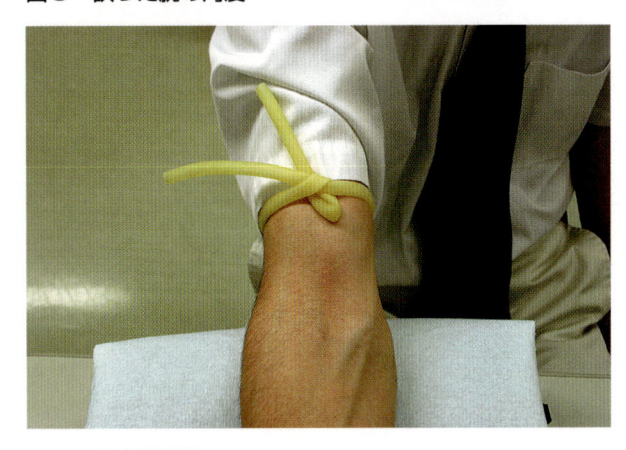

図4 駆血帯装着
穿刺部位の5～10 cm心臓側に，最低血圧に相当する強さで巻きます

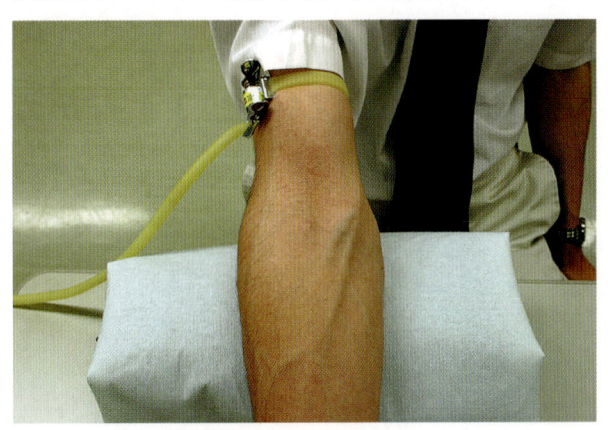

図5 クリップ駆血帯
強さが調節可能なクリップ金具が付いた駆血帯は採血中に緩めることが可能で便利です

待されます．

　駆血帯の末端は穿刺部位を隠さず，採血後の解除が容易な位置になるよう注意しましょう．

　駆血帯はアルコール綿などで清拭し，常に清潔を保つか定期的に新品と交換しましょう．浸出液など感染原因を皮膚に持つ場合には使用後の駆血帯は廃棄するか，はじめから使い捨ての駆血帯を使用します．

* 血小板第4因子（PF-4）やβ-トロンボグロブリン（β-TG）などの検査項目は駆血帯を巻かずに採血する必要があります．

3）血管の怒張

　母指を中に手を握らせます．触診して血管の太さ，走行方向，弾力を確認して穿刺部位を決定します．触知しても血管が目視できない場合は皮膚のしわ，模様，ほくろ，毛穴などを穿刺位置の目印に利用します．患者が差し出した腕の血管が不明瞭な場合は，そのまま穿刺せず，腕全体や反対の腕も確認しましょう．

　血管が触知できない場合は
① 肘関節の屈曲角度を変える
② 駆血帯の締める位置，強さを調節する
③ 手首から前腕に向かって数回マッサージを行う（図6）
④ 指で怒張させたい血管を数回軽くたたく
⑤ 患者が臥位で，体位変更が可能な場合は坐位へ変更するなどの処置を組み合わせて試みます．

　血管の怒張に時間を要した場合は一度駆血帯を外し，血流を再開させます．

* 手の開閉運動をくり返し強く行うクレンチング動作は，血管怒張には有効ですが，血清カリウムの偽性高値の原因となります．検査採血時にはほかの方法で血管を怒張させます．

4）事前の保温

　血管が怒張しない場合，40℃程度に加温したタオルなどをビニール袋に入れて採血部位から末梢にかけて5分間ほど加温します（図7）．特に冬季は指先まで加温すると効果が高くなります．

　血管が容易に確認できない患者の場合，冬季には事前に使い捨てカイロなどによる保温を行うことが有効です．また，夏季には待合室の冷房の温度設定や吹き出し口など空調の風による末梢の冷えへの配慮も必要です．

5）皮膚の伸張と血管の保持固定

　針を刺入する際にシリンジを保持していない手の指で刺入部位の下の皮膚を手前に引っ張ることで血管を固定できます（図8）．しかし，高齢者は血管壁が硬化しており，刺入に伴い血管が動くことが多く，血管の上下を指で押さえるなどの処置が必要です（図9）．

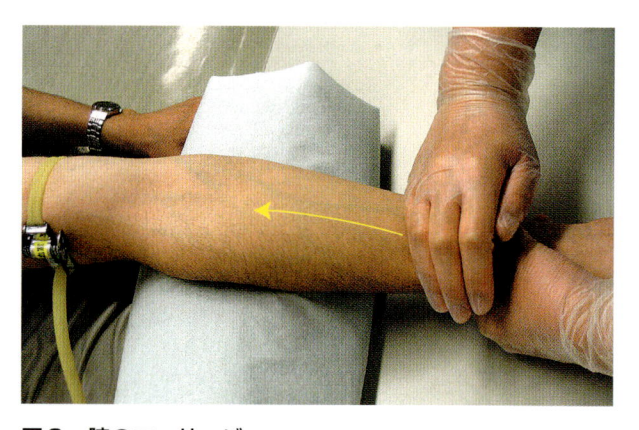

図6　腕のマッサージ
手首から前腕に向かって数回マッサージを行います

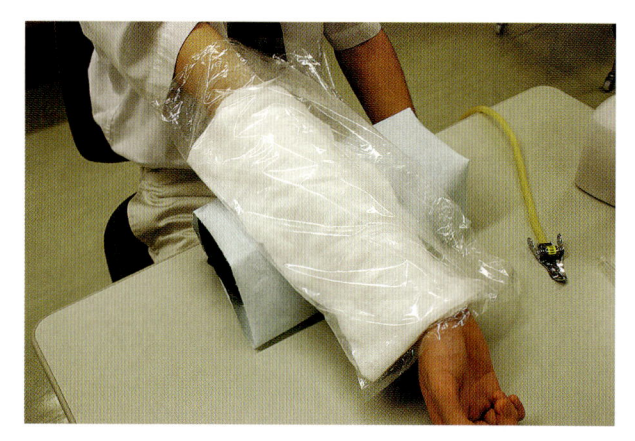

図7　タオルによる温湿布

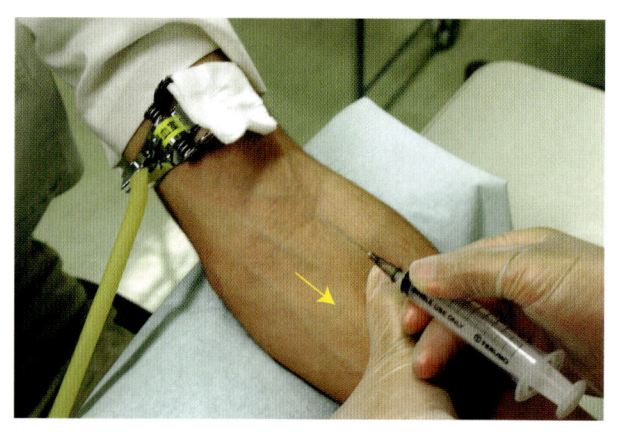

図8　血管の固定法
針を刺入する際に，シリンジを保持していない手の指で刺入部位の下の皮膚を手前に引っ張ることで血管が動かないようにすることができます

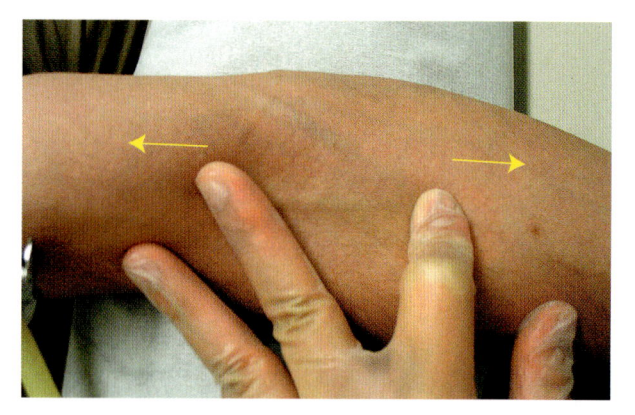

図9　皮膚の伸張
特に高齢者は血管壁が硬化しており，刺入に伴い血管が動くことが多く，血管の上下を指で押さえるなどの処置が必要です

5　消毒・感染対策

1）手袋

　採血時に採血者は患者間および採血者自身の感染防御のために原則として手袋を装着します（図10）．手袋は患者ごとの交換が必須です．ラテックス製の手袋を使用する際は採血者，患者のラテックスアレルギーに注意が必要です．可能な限りラテックスやパウダーフリーの製品を使用します．

　手袋の装着が血管の触知を困難にするなどの不安があるかもしれません．採血手技の練習時から手袋の装着を心がけることで不安を払拭することができます．

2）消毒

　まず，患者にアルコールなど消毒薬による皮膚の過敏症の有無を確認します．通常は個別包装タイプの70％アルコール消毒綿を用います．過敏症がある場合は0.5％クロルヘキシジングルコン酸塩（ヒビテン®），0.05％ベンザルコニウム塩化物（オスバン®）またはポビドンヨード（イソジン®）などの外用消毒薬を用います．ただし，各消毒薬にも患者により過敏性があるので注意を要します．

　採血部位を中心に外側に円を描くように清拭します（図11）．消毒効果のためアルコールが蒸発してから穿刺します．皮膚の汚れが著しい場合は新しい消毒綿で消毒をくり返します．十分な消毒のあとはよく乾燥させることで，消毒効果を高め，刺入に伴う消毒薬による痛みや検査への影響を少なくできます．

＊血中アルコール濃度の検査採血にはアルコール以外の消毒薬を使用します．穿刺部位からのアルコールの混入で偽性高値の可能性があります．

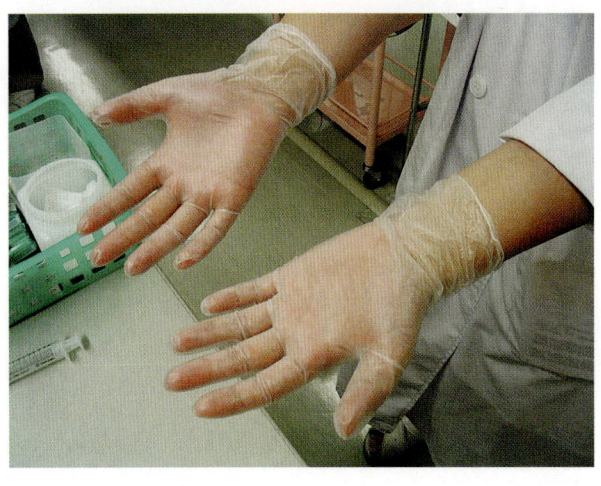

図10　手袋の装着
採血時に術者は患者間および術者の感染防御のために原則として手袋を装着します

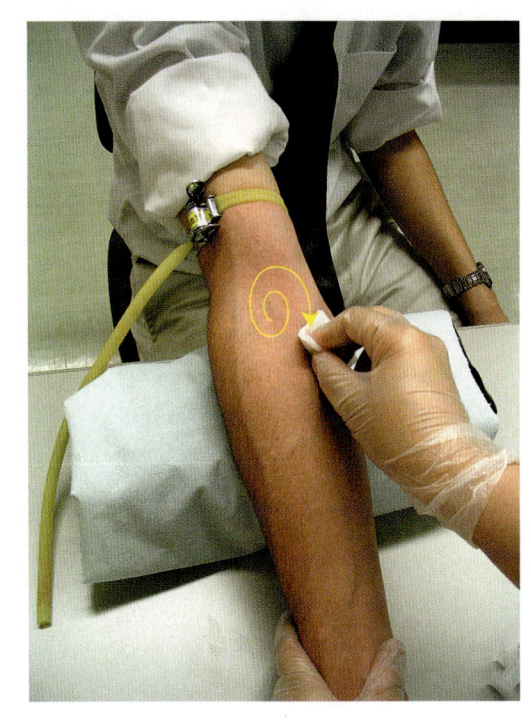

図11　消毒綿で清拭

ポイント
1）採血量，または検査必要量を事前に確認しましょう
2）採血に適した太さ，弾力のある血管を探すことが採血を成功に導く鍵になります
3）指先の触診で血管を十分に確認してから穿刺し，自信のない穿刺や血管を探ることは可能な限り避けましょう
4）血管の触知は手袋を装着した感覚で覚えましょう
5）穿刺する血管がわからない場合，むやみに穿刺せず，初めから上級者に交代することも選択肢に入れましょう．交代したときは必ずその穿刺状況を観察しましょう

注意
血管が見えないからと駆血帯を強く巻いて前腕が蒼白化することをお年寄りや腕の細い患者さんで経験します．強く巻くことで動脈まで閉塞しては逆効果です．駆血帯の効き具合はうっ血と血管の怒張で判断します

PART II　実践編　　§1　採血の実際

1-4　静脈からのシリンジ採血の実際

片平英一

> *シリンジ採血はすべての静脈穿刺の基本技術になります．穿刺部や採血量などの条件からシリンジの容量，針のサイズ，形状を考慮しましょう．穿刺時に血管壁を針先が通過する感触と血液の流入がよくわかる手技です．外筒の保持とピストンの操作は力任せでなく，支点を使うコツを覚えましょう．一方で採取後の採血管への分注時に針刺し事故を起こす事例も多発しており，注意が必要です．

1　針とシリンジの準備

　採血量に見合ったサイズ（1～20 mL程度）のシリンジを用意します．すべての採血管の内容量の合計を必要な採血量とすると，その5～10％程度多めに採取するようにします．採血困難が予想される場合は，検査項目ごとの最低必要量を検査室に確認してから採血を行います．

　20 mL以上のシリンジでは採血に時間がかかり，内部で血液が凝固を始める可能性があるので避けた方がよいでしょう．翼状針や三方活栓を併用するとシリンジの交換が容易に行え，採血量の調節が可能になります．

　針は血管の位置，太さや用途により選択します．針の太さは21～23Gが無理なく採血可能なサイズです．23Gより細い針は血液の流入速度が得られず，検体の凝固や溶血の原因となります．また，採血後に造影剤の注射や輸液など血管確保が必要な場合は，翼状針や留置針にするなど状況に合わせた針を選択します．

　針の刃面（ベベル）とシリンジの目盛りを同じ向きにして確実に接続します．袋から出したシリンジはピストン先端のゴムとシリンジ内面が固着している場合が多く，針を装着した際にピストンを数回前後に動かし，ピストンが滑らかに動くことを確認しておきます．

2　穿刺

　血管の確認，消毒が済んだら穿刺をします．針の刃面を上に向けて，血管の走行に合わせ皮膚に対し10～30°の角度で血管の真上から穿刺します．皮膚と血管それぞれの刺入時には「プツン」という感触がシリンジを持つ指先に伝わるので，血管刺入の目安にします．

　シリンジの口に血液の逆流が見られたら針をやや寝かせ，針の長さの1／3程度を挿入します．外筒のつばを支点にして血液の流入速度に合わせてピストンを引きます（図1）．ピストンを引く力で針が抜けないように外筒の固定を確実に行います．また，ピストンの無理な吸引は溶血を招き，検査値へ影響するので血液の流入速度を超えて吸引してはいけません．

　血管に穿刺できていないときは，針先を穿刺部位まで引き戻し，静脈の走行や血管の動き（いわゆる逃げる血管）を再確認して再度針を刺入してみます．それでもだめな場合は抜針し，新しい針で穿刺部位を変えて採血を行います．**深く刺入したまま針先を動かすと，血管や神経の損傷リスクが高まるので行ってはなりません．**2回穿刺に失敗した場合は，他の採血者に交代すべきです．

　老人，認知症患者，小児などは十分な採血説明にもかかわらず穿刺の際に腕を引く，採血中に体を動かすなど血管損傷のリスクが高くなります．このような場合には「翼状針の使用」，「採血補助者が腕，体を固定する」などの安全対策が必要です．

3　駆血帯を外す

　採血必要量分のピストンを引き終えたら，**抜針の前に駆血帯を解除します．**出血の原因となるので，駆血帯を装着したまま抜針しないようにします（図2）．

4　抜針・止血

　抜針する針の上からよく消毒薬を絞った消毒綿またはガーゼパッドを穿刺箇所の上から軽く当てます．針をすばやくまっすぐ手前に抜きます（図3）．針を抜去したら直ちに消毒綿などで強めに押さえます．患者自身で圧迫が可能な場

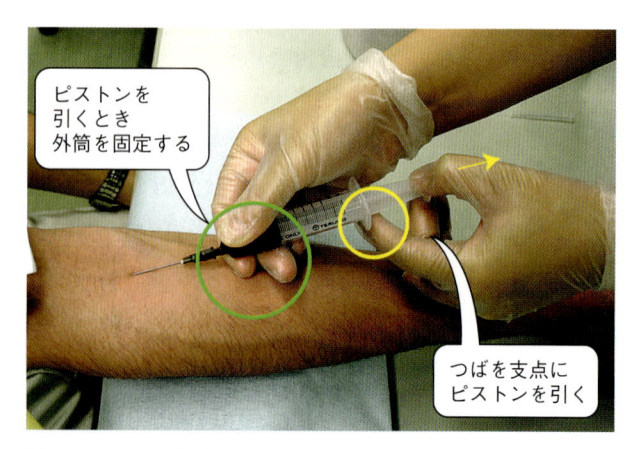

図1　シリンジの固定とピストンの吸引

合は圧迫を患者と交代し，仮の止血とします（図4）．この間に抜いた針の廃棄やシリンジの血液を採血管に分注します．

患者からテープ類の皮膚への過敏性について確認をしてから，止血綿の上からサージカルテープ，止血バンドなどで圧迫固定します（図5）．ガーゼパット付きの止血用テープが便利です．テープで固定した場合でも患者に5分間程度の指による圧迫が必要なこと，注射と異なりもまないこと，再出血の可能性などをわかりやすい言葉で説明します．

患者自身で圧迫ができない場合は抜針後に止血を優先します．事前に止血と分注の準備をしておくとよいでしょう．慣れると左手で圧迫止血をし，右手で抗凝固剤の採血容器へ分注をすることも可能になります．

ワルファリン服用など抗血栓療法による出血リスクのある患者に対しては，押さえる消毒綿にある程度の厚みが必要になります．時間をかけた圧迫止血が必要であることを説明します．

消毒に用いた消毒綿でそのまま止血することが慣例的に行われています．感染対策の面からも止血に消毒綿を用いる場合には新しい消毒綿を使用してください．この場合，穿刺部から浸み込む消毒薬が痛みを伴いますので，よく絞ったものを使用するか乾いたガーゼや止血パッドを使用した方がよいでしょう．

5 検体の扱い

抜針後，止血を施したら採取した血液をシリンジから採血容器に分注します．このとき採血管は試験管立てに並べ，手で持たないようにします．

分注には
① 採血針を外し，採血管のキャップを外して血液を分注する
② 採血針で採血管のキャップに穿刺して分注する（図6）
の2方法があり，①は血液の溶血を防ぐことができますが，血液の曝露から感染のリスクがあります．また，フィルムタイプのふたの採血管は別途採血管のキャップが必要になります．②が一般的に行われている方法ですが，分注抵抗による赤血球の溶血と，穿刺した針が採血管内の抗凝固剤をキャリーオーバー（持ち越し）することで検査値に影響する可能性があります．また，採血者の針刺し事故の可能性が高くなりますので採血管は手で持たないようにしましょう．

採血管への分注には抗凝固剤入り採血管から順に分注し，

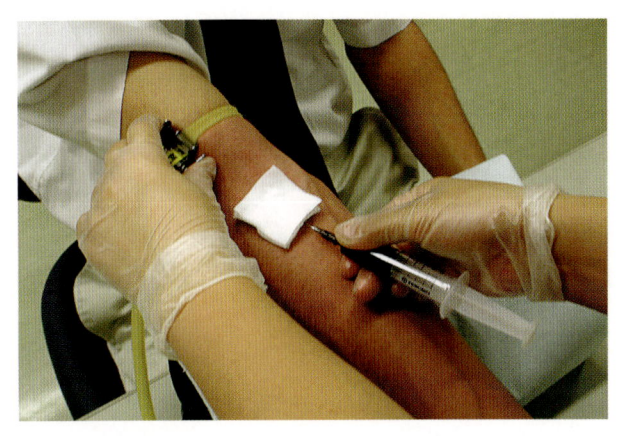

図2　駆血帯解除
採血必要量分のピストンを引き終えたら抜針の前に駆血帯を解除します

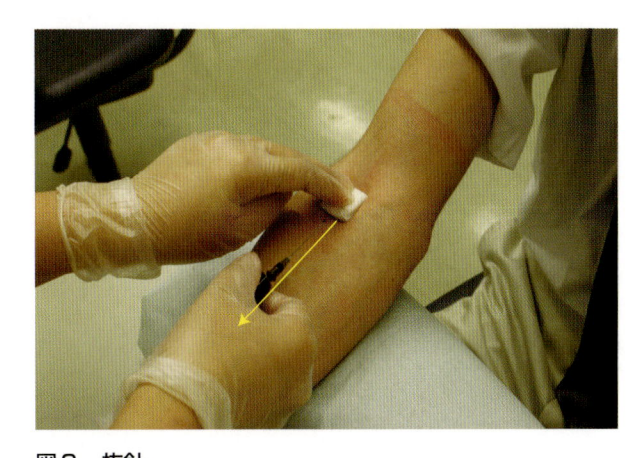

図3　抜針
抜針は穿刺角度のまま，まっすぐ手前に引きます．角度をつけると穿刺部周囲に針先で傷をつけてしまいます．抜いた針はシリンジ採血の場合は分注操作をし，真空採血時にはただちに廃棄します

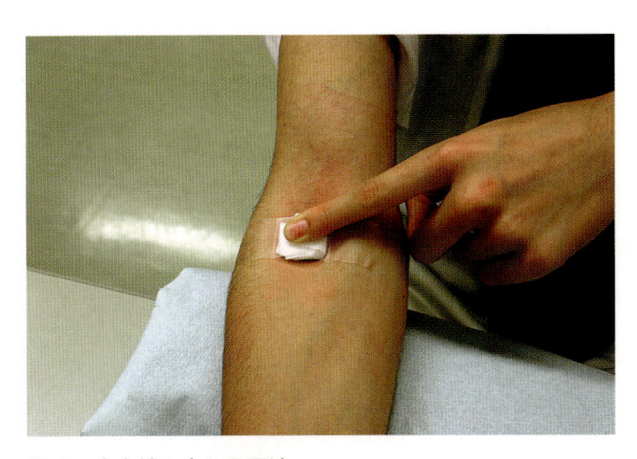

図4　止血綿の上から圧迫
患者に対して5分間程度の指による圧迫が必要であることを説明します

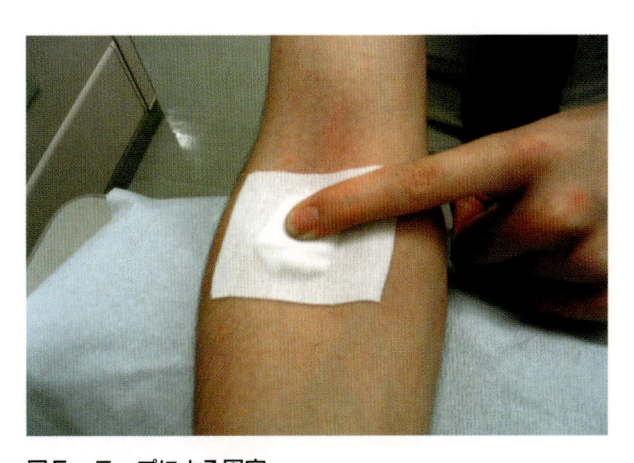

図5　テープによる固定
テープ類は皮膚の過敏性を患者に確認してから使用しましょう

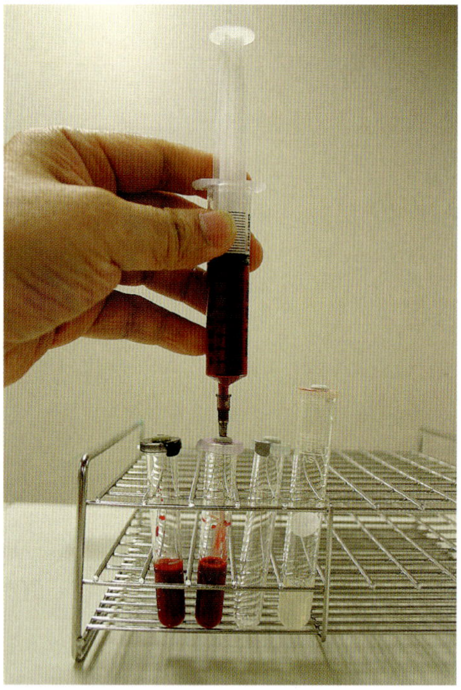

図6　採血管への分注
針を外さず，採血管のキャップに穿刺して分注します．このとき採血管は手で持たないようにします

表　シリンジ採血時の分注順序

順序	
1	凝固検査用
2	赤沈用
3	ヘパリン入り
4	EDTA入り
5	解糖阻害剤入り
6	血清（生化学）用
7	その他

血清（生化学）用は血液量を要するので分注時に不足しないよう注意する

シリンジでの分注順序は1種類ですが採血管は試験管立てに立てて分注してください

必ず転倒混和を行います（表）．採血量が正確に規定されている容器（凝固検査など．目盛線が入っている）は指定された量の血液を入れます．特に液状の抗凝固剤を用いる凝固，赤血球沈降速度用などの採血管では血液の過不足がそのまま検査値に影響するので注意が必要です．分注後は施設ごとの提出方法により速やかに検査室に搬送しましょう．

6　採血後の針とシリンジの扱い

検体の分注が終了した針は，キャップをせずにシリンジと一体のまま鋭利物用の医療廃棄物容器へ廃棄します．**リキャップ，針外しは針刺し事故の大きな要因**です．

7　その他

採血行為中は患者とのコミュニケーションを十分にとるよう心がけます．わかりやすく丁寧な説明は患者に安心感をもたらし，かつ信頼を得ることができます．また，容易な採血部位を尋ねる，消毒薬やテープ類の過敏性などの情報を積極的に聞き取ることで，より安全で確実な採血を実施することが可能になります．また，患者との会話は採血の不安や恐怖感をそらす効果が期待され，VVRなど心因性の副作用防止が期待できます．

万一，採血ができなかった場合には患者に状況を正しく伝え陳謝します．

ポイント
1) シリンジは外筒をよく固定し，ピストンは支点を利用して血液の流入速度で引きます
2) 採取量は分注時のロスを考慮して必要量より5〜10％程度多めに採取します
3) 止血処置は十分な時間，確実に行い，患者には圧迫の重要性を説明します

注意
1) 血管への穿刺角度が大きいと深部の神経を損傷する恐れがあるので注意します
2) シリンジから採血管への分注操作時は試験管立てなどを利用し，採血管を直接持たないことが針刺し事故を未然に防ぎます
3) 分注を終えた採血管はただちに転倒混和して抗凝固剤と血液を混合しましょう

PART II 実践編　§1 採血の実際

1-5　静脈からの真空採血の実際

片平英一

> *真空採血は医師が敬遠しがちな採血方法です．しかしシリンジで採血して分注するよりも，血液に触れることなく，複数の採血管に効率よく採血できます．また採血量や抗凝固剤との混合比も一定にできるなどの利点があります．積極的に真空採血の手技を体得して，安全で効率のよい採血を心がけましょう．

1　針とホルダーの準備

現在市販されている真空採血ホルダー（ホルダー）は使い捨て（単回使用）品です（図1）．患者間での使い回しはできません．ホルダーは全体が滅菌済みの針一体型と未滅菌の針装着型の2種類があります．採血針は真空採血専用の21Gまたは22Gと，シリンジ筒先と形状が同じのアダプター針があります（図2）．血管刺入時に血液の流入が見えるフラッシュバックタイプの針もありますがやや高価です．装着式のホルダーは各メーカーの方法に従い確実に針を装着します．針の刃面はホルダーのツバに対して直角の位置に固定します．

アダプター針を使用すると真空採血で翼状針または留置針が使用可能です（図3）．アダプター針使用を考慮する状況の例は以下のような場合ですが，状況に対応した機材の選択をします．

- 23G針の使用が必要な細い血管の場合
- 採血ホルダーの固定が困難な場合（手背採血など，図4）
- 留置針で穿刺し，採血後静脈路として血管確保する場合
- 採血管交換回数が多く，ホルダーを複数個使用する場合
- 透析など体外循環回路の中間から真空採血する場合
- 真空採血とシリンジ採血を併用する場合

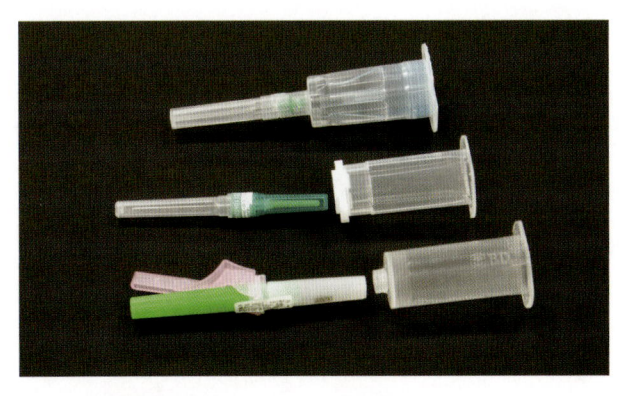

図1　各種真空採血ホルダーと採血針
各社の真空採血用ホルダーと針です．上段はホルダーと針の一体型でホルダー内も滅菌済みです．中段はワンタッチ装着，廃棄型のホルダーです．下段は誤穿刺防止機能付きの針です

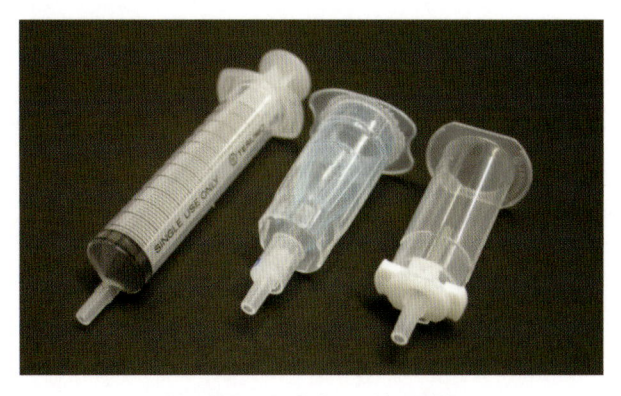

図2　シリンジと同型のアダプター針の形状
シリンジの筒先と同型のアダプター針の使用は真空採血の汎用性を高めます．翼状針や留置針と併用することで，シリンジ採血と真空採血の便利な点を活用可能です

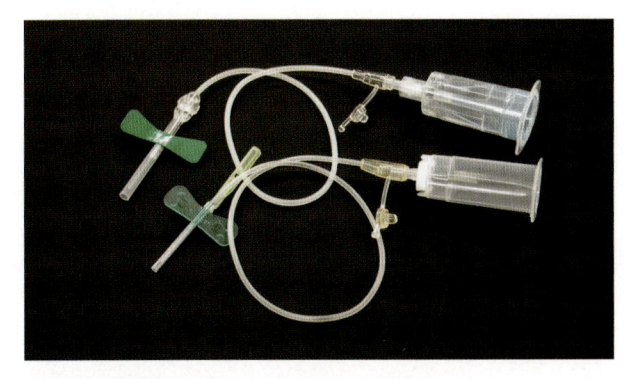

図3　真空採血ホルダーに装着した翼状針
アダプター針に装着した翼状針はアームダウンが不可能な採血や，23Gでの採血が可能になります

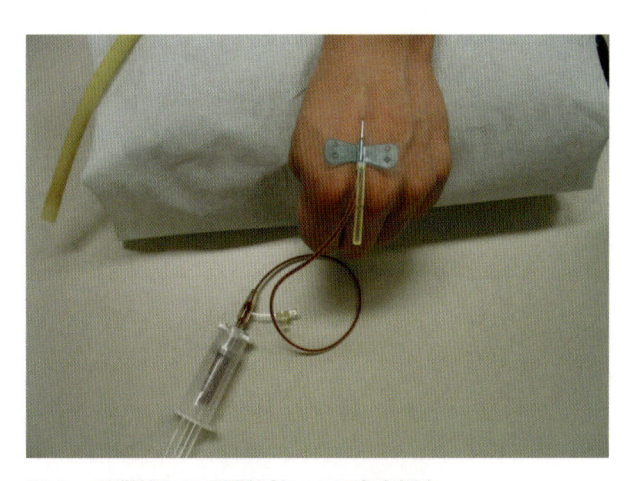

図4　手背部からの翼状針による真空採血
手背部の細い血管からの翼状針を用いた真空採血です

2 装着時の注意

採血針には真空採血管を穿刺する針に耐圧ゴムスリーブが付いています．針をホルダーに装着する際にこのゴムスリーブを接続口でこすったり，引っ掛けたりしないように注意します．傷が付くと血管穿刺時，採血管交換時に血液が漏れ出る危険があります．

3 採血前手順

採血前の採血管準備，患者確認から消毒まではシリンジ採血と同様に行います．

4 穿刺

腕の角度はアームダウンを原則とします．針の角度，血管の穿刺方法はシリンジと同様です（図5）．血管へ穿刺した感触が得られたら，採血管を挿入し，血液の流入を確認します．フラッシュバックタイプの採血針は血管に針が刺入した際に血液の流入が見え，血管確保が容易に確認できます．

5 採血管の挿入と抜去

採血管挿入時の採血ホルダーを持つ手は患者の腕の上で確実に固定します．そしてホルダーのツバを支点に採血管の底を押して採血針に挿入します．ホルダーのツバに指をかけずに採血管の底のみを押すとホルダーから針までが動き，血管損傷の危険性が高くなります（図6）．採血管をホルダーに挿入するときは，ラベル面を下向き（患者腕側）にすると血液の流入や終了を確認しやすくなります．

ホルダーの角度は血液が採血管の底へ流入するのが観察できる角度が理想です（図7）．採血管の上部に血液がたまり，流入が見えないような角度は血管への逆流や採血管間の汚染の原因になります（図8）．

血液が規定量採血管に流入したら，ツバを挿入とは逆の

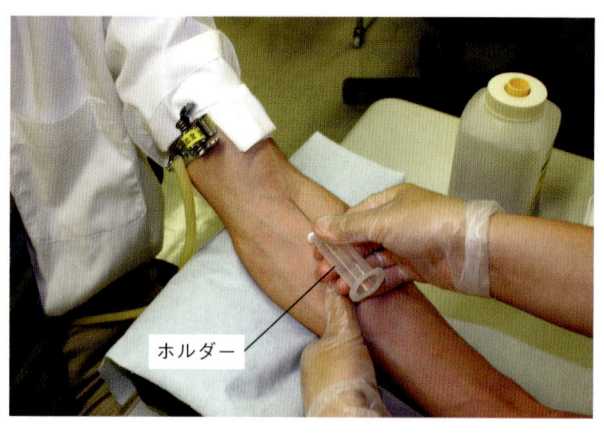

図5　真空採血法の穿刺
ホルダーの角度は採血管挿入口上端が穿刺位置より下になるよう保持します（アームダウン）

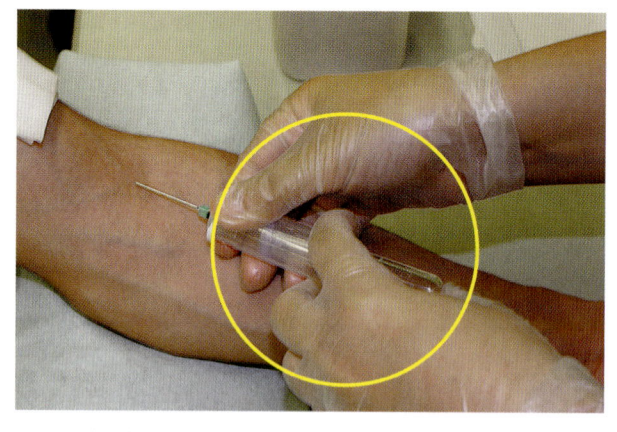

図6　真空採血管の挿入
採血管挿入時の採血ホルダーは患者の腕の上で確実に固定し，ホルダーのつばを支点に採血管の底を押して採血針に接続します．採血管の底のみを押すと針先まで動き，血管損傷の危険性が高くなります

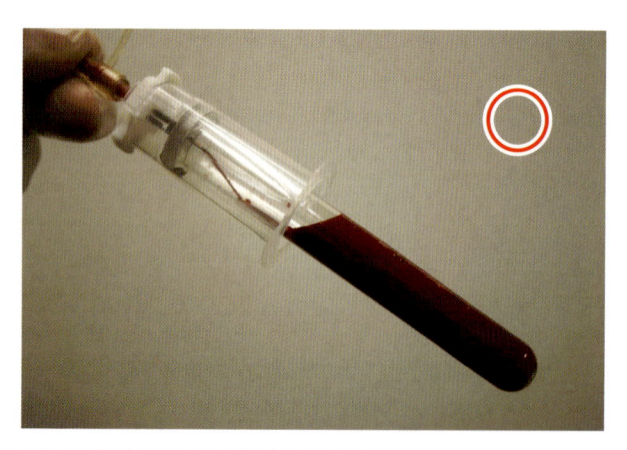

図7　推奨される真空採血管の角度
真空採血管の底が下向きの角度が正しい角度です．流入する血液を目視でき，採血量も確認が容易です．逆流や汚染のリスクはありません

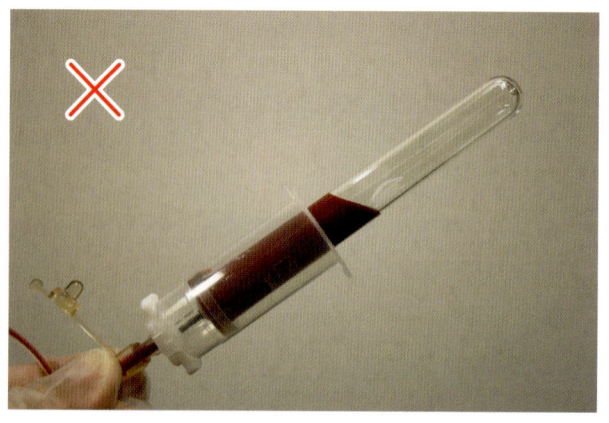

図8　採血管相互汚染，血管内への逆流のリスクのある採血管角度
真空採血管の底が上向きの状態はハイリスクになります．流入した血液が採血針の根本にたまり採血量の確認が難しく，さらに血管内への逆流や，耐圧ゴムスリーブに付着して次の採血管に抗凝固剤の成分を移行させる原因になります

支点として利用し，採血管をまっすぐに引き抜きます．抜去時もホルダーの固定が悪いと針が血管から抜けるので注意が必要です（図9）．

耐圧ゴムスリーブは6回以上の採血管の交換に耐える強度がありますが，耐圧ゴムスリーブ損傷防止の観点から採血管の交換は6回程度を限度とします．6回以上の交換が必要な採血は翼状針を併用し，ホルダーを複数個用意するとよいでしょう．

6 採血管の順序および注意点

真空採血管の採血順序は確定的なエビデンスが得られていません．そのため標準採血法ガイドラインには表で示した2種類があります．その原則は採血管内に封入されている抗凝固剤や凝固促進剤などが，ゴムスリーブや採血針を介して次の採血管への混入による検査値への影響を考慮しています．抗凝固剤のクエン酸ナトリウムやヘパリンナトリウムは生化学に混入するとナトリウムの偽高値になります．同様にEDTA塩は生化学に混入するとカルシウムなどとキレート結合し，偽低値になります．また凝固促進剤のトロンビンは緊急生化学検査用に入っており，抗凝固剤採血管に混入すると検査値への影響は不明ですが，検体の一部凝固など検査不能になる可能性があります．

採血順序①は正確な採血量を必要とする凝固検査用採血管から始める形式です．採血順序②は従来からの推奨法で，穿刺時の組織液が凝固検査に影響する（PT，APTTには影響ない）ことに起因する順序です．最初に生化学用の容量の大きい採血管で組織液の影響を除去し，2本目から凝固検査など抗凝固剤の入った採血管を採取します．採血順序の選択は血管確保の容易さや検査項目の優先順位などを考慮して決めるとよいでしょう．また，アームダウンの確保または翼状針を用いた採血法は抗凝固剤や凝固促進剤の影響を除去することが可能です．

注意点
① 液状の抗凝固剤は血液との混合比が規定外の場合は検査値へ影響するので，採血管の標線まで採血します（図10）．
② 抗凝固剤入りの採血管は抜去後に数回ゆるやかに転倒混和し，抗凝固剤と血液をよく混合します（図11）．
③ 翼状針を使用するとチューブ内の空気がデッドボリュームとなり，1本目の採血管は規定量を採取できません．凝固検査など抗凝固剤との混合比が厳密なものを1本だけ採取する場合は，先に同じ採血管をダミーの採血管として採取するなどの対策が必要です．
④ 採血管のキャップの形状によりホルダー挿入時の硬さが異なります．採血管の底を押し込むときの力のかけ方に注意しましょう（図12）．

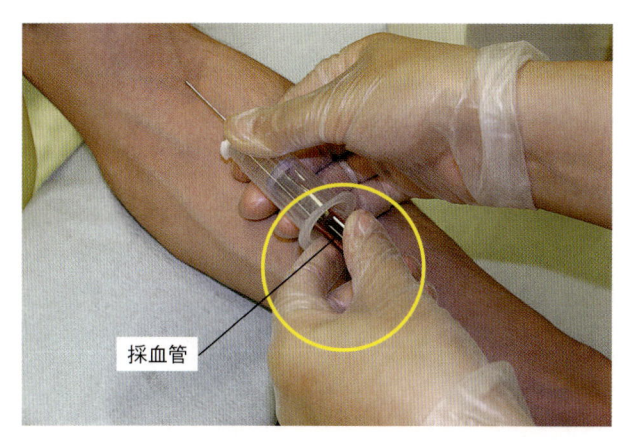

図9　真空採血管の抜去
血液が規定量に達して血液の流入が止まったところで，ホルダーを固定し，つばを挿入とは逆の支点として利用し，採血管をまっすぐに引き抜きます．抜去時もホルダーの固定が悪いと針が血管から抜けるので注意します

表　真空採血時の採血管順序

順序	真空採血管順序①	真空採血管順序②
1	凝固検査用	血清（生化学）用
2	赤沈用	凝固検査用
3	血清（生化学）用	赤沈用
4	ヘパリン入り	ヘパリン入り
5	EDTA入り	EDTA入り
6	解糖阻害剤入り	解糖阻害剤入り
7	その他	その他
	血清（生化学）用が強力な凝固促進タイプの場合	血清（生化学）用が通常の凝固促進タイプの場合

図8のような採血状態の場合，抗凝固剤や凝固促進剤の移行が検査値に影響します．準備した採血管の構成や検査目的を考慮して採血順序を決定します

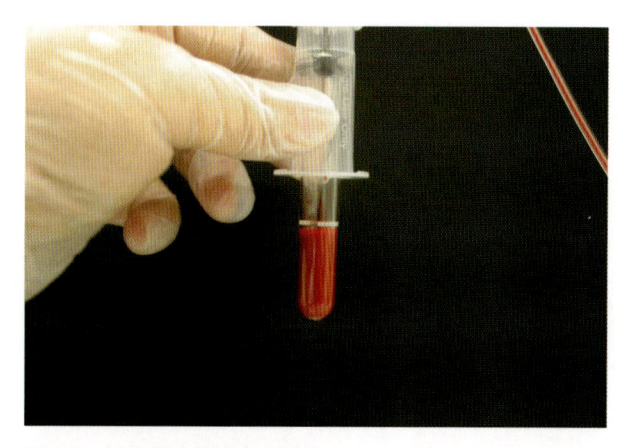

図10　採血管の標線まで採血
凝固検査や赤血球沈降速度など抗凝固剤が液状の場合は，血液との混合比が決められています．採血管に示された標線まで確実に血液を流入させます

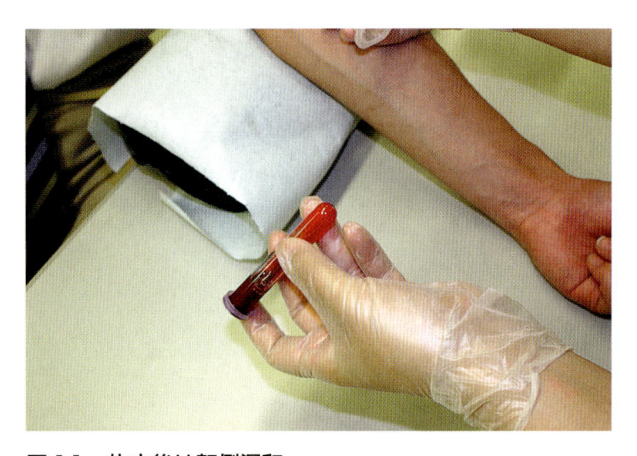

図11 抜去後は転倒混和
抗凝固剤入りの採血管は抜去後に数回ゆるやかに転倒混和し，抗凝固剤と血液をよく混合します

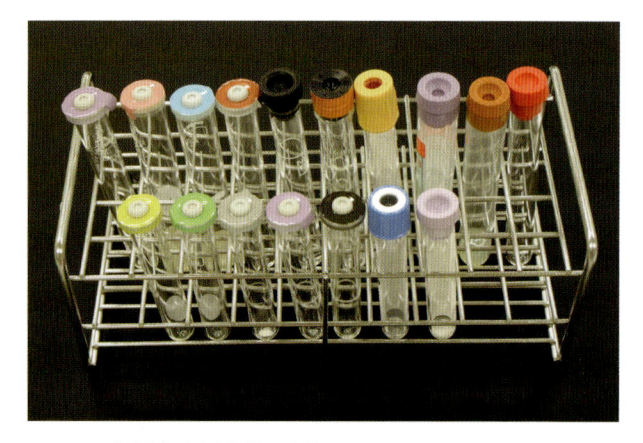

図12 各種真空採血管の種類，ふたの形状
キャップの色や形状がさまざまな採血管ですが，それぞれの検査用途を理解して自分で準備できるようにしましょう．また，キャップの材質によりホルダーへの挿入抜去時の抵抗が異なるので，ホルダーの固定などの注意が必要になります

7 駆血帯の解除

採血が終了し最後の採血管を抜去してから駆血帯を解除します．採血管が採血針に接続したまま駆血帯を解除すると，採血管内の血液が血管に逆流する可能性があります．

8 後処理

抜針後の止血方法はシリンジと同様に行います．採血後の針はキャップをせずにホルダーと一体のまま，鋭利物用医療廃棄容器に廃棄します．また，針を外せる機構のホルダーの場合は，針に手を触れずに廃棄するようにしますが，この処理時の針刺し事故の事例があるので注意が必要です．針捨て容器は針刺し事故防止のため，いっぱいになる前に交換します．

真空採血針の採血管穿刺側のゴムスリーブ内には，採血管のふたを貫く針があり，廃棄時にはゴムスリーブを指で押すようなことを行ってはいけません．針刺し事故の原因になります．

ポイント
1) 真空採血針は血管刺入時に血液の逆流が確認しづらい構造であるため，手に伝わる血管刺入の感触を覚えるようにしましょう
2) 採血管のホルダーへの挿入抜去はホルダーの固定とつばの使い方で安定感が増します
3) 翼状針を使用した真空採血時に翼状針のチューブ内の空気が採血量を減らす原因になることに注意が必要です．凝固検査など液体の抗凝固剤の容器では同じ採血管をダミーとして使用し，血液の流入が見られたら本来の採血管で採血するようにします
4) 分注操作が不要な真空採血は感染防止に有効です
5) 真空採血器具の使い方や工夫次第で注射や血管確保前の採血の効率が上がります

注意
1) 採血ホルダーは感染防止のため単回使用になりました
2) 減圧してある真空採血管は針先やホルダー挿入時に空気が入りやすく，使用不能になることがあるので予備を手元に用意するとよいでしょう

PART II 実践編

§1 採血の実際

1-6 動脈採血

大江克憲，鈴木尚志

* 動脈採血〈memo ❶〉は血液ガス分析や動脈血培養等の検査を目的として行われます．手技が難しいだけでなく，患者には痛みと危険が伴います．正しい採血法を修得し，合併症を予防することが大切です．

1 採血部位

動脈穿刺に適した部位と特徴を示します（図1，表1）．橈骨動脈や大腿動脈からの採血が一般的です．単回の穿刺では稀ながら，重大な合併症を生じることがあります（表2）．**穿刺可能な部位を慎重にチェックし，最適な部位を選択することが大切です**（表3）．動脈カテーテルが留置されている場合は圧ラインからの容易で迅速な採血が可能です．

memo ❶ 採血法の標準化

わが国では最近まで採血法に関する標準的な取り決めがなく，個々の施設の方針や個人の経験に基づいて採血が行われて来ましたが，2004年に日本臨床検査標準協議会（JCCLS）によって標準採血法ガイドラインの試案が策定されました．2006年にはその成案が完成し，わが国で最初の採血ガイドラインが誕生しました．ガイドラインは成人の静脈採血法について記述したものであり，小児の採血法や動脈採血法などには言及していません．2011年1月には第2版が発行され，さらなる改善が加えられましたが（II-§1-1, p48），動脈採血に関する記載は未だ見られません．本稿の動脈採血法は米国臨床検査標準協議会（CLSI，旧NCCLS）のガイドライン[1]を参考にしています．

2 採血方法

★ 採血手順

採血について患者に十分説明し，不安を軽減します．少なくとも5分間は安静を保ち呼吸状態が安定するのを待ちます．必要物品をすべて準備し（図2），採血部位を決定します（表1）．

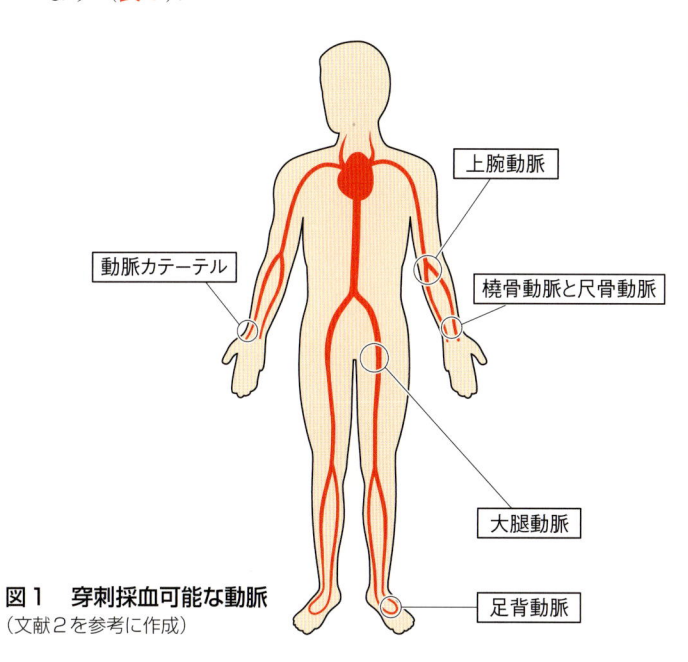

図1　穿刺採血可能な動脈
（文献2を参考に作成）

表1　採血部位

採血部位	利点	欠点
橈骨動脈	● アプローチが容易（表在性） ● 圧迫止血が容易．血腫を形成しにくい ● 尺骨動脈からの側副血行が通常存在	● 細い ● 痛い
大腿動脈	● 太くて穿刺が容易	● 側副血行が不十分 ● 感染の危険性（清潔操作が困難）
上腕動脈	● 比較的太い ● 高容量の採血が可能	● 穿刺が困難 　（深在性で筋肉や腱で支持されない） ● 圧迫止血が困難．血腫を形成しやすい ● 側副血行が不十分
足背動脈	● アプローチが容易（表在性） ● 圧迫止血が容易．血腫を形成しにくい	● 細い
動脈ライン （動脈カテーテル）	● 容易で迅速に採血可能 ● 痛くない ● 複数穿刺に伴う合併症の危険がない	● カテーテル留置による感染の危険性 ● 空気混入の危険性 ● 生理食塩水希釈による誤差

§1-6 動脈採血

表2　動脈穿刺の主な合併症

- 出血
- 動脈閉塞
- 末梢虚血
- 感染
- 動静脈瘻
- 神経損傷
- 血腫形成
- 動脈攣縮
- 深部静脈血栓
- 仮性動脈瘤
- 血管迷走神経反射

表3　穿刺部位の選択基準

1. 十分な側副血行の有無
   （穿刺部位より末梢の血流が確保されるか？）
2. アプローチのしやすさ
   （適切な体位がとれるか？　穿刺が技術的に可能か？）
3. 動脈の太さ
4. 周辺組織の状態
   （動脈の固定性はよいか？　近傍組織傷害の危険性は？）
5. 局所の状態（感染・外傷などはないか？）

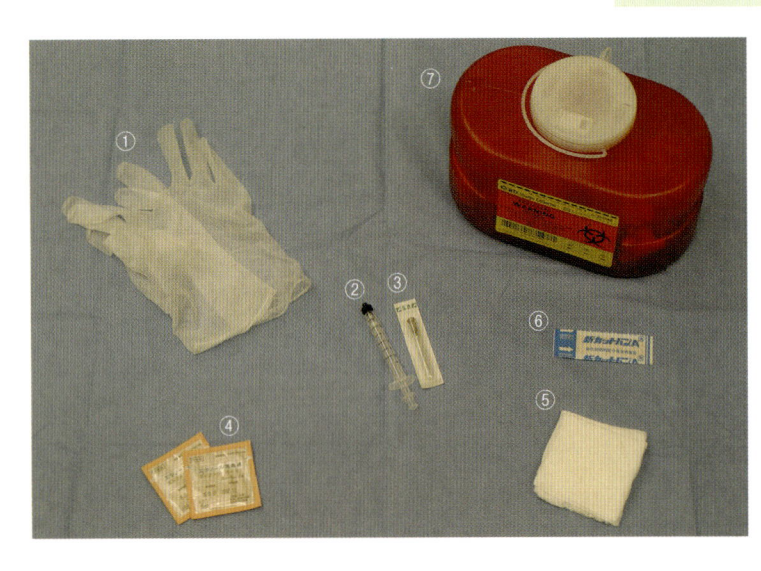

図2　準備物品
① 手袋
② 動脈血サンプラー（なければヘパリンで湿らせたシリンジ）
③ 注射針（シリンジに装着されていない場合．22～25Gショートベベルが望ましい）
④ アルコール綿
⑤ ガーゼ
⑥ 絆創膏
⑦ 鋭利器材の廃棄容器

1）橈骨動脈穿刺（図3）

① アレンテスト〈memo❷〉を行い尺骨動脈からの側副血行があることを確認します．

② 手関節を約30°伸展させ靭帯と骨の上に動脈を固定します．枕を使用するとより安定します（図3 A）．

③ アルコール綿またはポビドンヨードで採血部位を入念に消毒します（図3 B）．

④ 必要に応じて局所麻酔〈memo❸〉を行います．

⑤ 手首のしわのすぐ中枢側で利き手と反対の示指，中指で動脈を触知し，動脈の太さ，走向，深さをイメージします．指先で動脈の頂点を触れることが大切です（図3 C）．指の腹で触ると走向のイメージがぼやけます（図3 D）．

⑥ 動脈血サンプラー〈memo❹〉を利き手で保持し（ダーツの矢を持つように），示指の5～10 mm末梢，動脈の直上でベベル〈memo❺〉を上に向け皮膚を穿刺します（図3 E, F）．刺入角度は30～45°程度とします．

⑦ 針を人差し指直下の動脈を目指して進めます．

⑧ 針先が動脈内に入ると血液がシリンジ内に自動的に流入します（図3 G）．自動吸引式のサンプラーを使用しない場合はシリンジの内筒にゆっくり陰圧をかけます．ガラスシリンジの場合は血圧で自然に内筒が押し上げられます．

⑨ 予定量の血液が得られたらガーゼを刺入部に当てて圧迫を開始すると同時に針を抜去します（図3 H, I）．皮膚は刺入部ではなく，動脈壁を貫いた部位の直上で圧迫します（図3 J）．血流を遮断するほど強く圧迫する必要はなく，血圧より少し高い圧で十分止血可能です．最低3～5分間は圧迫し，凝固障害がある患者の場合はさらに圧迫を続けます．

⑩ 圧迫を解除したら，直ちに穿刺部位をチェックします（図3 K）．出血が止まっていなかったり，血腫が増大するようであれば再度圧迫を続け，止血するまでこのプロセスを繰り返します．

⑪ 最後に穿刺部に絆創膏を貼ります（図3 L）．

memo 〈❷ アレンテスト変法〉
橈骨動脈血行が途絶した際の尺骨動脈からの側副血行の有無を確認するテストです（Ⅱ-§2-5, p103）．結果が陰性（側副血行がある）にもかかわらず虚血を起こした例や，陽性（側副血行がない）であったにもかかわらず虚血を生じなかった例が橈骨動脈へのカテーテル留置の際に数多く報告されており，アレンテストの結果のみで虚血の発生の有無を予測するのには限界があります．

memo 〈❸ 局所麻酔〉
動脈穿刺の際には適宜局所麻酔をします．大腿動脈穿刺時の痛みはあまり強くありませんが，橈骨動脈穿刺ではかなりの痛みを伴います．局所麻酔により患者の苦痛が軽減し呼吸の変動を最小限にすることができます．また動脈の攣縮を抑制する可能性もあります．アドレナリンを含まない1％リドカイン（キシロカイン®）が頻用されます．皮下注射を行う前にリドカインに対するアレルギーの有無を確認します．

§1-6 動脈採血

図3 橈骨動脈穿刺

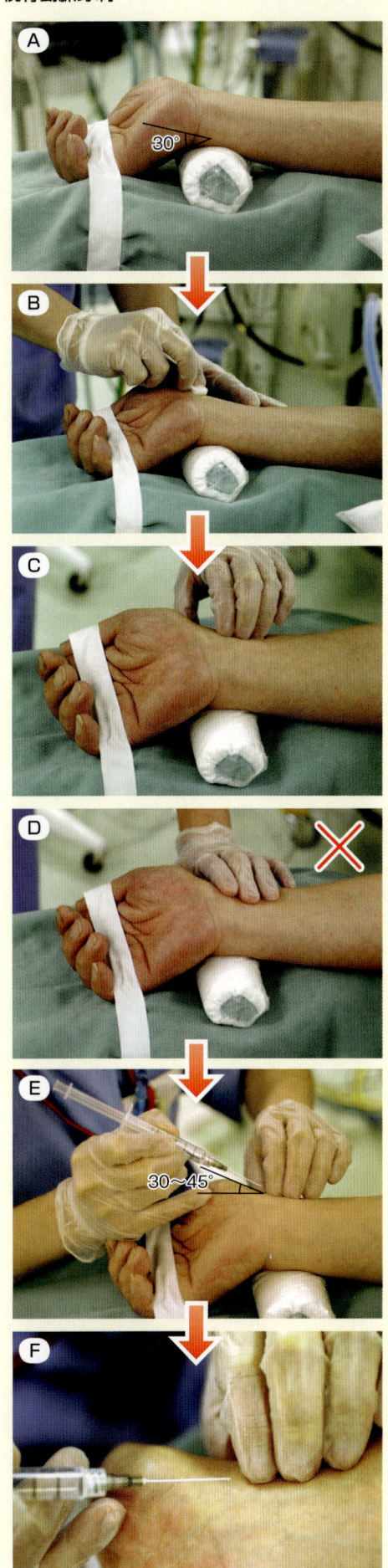

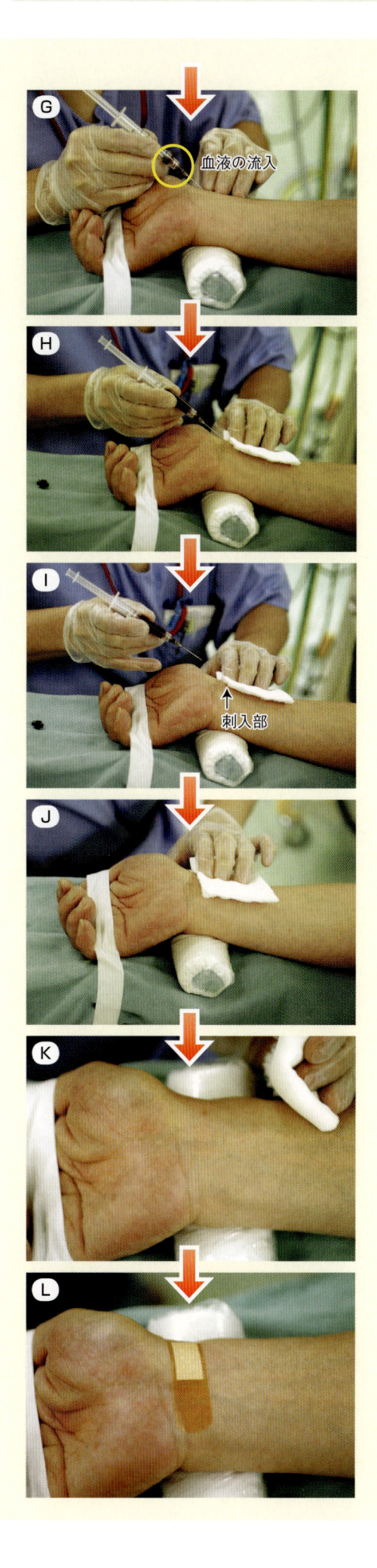

A 30°

B

C

D ✕

E 30〜45°

F

G 血液の流入

H

I ↑刺入部

J

K

L

§1-6 動脈採血

> **memo** 〈❹ 動脈血サンプラー〉
> ヘマトクリット値や電解質測定を目的とした動脈血採血を行うときは，専用の注射器（動脈血サンプラー）を使用するのが理想的です．液体ヘパリンで湿らせたシリンジを用いるとサンプルの希釈や，高用量ヘパリンと血中陽イオン（Ca^{2+}, K^+, Na^+）の結合の影響などで測定値に誤差を生じる危険性があります．各種動脈血サンプラー（図4）が利用可能です．乾燥電解質バランスヘパリンを封入しているものでは，測定誤差を最小限にできます．

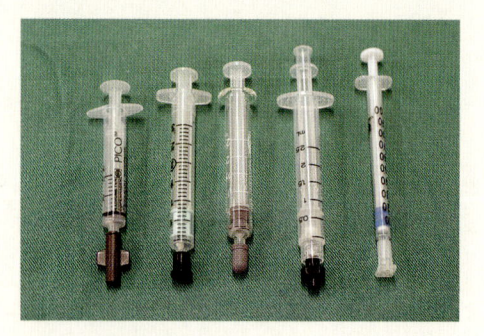

図4　各種動脈血サンプラー

> **memo** 〈❺ 注射針のベベル〉
> 注射針の先端面取り部分をベベル（bevel）といいます．採血のときはベベルを上に向けて血管の走向に垂直になるように穿刺します．血管の走行と水平に穿刺すると，血管壁を大きく切り裂いてしまう危険性があります．ショートベベル針を使用することで血管損傷の危険性を小さくできます（図5）．

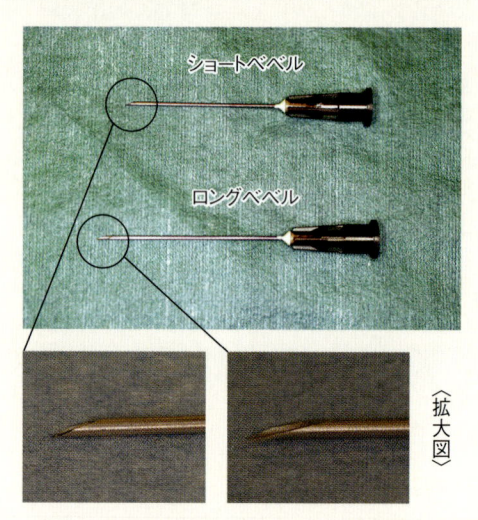

図5　ショートベベル針とロング（レギュラー）ベベル針

2）大腿動脈穿刺

① 患者を仰臥位とし，**下肢を軽度の外転位とします**（図6 A）．
② 鼠径部は易感染性のため，より入念に消毒を行います．
③ 鼠径靱帯のすぐ末梢で大腿動脈の拍動を触知し，動脈の太さ，走向，深さをイメージします．
④ 利き手と反対の示指と中指で動脈を挟むか（図6 B），あるいは血管の走行に沿い2，3 cm離した両指で脈を触知するようにして（図6 B'）動脈を固定します．

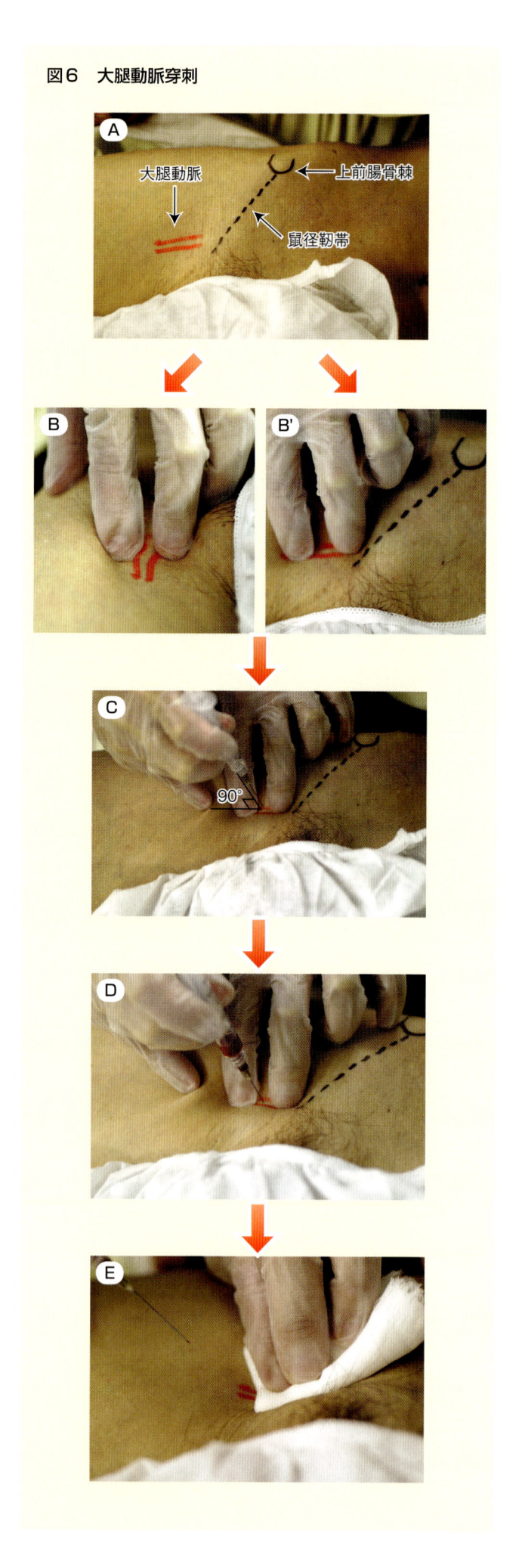

図6　大腿動脈穿刺

⑤ 両指の間で皮膚と垂直に針を刺入します（図6C）．針先が動脈壁に接するとシリンジを保持する手に動脈の拍動が伝わります．さらに針を進めるとプツンとした抵抗とともに針が動脈壁を貫通しシリンジ内に血液が流入します（図6D）．
⑥ 予定量の血液が得られたら，皮膚の刺入部ではなく，動脈壁を貫いた部位の直上を圧迫止血し（図6E），絆創膏を貼ります．

3）上腕動脈穿刺

橈骨動脈や大腿動脈の穿刺が難しいとき（触知が困難なときや脱衣が無理なとき等）に選択します．
① 肘関節を十分に伸展させ，前腕を回外させます．
② 肘窩内側の皮膚のしわの直上あたりで動脈拍動を確認します．枕を肘の下に置くと体位がとりやすく，動脈触知が容易になります．
③ 示指と中指で動脈拍動を触れ，示指の直下で皮膚を穿刺します（刺入角度は45°程度）．示指と中指を結ぶ線に沿って針を進めます（あらかじめ，示指と中指で拍動を触れながら2～3cmほど中枢側に動脈を追いかけ，走行をイメージしておきます）．正中神経が上腕動脈に伴走しているため神経損傷には十分注意します．
④ 針先が動脈内に入ると血液がシリンジ内に自動的に流入します．
⑤ 予定量の血液が得られたら動脈壁を貫いた部位の直上で圧迫止血します．
⑥ 上腕骨に押しつけるように圧迫すると効果的です．5分間しっかり圧迫します．

4）足背動脈穿刺

① 足関節を底屈させ，**足背の皮膚をしっかり緊張させます**．
② 採血部位を入念に消毒します．
③ 利き手と反対の示指と中指で足背動脈の拍動が最も強く触れる部位を探します．
④ 指示の5mm末梢，動脈の直上で皮膚を穿刺します．**刺入角度は30°程度とし，橈骨動脈穿刺のときより刺入角度をやや小さくします**（図7A）．
⑤ 針を示指直下の動脈を目指して進めます．
⑥ 針先が動脈内に入ると血液がシリンジ内に自動的に流入します（図7B）．
⑦ 予定量の血液が得られたら，皮膚の刺入部ではなく，動脈壁を貫いた部位の直上を圧迫止血します．

5）動脈ライン（動脈カテーテル）からの採血（クローズドシステム〈memo ❻〉を使用する場合を示します）

採血を開始する前に血圧を確認し（採血操作中は動脈圧が表示されません），モニターのアラームを一時的にオフにします．

図7　足背動脈穿刺

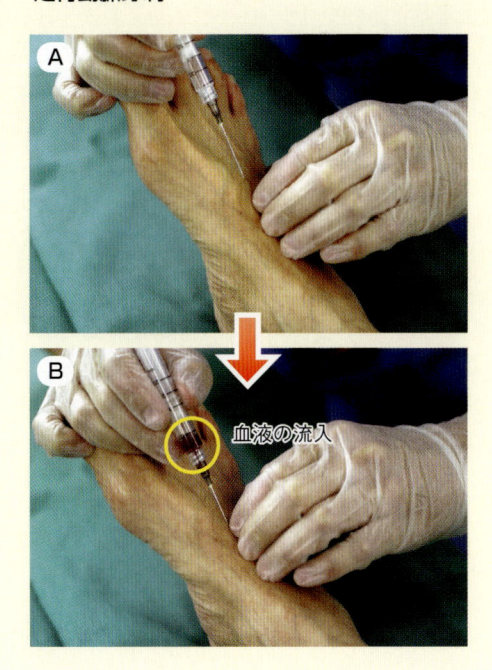

> **memo　〈❻ クローズドシステム（閉鎖注入システム）〉**
> 従来，動脈ラインは回路に組み込まれた三方活栓を開閉して採血を行うオープンシステムが主流でした．しかし，最近は三方活栓の開放が不要の専用ポートから採血を行うクローズドシステム（図8）が用いられるようになってきました．カテーテル関連血流感染や，採血前の血液廃棄による医原性貧血，三方活栓からの薬液誤注入，フラッシュ溶液による血液サンプル希釈などの防止に有用であると考えられています．

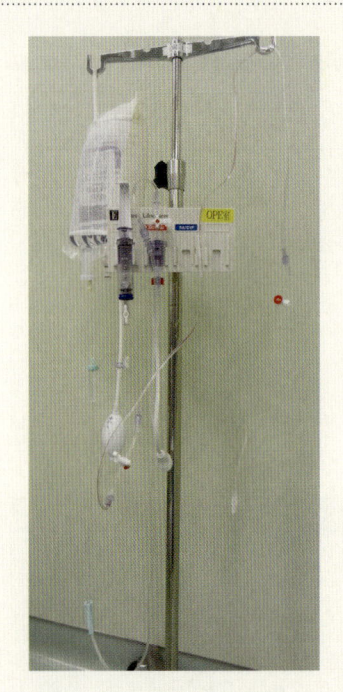

図8　クローズドシステム

① リザーバーのプランジャーを引いて回路内のヘパリン加生理食塩水と血液をリザーバーに引き込みます（1 mL/秒程度のゆっくりとした速さで吸引します．吸引速度が過度に速いと気泡が発生したり，外部から空気を吸い込んだりする可能性があります．また，溶血する可能性もあります）（図9 A）．
② 血液サンプルの希釈を防止するのに十分な量（カテーテルから採血ポートまでの容量の3倍以上）をリザーバー内に引きます（図9 B）．
③ リザーバーのコックを閉じます（採血時にリザーバーや回路内の血液が逆流するのを防止するため）（図9 C）．
④ 採血ポートをアルコール綿で消毒します（図9 D）．
⑤ サンプラーで血液をゆっくり吸引します（図9 E）．
⑥ 予定量の血液が得られたら採血ポートからサンプラーを外し，リザーバーのコックを再び開けます（図9 F）．
⑦ リザーバー内の血液を血管内にゆっくり戻します（図9 G）．
⑧ 回路内に残った血液をフラッシュします（図9 H, H', I）．その際，リザーバーや回路内の気泡や凝血塊の有無をチェックし，もし認められた場合には採血ポートや三方活栓から取り除き，動脈内に注入しないように十分注意します．
⑨ 採血ポートを十分消毒し（図9 J），モニターのアラームを忘れずにオンに戻します．

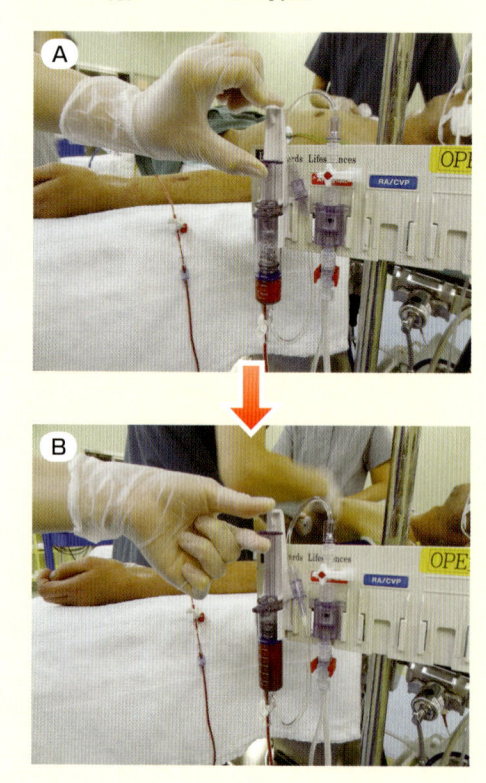

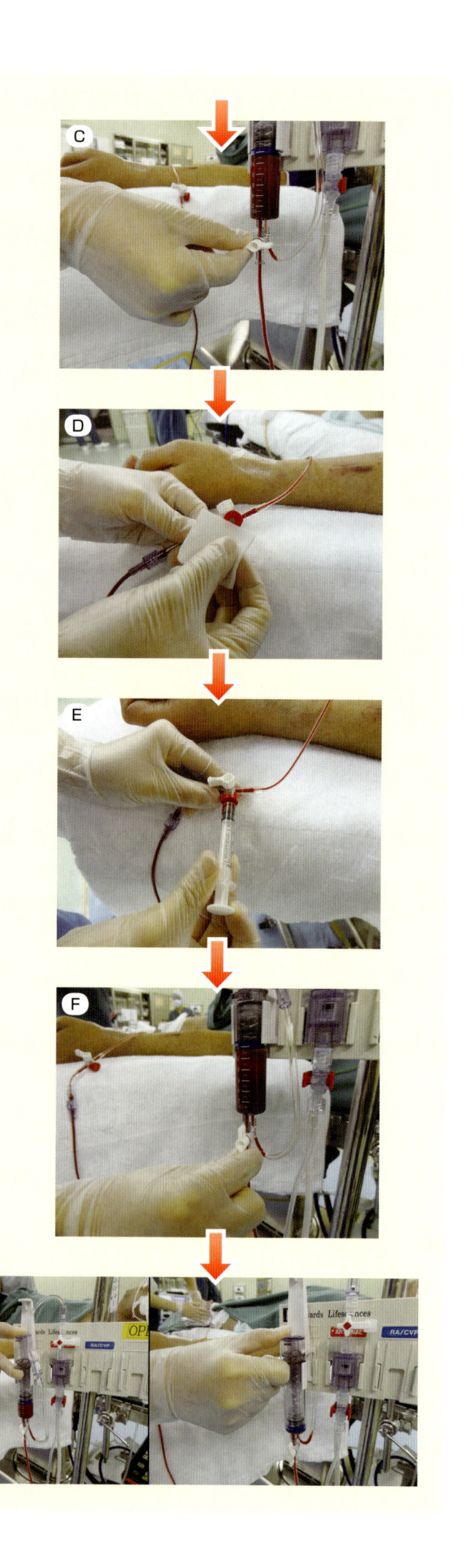

図9　動脈ラインからの採血

§1-6 動脈採血

図9 動脈ラインからの採血（続き）

リザーバーにヘパリン生食を戻して行うフラッシュ法 (H)

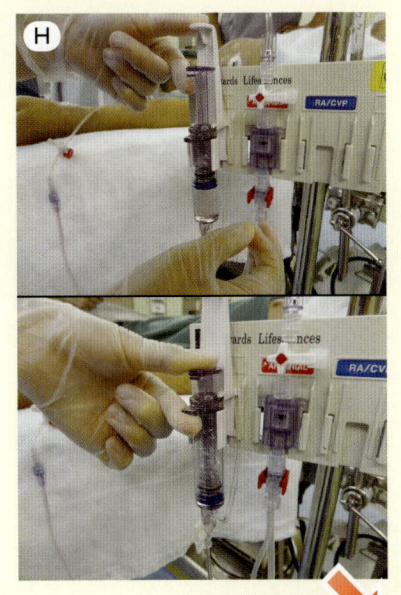

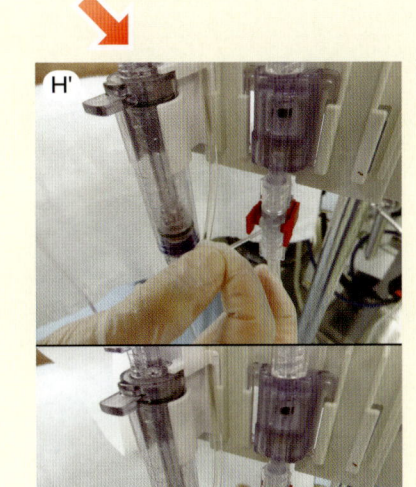

引っ張ったりつまんだりしてバルブを開くフラッシュ法 (H')

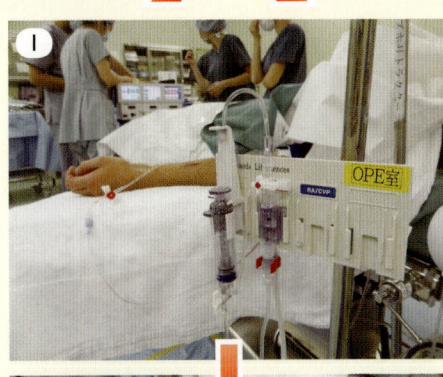

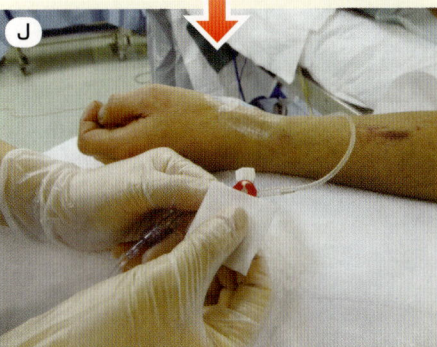

血液がフラッシュされた後の回路 (I)

(J)

ポイント 動脈採血は血液ガス分析や動脈血培養に必須の手技です．穿刺部位を適切に選択し，正しく採血を行って合併症を予防することが大切です．動脈ラインからの採血では，清潔操作が大変重要です

注意 採血時の体位は重要！簡単そうに見えても決していい加減な体位で採血すべきではありません．外科手術と同様，適切な体位をとることが基本であり，成功の秘訣です

参考文献
1）National committee for clinical laboratory standards：Procedures for the collection of arterial blood specimens；Approved standards-4th ed., NCCLS document H11-A4, 2004
2）「動脈採血のためのハンドブック」（諏訪邦夫，監訳），Radiometer Medical A/S, Denmark, 2000

Column

● シリンジ内に気泡があると，どんな影響があるか

　この問題を理解するために，まず大気の組成を確認しておきましょう．もちろん酸素は約21％，炭酸ガスは臨床的には無視できるほどわずかです．海面上の大気圧（1気圧）を水銀柱に換算すると約760 mmHgですから，760×0.21の計算から平地における吸気の酸素分圧（P_iO_2と表記します）である約150 mmHgが得られます．採取した検体の本来のPaO_2はほとんどの場合150 mmHgより低いでしょうから，気泡中の酸素分子は検体に拡散し，実際よりも高い測定値をもたらす方向，すなわち正誤差を生じます．酸素投与によりPaO_2が150 mmHgより高くなっている場合には，反対に負の誤差を生じます．吸気中の二酸化炭素分圧（P_iCO_2）はゼロに近いので，$PaCO_2$は常に負の誤差を生じます．

　検体に占める気泡の割合や攪拌の程度が大きいほど，測定までの時間経過が長いほど，ガスの拡散によって生じる誤差は拡大します．皮肉なことに，検体を低温で保存した方が，ヘモグロビンと酸素の親和性が強くなるために，PaO_2が低い場合には気泡の影響がより速やかに現れます．

● シリンジ内に生理食塩水やヘパリンが多量に混じるとどうなるか

　動脈に留置したカテーテルから採血する場合，活栓の操作を誤ったり，死腔となる回路内の血液の廃棄量が十分でないとき，また動脈穿刺の場合でもシリンジ内に多量のヘパリンを残したまま採血すると，検体が希釈されます．こうした場合，血液ガスの分析結果にどんな影響が現れるのでしょうか．

　生理食塩水は通常保存容器内で空気と接触しているので，酸素や炭酸ガスに関しては空気とほぼ平衡に達しています．したがって$PaCO_2$とPaO_2に及ぼす誤差は，基本的には「気泡」の場合と同じ方向に誤差が生じると考えてよいでしょう．とりわけ$PaCO_2$は希釈の程度に応じて真の値より低値となり，大きな誤差を生じることがあります．しかしpHとPaO_2に及ぼす影響は，必ずしも一定の傾向を示すとは言い難く，混入したヘパリン加生理食塩水の実際の酸素含有量やヘパリン製剤の種類によっても，その影響は異なるようです．

　$PaCO_2$が過少評価された場合は，この値を用いて血液ガス測定装置が算出するHCO_3も低値となるので，代謝性アシドーシスの過大評価につながり，不用意に重曹を投与するとCO_2ナルコーシスを招く危険もあります．

　近年では，血液ガス分析装置による電極法を用いた電解質の測定が普及しました．希釈された検体に潜むもう1つの危険は，血清カリウム値の過小評価によってカリウムの補給を続けることにあると考えます．

● 分析までに時間がかかったとき

　採血された血液中の血球はシリンジの中でも代謝が進行しています．なかでも白血球と網状赤血球が主に酸素を消費して炭酸ガスを放出しているため，採血後にPaO_2の低下と$PaCO_2$の上昇が進行します．この$PaCO_2$の上昇は，嫌気性解糖による乳酸産生という異なる機序と共同してpHを低下させます．

　検体を37℃で保存すると，酸素で飽和された血液ではPaO_2は毎分2～3 mmHg低下し，$PaCO_2$は0.1 mmHg上昇します．しかし0～4℃に冷却することで，代謝を10分の1以下に遅らせることが可能です．したがって，直ちに分析ができない場合には，氷水中にシリンジを浸した状態で保存し，30分以内に分析することが勧められています．最初のPaO_2が150 mmHg以下ならば，PaO_2の低下は氷水中では1時間に2 mmHg以下になります．なお，シリンジを氷の上に直接載せると，血液が凍結して溶血を生じる恐れがあります．

　白血病のような骨髄増殖性疾患のために，幼若な（すなわち代謝が盛んな）血球が末梢血に大量に出現する場合には，この機序による誤差が著しく拡大することも覚えておくとよいでしょう．

● 動脈血と静脈血

　動脈血の血液ガスを測定する場合，どこの動脈を選択しても結果は同じです．一方，静脈血のガスは採血部位によって異なります．血流に乏しく（すなわち酸素供給が少ない）代謝が盛んな（すなわち酸素消費が多い）臓器・組織から還流する静脈では酸素分圧（PvO_2と表記します）は低く，反対に血流が豊富で代謝に乏しい部位からの静脈血のPvO_2は高くなります．したがって，動脈血と静脈血を同時に採血することにより，局所血流や酸素消費の様子をある程度把握できます（詳しく知りたい方は，他の成書で「Fickの原理」を参照してください）．

　一方pHと$PaCO_2$については，心拍出量が著しく低下していたり，心肺蘇生中などの特殊な状態を除けば，動脈血と静脈血の間に大きな差はありません．動脈血の採血が困難な場合には静脈血の所見が参考になります．もちろん動脈血に比べて静脈血の方がpHはわずかに低く，$PaCO_2$はわずかに高くなります．例えば動脈血と混合静脈血（全身から戻ってきた静脈血が混ざり合っている肺動脈の血液のこと）の間の$PaCO_2$の差は，約6 mmHgになります．

PART II 実践編 §1 採血の実際

1-7 耳垂／指先／足底採血

辻　正富

> * 採血量は少量であり，測定できる項目は限定されますが，静脈採血と比較して手技が簡単で，頻回に，確実に採取できる利点があります．内科領域では血糖測定に耳垂，指先採血が多く実施されています．足底採血は新生児で実施されることが多くなっています．

1．採血

1　耳垂採血法

① 耳垂をアルコール綿で消毒します
② 洗浄ガーゼでアルコールを拭き取ります．あるいは乾燥させます
③ 耳垂をつまむようにしてランセットで刺します（図1A）
④ 周りから軽く押さえて血液を押し出します（図1B）
⑤ 出た血液を毛細管に採ります
⑥ 傷口を消毒ガーゼで押さえて止血します

＜注意点＞
　耳垂の裏に指を添えながらランセットで穿刺すると自分の指を刺す可能性があるので，耳垂を2つに折ってつまむようにして穿刺します．**無理に血液を絞り出すと組織液が混入し検査に誤差を生じます．**

2　指先（頭）採血法

採血しやすい指尖および指の横側を穿刺します．
① 指の汚れがひどい場合には石鹸でよく手を洗いタオルで完全に水気をとります
② 採血部位をアルコール綿で消毒します
③ 清浄ガーゼでアルコールを拭き取ります．あるいは乾燥させます
④ ランセットで穿刺します（図2A）
⑤ 周りから軽く押さえて血液を押し出します（図2B）
⑥ 出た血液を毛細管に採ります
⑦ 穿刺部位を消毒ガーゼで押さえて止血します

A）耳垂を2つに折ってつまむようにしてランセットで刺します

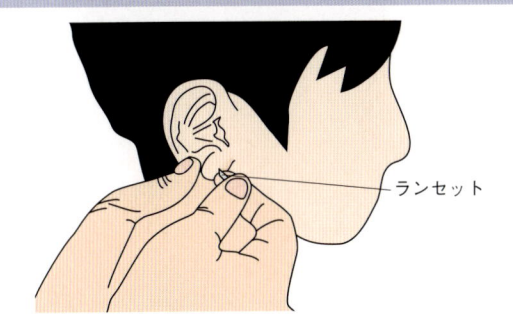

B）周りから軽く押さえて血液を押し出します

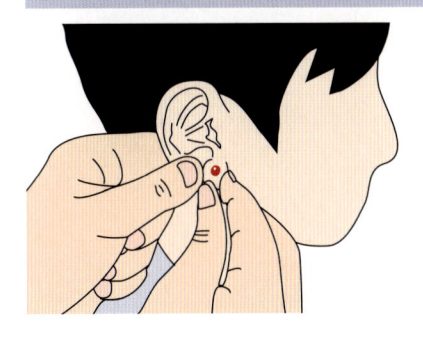

図1　耳垂採血の方法

A）ランセットで穿刺します

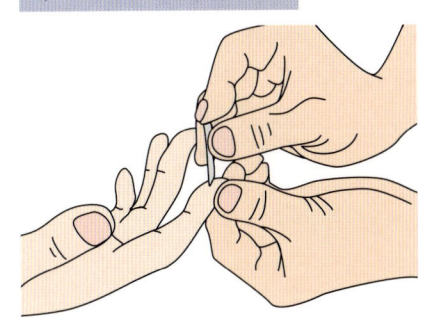

B）周りから軽く押さえて血液を押し出します

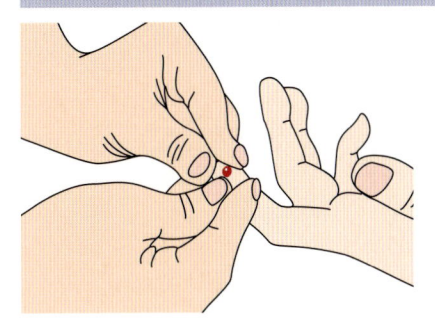

図2　指先採血の方法

3 足底（踵）採血

新生児では病変が急速に進行するため，迅速な状況判断と治療開始が求められます．新生児の採血には手技が簡単で児への負担が少ない足底（踵）採血が実施されます．なかでも踵部のヒール採血が最も多く実施されます．

<手順>
① 局所をアルコール綿で消毒し，清浄ガーゼでアルコールを拭き取ります．あるいは乾燥させます
② 採血者の手で大きく包み込むように児の踵部をしっかりと保持します（図3A）
③ 踵の内側か外側をランセットで穿刺します（図3B）
④ 穿刺部位を周りから押さえて出てきた血液をキャピラリー管または小児用採血管で採血します
⑤ 洗浄ガーゼで圧迫止血し，テープ（絆創膏）を貼ります（Ⅱ-§3-1「小児の採血のコツ」p130参照）

<注意点>
踵を強く絞りすぎないようにします．強く絞ることにより溶血によるカリウム値の高値など検査結果の誤差を招くとともに虚血を起こし，かえって採血しにくくなります．**末梢循環の悪いときは採血前に踵部を温めておくことです．**

穿刺は3～5mm程度とします．深く刺すことにより骨髄炎などの感染の機会が増加します．

A）大きく包み込むように踵部をしっかり保持します

B）踵の内側か外側をランセットで穿刺します

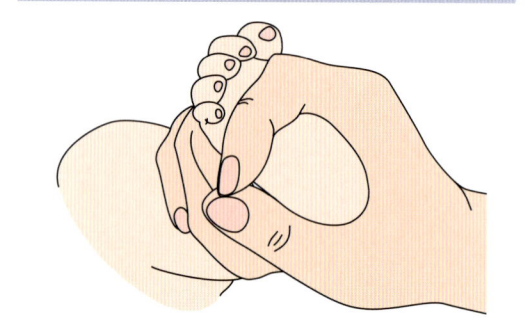

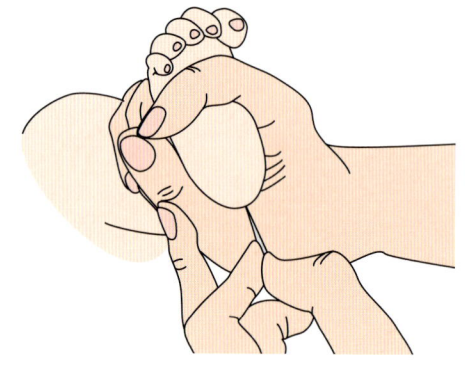

図3　足底採血の方法

2．自己血糖測定

糖尿病では細小血管障害（網膜症，神経障害，腎障害），大血管障害（脳梗塞，心筋梗塞，狭心症など）の合併症の予防に血糖値を正常範囲にコントロールしておくことが重要です．

それにはまず自分の血糖値がどのくらい高いのかを知っておくことが必要です．現在インスリン治療中の場合，毎日の血糖管理が特に重要であることから，自己血糖測定が保険上認められています．

このため，自己血糖測定が実施されている大部分はインスリン注射の患者さんですが，他の糖尿病患者さんにおいても良好な血糖コントロールを得るための有用な方法です．

1 自己血糖測定のメリット

① 日常生活と血糖値の相関関係がリアルタイムでわかり，治療の問題点を見つけられる
② 治療の効果を自分で確認できる
③ 低血糖の予防・確認に有効
④ インスリン注射量の判断に応用
⑤ シックデイへの的確な対応
⑥ ふだんと違う状況（例：海外旅行）への対応

2 自己血糖測定のポイント（表）

1）測定法

指先（指尖および指の横側）を穿刺するのが大多数ですが，職業上の理由（ピアニスト，調理師など）から，前腕穿刺も実施されます．

血糖値の変化が大きい食後2時間以内や低血糖の確認のために測定するときは，血糖値の変化がより早く反映される指先からの採血が望ましいです．

2）測定手技〔血糖測定器（グルテストNeoスーパー），穿刺器具（ジェントレット）等〕

① 穿刺針を装着します．深さ調節ダイヤルで0.3～1.6mmまで6段階に調節可能です（図4A）

表　自己血糖測定のポイント

インスリン注射	朝食 前	朝食 後	昼食 前	昼食 後	夕食 前	夕食 後	就寝 前
1日1回	◎		○		○		○
1日2回	◎		○		◎		○
1日3～4回	◎	◎	◎	◎	◎	◎	◎

◎：必ず　　○：可能であれば

§1-7 耳垂／指先／足底採血

② 穿刺針をセットし，保護キャップを半回転回して取ります（図4 B）
③ センサーを取り出し，挿入します（図4 C）
④ 消毒綿で消毒乾燥後，指先にあてて穿刺ボタンを押します（図4 D）
⑤ 血液をセンサーの先端部に触れさせると，自動的に吸引され測定が開始し，カウントダウンされ5.5秒後に血糖値が表示されます（図4 E）．

血糖値が10 mg/dLを下回った場合はLo（低血糖），600 mg/dLを超す場合はHi（高血糖）と表示されます
⑥ 廃棄レバーをスライドさせ，センサーを外します．電源が自動的に切れます（図4 F）
⑦ 上端のつまみのボタンを押すことによって穿刺針を外します．針が穿刺時以外露出しない専用針（ジェントレット針）を用いるので針刺し事故の心配がありません（図4 G）

図4　グルテストNeoスーパーの使い方（画像提供：株式会社三和化学研究所）

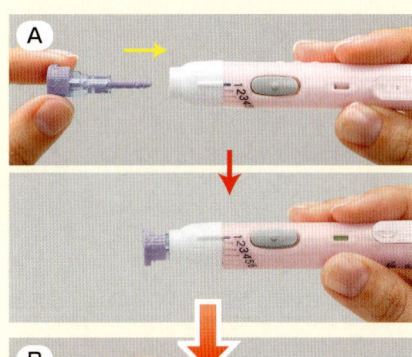

A　深さ調節ダイヤルを回して穿刺深さを選択できます

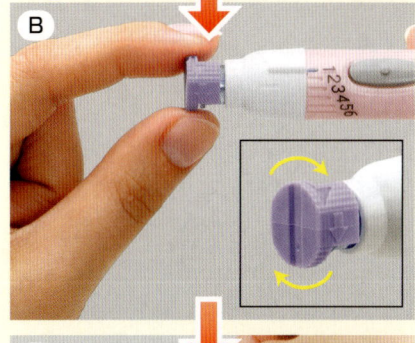

B　穿刺針のフタを半回転回して取ります

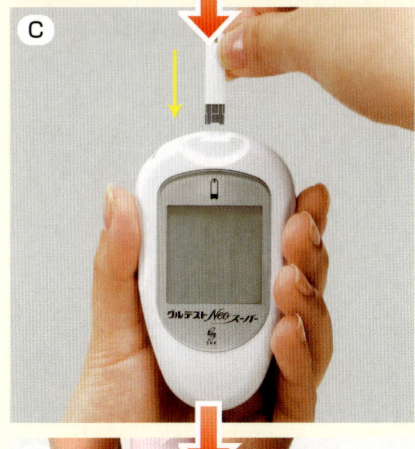

C　センサーを挿入します

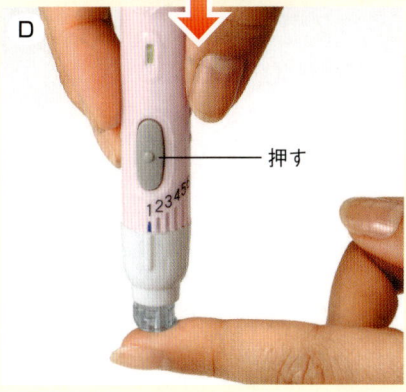

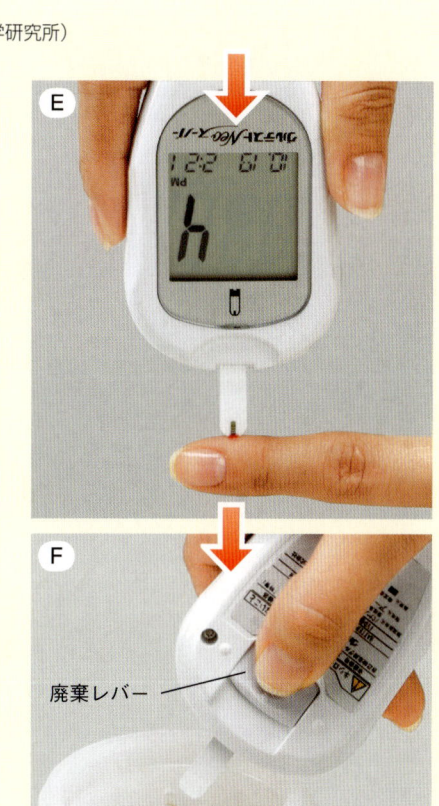

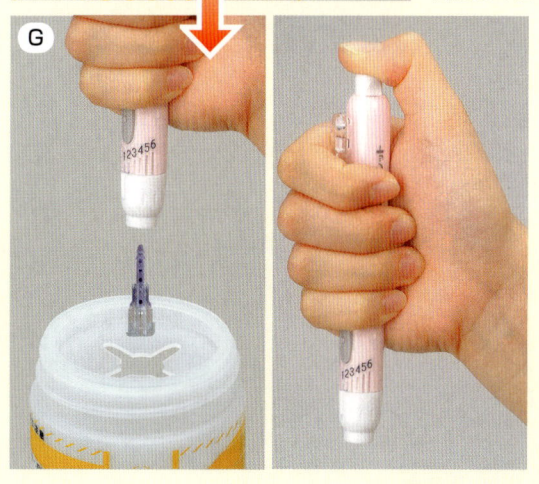

D　押す／穿刺

E　測定開始

F　廃棄レバー／測定後の処理

G　穿刺針を外す

採血器具の種類には
① 針の周辺部分がディスポーザブルタイプでないもの
② 針の周辺部分がディスポーザブルタイプであるもの（上述）
③ 器具全体がディスポーザブルタイプであるもの（単回使用自動ランセット）
があります．
複数患者で使用する機会の多い医療機関では感染防止のため③が使用されています．
アイピット®（図5，6），ポケットランセット®等があります．アイピット®は5個連結仕様で，1個ずつ切り離して使用します．

> **memo** 〈自己血糖測定の際の消毒〉
> コントロール不良の糖尿病では易感染性があり自己血糖測定部位の化膿，壊疽が生じることがあり消毒すべきです．また手洗いをして乾燥した状態で穿刺することです．特に果物等が手に付着していると高値を呈します．

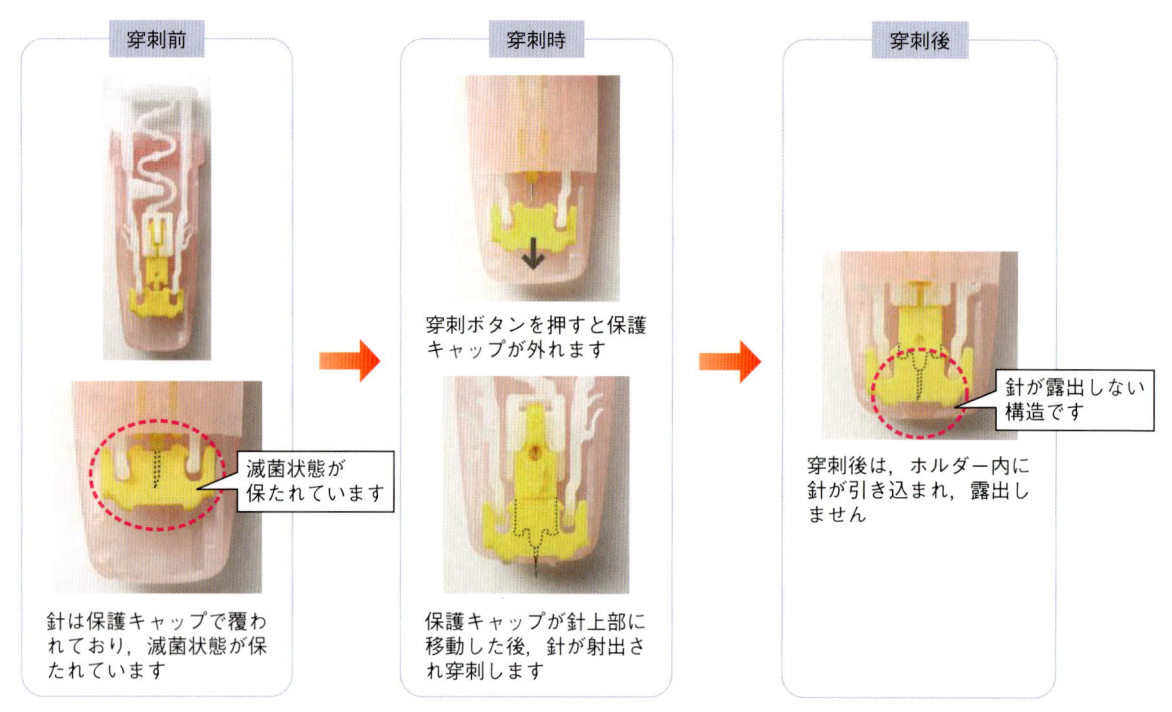

図5 アイピット® 穿刺のメカニズム
画像提供：株式会社三和化学研究所

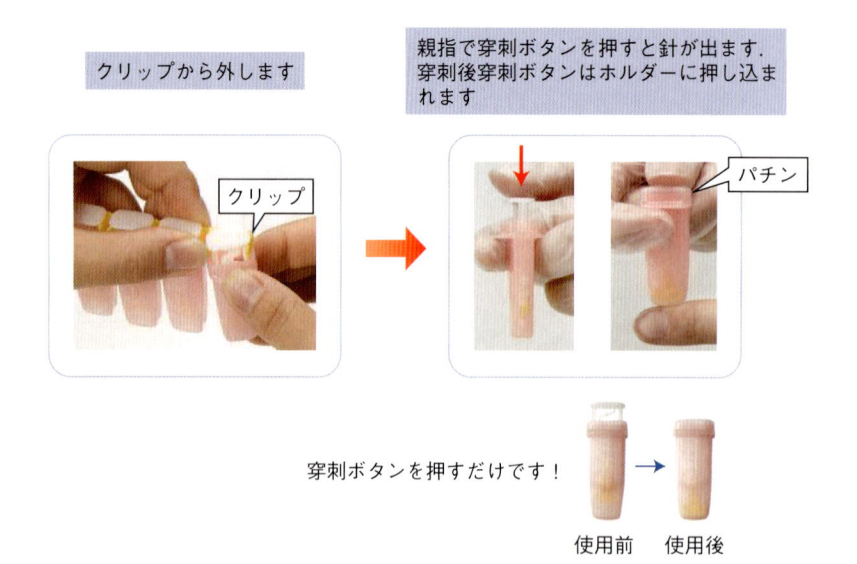

図6 アイピット® の使い方
画像提供：株式会社三和化学研究所

Column

● ランセット

穿刺針は"ランセット"と呼ばれることがあります．元来，ランセットとは瀉血（しゃけつ）針のことであり，瀉血（phlebotomy）とは治療の目的で血液を急速に採取することです．

中世医学では瀉血がさかんに実施されました．病気になった人間の血液には毒が存在し，血抜きをすることで治療するとの考えに基づいていたのです．現在においても多血症，原発性ヘモクロマトーシス，肺水腫などでは実施されます．

有名な英国医学雑誌「Lancet（ランセット）」の意味も瀉血針に由来しています．

● 出血時間

出血時間検査は生体の止血現象を総合的に検査しうる唯一の方法で，主として毛細血管機能，血小板機能が反映されます．

ランセットを用いて刺傷をつくり，毛細血管から出血する血液を30秒ごとに濾紙に吸い取り，血痕がつかなくなるまでの時間を測定します．

方法として図のようにDuke法とIvy法があります．Duke法での正常値は2～4分です．5～10分軽度延長，10分後の血痕の大きさが最大のものの半分以下の場合，中等度延長，それ以上の場合は高度延長と判断します．

刺傷が小さすぎると出血時間短縮，大きすぎると延長するようになるので注意が必要です．

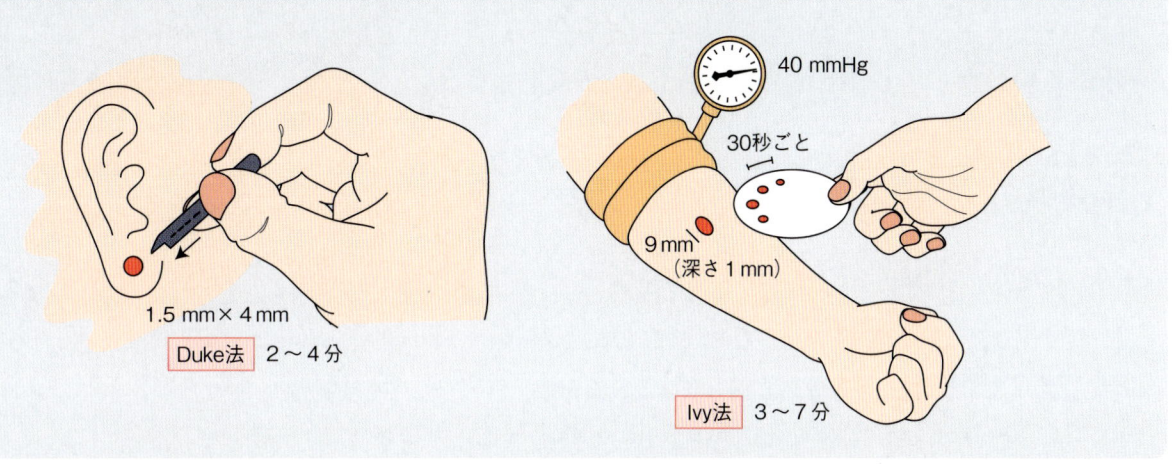

Duke法　2～4分　1.5 mm × 4 mm

Ivy法　3～7分　40 mmHg　30秒ごと　9 mm（深さ1 mm）

ポイント　採血前に局所を温めることにより，十分な採血量が得られます

注意　無理に血液を絞り出すと組織液が混入し，検査に誤差が生じます

参考文献

1) 米久保功：耳垂採血法. Medical Techology, 26：484-485, 1998
2) 米久保功：指頭採血法. Medical Techology, 26：486-487, 1998
3) 米久保功, 山田輝雄：新生児の足蹠採血法. Medical Techology, 26：488-489, 1998
4) 細田瑳一：瀉血．「世界大百科事典」, 日立デジタル平凡社, 1998

PART II 実践編　　§1 採血の実際

1-8 血液培養

鈴木尚志，木村　聡

* 菌血症の確定診断と抗菌薬の選択に必要な検査です．不適切な採血手技や検体の取り扱いは，コンタミネーション（常在菌による検体の汚染）の機会を増加させ，細菌の検出率の低下を招くので，慎重な態度が要求されます．

1　準備するもの

- 消毒薬［80％エタノール（あるいは50〜70％イソプロパノール），10％ポビドンヨード（イソジン®など）］（「Column」p79）
- 綿球（単回包装のアルコール綿やポビドンヨード綿棒を用いるのもよい）
- 摂子
- シリンジ
- 注射針（場合により翼状針，真空採血管，同ホルダーなど）
- 培養ボトル
- 手袋（清潔であれば滅菌されていなくても可）

2　検体の扱い

　70％エタノール綿球で消毒の後に，10％ポビドンヨード綿球で採取部位を中心に円を描くように広めに2回消毒し，乾燥するまで待ちます（図1）．採血には慣れた器具と手技を用いてかまいませんが，視診で血管を同定するようにします（図2）．触診する必要があるときは，滅菌手袋を着用します．

　採血時の疼痛，圧迫止血の必要性などを考慮して，静脈血を採取します．感染性心内膜炎を疑う場合には，動脈血の培養を勧める報告も一部に見られますが，細菌の検出率に優るとはいえないので，最近のガイドライン[1]では推奨されていません．

　採血部位には，不潔になりやすい鼠径部を避け，上肢を選択します．培養ボトルの指定範囲内であれば，血液量が多いほど検出率は高くなるので十分な量を採血し，嫌気性菌用と好気性菌用との各培養ボトルに分注します．接種済みの培養ボトルは，**速やかに検査室に搬送すべき**ですが，やむを得ず保存する場合は冷蔵せず室温に置きます（「Column」p80）．

3　適応と採血のタイミング

　細菌感染症の診断にとってきわめて重要な検査であり，時機を逸することなく実施しなくてはなりません．この検査により，起炎菌が同定できるのは当然ですが，不明熱をはじめとした説明が困難なさまざまな病態に対する診断の

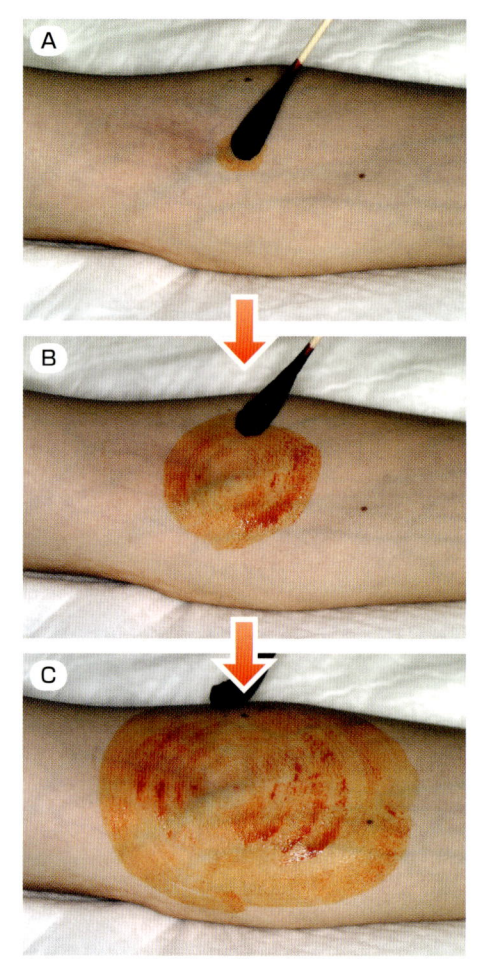

図1　採血部位の消毒（肘部正中皮静脈の場合）
ポビドンヨード綿棒（杖つき単回包装）を用いて，採血部位を中心に，同心円状に周囲に向かって広範囲な消毒を2回行います

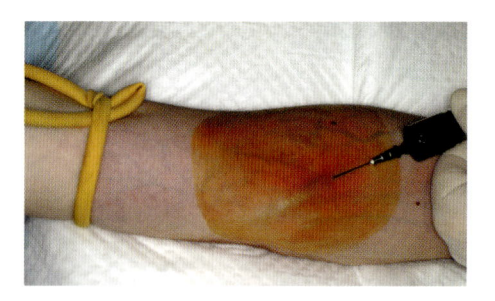

図2　採血の様子（肘部正中皮静脈の場合）
ポビドンヨードが乾燥するのを待つことによって，十分な消毒効果を得るとともに，消毒薬の培養ボトルへの混入を避けることができます

手がかりが得られます．高齢者，あるいは基礎疾患や投与中の薬剤によっては，**発熱を欠いたり，発熱が軽度に留まる菌血症がある**ことに注意します．適応となる患者を表1にあげました．

実際の臨床では，起炎菌の同定結果を待たずにempiric therapy（病歴，病態，感染臓器などから推定した起炎菌に対して，最も適切と考えられる抗菌薬を投与すること．経験的治療と訳される）を開始せざるを得ない場合があります．こうした際にも，**抗菌薬の投与開始前に血液培養用の検体を採取しておく**ことが大切です．同時に好気性菌用と嫌気性菌用の2本分をセットで採血します．これを2セット，すなわち**好気性菌用2本と嫌気性菌用2本の延べ4本の採取が推奨されています**（可能ならば3セット，延べ6本）．その理由は，皮膚の常在菌が検出されたときに，1本のみからの結果ではコンタミネーションなのか起炎菌なのか判定しかねることです．異なる部位からの採血が困難な場合は，同時に多めに採血した血液を何本かの培養ボトルに分注してもかまいません．菌名の確定には数日かかりますが，菌が存在すれば**通常2日以内にグラム陽性・陰性や，桿菌・球菌などの情報が得られる**ので治療方針の修正にも有用です．検出率向上を図るための，適切な採血のタイミングを表2に示しました．

4　培養ボトルと自動培養システム

自動化された血液培養システムが複数のメーカーから販売され，普及しています．これらは，微生物が産生する炭酸ガスを一定時間ごとに検知するセンサーを内蔵した孵卵器と，それらの検知機構に対応した専用の培養ボトル（カルチャーボトル）から構成されています．本システムの導入により菌検出に要する時間の短縮化も期待できます．自動検知により菌の発育が陽性と判定されたボトルから培養液を回収し，グラム染色を行います[3]．

培養ボトルには好気性用，嫌気性用，小児用などの種類が用意され，封入されているガスの組成も異なっており，抗菌薬を吸着する粒子を添加するなどの工夫もなされています．本項では著者らの施設で採用している自動培養システム（図3〜9）を示しました．**推奨される採血量は培養ボトルの種類によって異なる**ので確認しておきましょう．

表1　血液培養が適応となる患者（文献2を参考に作成）

1. 発熱，悪寒・戦慄，頻脈のような菌血症を示唆する症候を有する患者
2. 感染症以外では説明のつかない発熱，低血圧あるいは低体温を呈する患者
3. 発熱がない場合でも…
   - 肺炎，髄膜炎，急性骨髄炎のような感染巣を有する患者
   - 急激にfailure to thrive※をきたした小児や高齢者
   - 錯乱やしばしば転倒をきたすようになった高齢者
   - 説明不能な白血球増多のある腎障害を有する患者
   - 説明不能な精神状態の変化をきたした腎障害を有する患者
   - 状態が悪化した免疫抑制患者
   - 説明不能な呼吸不全，腎障害，肝障害を伴った免疫抑制患者
4. 抗菌薬による治療効果の証明（血中からの病原微生物の消失）が必要な患者

※一般に小児における成長・発達の遅延を指す用語であるが，高齢者においても，体重減少や引きこもりを伴う身体機能・認知機能の低下を指して，用いることがある（筆者注）

表2　採血を実施すべきタイミング

1. 抗菌薬の投与開始前
2. （上記が無理ならば）次回の抗菌薬投与直前
3. スパイク熱が出始めたとき
4. 悪寒・戦慄の出現時

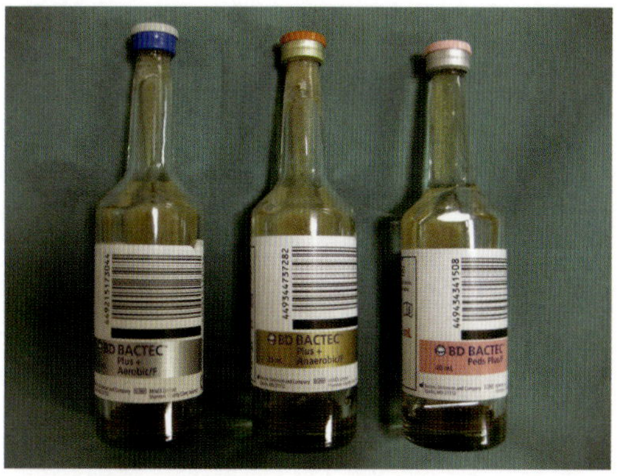

図3　各種培養用ボトル（ベクトンディッキンソン社製BACTEC™シリーズ）
左から好気用レズンボトル（Plus＋Aerobic/F），嫌気用レズンボトル（Plus＋Anaerobic/F），小児用レズンボトル（Peds Plus/F）．ボトル内には培地のほかに，抗菌薬を吸着するための合成樹脂の粒子（レズン）や抗凝固薬などが混入されています．さらに，嫌気用には炭酸ガスと窒素が，好気用および小児用では炭酸ガスと空気が封入されています

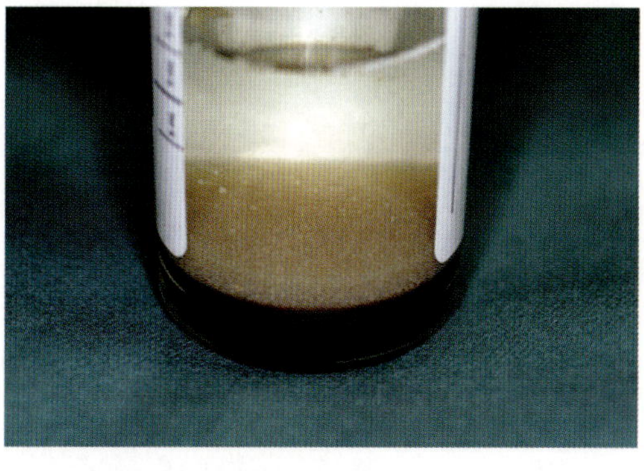

図4　培養ボトル内のレズン
合成樹脂の白い粒子がボトル内に混入されています

§1-8 血液培養

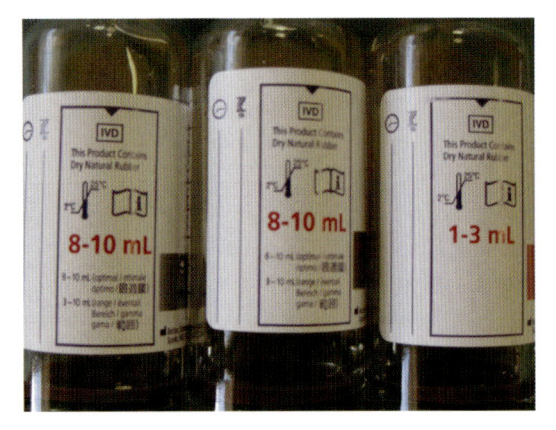

図5　推奨採血量の記載
培養用ボトルには，それぞれの推奨する接種血液量の範囲が明記されているので，この範囲内の最大量を接種するようにします

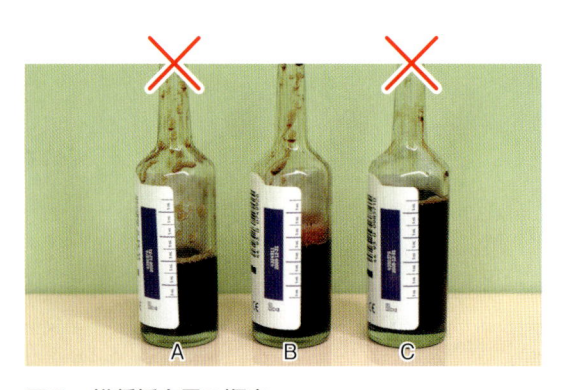

図6　推奨採血量の順守
左から右へ，A：少なすぎる接種量，B：推奨範囲内での最大量，C：多すぎる接種量

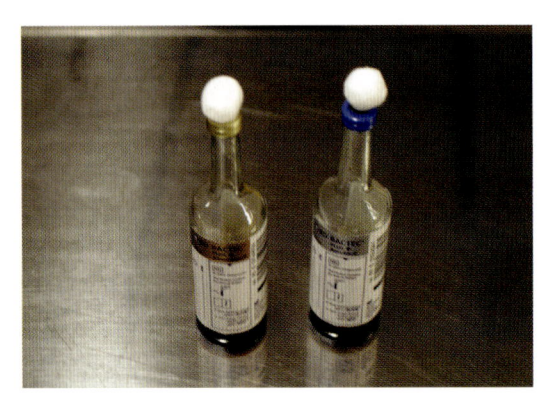

図7　培養ボトルのゴムキャップの消毒
キャップの滅菌は保証されていません．ポビドンヨードは，ゴムを劣化させる可能性があるので，アルコール綿球や酒精綿で消毒します

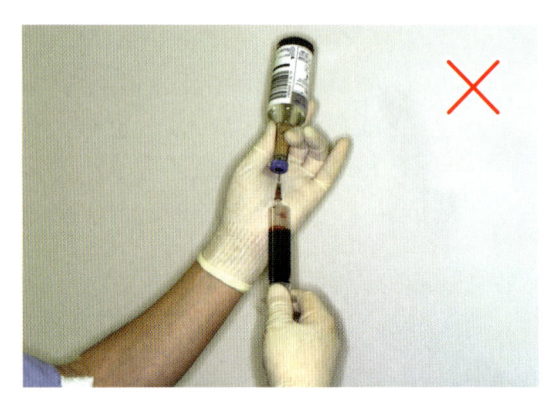

図8　嫌気用ボトルへの血液分注
血液を分注する際，嫌気用ボトルには空気を入れないよう注意してください．ボトルを置いて注入するようにします

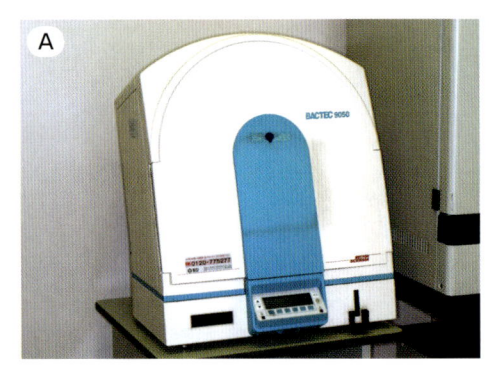

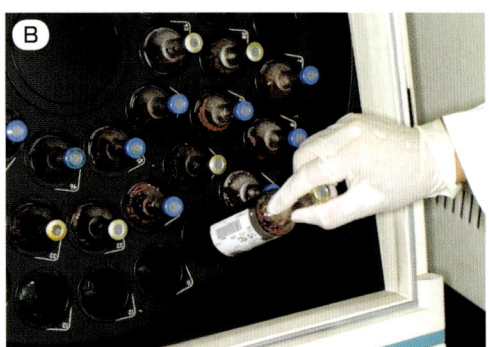

図9　自動培養システムBACTEC™9050システム
A：培養ボトル内の微生物が産生する炭酸ガスを，培養ボトル底部のセンサーと装置本体の蛍光検出器により測定し，微生物の増殖状況を監視する全自動血液培養検査装置です．本システムは50本用ですが，さらに処理能力の高い同一シリーズの製品があります．他社からも同様な機能を有する装置が発売されています
B：ドアを開け培養ボトルを収容する様子

5 採血上の注意点と偽陽性

採血手技や検体の取り扱いいかんで，容易に細菌の検出率に差を生じることを銘記すべきです．注意点を表3にまとめました．また，検出された細菌が真の起炎菌であるとは限りません．偽陽性を考慮するいくつかの所見があり（表4），総合的な判断が必要です[4]．

表3 血液培養における採血の注意事項

1. 清潔な採血手技を厳守する
2. 不潔箇所からの採血を避ける（上肢が望ましい）
3. 静脈血採血が望ましい（感染性心内膜炎を疑う場合は動脈血採血）
4. 培養ボトルの規定範囲内で最大量の採取が望ましい
5. 留置カテーテル（動脈・中心静脈）からの採血は避ける
6. 異なる部位からの2セット以上の採血が望ましい（同時でもよい）
7. 培養ボトルのゴム栓は消毒の必要あり
8. 嫌気性菌用培養ボトルに空気を入れない
9. 検体は速やかに検査室に搬送する（不可能なら室温保存，冷蔵は不可）

表4 血液培養で偽陽性を疑う所見

1. 培養開始後，長時間（72時間以上）経てからの検出[※1]
2. 培養結果が皮膚の常在菌[※2, 3]であった場合
3. 多種類の菌の検出
4. 再検査の結果が陰性

※1 ブルセラ症の病因となる Brucella sp，猫ひっかき病の病因となる Bartonella henselae では，例外的に2〜4週間以上の培養期間を要する．抗菌薬が投与されていた場合も，検出が遅れることがある．

※2 CNS：coagulase negative stapylococci（コアグラーゼ陰性ブドウ球菌），Streptococcus viridans, Corynebacterium sp., Propionibacterium acnes（アクネ桿菌），Bacilus anthoracis（炭疽菌）以外の Bacilus sp. など

※3 通常，CNSの検出は採血時のコンタミネーションと見なされるが，カテーテル関連血流感染や，人工弁・人工血管置換後の患者における感染性心内膜炎では真の起炎菌となることがある．確定診断には複数箇所からの検出が必要である

Column

● 皮膚の消毒薬には何を選ぶのがよいでしょうか？

血液培養の際にコンタミネーションが生じると，誤った臨床判断を招き，検査室の負担や医療コストの増大をもたらす可能性があります．このため，皮膚の消毒に用いる薬剤の選択にも関心が払われ，薬剤同士の比較研究もなされてきました．しかし，比較する薬剤の組み合わせや薬物濃度は個々の研究によって異なっており，得られたエビデンスのレベルもさまざまでした．こうした点を踏まえ，末梢静脈を穿刺する際に用いる消毒薬の効果に関する比較研究を総括したシステマティック・レビュー（一定の基準を満たした質の高い臨床研究を集め，そのデータを統合して総合評価の結果を記述した総説）が2011年に報告されているので紹介します[5]．6件のランダム化比較試験が適格と判断されており，得られた結論を以下に示します．

①アルコールの効果はヨード化合物に比較して劣ってはいない．
②ポビドンヨードとアルコールの組み合わせは有用とは思われないが，ヨードチンキとアルコールの組み合わせは有用である可能性が高い．
③クロルヘキシジン添加アルコールはポビドンヨード水溶液よりも，血液培養の偽陽性を統計学的に有意に減少させる．
④全般的に，アルコール含有製品はアルコール非含有製品より優るように思われる．

この総説で採択された研究で使用されていた消毒薬の濃度は，我が国で市販されている製剤の濃度とは必ずしも一致しません．クロルヘキシジン添加アルコールを例にあげれば，2%添加製剤が10%ポビドンヨード水溶液との間で効果を比較した研究がメタ解析（複数の研究の結果を1つの重み付けされた評価に要約する際の統計的手法）の対象となっています．我が国で使用されているポビドンヨード水溶液の濃度も解析対象と同等の10%ですが，クロルヘキシジン添加アルコールでは，解析対象よりもずっと濃度の低い0.5%添加製剤（マスキン®Rエタノール液，ステリクロン®Rエタノール液0.5など）が我が国では長い間使用されてきました（ごく最近になり，クロルヘキシジンを1%添加したアルコール製剤であるヘキザック®AL1%も発売されました）．ヨードチンキについても，もっぱら2%製剤の効果が検討され，好意的な結論が下されていました．一方，日本薬局方に収載の希ヨードチンキやヨードチンキは3あるいは6%の濃度であり，これらを2〜5倍に希釈して使用する旨が添付文書には記載されています．こうした点にも配慮して，文献を解釈する必要がありそうです．

時系列としては遡りますが，米国感染症学会による「カテーテル関連血流感染症の診断と管理に関するガイドライン」が2009年に改訂されています[6]．「経皮的に採血する際の皮膚消毒は，コンタミネーションを軽減するために消毒薬を十分に皮膚に接触させ，乾燥時間も十分に確保し，ポビドンヨードよりもアルコール，ヨードチンキもしくはクロルヘキシジン添加（＞0.5%）アルコールを用いて，注意深く施行すべきである」と記載されています．

国内における採血時の消毒薬の使用状況を概観した報告は見当たりませんでしたが，ポビドンヨードを用いる施設（医師）が多いように思います．しかし，この選択は今後見直される趨勢にあるでしょう．十分な乾燥時間が必要なことも忘れてはいけません．

Column

● 室温下に接種後の培養ボトルを放置しておくと，検査結果にはどんな影響があるでしょうか？

細菌の種類によって，影響はかなり異なることが予想されます．例えば淋菌のように乾燥や温度変化に弱い菌種では，孵卵器に収容されない場合はすみやかに死滅します．グラム陰性桿菌の多くは，程度の差はあっても同様な傾向にあります．反対に，緑膿菌やアシネトバクター，芽胞を形成するバシラス族に属する細菌（枯草菌，炭疽菌，セレウス菌など），さらに真菌などは，水中や土壌などの自然環境にも生息しており室温下で容易に生存します．中間に相当するブドウ球菌，肺炎球菌などは死滅しないものの，増殖は遅れるので検出までに時間を要します．したがって，性感染症による菌血症を想定する場合を除けば，1晩程度の室温保存は「半日～1日程度の検出の遅れ」として跳ね返ると思われます．いずれにせよ，冷蔵保存は菌の増殖を抑える行為であることを忘れてはなりません．

● 血管内に留置されたカテーテルから採血してもよいでしょうか？

血管内にカテーテルがすでに留置されている場合，改めて穿刺による採血をしなくてもよいのではないかと，誰もが考えると思います．しかし，この手技に関しては賛否両論があり，この論点を対象としたシステマティック・レビューが2008年に報告されています[7]．後ろ向き研究を含む6件の研究が抽出され，中心静脈や動脈に留置したカテーテル類（透析用カテーテル，肺動脈カテーテル，埋め込み型カテーテルアクセスシステムなどを含む，以下カテ）からの吸引と末梢静脈の穿刺による検体がほぼ同時期に採取できた2,677組の培養結果が統合されています．その結果，カテからの検体では穿刺による検体よりも感度や陰性的中率が高かったのに対し，特異度や陽性的中率はむしろ低くなりました．この結果は，1,000名の患者に対し，穿刺の検体のほかにカテからの検体の培養も行った場合，さらに8名の菌血症の患者が確認される一方で，偽陽性を示す患者も59名増加することに相当します．以上より，カテからの検体を少なくとも1セット含んだ複数セットの提出であれば，意義があると結論されています．新たに穿刺するよりもコンタミネーションを生じやすいものの，2セット目の検体を提出しないよりは良い，と解釈すべきでしょう．

● 培養ボトルのキャップの消毒は必要？

必要です．滅菌は保証されていません．80％エタノールを含む綿球で拭き，1分ほど置いてよく乾燥させます．このときボトル内にエタノールを入れないように注意してください．綿球はボトル1本に使用するたびに捨てるようにします．ポビドンヨードはゴムを劣化させる可能性があるので勧められません．

● 針は替える？ 替えない？

採血時に皮膚と接触した針は，汚染されている可能性があるので，培養ボトルへの注入時には針を交換すべきという考えがあります（ダブルニードル法）．これに対して，針を交換しても菌の分離率に差がなかった報告があることから，むしろ針刺し事故の機会を増加させるので交換すべきではないという意見も多数あります．しかし，針の交換の有無がコンタミネーションの発生頻度に及ぼす影響を検討したメタ解析によれば，交換した方が有意にコンタミネーションが少ないと結論されています[8]．

本書の読者の大方は，これから採血のエキスパートにならんとする方々でしょうから，手技に熟練しているとはいえないでしょう．針の交換でシリンジの先端に触れてしまったり，針刺し事故を起こしやすいかもしれません．そうだとすれば，針の交換はあえて避けるべきかもしれません．

それでは，針をいったん刺入したものの，採血に失敗したらどうするか？ この場合には，針を交換した方がよいと考える者が多いようです．

● ゼッタイに菌血症と予想していたのに，陽性にならなかったのはなぜ？

血液・穿刺液培養の陽性率は，著者らの施設では2％であり，40％に迫る陽性率を示す喀痰とは，大きな隔たりがあります．偽陰性が生じる原因には，抗菌薬投与後の採血，採血量の不足，そして検査室への情報伝達不足が考えられます．検査室の立場から，検出率を高めるためのお願いを以下に述べます．

検査室では，検出頻度の高い菌を想定して培地を選択し菌を同定します．細菌学実習のときに，いろいろな色をしたシャーレに菌を塗ったことと思います．同様な作業を拡大して日夜繰り返しているわけです．膿瘍など感染巣がすでにある場合はそれに沿った培地を選べるので，結果も早く判明します．もし稀な感染症を想定している場合は，遠慮なく検査室に連絡してください．例えばブルセラ症，バルトネラ症（猫ひっかき病）などの人獣共通感染症では，菌の同定に2～4週間かかることもあるので，そうした可能性を想定していないと，培地ごと廃棄されることになります．免疫不全状態であったのか，元気な患者さんであったのか，そうした違いも検出菌の種類を左右します．CR-BSI（catheter related blood stream infection：カテーテル関連血流感染）が疑われる場合は，皮膚に棲息する菌を想定して検索を進めます．

グラム陽性球菌かグラム陰性桿菌かといったおおよその結果だけでもすぐに知りたいときも，ご連絡ください．検査室はベッドサイドの情報を求めています．検査室との密接なコミュニケーションが，あなたの患者を救います．

ポイント 発熱時の原因精査に欧米では必須とされる検査です．偽陽性を避けるためには抗菌薬の投与前に採血します．皮膚常在菌が検出された場合，起炎菌の判断が難しいので，時間と採血部位を変えて2セット以上提出しましょう

参考文献

1) Horstkotte, D.：Guidelines on prevention, diagnosis and treatment of infective endocarditis executive summary; the task force on infective endocarditis of the European society of cardiology. Eur Heart J, 25（3）：267-276, 2004
2) Chandrasekar, P. H., et al.：Clinical issuees of blood cultures. Arch Inter Med, 154（4）：841-849, 1994
3) Reimer, L. G., et al.：Update on detection of bacteremia and fungemia. Clin Microbiol Rev, 10（3）：444-465, 1997
4) Weinstein, M. P.：Blood culture contamination: persisting problems and partial progress. J Clin Microbiol, 41（6）：2275-2278, 2003
5) Caldeira, D., et al.：Skin antiseptics in venous puncture-site disinfection for prevention of blood culture contamination: systematic review with meta-analysis. J Hosp Infect, 77（3）：223-332, 2011
6) Mermel, L. A., et al.：Clinical practice guidelines for the diagnosis and management of intravascular catheter-related infection: 2009 Update by the Infectious Diseases Society of America. Clin Infect Dis, 49（1）：1-45, 2009
7) Falagas, M. E., et al.：Comparison of utility of blood cultures from intravascular catheters and peripheral veins: a systematic review and decision analysis. J Med Microbiol, 57（1）：1-8, 2008
8) Spitalnic, S. J., et al.：The significance of changing needles when inoculating blood culture: a meta-analysis. Clin Infect Dis, 21（5）：1103-1106, 1995

PART II 実践編　§2 注射の実際

2-1 末梢静脈注射（intravenous injection）の実際

関口美和，繁田正毅

> * 薬液を直接静脈内に注入します．即効性がある反面，副反応が現れやすいことを念頭におきながら薬液を注入しましょう．

※手技を見やすくするために手袋は外して撮影しています

1 器具の準備

I-§4-1「注射・採血に必要な器具」を参照してください（p28）．

2 薬液の準備

1）針とシリンジの準備

① 使用する薬液の量に見合ったシリンジを準備します．
② 針の接続部分を清潔に保ちながら針とシリンジを接続します（図1）．

* 数種類の薬剤を注入するときは，混ぜると混濁してしまう組み合わせもあるので，薬剤の特徴を知っておくことが必要です．混ぜられないものは分けておきます．翼状針であればシリンジの差し替えが可能です．

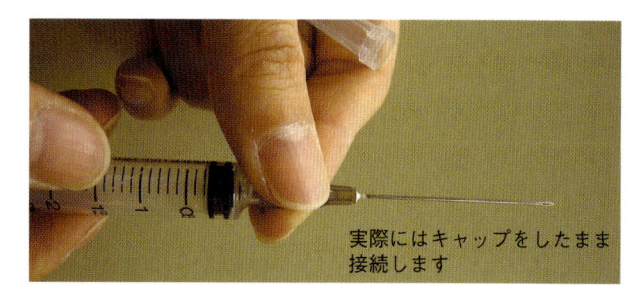

図1　針とシリンジの接続
ベベルと目盛りの面をそろえておきます．注入しながら投与量が確認できます

2）薬液の吸い上げ

〈 アンプルの場合 〉

① アンプルの上の方に薬液が溜まっているときは，薬液を下に降ろします．
* **方法1**：アンプルの上を指ではじきます（図2A）．
* **方法2**：アンプルの上の部分をつまむように持ち，ゆっくり円を書くように回します（図2B）．
② 消毒とガラス片混入防止のためにアンプルのくびれた部分（アンプルカット部分）を全周にわたりアルコール綿で拭きます．
③ 印と反対の方に折り曲げます（図3）．くびれ全周に印がある場合は，どこからでも折れます．
* カット面で指を切らないように注意します．
④ アンプルをいったん平らなところに置きます．
⑤ シリンジに付けた針のキャップを外します．
⑥ 片手にアンプルを持ち，反対の手に注射器を持ちます．
⑦ 針先がアンプルカットされた**縁に触らない**ようにしながら，針をアンプル内に挿入します（図4）．
⑧ 薬液がこぼれないように，徐々にアンプルの口を下にしながら薬液を吸引していきます．
* このときの注射針のベベルは下向きにします．

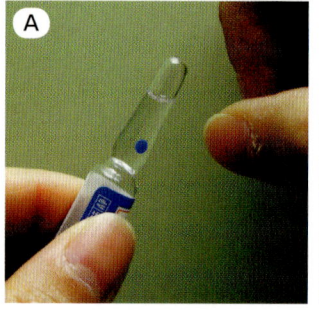

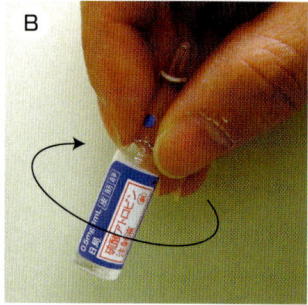

図2　薬液の降ろし方
A）アンプルの上を指ではじきます　B）アンプルの上の部分をつまむように持ち，ゆっくり円を書くように回します

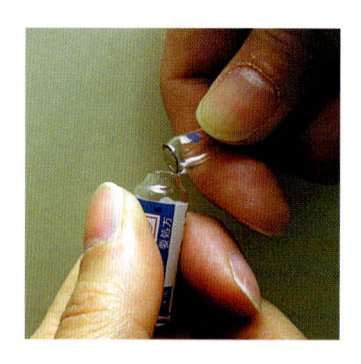

図3　印と反対の方に折り曲げます

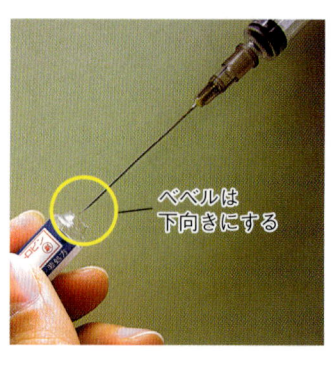

図4　針をアンプル内に挿入します
ベベルは下向きにする

〈 ポリエチレン製アンプル（ポリアンプル）の場合 〉

① 消毒のためアルコール綿で清拭します．
② 容器のくびれの部分を，捻じり取ります（図5）．
＊ 本体を強く握りすぎると，薬液が飛び出してしまいます．
③ 本体とシリンジをしっかりと接続します（図6）．
＊ シリンジを接続するタイプでないときはアンプルと同じように注射針を使用して吸い上げます．
④ 本体を逆さまにしてシリンジの内筒を引き，薬液を吸引します（図7）．
＊ 本体を押しすぎると接続部分が外れることがあります．
⑤ シリンジと本体の接続を外します．
＊ 薬液を吸い終わった後，内筒を持っている手の力を緩めると陰圧で薬液がポリアンプルの方に戻ってしまいます．

〈 バイアルの場合 〉

① プラスチックの蓋を取ります（図8）．
＊ ゴム栓の滅菌状態は保証されていないので，ゴム栓部分のアルコール消毒が推奨されています．
② シリンジの内筒を引いて，吸い上げる薬液量よりやや少ない量のエアーをシリンジに入れます．
③ ゴム栓の真ん中に**ゴム栓と垂直に針を刺します**（図9）．
④ 片方でシリンジを持ち，もう一方の手でバイアルを持って逆さにします（図10）．
⑤ エアーを入れてバイアルの中を陽圧にして薬液を吸います．
＊ 針が薬液内に入っている状態だと泡立つので（図11）針先は薬液から出た状態にします．
⑥ 薬液を吸い終わったら針を抜きます．
＊ あまり陽圧にしすぎると針とシリンジの接続部分が外れたり，針を抜いたときに液が飛び出すことがあるので（図12），シリンジをやや引き気味にしながら抜くと防止できます．
⑦ エアー抜きをします．

★ **エアー抜きの方法**

1) 針先を上に向けた状態にします．ガスケットにエアーが溜まっているときはシリンジを持つ反対の手の指などでたたきエアを上部に集めます（図13）．小さい気泡が動きづらいときは，一度シリンジ内にエアを多めに吸って，小さい気泡をまとめてから一塊として外に出す方がうまくいくことがあります．
2) 内筒をゆっくり押して，針先から薬液が2〜3滴出ればエアー抜きが完了します．もし筒先近くにエアーが残っているときは，針先を上にしたままの状態で一度内筒を引きます（エアーを入れます）．再度内筒をゆっくり押すとエアーが出ます．
＊ ガラスの注射器はエアー抜きした後，内筒と外筒を一緒に押さえていないとエアーが入ったり，逆に薬液が出てしまいます．

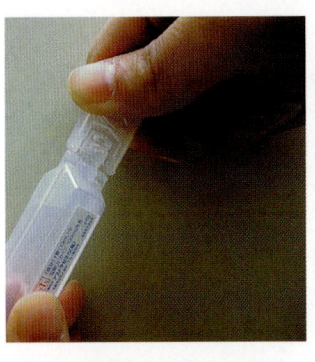

図5　容器のくびれの部分を捻じり取ります

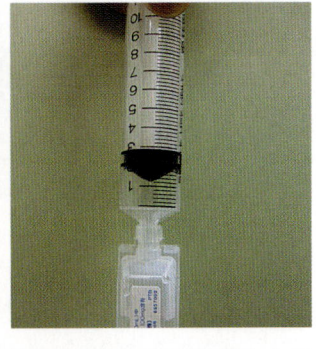

図6　本体とシリンジをしっかりと接続します

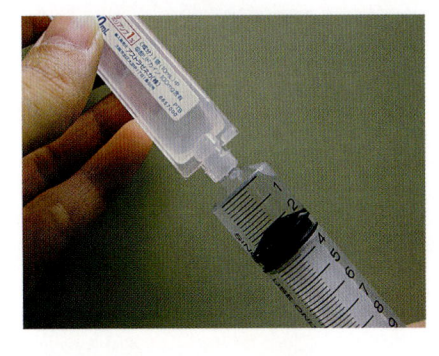

図7　薬液を吸引します

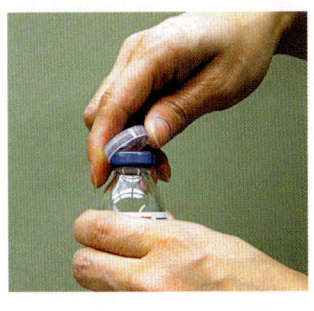

図8　プラスティックの蓋を取ります

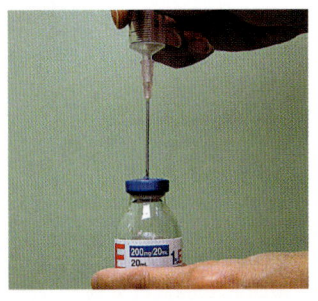

図9　ゴム栓と垂直に針を刺します

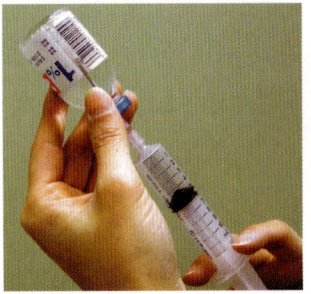

図10　バイアルを逆さにします

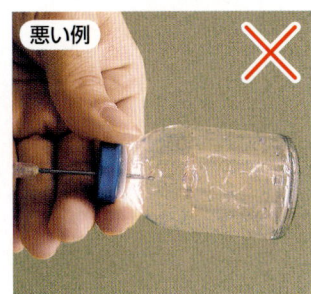

図11　泡立つ悪い例

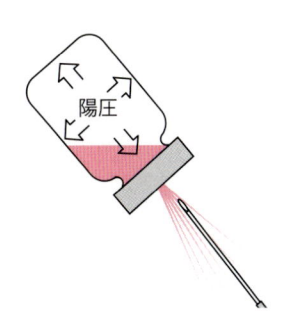

図12　陽圧にしすぎると薬液が噴射します

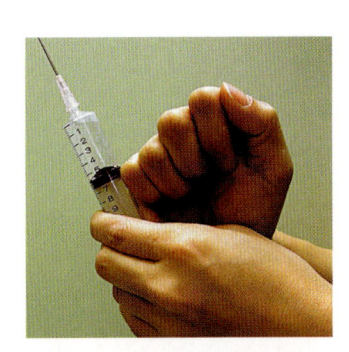

図13　シリンジを持つ反対の手の指などでたたきエアを上部に集めます

§2-1 末梢静脈注射（intravenous injection）の実際

* バイアルに刺した針は切れにくくなっているので，針を付け替えた方が患者の苦痛の軽減になります．
* 溶解液は一般的には生理食塩水，注射用蒸留水，5％ブドウ糖などがありますが，使用する薬液によって溶解液が違うので，添付書類を確認する必要があります．
* 現在は溶解液と薬剤がキット化されているものが多く出回ってきています（薬剤が入った袋・ボトルに溶解液が付いていて，接続して溶解するもの）（図14）．

3 血管の同定

基本的には前腕肘窩の皮静脈である肘正中皮静脈・橈側正中皮静脈・尺側正中皮静脈がよく用いられます（図15）．
* 血管の走行は人によりさまざまです．

4 駆血

穿刺部位より5～10cm中枢側に駆血帯を装着します（図16）（Ⅱ-§1-3「静脈採血の準備」p53）．

5 消毒

穿刺をしようとする部位を中心に，中から外に向かって消毒します（図17）（Ⅱ-§1-3「静脈採血の準備」p55，Ⅲ-§4-1「患者への感染防止」p157）．

図15 血管の同定（左腕）

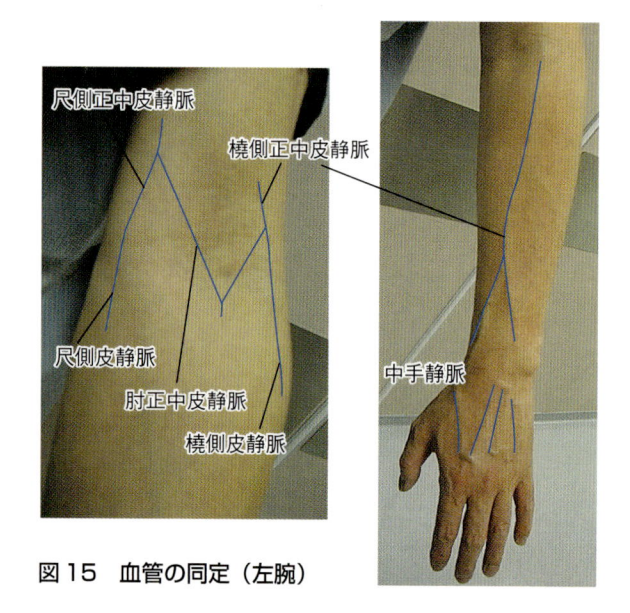

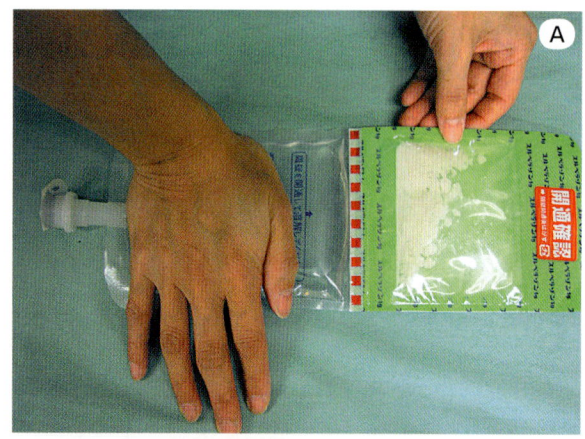

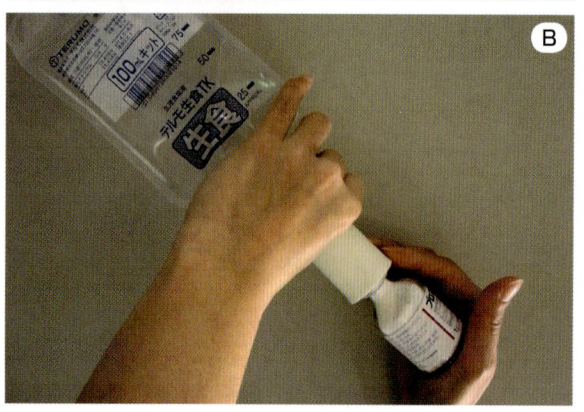

図14 溶解液と薬剤がキット化している商品
A）隔壁を開通させるタイプ，B）バイアルを押し込むタイプ

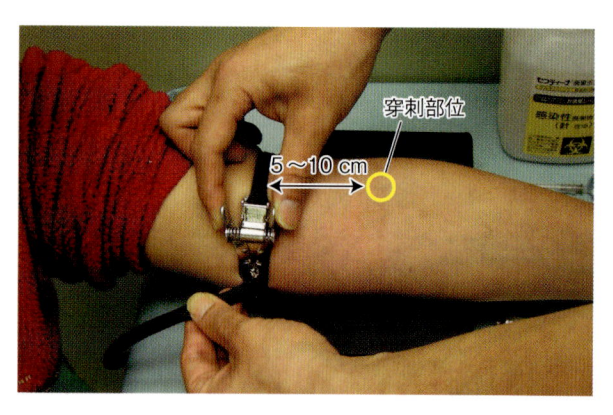

図16 穿刺部位より5～10cm中枢側を駆血します

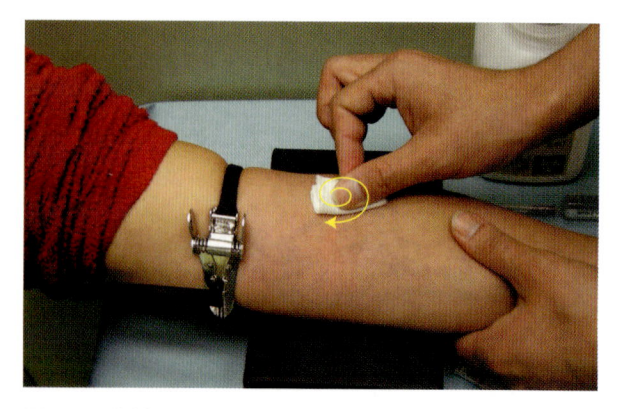

図17 穿刺をしようとする部位を中心に中から外に向かって消毒します

6 刺入

1）注射針の場合

① ベベルを上向きにして，10〜20°の角度で，刺入する血管より約1cm末梢から穿刺します（図18）．
② 静脈血の逆流を確認したら，針の長さの約1/3程度まで針を進めます（図19）．

* **操作者の右手の一部を患者の身体に当てて，針先がブレないように安定して刺入します．**
* 採血のときと同様に，極度の痛み，しびれがないかを確認します．
* 静脈に針が入ると針基やシリンジ内に血液が逆流してきます．拍動性に逆流してくるときは動脈に入っていると考えてすぐに抜去し，最低でも5分くらいはしっかり止血します．

2）翼状針の場合

* 翼の部分を折りたたんでつまみ，刺入します（図20）．
* 翼状針の場合も刺入角度など，基本的には変わりありません．
* 操作者の右手の一部を患者の身体に当てて，針先がブレないように安定させて刺入します．

* 逆流の確認方法は，シリンジの内筒を軽く引く方法（図21）と，右手の環指と小指でチューブの途中を折って，手掌の中に包み込んでおき（図22），刺入したところでチューブを離す方法があります．
* 同じサイズの注射針よりも長さが短く，細い血管のときにも使用できます．途中のゴムチューブをクランプすると接続を外しても血液の逆流がないので何種類かを注入するときには便利です．

注射針

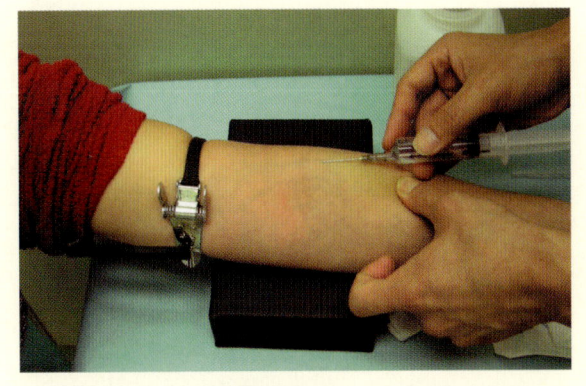

図18　10〜20°の角度で，刺入する血管より約1cm末梢から穿刺します

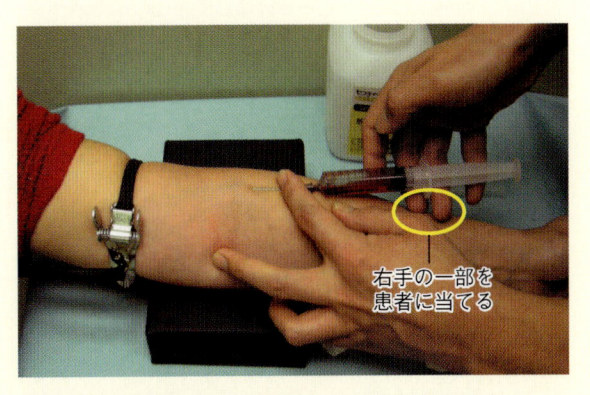

図19　針の長さの約1/3程度まで針を進めます
写真では，撮影のため右手を開いていますが，本来は図18のように右手を閉じて刺入します

右手の一部を患者に当てる

翼状針

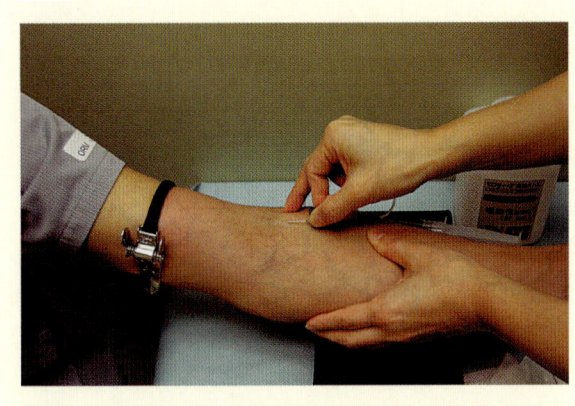

図20　翼の部分を折りたたんでつまみ，刺入します

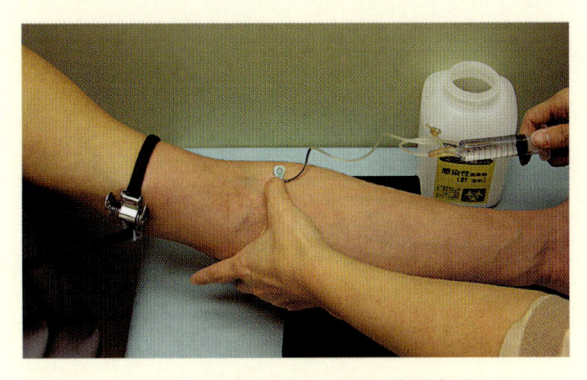

図21　シリンジの内筒を引く逆流の確認方法

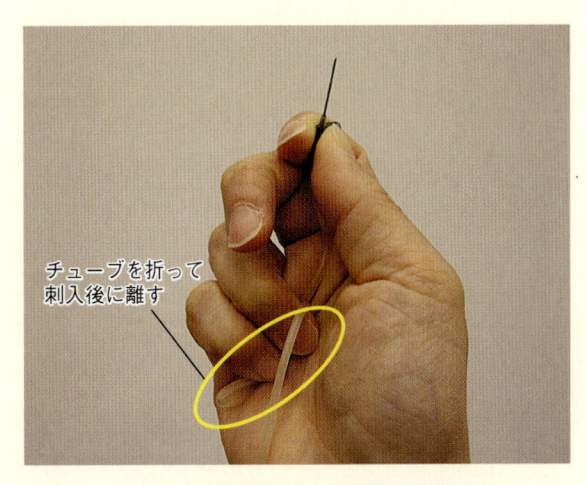

図22　チューブの途中を折って手掌に包み込む

チューブを折って刺入後に離す

7 注入

① 駆血帯を外し，内筒をやや引き，血液の逆流を再確認します．
② ゆっくり薬液を注入します（速度は1分間に約2～3 mL）（図23）．

* 翼状針では針先の固定のために，翼の部分に絆創膏をして皮膚に固定することもできます（図24A）．固定しておけば数種類の注入でシリンジをつけ替えるときに両手で操作ができるので便利です（図24B）．

* 薬液注入中は痛みの有無，気分不快の有無などを患者に確認しながら行います（血管内に直接薬液を注入するため，急速に吸収されるので副作用に注意します）．

* 薬液が多いときは静脈に入っているか，ときどき内筒を引いて逆流を確認することを何回か繰り返します（血管内にきちんと注入されているか確認のため，血管外に薬液が漏れることの早期発見のためです）．

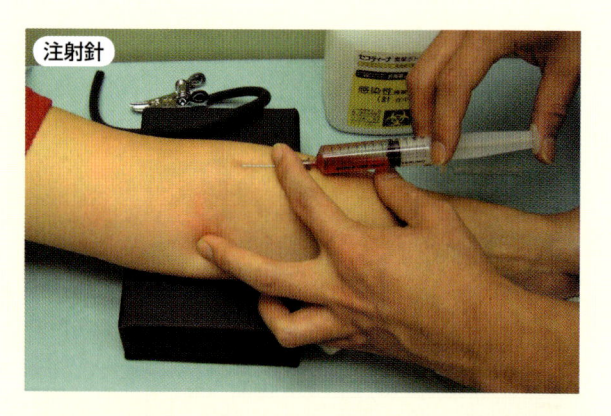

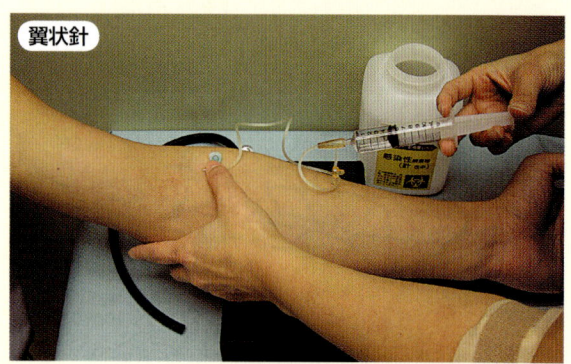

図23　駆血帯を外し，内筒をやや引き，血液の逆流を再確認し，注入を開始します

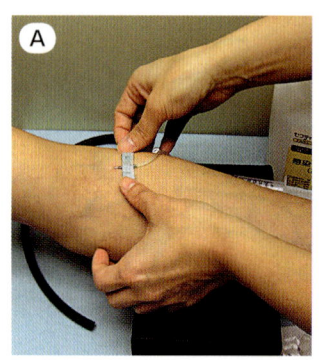

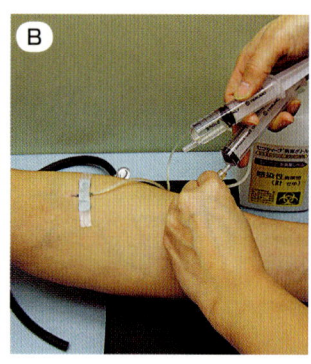

図24　翼状針では，絆創膏などで翼の部分を固定することで（A）シリンジのつけ替えが容易にできます（B）

Column

● ハート型のやすり

現在ガラスのアンプルはクリーンカットアンプル，イージーカットアンプル，ワンポイントカットアンプルなどと呼ばれていて，指でつまんで簡単に折れます．薬品メーカーの話では現在100％近くがそのようなアンプルだそうです．ところが数年前まではそう易々とはいかなかったのです．アンプルのくびれ部分をハート型のヤスリでギコギコ削って，それからアンプルカットしていました．これが腕の見せどころで，上手な人がヤスリをかけると今のものと変わらないくらいきれいにカットできますが，不慣れな人がヤスリをかけるとどこかしら尖ったところが残ってしまいます．その尖った部分で手を切ることがよくありました．やすりは金属ののこぎり状のものもありましたが，ハート型のものが多かったのはなぜでしょう．

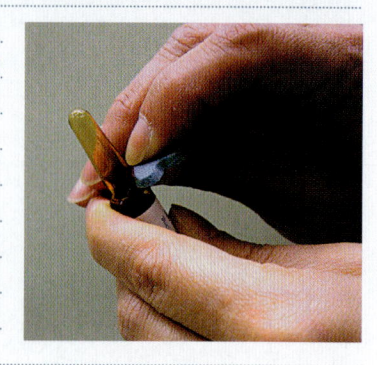

（※この項の参考文献はp45参照）

ポイント
1) 薬液準備時の吸引方法についてはどの注射でも同じです
2) 注射の投与部位は，作用発現時間，持続性，薬剤自体の適応，手技の難易度によって決めます

PART II 実践編　　§2 注射の実際

2-2 末梢静脈路確保の実際

関口美和，繁田正毅

> *末梢静脈血管の太さや弾力性には個人差があります．血管の走行が見えにくいこともあります．末梢静脈注射に適した血管の走行を把握し，血管が怒張するような工夫を行い，血管を触知したうえで，末梢静脈穿刺を行いましょう．

1　輸液回路と留置針の準備

① 輸液製剤と末梢静脈路確保に必要な器具を準備します（図1）．
② 輸液回路をパックから出しクレンメを閉めます（図2）．
③ 導入針を輸液製剤にゴム栓に対し垂直に刺します（図3）．
＊ 斜めに刺すと余分な力が加わり導入針が破損することがあります（図4）．
④ ドリップチャンバーの遠位を折り曲げながら，チャンバー内に1/2〜1/3程度，液を満たします（図5）．
⑤ クレンメを緩めて，輸液回路先端まで薬液を満たしたら，クレンメを閉めます（図6）．

＊ 以前輸液回路にはタコ管と呼ばれるものが付いていましたが，近年ではほとんどみられなくなりました．タコ管の目的は万が一輸液ボトルが空になった場合，体内に空気が入らないようにするためと言われていました．しかし静脈血もある程度の血圧があるので，そのことで体内に空気が注入される可能性はきわめて少ないのです．また急変時などに少量で効果が得られる薬液を注入するときに，タコ管に薬液が貯留してしまうのがデメリットです．タコ管付の輸液回路を製造中止したメーカーもあります．

＊ 輸液回路はいろいろなタイプがありますが，ポンプ用でなければ全長150cm前後が多く出回っています．その輸液回路だけで使用することは稀で，通常延長チューブや三方活栓を接続することが多いです．接続部分が外れてしまう事故防止のため，これらが初めから接続されているものもあります．

★ **エアーの溜まりやすい部分**

＊ 三方活栓の部分にはエアーが溜まりやすくなっています．先端まで薬液を出した後，一度クレンメを閉めます．三方活栓の部分を持って，先端になる方を上に向けたら，指ではじいてエアーを上にあげてから再度クレンメを少

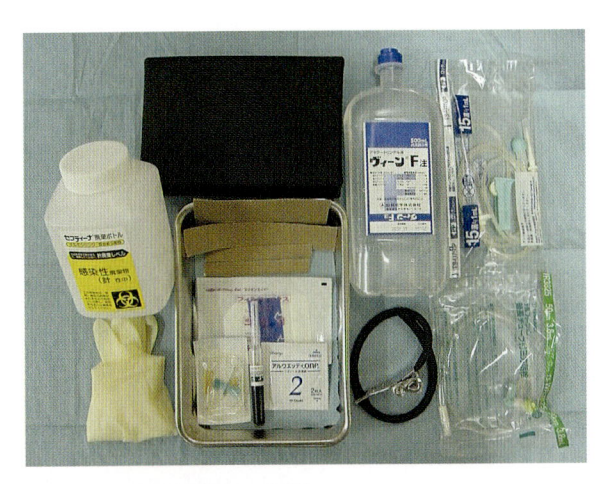

図1　末梢静脈路確保の準備

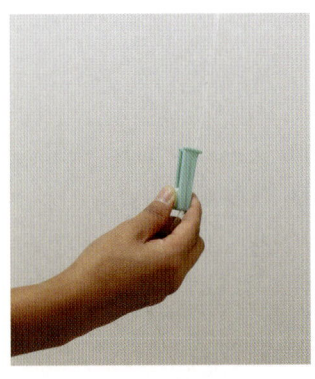

図2　クレンメを閉めます

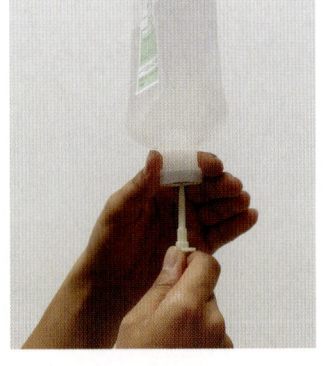

図3　導入針を垂直に刺します

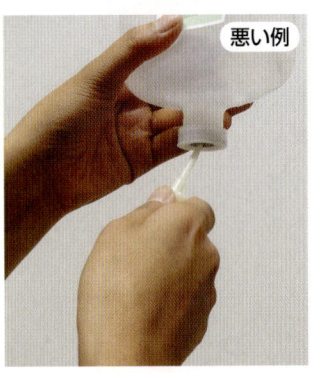

図4　斜めに刺すと導入針が破損することがあります

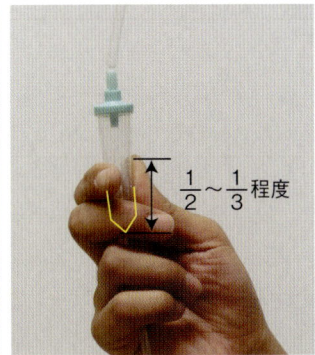

図5　チャンバー内に液を満たします

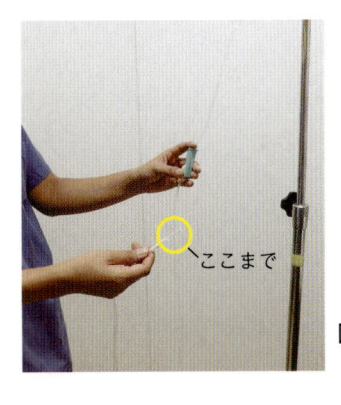

図6　輸液回路の先端まで液を満たします

し開放するとうまくエアーを抜くことができます.
* 小さい気泡を作らないためには回路を満たす際に途中で振動を与えたりせずスムーズに流し,三方活栓など乱流が起きやすい部分ではゆっくりと流す方がうまくいきます.これはCHDF回路などを組み立てる時も同様です.

2 駆血

穿刺部位より5～10cm中枢側に駆血帯をします(Ⅱ-§1-3「静脈採血の準備」,図4,5,p53).

3 消毒

穿刺をしようとする部位を中心に,中から外に向かって消毒します(Ⅱ-§1-3,p55,Ⅲ-§4-1,p157).

4 刺入

1) 翼状針の場合
基本的には末梢静脈注射の刺入と同様です.

右手の環指と小指でチューブの途中を折って手掌の中に包み込んでおき,刺入したところで離して血液の逆流を見る方法(Ⅱ-§2-1,図22,p85)や,片方の手で刺入部を固定したまま,輸液セットのゴム管の部分を押して逆流をみる方法もあります.

2) 留置針の場合
* 駆血帯を巻く前に留置針の滅菌パックを開けます.プラスチックに入っている場合は,蓋をねじって外しておきます.1人で輸液回路の接続と固定を行う場合には,あらかじめ輸液回路接続部のキャップを緩めておくと,片手で外してそのまま接続できます.先にキャップを外しておく方法もありますが,接続部が何かに触れると不潔になるので,処置用トレイなどのふちに立て掛けるように置いたり,点滴スタンドに吊しておくなどの工夫が必要となります.また,透明ドレッシング材は外袋から取り出して,その他の固定用テープはすぐに貼れるように必要な長さに切っておきます.透明ドレッシング材は種類が豊富なため,あらかじめ貼り方の確認をしておくことが必要です.
① 翼状針のときと同様に片方の母指で,皮膚を軽く末梢側に引きます(図7).
② 10～20°の角度で刺入します(図8).
* 持ち方はいろいろな方法がありますが,その1つは母指と中指で留置針を持ち,示指を針基に当てる方法です.
③ 血液の逆流を確認します(図9a,b).
* 留置針が血管内に入ると留置針の針基(手元に近い方)に逆流がみられます.
④ 逆流確認後,刺入角度をやや小さくします(図10).
* 留置針の構造上,内針のカット面はカテーテルよりも先

※手技を見やすくするために手袋は外して撮影しています

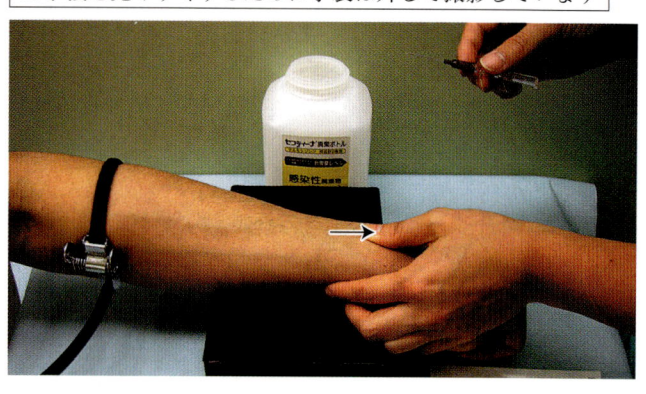

図7　皮膚を軽く末梢側に引きます

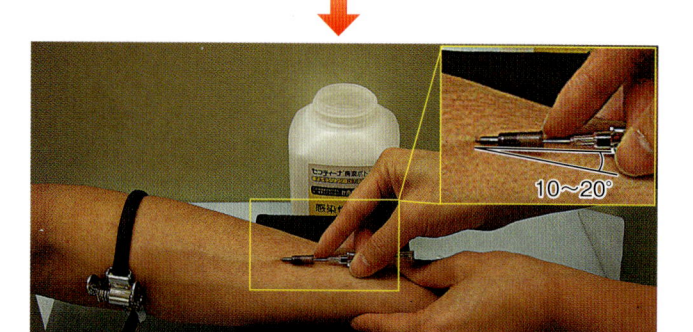

図8　10～20°の角度で刺入します

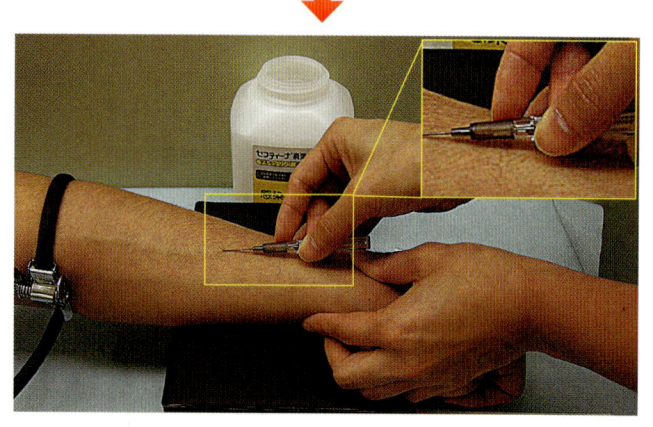

図9a　留置針が血管内に入ると留置針の針基(手元に近い方)に逆流がみられます

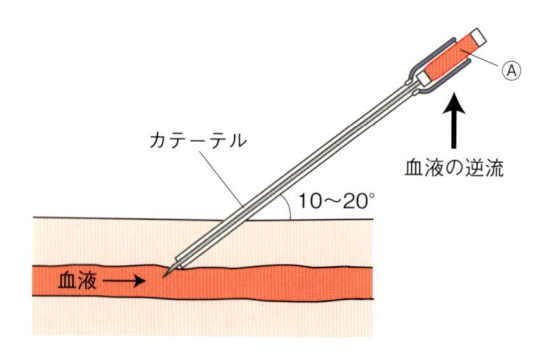

図9b　血液が内針のカット面(金属の部分)に入ると静脈圧により,内針のプラスチック④の部分へ血液が入ってきます.この血液の逆流をフラッシュバックといいます
※この状態ではカテーテルはまだ血管内に入っていません

に出ています．フラッシュバックタイプはそのカット面が血管内に挿入されると，留置針の針元（手元に近い方）に血液逆流がみられるのが特徴です．ただしカテーテルが血管内に入っていなくても逆流がみられるというデメリットがあるので，カテーテルが血管内に挿入されるまで針全体を数mm進めます．刺入角度を小さくするのは，静脈の走行に沿わせて留置針を進めるためで，最初の刺入角度のまま針を進めると，血管を貫通してしまうことがあるからです（Ⅱ-§3-3，図4，p137）．

* 内針だけ血管内に入り，カテーテルは血管内に入っていない状態でカテーテルだけを進めようとすると抵抗を感じます．そのまま無理にカテーテルを進めると失敗の原因となります．

* **片方の母指は刺入時のまま，軽く末梢側に引いたままにします**．引いた手を緩めると，血管が蛇行している場合には留置針が先に進まなかったり，皮膚と共に血管が逃げて針が抜けてしまう可能性があります．また強く引きすぎるとかえって血管が押し潰された状態になってしまい，静脈が見えづらく針が進みにくいことがあります．

⑤ 母指と中指で針基が動かないように固定し，留置針を持っているほうの示指で，カテーテル（外筒）だけをゆっくり進めます（図11）（示指の動作は，カテーテルを指で軽く弾くようなイメージです）．

> **memo**　〈カテーテルの進め方〉
> カテーテルを進める方法には，別の方法もあります．左手を離さず，右手だけで進める本文中の方法以外に，刺入後内針を少し引き戻してからカテーテルを進めるやり方もあります．この場合，初めの刺入を少し深めにしておいて，右手で内針だけを少し引き戻してから，カテーテルと内針と共に右手で根元まで入れます．ですから，内針がカテーテルから出ていると，血管壁を傷つけることがあります（下図）．
> また刺入している右手を固定したままにし，皮膚を末梢側に引いている左手を離して，左手でカテーテルを根元まで進める方法もあります（図12）．この方法は，左手を離した際に皮膚だけでなく，静脈も中枢側に戻ってしまい，カテーテルが抜けてしまうことに注意が必要です．

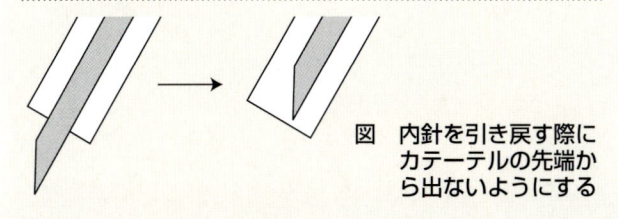

図　内針を引き戻す際にカテーテルの先端から出ないようにする

⑥ カテーテルを根元まで押し進めたら，静かに駆血帯を外します．

* 途中で内針を抜いて，再度挿入することは避けます．カテーテルはテフロンなどでできており，内針はステンレスの針です．再挿入をすることでテフロンの途中を損傷または穿通したり，血管を損傷させる可能性があります．

⑦ 皮膚の上からカテーテル先端と思われる部分の5 mm程中枢側を圧迫して，内針を抜きます（図13，14）．

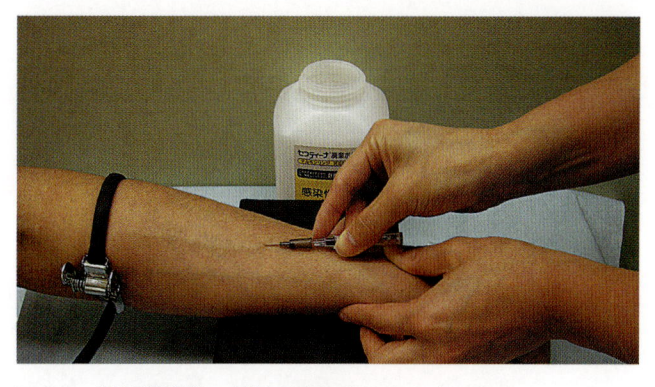

図10　逆流確認後，刺入角度をやや小さくします

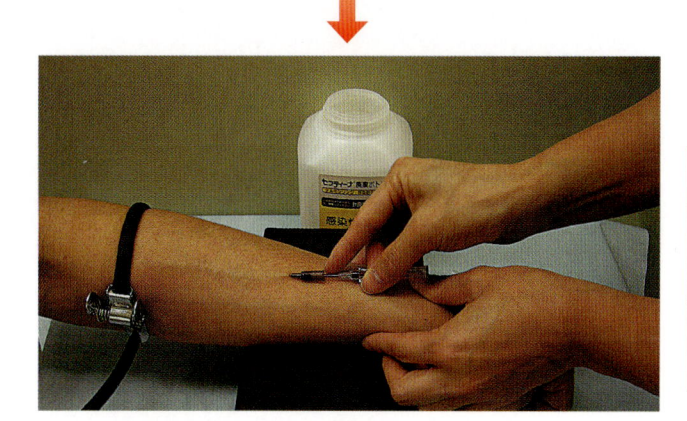

図11　外筒だけをゆっくり進めます

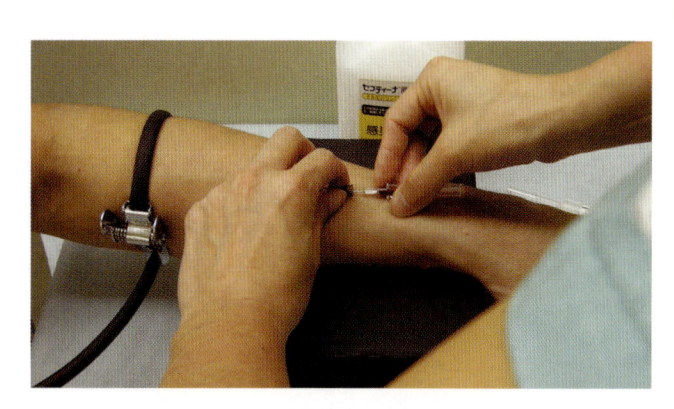

図12　左手でカテーテルを根元まで進める方法

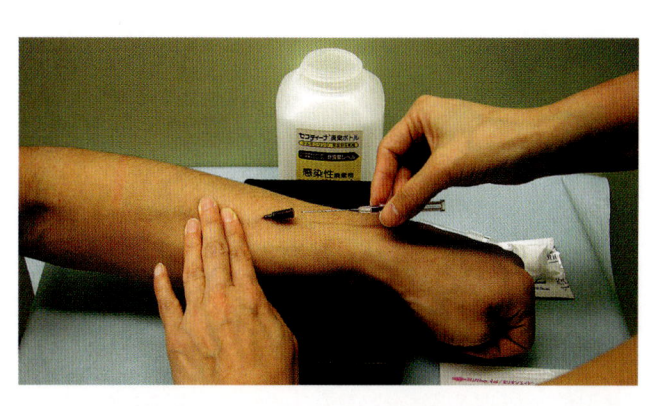

図13　針先と思われる部分を中指・示指で圧迫して，カテーテルが抜けないようにゆっくりと内針を抜きます．圧迫と同時に，カテーテルのハブを示指などで押さえる方法もあります

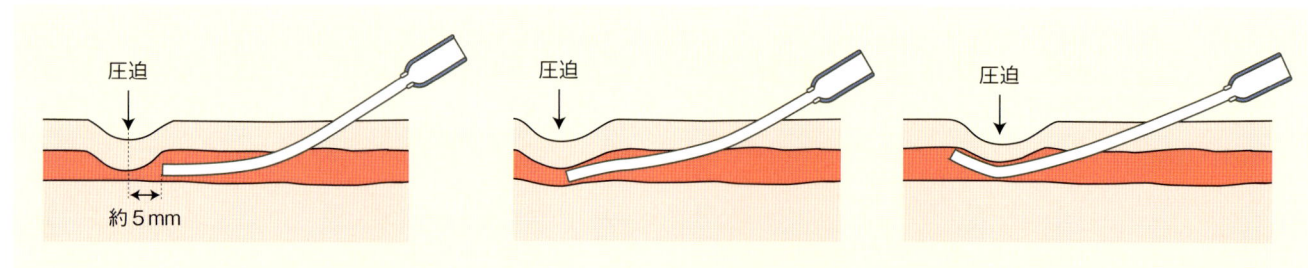

図14a　内針抜針時に押さえる部位のイメージ図

図14b　カテーテル先端真上（左）やカテーテルの途中（右）を圧迫すると血管やカテーテルが損傷する恐れがあります

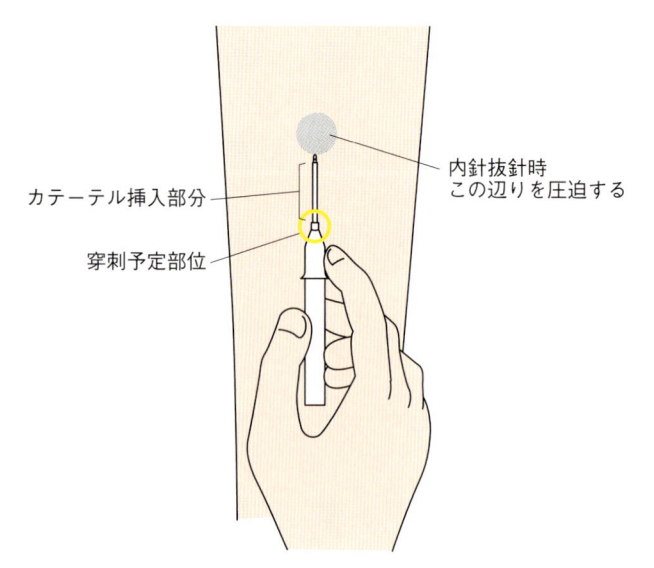

図15　内針抜針時圧迫部位のイメージの方法
留置針を不潔にしないように注意します

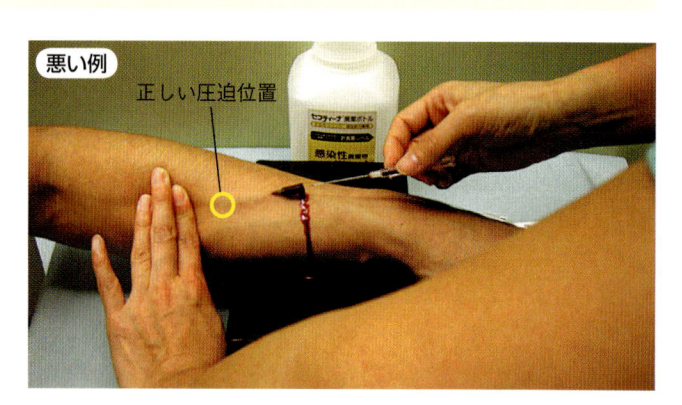

図16　正しく圧迫していないと血液がカテーテルから流出してきます

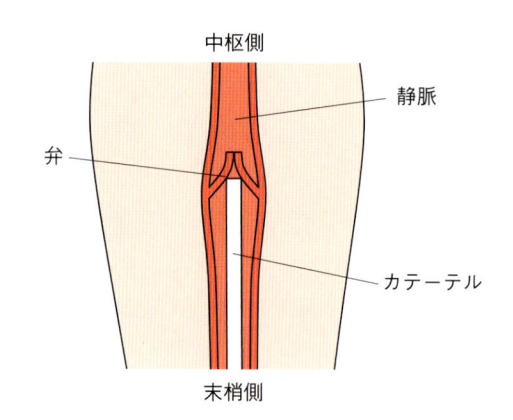

図17　カテーテル先端が静脈の弁に当たっている場合

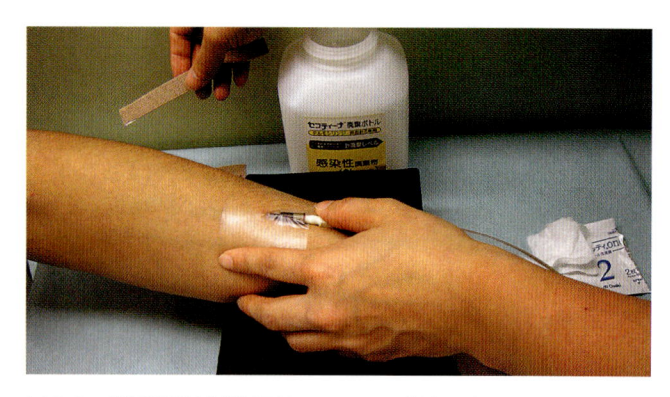

図18　半透過性滅菌透明ドレッシング材を貼付します

* 針先と思われる部分は，留置針のサイズによって変わります．例えば24Gより18Gの方がカテーテルは長くなります．カテーテルの長さを確認し，刺入部からカテーテルの先端をイメージします．例えば，穿刺直前に皮膚に接触させて不潔にならないように注意しながら，留置針を穿刺予定部位に血管に沿わせて当てるとイメージしやすいです（図15）．
* 正しく圧迫していないと血液がカテーテルから流出してきます（図16）．これは圧迫する場所が悪いためであって，圧迫の力が弱いからではありません．
* 点滴を滴下したとき刺入部周辺の腫れなどがないのに滴下が悪いときは，静脈の弁に当たっている可能性があります（図17）．1～2mmくらいカテーテル（外筒）を抜くと改善します．
* 静脈確保を行う位置はできるだけ末梢側から行います．中枢側で失敗してから末梢側の静脈を穿刺すると，中枢側の失敗した所で薬液が漏れてしまうからです．

5　固定

　固定方法はいろいろありますが，CDC（米国疾病管理予防センター）のガイドラインによると，感染防止の観点から，カテーテルのドレッシングは滅菌ガーゼまたは半透過性滅菌透明ドレッシング材を使用することを推奨しています．

① 半透過性滅菌透明ドレッシング材を，刺入部を中心にして貼付します（図18）．

よい例

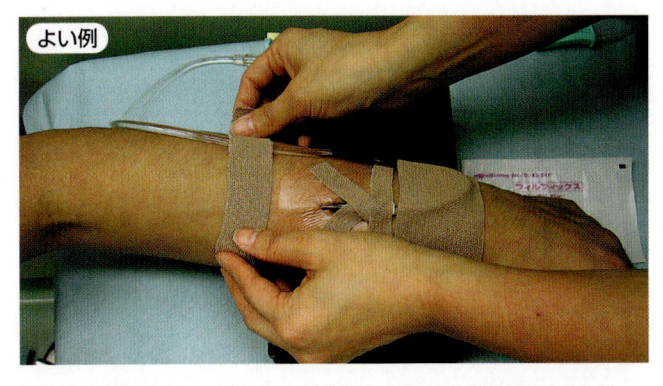

図19 輸液チューブをループ状にしてテープで固定します

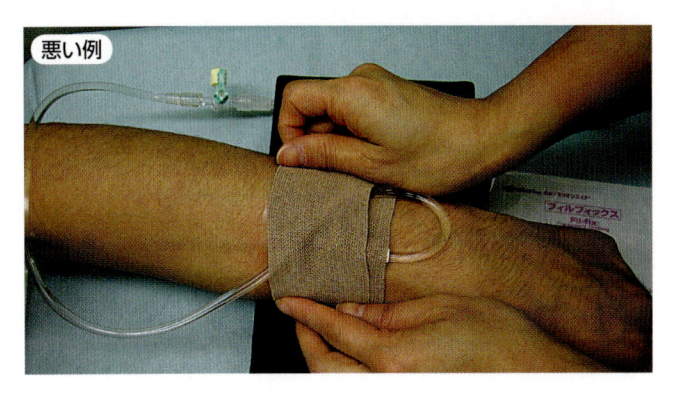

悪い例

図20 不透明なテープを貼ってしまうと刺入部の観察ができなくなります

② 輸液チューブをループ状にして，テープで固定します．ループを作るのは，輸液回路が万が一引っ張られたときに直接刺入部に力が働いて抜けてしまう事故を防ぐためです（図19）．

* 刺入部の真上にループをするのは避けます．刺入部の観察ができなくなることと，静脈の血流を妨げ薬液の流れが悪くなるからです．
* 透明ドレッシングの上から不透明なテープを貼ってしまうと刺入部の観察ができなくなります（図20）．
* ループの先端が出ていると，そこに何かが引っかかり，点滴が抜けてしまう危険性があります．

6 滴下調整

器械による調節では，輸液ポンプの取扱説明書に従いセッティングを行います．

医療者の手で調節する（手動／自然滴下）ときは，使用する輸液回路によって計算式が異なります（1 mLあたりの滴数が異なります．輸液回路が入っている袋に表示されています）．

（※この項の参考文献はp45参照）

[計算式]

$$\frac{予定輸液量(mL) \times 輸液回路の滴数(1\,mLあたりの滴数)}{予定輸液時間 \times 60分} = 滴下数／分$$

[例] 500 mLの輸液を3時間で滴下したいとき
（成人用輸液回路20滴／mL使用の場合）

$$\frac{500\,(mL) \times 1\,(滴／mL)}{3時間 \times 3} = 55.6滴／分 = 約56滴／分$$

1時間当たりの輸液量

つまり20滴／mLの回路では，この部分は常に変わらないので，1時間当たりの輸液量を1/3にすればいいのです．微量用回路（60滴／mL）では，1時間当たりの輸液量がそのまま1分当たりの滴下数と同じ値になります

★ **輸液・輸血回路の滴数規格変更について**

輸液・輸血回路は以前，1 mLあたりの滴数が数種類ありましたが，安全対策上の理由から厚生労働省の告知により，国際規格であるISO規格との整合を図り，日本工業規格として20滴／mLと60滴／mLの2種類に統一されました（2009年4月1日から完全移行）．

7 側管注入（IV／ワンショットと呼ばれています）

三方活栓の箇所から薬液を注入する静脈内注射です．

三方活栓にはコックあるいはハンドルと呼ばれているものが付いていて，その方向を変えることによって，薬液の流れる方向が変わります．メーカーによってコック／ハンドルの方向が違うので注意が必要です（図21）（詳細はⅢ-§4-9，図9，p209）．

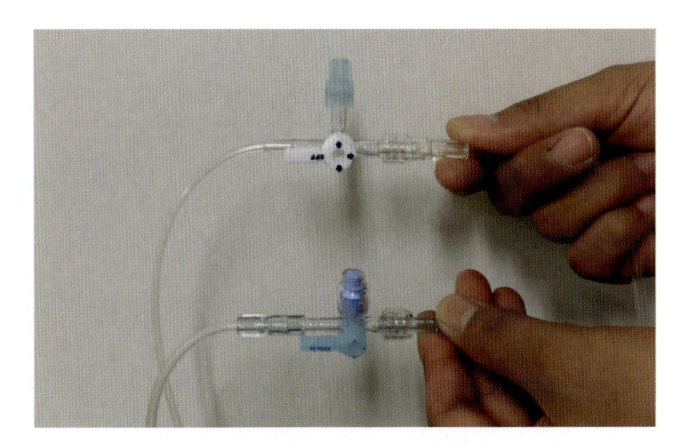

図21　上：従来の三方活栓
　　　下：クローズドシステム（閉鎖式輸液回路）

ポイント　2，3回失敗した場合は，他の人と交代するか，少し時間をおいて再度行いましょう．目先が変わることでうまくいくときがあります

Column

● 血管確保は三次元的に考えよう
(菅野敬之)

　血管確保を行う場合,「体の表面での血管走行」の分析, いわば"二次元的"分析を行ってから穿刺します. しかし, 実際の血管は体表を立体的に走行しているため, その点にも考慮した"三次元的"分析が必要です. 実例で説明しましょう.

　図1-1Aの▶に囲まれた部位の血管は, "二次元的"には太くてよく見え, かつ手関節にかからないところで合流しているため, 穿刺には理想的に見えます (図1-1B). ところがこの血管を側面から見てみると,「穿刺に最適」と思っていた部位から血管が浮き上がり始めることがわかります (図1-2C).「上り坂に飛行機が着陸するような状況」となるため, 静脈留置針を皮膚に押しつけるほど寝かさないと, 血管を貫通してしまう可能性があります (図1-2D).

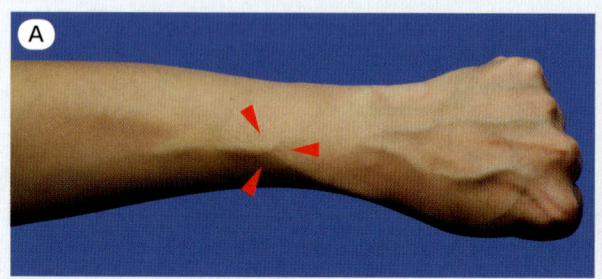

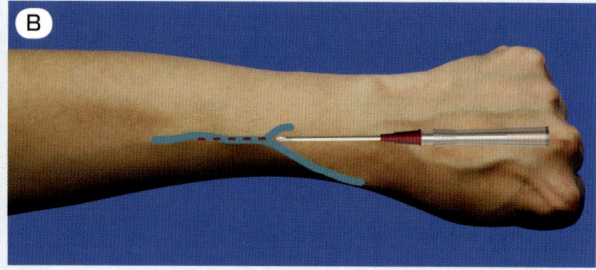

図1-1 "二次元的"には穿刺に理想的な血管～その1：平面図
A) 全体的に静脈が太く穿刺が容易ですが, ▶に囲まれたところは血管が合流しているため, 特に穿刺しやすそうです
B) 血管を水色でトレースした"二次元的"模式図です. A)で▶に囲まれたところから穿刺した場合, B)のようになりますが, 平面的には問題なさそうにみえます

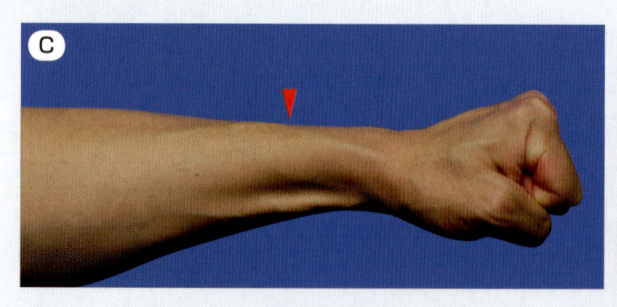

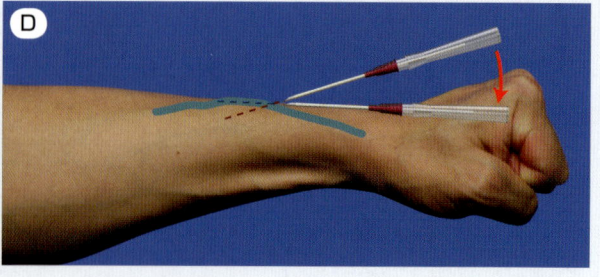

図1-2 "二次元的"には穿刺に理想的な血管～その1：側面図
C) ▶で示した箇所が, A)・B)で示した穿刺部位です. 側面から見ると, ここから近位側にかけて, 血管が浮き上がるように走行し始めることがわかります
D) C)で示した箇所から穿刺する場合, 留置針を皮膚に押しつけるぐらい寝かさないと, 血管を貫通してしまうことがわかります

§2-2 末梢静脈路確保の実際

　図2-1Aの血管も"二次元的"には「太くてよく見える」血管であり，手関節にかからないところに合流部があるため，穿刺には理想的に見えます（図2-1B）．ところがこの血管を側面から見てみると，「穿刺に最適」と思っていた部位の延長線上に，隆起した尺骨の茎状突起があることがわかります（図2-2C）．このため，穿刺後血管の走行に針を沿わせようと針を寝かせると，尺骨の手関節部の突起に針が当たってしまいます（図2-2D）．

　このように，"二次元的"には理想的に見える血管も，"三次元的"に考えると支障が生じる場合があります．このため，穿刺後に血管の走行に沿わせるように針を寝かせた際に，無理がないか，体のどこかにぶつからないかを検討する必要があります．

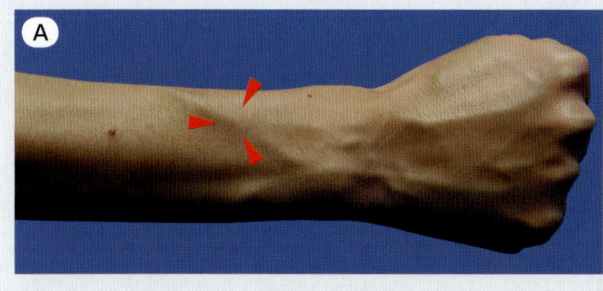

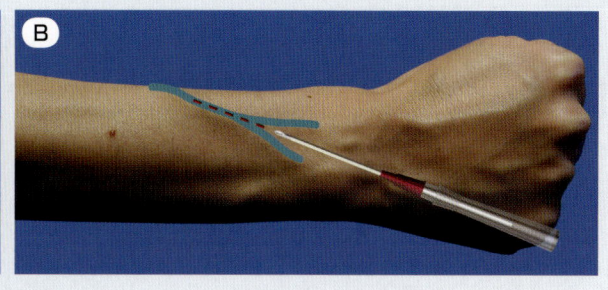

図2-1　"二次元的"には穿刺に理想的な血管〜その2：平面図
A）全体的に静脈が太く穿刺が容易ですが，▶に囲まれたところは血管が合流しているため，特に穿刺しやすそうです
B）血管を水色でトレースした"二次元的"模式図です．図2-1で▶に囲まれたところから穿刺した場合，図2-2のようになりますが，平面的に問題なさそうにみえます

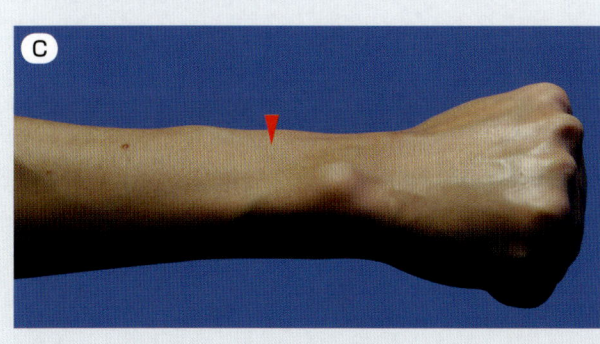

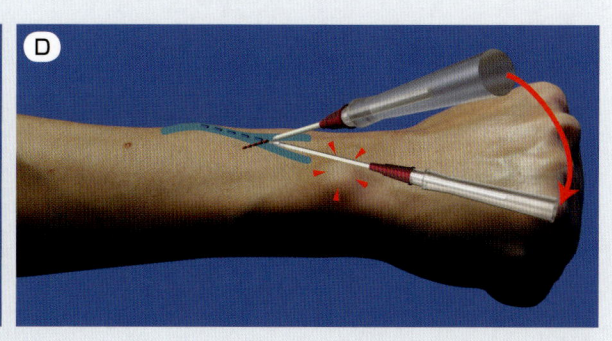

図2-2　"二次元的"には穿刺に理想的な血管〜その2：側面図
C）▶で示した箇所が，A）・B）で示した穿刺部位です．側面から見ると，延長線上に尺骨の茎状突起があり，かなり隆起していることがわかります
D）C）で示した箇所から穿刺する場合，留置針を寝かせようとすると，尺骨の茎状突起（▶で囲った部位）に当たってしまうことがわかります

2-3 中心静脈確保

PART II 実践編 §2 注射の実際

寺田泰蔵

> *中心静脈確保は中心静脈圧測定，中心静脈栄養，循環作動薬の投与，末梢静脈確保困難時の輸液路の確保などを目的に行われます．またこの手技を用いて肺動脈カテーテル，一時ペーシングワイヤー，血液浄化のためのブラッドアクセスや経皮的体外循環のためのカニューレなどの挿入も行われるため重要な基本手技といえます．相対的な禁忌としては，刺入部の異常（変形，感染，熱傷など），血管の病変（血管炎，外傷，放射線照射など），凝固障害〈memo ❶〉，安静が維持できない状態，指導者がいない状況での熟練していない術者の施行などがあげられます．

1 準備

1）カテーテルの準備

カテーテル内腔をあらかじめヘパリン加生理食塩水（ヘパロック®）で満たしておきます．マルチルーメンカテーテルの場合，ガイドワイヤーを通すdistal lumen以外は付属の三方活栓のフタで覆い，空気塞栓や血液の逆流を予防します〈memo ❷〉．

2）器具のチェック（図1）

以下の物品を準備し，清潔野に使用する順番に並べておくとよいでしょう．

- ☐ 消毒薬〔クロルヘキシジン（ヒビテン®），ポビドンヨード（イソジン®）など〕
- ☐ 綿球
- ☐ 穴開き覆布
- ☐ ガーゼ
- ☐ 局所麻酔：5 mL注射器，18G注射針，23G注射針，局所麻酔用1％リドカイン（キシロカイン®）
- ☐ 試験穿刺：2.5 mL注射器（23G針つき）
- ☐ 中心静脈カテーテルキット
- ☐（キットに同包されていない場合，11番ブレードのメス，持針器，鈎付きピンセット，2-0絹糸，縫合針，テガダーム等の被覆材）
- ☐ ヘパリン加生理食塩水を入れた注射器

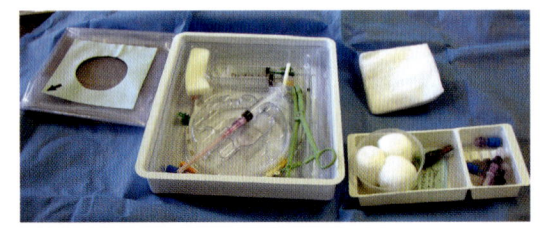

図1　中心静脈カテーテルキット

2 場所の選定

代表的な穿刺場所について表1のような利点，欠点があります．これらを勘案して穿刺部位を決定します．

3 消毒

かみそりによる剃毛は，皮膚に微細な傷を作り感染の頻度を上昇させるため**勧められていません**．挿入，固定の邪魔になる場合に限りバリカンか脱毛クリームで除毛をします．皮膚の消毒にはクロルヘキシジンがポビドンヨードに比較して感染の頻度が少ないため推奨されています．消毒は刺入部より外へ円を描くように広めに消毒を行います．また**高度バリアプレコーション**（清潔手袋，長袖の滅菌ガウン，マスク，帽子，大きな清潔覆布）を行うことが勧められます（緊急時など高度バリアプレコーションが行えない状況で挿入されたラインは早期に入れ替えが必要です）〈memo ❸〉．

---

memo ❶ 凝固能改善のエビデンス
凝固能障害について血小板数5万/μL以下でも出血性の合併症の頻度は増さず，施行前に補正を行うことはメリットに乏しいとの報告もありますが，慣行としては緊急時でない場合は血小板輸血や新鮮凍結血漿の投与による凝固能の改善の後に穿刺が行われています．

memo ❷ カテーテルからの感染予防
感染予防の観点からはカテーテルはポリウレタンもしくはシリコン製のカテーテルが勧められています．最近，感染予防目的に抗菌薬や銀，ヘパリンなどで加工されたカテーテルがありますが，これらは感染率を抑える効果（5％→3％）が示されており，5日以上の留置が予測される症例への適用が推奨されています．

memo ❸ 消毒の範囲
消毒の範囲については内頸静脈，鎖骨下静脈の場合は穿刺部位の変更も考慮して穿刺側の頸部から同側の鎖骨上窩，胸部は鎖骨中腺より5 cm程外側から乳頭より5 cm上方にわたる部分を消毒します．大腿静脈の場合鼠径靱帯から上下に10 cm程の範囲を消毒します．

表1 各穿刺部位の利点・欠点

手技	利点	欠点
内頸静脈穿刺	● 鎖骨下静脈穿刺より気胸などの合併症が少ない ● 出血の発見と対処が行いやすい ● 右内頸静脈の穿刺では上大静脈とほぼ直線でつながっているためカテーテルの迷入が少ない	● 鎖骨下静脈穿刺と比べわずかに成功率が下がる ● カテーテルの固定がやや難しい
鎖骨下静脈穿刺	● 感染予防の観点からは最も勧められる刺入部位 ● 固定性がよく邪魔になりにくい	● 気胸などの合併症頻度が高い（特に循環血液量減少性ショックの際）
大腿静脈穿刺	● 出血傾向のある患者において最も安全に穿刺できる ● 止血が容易である ● 気胸の合併がない	● 刺入部を清潔に保つことが難しい ● 血栓形成の危険が高い

4 刺入

1）内頸静脈穿刺

可能ならば15～30°のトレンデレンブルグ位をとることで内頸静脈は怒張し刺入が容易になり，空気塞栓のリスクも減らすことができます．また顔は穿刺側と反対側に向け（45°くらい）軽く頭部を後屈（首の短い人の場合は薄めの肩枕を入れる）しておくことで穿刺が容易になります．

左手示指～中指（環指）で内頸動脈を軽く触知しながらその外側に走行する内頸静脈をイメージします（この際あまり強く頸部を押さえると内頸静脈は押しつぶされたり刺激で収縮し穿刺が行いにくくなります）．また，症例によっては内頸静脈の拍動が視診で直接観察される場合もあり，刺入の参考となります．

刺入点の体表面上の目安は胸鎖乳突筋の鎖骨付着部と胸骨付着部間の鎖骨を底辺として頭側に延びる胸鎖乳突筋がつくる三角形の頂点付近です（図2）．1％リドカインによる局所麻酔の後に刺入を行いますが，針を進める方向は，動脈穿刺を避けるため前述のように内頸動脈を左手指で触れながら，頸動脈の走行より少し外側方向（同側の乳頭の方向）に皮膚に対し30～45°の角度でシリンジに軽く陰圧をかけながら刺入します．必要であれば細い針（23G針付き2.5mL注射器）で試験穿刺の後に本穿刺を行います．通常1～3cm程度で血液の逆流が得られますので，この距離で逆流がない場合は再度刺入点や刺入方向を検討します．3回の試みで穿刺不能な場合は術者の交代，エコーガイド下の穿刺，穿刺部位の変更を考えます．

2）鎖骨下静脈穿刺

鎖骨下静脈の場合，トレンデレンブルグ位をとっても静脈径の拡大は得られないため水平位で穿刺される場合が多いです（トレンデレンブルグ位で空気塞栓のリスクは減らすことができます）．頭位も正中位を取り，上肢は体幹につけるようにします．

左手示指を胸骨上切痕に，母指を鎖骨の中央に置き，刺入部位と方向の目安とします．1％リドカインによる局所麻酔の後に刺入を行いますが，刺入点は鎖骨の中央～内側3分の1の位置で鎖骨下縁より約1cm尾側より行います（図3）．針を進める方向は胸骨上切痕に向け，鎖骨の裏面をなぞるようにし，シリンジに軽く陰圧をかけながら刺入します．通常3～4cm程度で血液の逆流が得られますので，この距離で逆流がない場合は再度刺入点や方向を検討します．3回の試みで穿刺不能な場合は術者の交代，穿刺部位の変更を考えます．

3）大腿静脈穿刺

大腿静脈穿刺の場合，鼠径靭帯より2横指下で左手示指～中指（環指）で大腿動脈を軽く触知しながらその内側に走行する大腿静脈をイメージします．1％リドカインによる局所麻酔の後に刺入を行いますが，針を進める方向は，動脈穿刺を避けるため前述のように大腿動脈を左手指で触れながら大腿動脈の1横指内側より皮膚に対し45°の角度

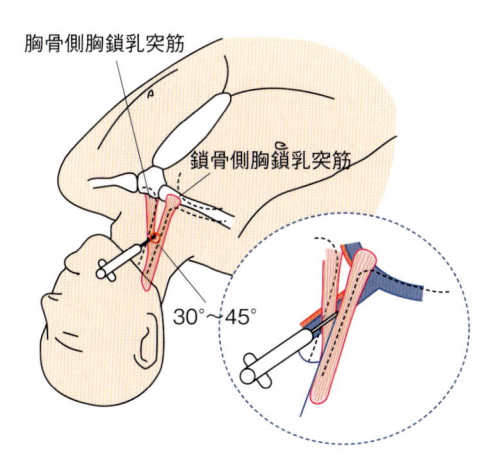

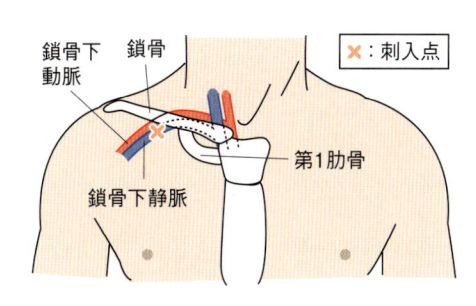

図2　内頸静脈穿刺

図3　鎖骨下静脈穿刺

図4　大腿静脈穿刺

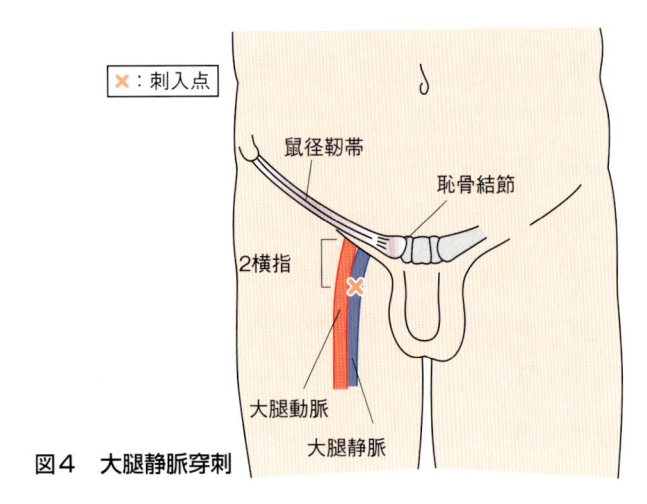

で，プランジャーを引くことによりシリンジに軽く陰圧をかけながら刺入します．必要であれば細い針（23G針付き2.5 mL注射器）で試験穿刺の後に本穿刺を行います．通常1～3 cm程度で血液の逆流が得られますので，この距離で逆流がない場合は再度刺入点や方向を検討します．3回の試みで穿刺不能な場合は術者の交代，エコーガイド下の穿刺，穿刺部位の変更を考えます（図4）．

5　カテーテル留置の手順

以下，右内頸静脈穿刺を例にカテーテルの留置の手順を示します．

① 必要な体位をとり心電図などのモニターを行います．この際意識のある患者の場合は事前に手技の説明を行い協力を依頼します．また気管挿管，人工呼吸中の患者の場合，チューブ，人工呼吸回路を穿刺の邪魔にならないように取り回すと同時に**回路の外れにも注意します**．

② ポビドンヨード，クロルヘキシジンなどの消毒薬で，刺入部を中心に広く消毒を行った後に穴開き覆布で覆います（図5 A）．

③ 刺入部とその近傍を1％リドカインで局所麻酔します（図5 B）．

④ 試験穿刺用注射器でシリンジに軽い陰圧をかけながら試験穿刺を行い（図5 C），暗赤色の静脈血が得られたら刺入角，深さを記憶しておきます〈memo ❹〉．

⑤ キット内の本穿刺用の針と注射器で，試験穿刺と同じ刺入部，刺入角で本穿刺を行い，静脈血が逆流したところで針を動かないようにしっかり保持，固定します（図5 D）．

⑥ 穿刺した針を通してガイドワイヤーを進めていきますが，穿刺が正しければ抵抗なく進めることができます．進める長さは15～20 cmで十分であり，進めすぎて心室に達すると不整脈が誘発される場合があり，その際はガイドワイヤーを少し戻します．ガイドワイヤーが留置できたら

> **memo**　〈❹ 静脈血のチェック〉
> 色調のみで静脈穿刺と確信がもてない場合は，得られた血液を血液ガス分析してみるのも一法です．

図5　内頸静脈穿刺による中心静脈カテーテル留置

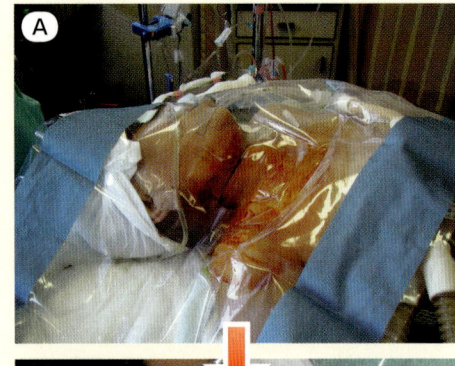

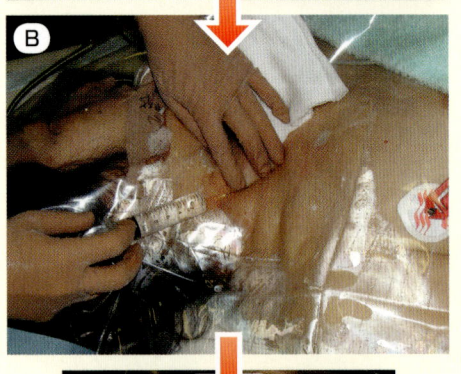

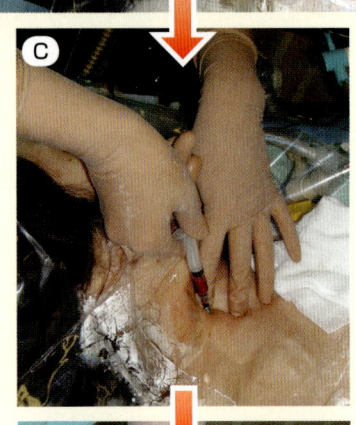

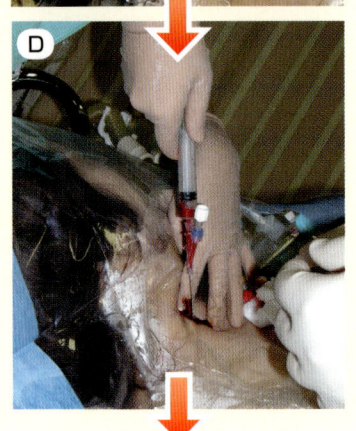

［続く］

本穿刺針をワイヤーに添わせるように抜きます（図5 E），〈memo ❺❻〉．

⑦ ガイドワイヤーのみ留置されている状態になったら今度はダイレーターを入れるために刺入部の皮膚に11番のメスで小さな切れ込みを入れます．この際ガイドワイヤーにメスの背を添わせるように数ミリ切れ込みを入れます（図5 F），〈memo ❼〉．

図5 内頸静脈穿刺による中心静脈カテーテル留置（続き）

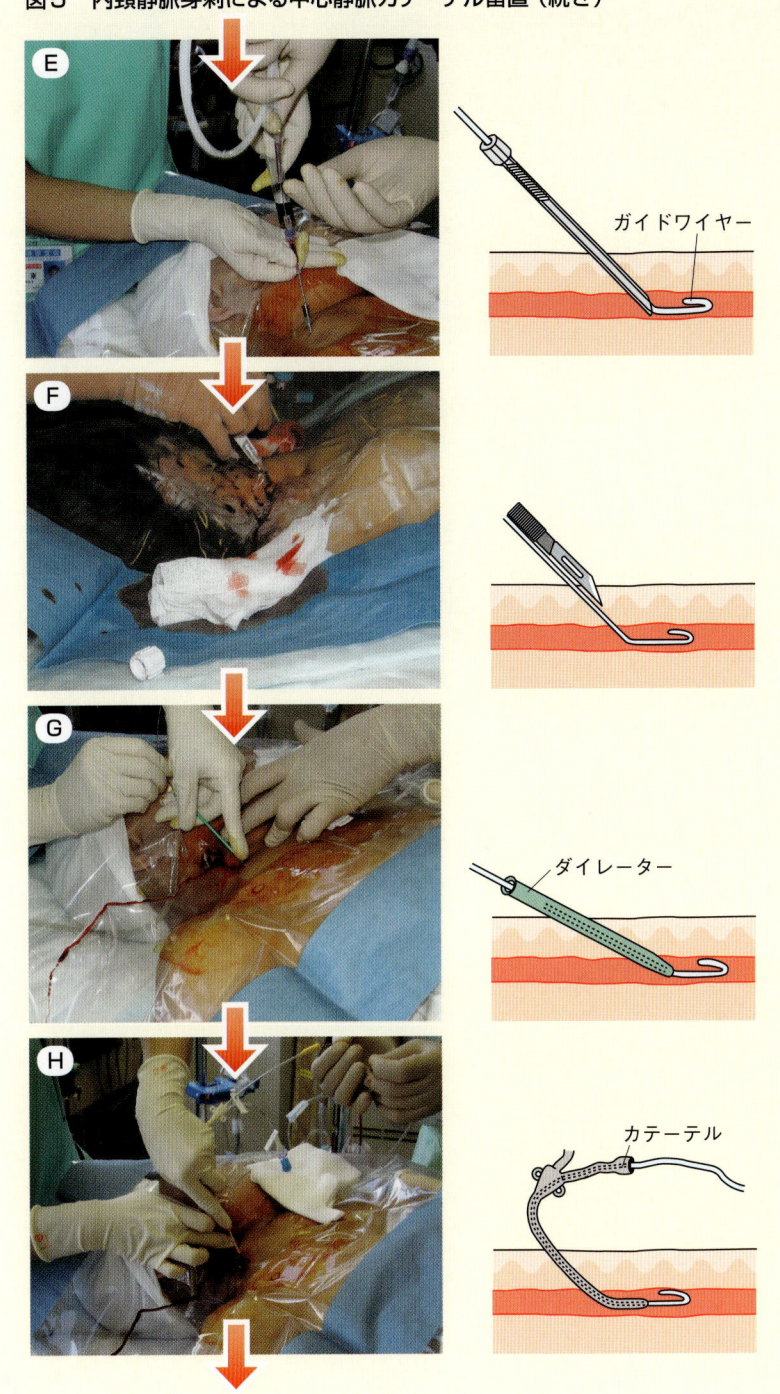

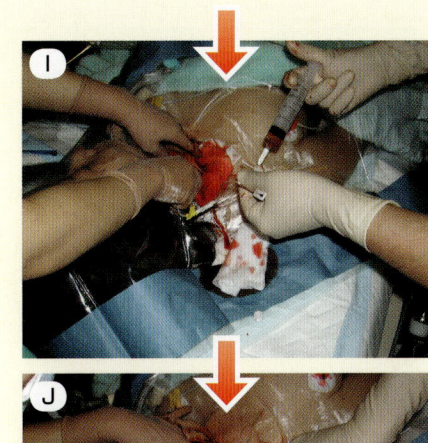

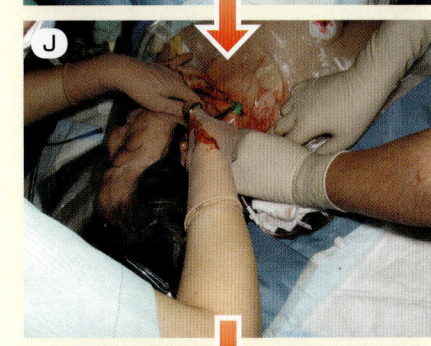

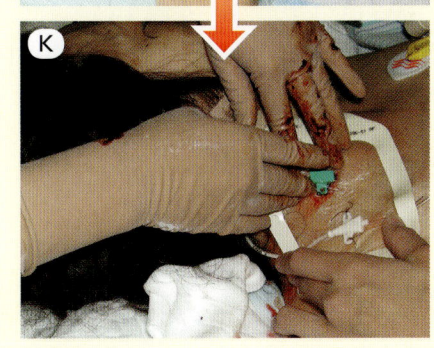

ガイドワイヤー

ダイレーター

カテーテル

⑧ ダイレーターをガイドワイヤーに通し進めます．皮膚を通すときに少し回転させながら通すとよい場合があります．スムーズに進められた後に抜きます（図5G）．
⑨ カテーテルをガイドワイヤーに通し，添わせるように進め留置します（図5H）．成人では深さは通常15cm内外で上大静脈内に先端が位置するように留置できます．身長よりカテーテルの留置の適正な深さを予測する計算式が考案されています（表2，図6）．
⑩ カテーテルの位置がずれないようにしながらガイドワイヤーを引き抜きます．この際空気塞栓を起こさないためにガイドワイヤー抜去後速やかに，指や付属のクレンメ

memo 〈❺ 抵抗がある場合は無理に進めない〉

抵抗がある場合は無理に進めず，ガイドワイヤーを戻し，再度血液の戻りを確認し針先が血管内にあることを確認したうえで再挿入します．ガイドワイヤーを引き戻す際は軽い力でゆっくり引き戻します．抵抗がある場合は無理に引くと針先でワイヤーを切断する危険性があるため絶対にそれ以上引っ張ってはなりません．その際は針ごと一緒に引き抜き再度穿刺を行います．

memo 〈❻ ガイドワイヤーの迷入防止策〉

鎖骨下静脈穿刺ではガイドワイヤーを進める際に，穿刺側の肩を頭側に引き上げる（肩をすくめるような形をとる）ことや，顔を穿刺側へと向け頸部を軽度屈曲させることなどにより内頸静脈への迷入を防ぐ助けになる場合があります．

memo 〈❼ 皮切不用の中心静脈留置セット〉

最近の中心静脈留置セットにはこの操作なしにダイレーターを刺入できるものもあります．

表2 身長，穿刺部位による中心静脈カテーテルの深さの推定

穿刺部位	予測式	上大静脈に留置される確率	右房内に留置される確率
右鎖骨下穿刺	（身長/10）−2 cm	96%	4%
左鎖骨下穿刺	（身長/10）＋2 cm	97%	2%
右内頸静脈穿刺	身長/10	90%	10%
左内頸静脈穿刺	（身長/10）＋4 cm	94%	5%

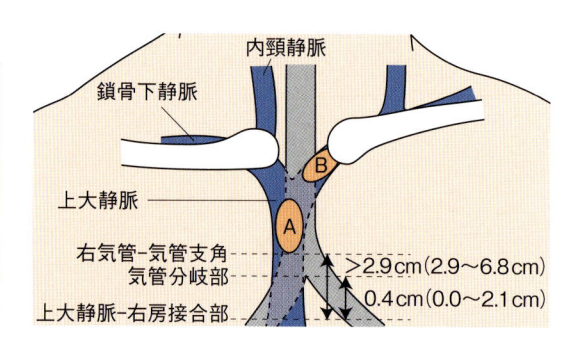

図6　中心静脈カテーテル先端適性位置
A：右側からの先端の適正位置　B：左側からの先端適正位置

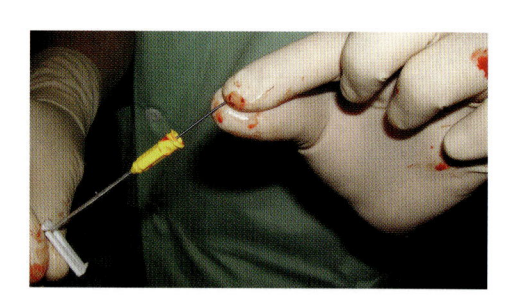

図7　ガイドワイヤー後端部の把持

があればそれでカテーテル入口部を塞ぎ，**大気開放させないように注意します．**

⑪ カテーテルにヘパリン加生理食塩水の入った注射器を接続し，血液の逆流の確認とカテーテル内の空気を抜いた後にヘパリン加生理食塩水をフラッシュします（図5 I）．

★ 固定

⑫ 縫合糸にて皮膚と固定を行う必要がありますが，多くのカテーテルには簡単に固定が行える留め具が付属しています．通常はこれを用いて固定を行います（図5 J），〈memo ❽〉．

⑬ 固定の後に消毒を行い，被覆材で刺入部を被覆します．出血がある場合はガーゼでいったん被覆し，止血を待ちます．止血後はガーゼドレッシング（週2～3回の交換），フィルム型ドレッシング（週1回の交換）いずれも勧められています（図5 K）．

★ 注意点とチェック

固定の後に体位を戻し位置確認と気胸などの合併症の評価のため胸部の聴診，胸部単純写真の撮影を行います．確認の後に輸液ラインや圧測定ラインをしっかりと接続します．

カテーテル，ダイレーターなどの挿入の際，ガイドワイヤーは必ず後端部を把持して行います（図7）．カテーテル内にワイヤーがある状態で挿入すると，ガイドワイヤーを一緒に血管内に押し込んでしまい血管内異物となってしまう恐れがあります．

〈memo ❽ 縫合糸を用いたカテーテルの固定〉
縫合糸を用いたカテーテルの固定は事故抜去を予防するため慣行として行われていますが，感染源となることが示されています．広く用いられてはいませんが縫合糸を用いない固定具も存在します．

6 合併症

穿刺にまつわる多くの合併症の発生は，注意深く手技を施行することにより最少に抑えられますが，盲目的な穿刺を行う以上どのような熟練者においても皆無にすることはできません．このためエコーガイド下の穿刺が勧められます．（Ⅲ-§2-1，p150）

1）すべての穿刺部位に起こりうる合併症
- 空気塞栓　● 動脈穿刺　● 心タンポナーデ
- 動静脈瘻　● 血栓形成　● 静脈閉塞　● 血腫・敗血症
- 化膿性関節炎　● 化膿性骨髄炎　● 不整脈
- カテーテルの結び目形成　● カテーテルの迷入

2）鎖骨下，内頸静脈穿刺により起こりうる合併症
- 気胸　● 血胸　● 胸水貯留　● 縦隔血腫
- 血腫による気道閉塞　● 気管穿刺
- 横隔神経損傷　● 腕神経損傷　● 脳塞栓

3）大腿静脈穿刺に起こりうる合併症
- 腸管穿孔　● 膀胱穿孔　● 腸腰筋膿瘍

ポイント
1）穿刺の体位は非常に重要です．首を真横を向くようにひねりすぎたり下肢を内転や外転した状態や股関節が屈曲した状態での穿刺は，血管の解剖学的位置関係を損ね穿刺が大変難しくなります
2）動脈の拍動をよく触れようと指で強く押さえることは静脈を押しつぶす結果となり，せっかく穿刺ができていても血液の逆流が得られなくなります
3）一度穿刺できた場合においてもガイドワイヤーを進める際に穿刺針を動かしてしまい，せっかく穿刺できた静脈を外してしまう失敗も見受けられます．普段の末梢静脈からの採血の際などにも意識して注射針をずらさないように努力してみましょう

PART II 実践編　§2 注射の実際

2-4　PICCとミッドラインカテーテルの実際

寺田泰蔵

> * PICC (peripherally inserted central catheter) とは末梢静脈（前肘窩の橈側もしくは尺側皮静脈）より挿入される中心静脈カテーテルであり，ミッドラインカテーテル（midline catheter）とはPICCと同様の経路で8〜20 cm挿入される末梢静脈カテーテルです（図1）．いずれも挿入時の合併症が少なく，鎖骨下穿刺などで問題となる血胸，気胸などの致死的合併症も認めません．さらに感染率も低いため長期留置が可能であるため，本邦でも普及されつつあるカテーテルです．

1　準備

1）カテーテルの準備（図2）

清潔操作でTポート先端のキャップをはずし，ヘパリン加生理食塩水でカテーテルをフラッシュし，スタイレットに親水処理を施します．PICCは外圧に弱く切断されやすいため，取り扱い時には無理な力を加えないよう注意が必要です．フラッシュも10 mL以上のシリンジを用いて過度の

memo 〈推奨されるケースと留意点〉
PICCはCDCガイドラインにおいても，頻回かつ持続的なアクセスを必要とする患者に推奨されています．またミッドラインカテーテルの血流感染発生率は1,000カテーテル挿入日あたり0.8と低いため，通常の末梢静脈ラインでは72時間以上の留置が推奨されないのに対し，感染の徴候が認められるまで長期の留置が可能であることが示唆されています．欠点としてはカテーテルが肉厚なため内径が細く流量が得難いことや，素材が柔らかいため破断などの損傷に注意が必要なことです．

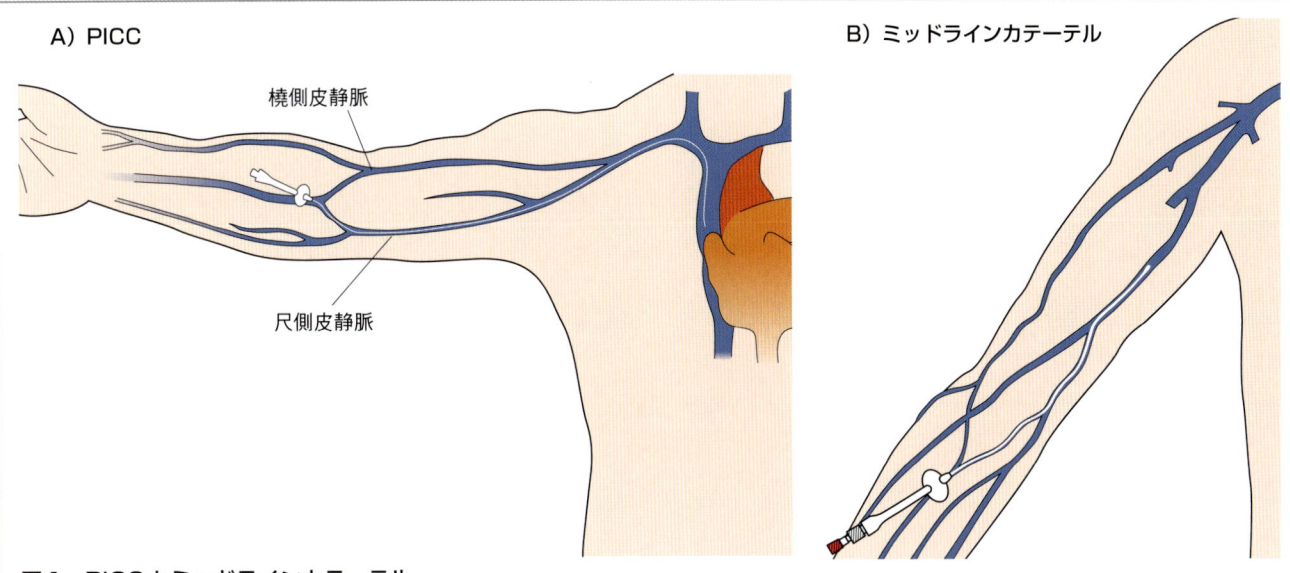

図1　PICCとミッドラインカテーテル
A) PICC：末梢静脈より中心静脈に留置される，B) ミッドラインカテーテル：通常の末梢静脈カテーテルより長いが，中心静脈には至らない

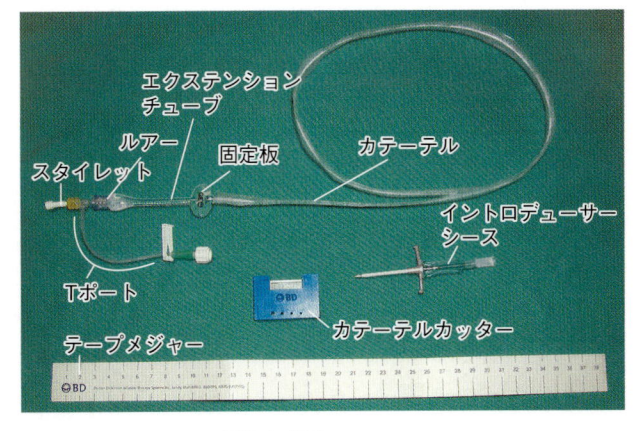

図2　カテーテルの部位と名称

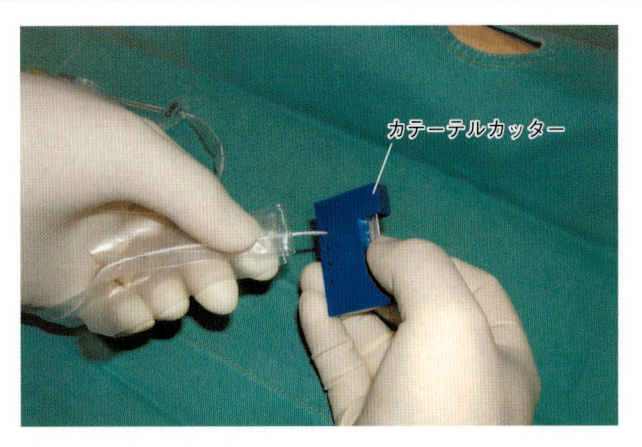

図3　カテーテルのカット
スタイレットを一緒にカットしないように注意しましょう

圧がかからないように注意しましょう．

次に計測してあらかじめ決めた長さでカテーテルをカットしますが（図3），この際**スタイレットは挿入の長さより5 mm短くなるように引き戻し，一緒にカットしないように注意します**．またカテーテル先端は鋭利にならないようにまっすぐカットします（カテーテルの先端でなく，挿入後に根本の方をカットする製品やカット不要の製品もあります）．

2）器具のチェック

- □ PICCキット（グローションカテーテル®など：PICC，イントロデューサーシース，テープメジャーが同包されている）（図2）
- □ 消毒　　□ 穴空き覆布
- □ フラッシュ用のヘパリン加生理食塩水（ヘパフラッシュなど）
- □ 固定用のテープ　　□ ドレッシング材

2　刺入部位，体位

刺入部位としては左右の前肘窩の確認がしやすい静脈を選択します．実際に選択される頻度は高い順に，尺側正中皮静脈（第一選択），尺側皮静脈（第二選択），橈側皮静脈（第三選択），副橈側皮静脈（第四選択）となっています（図4）．

体位は腕を体幹に対して90°の角度に保持を行い，付属のテープメジャーで挿入予定部位より目的とするカテーテル尖端位置までのカテーテル挿入長を計測します（図5）．

また近年，カテーテルの固定の容易さ，肘の屈曲による滴下異常が回避できるなどの利点より，尺側皮静脈上腕部のエコーガイド下穿刺によるPICCカテーテルの挿入も推奨され，普及されつつあります．

3　消毒

皮膚の消毒にはクロルヘキシジン（ヒビテン®）がポビドンヨードに比較して感染の頻度が低いため推奨されています．PICC挿入時も高度バリアプレコーション（清潔手袋，長袖のガウン，マスク，帽子，大きな清潔覆布）を行うことが勧められています．

刺入予定部位の上下約10 cmの消毒を行った後に穴空き滅菌ドレープで穿刺部を覆います．

4　刺入

① 介助者に上腕を駆血帯で駆血してもらい，付属の穿刺針（イントロデューサー）で静脈を穿刺します（図6）．穿刺針の上流の血管を指で圧迫することで出血を抑えた後に介助者に駆血帯を外してもらい，穿刺針をシースより抜きます．

② シースを通してカテーテルを10～15 cm進めます（図7）．この際血管や右心房の損傷を避けるため，挿入中も**スタイレットがカテーテルの先端より出ないように注意が必要です**．

③ シースを静脈から抜き，左右2つに裂いてカテーテルより取り外します（図8）．

④ カテーテルを目的の位置（0の目盛り）までゆっくりと挿入します．

> **memo**　患者の頭を挿入側に向け，鎖骨に顎先をつけるようにすると頸静脈への迷入予防になります．

⑤ カテーテル，エクステンションチューブ，静脈が一直線になった状態で，カテーテルの円盤を片手で押さえながら，もう一方の手でまっすぐ，ゆっくりと静かにスタイレットをTポートから抜きます（図9）．

⑥ 血液の逆流を確認した後にカテーテルをヘパリン加生理食塩水でフラッシュした後に固定テープ，ドレッシング材で固定します（図10）．

⑦ 最後に胸部X線写真でカテーテルの尖端位置の確認を行った後にTポートをはずし，ルアー部分に輸液ラインを接続します．

挿入長の差はありますが，ミッドラインカテーテルについても基本的な留置方法は同様です．

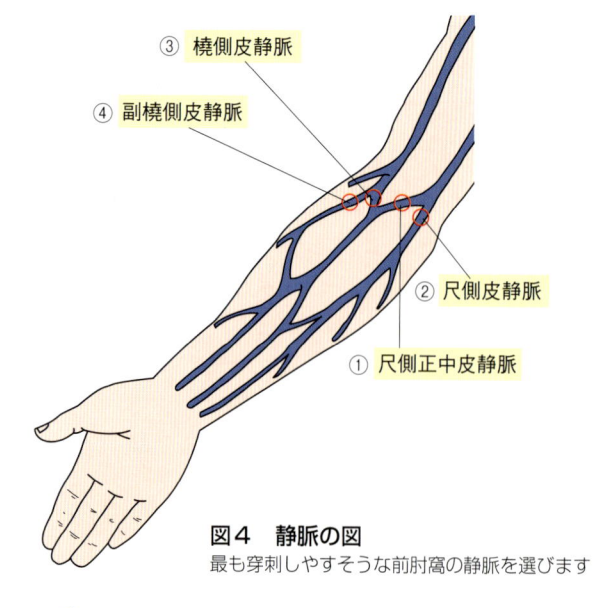

図4　静脈の図
最も穿刺しやすそうな前肘窩の静脈を選びます

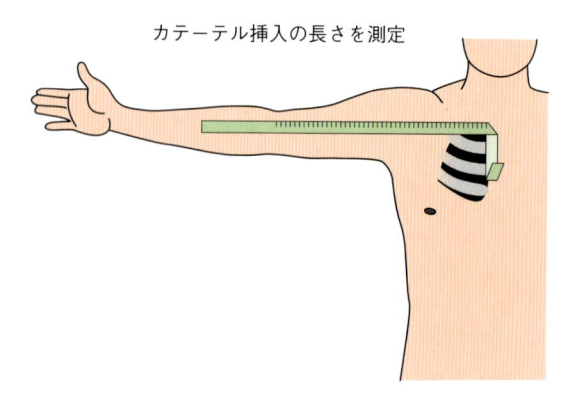

① 尺側正中皮静脈
② 尺側皮静脈
③ 橈側皮静脈
④ 副橈側皮静脈

図5　計測の図
挿入予定部位より鎖骨頭の部位で90°折り曲げ，第3肋間までの長さ

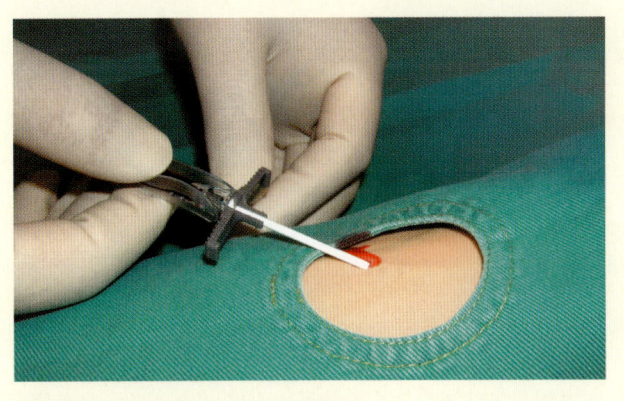

§2-4 PICCとミッドラインカテーテルの実際

図6　イントロデューサーの刺入
逆血が確認されたら角度を低くしてシースが確実に血管内に入るようにさらに数mm程進めます

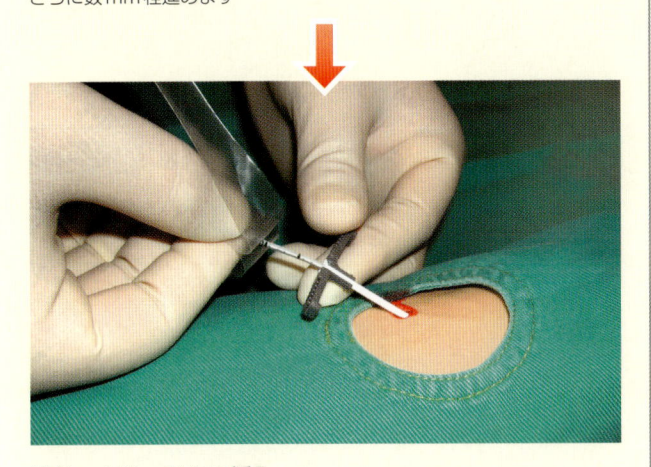

図7　カテーテルの挿入
カテーテルに無理な力を加えたり，傷つけないように進めます

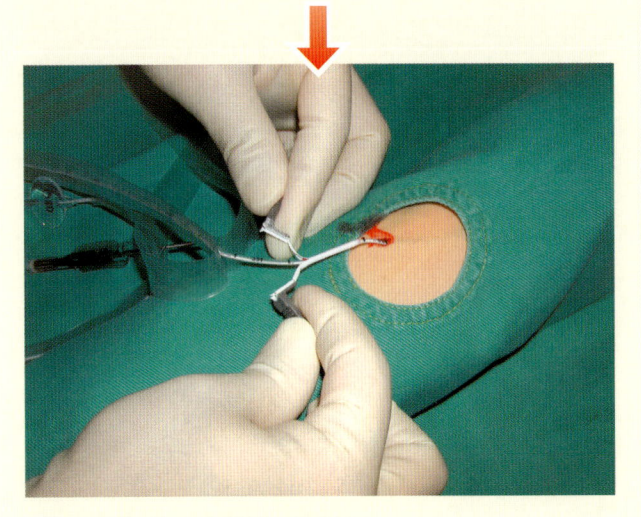

図8　スタイレットのピールオフ
カテーテルを一緒に引き抜かないように注意します

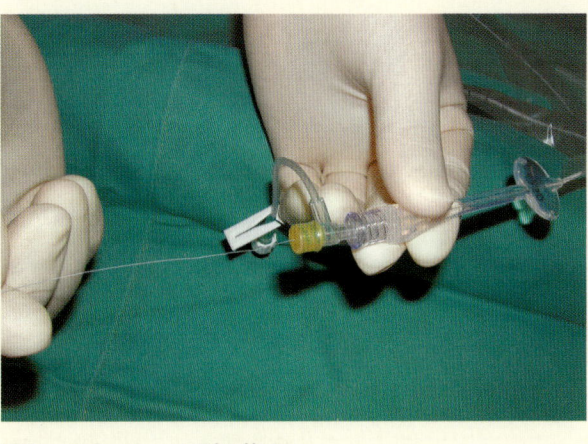

図9　スタイレット引き抜き
抵抗があったりカテーテルによじれが生じる場合はいったん動作を中止し，カテーテルを2.5cm程引き抜いてから再びスタイレットを引き抜きます

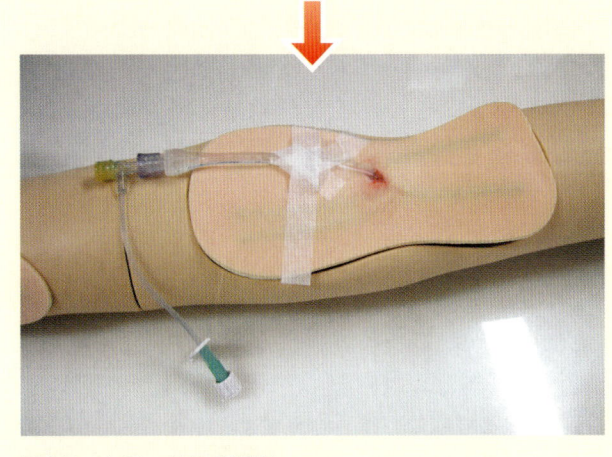

図10　カテーテルの固定
固定盤の部位で固定を行います．糸や固定テープでカテーテルのチューブを直接固定すると，カテーテルを破損する恐れがあります

ポイント

1）通常の中心静脈ラインより繊細なラインです．末梢静脈からの挿入であっても，丁寧に無理な動作や力を加えることは避けて挿入を行いましょう

2）特にフラッシュ時の過度の陽圧，挿入時の無理な押し込みやカテーテル先端からスタイレットが出た状態での挿入，スタイレットの無理な引き抜き，固定盤以外のカテーテル本体の糸やテープでの固定などはカテーテルを損傷させる危険があり，行ってはなりません

2-5 動脈カニュレーション

松川　周

> * 動脈カニュレーションは動脈圧の連続的観察・測定を主目的として行われますが，動脈血ガス分析などのための採血ルートとしても用いられます．侵襲的手技ですので，できるだけ患者に不利益を与えないような挿入・管理が重要です．

1　カニュレーションの準備

1) 加圧バッグの準備とチェック

　カニュレーションに先立って，圧測定のための回路を準備します．**三方活栓などの接続部が緩んでいることがあるので，確認して締め直しましょう**．生理食塩水はバッグに入った500 mLのものを使用し，凝固防止の目的でヘパリンを0.5 mL添加します．生理食塩水のバッグを加圧バッグに収納し，回路のクランプを完全に閉じて回路を生理食塩水バッグに刺入・接続し，加圧バッグに送気してその内圧を300 mmHgまで上昇させます．

　回路内に生理食塩水を満たすときは，急速に生理食塩水を流さないようにしましょう．回路のクランプを適度に緩めて流量が早すぎないように調節します（図1）．生理食塩水バッグおよび回路エアトラップを逆さに保持して，フラッシュディバイスを開放して生理食塩水をゆっくり流し，エアを追い出すようにして生理食塩水で回路内を満たします．急速に流すと回路壁内面に気泡が発生・付着しやすく，また接続部に気泡が残存しやすくなります．生理食塩水が回路内をゆっくり垂直に登っていくように回路を保持して，回路内に気泡が形成・残存しないように注意します．回路内がすべて生理食塩水で満たされたら，回路の内壁および接続部の気泡を視認でチェックします．また，回路を垂直に保持したうえで接続部をコッヘルのような固い棒状のもので叩いて，気泡が末梢に登っていくようにして脱気を図ります．そのうえでフラッシュして気泡を追い出します．

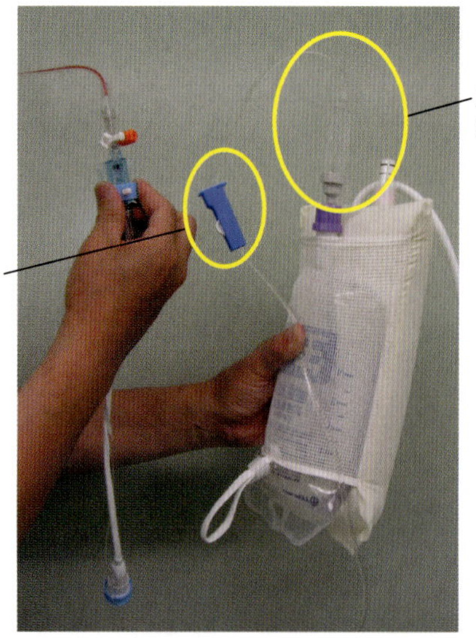

2) そのほか

　気体は低い温度ほど液体中に溶解するので，冷暗所に保管していた生理食塩水を使用すると，回路を室温に放置している間に回路内に気泡を形成します．加圧に使用する生理食塩水に温臓庫で加温していたものを使用すると，気泡形成の可能性が小さくなります．

　カニュレーションに先立って準備すべきものを表1に列挙します．

図1　回路の充填

表1　動脈カニュレーション時に必要な器材

体位 （刺入時の肢の 姿位保持）	小枕，タオルなど 絆創膏 覆い布：血液による汚染防止 （手台：手術麻酔時）
皮膚消毒	滅菌ガーゼ，綿球など 消毒用鉗子，摂子など 消毒薬［グルコン酸クロルヘキシジン・ 　　　　エタノール液（ヒビテン®）］ 穴あき滅菌覆布 器械台（あると重宝）
局所麻酔	シリンジ（2〜3 mL） 注射針（25〜27G） 1％キシロカイン®（2 mL）
動脈内留置	血管内留置針（22Gまたは20G） シリンジ（5 mL，10 mL） 滅菌シャーレ ヘパリン生理食塩水
被覆	感染防止被覆材 滅菌絆創膏 滅菌ガーゼ
圧測定システム	ディスポーザブル圧トランスデューサ キットシリンジ（10 mL）

> **memo** 現在一般に用いられているディスポーザブル動脈圧測定回路は，加圧バッグを使用して生理食塩水を持続的に回路内に流すことによって，血液逆流・凝固による回路の閉塞を防止しています．圧測定回路のフラッシュディバイスは，最高血圧より100 mmHg高い圧を加えたときに約3 mL/時間の速度で回路内に生理食塩水を流すように設計されています．

2 刺入部の決定

1）触診

特に選択の制限がなければ，動脈ライン留置部位としては側副血行路の存在から，多くの場合橈骨動脈および足背動脈が対象となります．そのほか状況によっては，大腿動脈，尺骨動脈，上腕動脈，腋窩動脈，浅側頭動脈なども使用されます（図2）．

● **橈骨動脈（radial artery）**

尺骨動脈との間に浅および深掌動脈弓を形成しています．手関節掌側で手根屈筋群と橈骨突起との間，遠位皮膚線から2〜3 cm中枢側に橈骨動脈を触知します．長軸に沿って示指・中指・環指の指先で動脈の拍動を触れ，走行を確認します（図3）．指腹で触れると，弁別域が広いため動脈の正確な位置を触知することが難しくなります．利腕や過去に外傷・手術を受けた側，あるいはライン確保を受けた部位は，可能な限り避けましょう．

● **足背動脈（dorsalis pedis artery）**

長母趾伸筋と長趾伸筋の腱の間，足背を第1趾と第2趾の趾間から中枢に向かって足根までのほぼ中央に足背動脈を触知します．外側足底動脈との間に動脈弓を形成しています．約18％で足背動脈が欠如するといわれています．

● **大腿動脈（femoral artery）または股動脈（iliac artery）**

上記2動脈とも留置不可能な場合や，末梢循環不全のために末梢虚血をきたす可能性が高い場合に第一選択となります．鼠径部の上前腸骨棘と恥骨結合を結んだ線のほぼ中央やや内側に大腿（股）動脈を触知します．大腿動脈確保の場合の刺入点はそこからさらに2〜3 cm遠位側．鼠径部で触知してその部で刺入しようとすると，動脈の走向が臍方向かつ骨盤腔内に向かって深くなっていくために，解剖学的な位置関係を十分に把握していないと失敗する可能性が高くなります．

● **上腕動脈（brachial artery）**

側副血行路がありません．肘窩中央よりやや尺側（成人で1横指程度），上腕二頭筋腱のすぐ尺側に上腕動脈を触れます．

● **腋窩動脈（axillary artery）**

側副血行路がなく，確保も困難です．

● **尺骨動脈（ulnar artery）**

手関節掌側，手根屈筋群の尺側に存在します．

● **浅側頭動脈（superficial temporal artery）**

耳介（小耳）のすぐ前方に触知します．小児では選択の

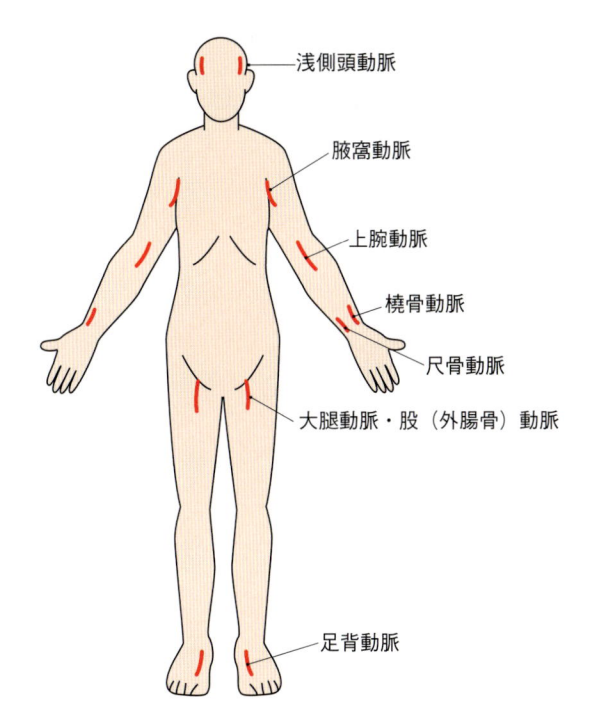

図2 穿刺部位

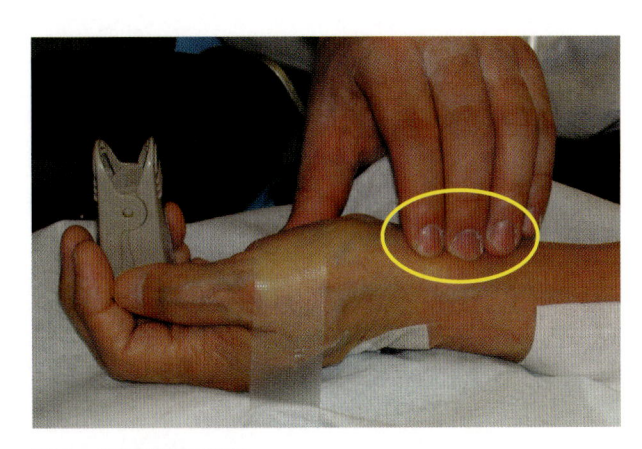

図3 橈骨動脈の触知

1つになりますが，成人では屈曲が著明で確保困難です．

2）アレンテスト[1]

手において母指は主として橈骨動脈から血流を受けています．橈骨動脈と尺骨動脈の間には交通があって，手掌で動脈弓を形成しています．解剖学的な異常の1つの形として，この動脈弓の形成が欠如あるいは不完全な例が見られます．このような例で橈骨動脈にカニュレーションを行った場合，動脈の閉塞をきたすと母指が壊死に陥る危険性があります．**橈骨動脈−尺骨動脈間の交通確認のために行うテストをアレンテスト**といいます（「陽性」は動脈弓が存在することを意味する）．

★ **テスト手順**

① 患者に母指を内側にして握り拳を作らせ，橈骨動脈および尺骨動脈を指で押さえます（図4 A）．図では患者の手背側から片手を回して母指と中指で押さえていますが，両手の母指で押さえても構いません．意識がなくて自力で握り拳を作ることができない患者では，術者が患者の手

§2-5 動脈カニュレーション

を包み込むように圧迫することで駆血が可能となります．
② 手を軽く開かせ，手掌および母指を含む指先が白くなっているのを確認します（図4B）．手を開く際に，手首を過大に背屈させたり指を過度に伸展させたりすると，圧迫を解除したときの血流の回復が悪く偽陽性に出ることがあります．
③ 次に尺骨動脈側の圧迫を解除し，母指の血流が回復して紅潮するまでの時間を計測します（図4C）．この時間が5秒以内であれば，動脈弓の形成は十分だと考えてよいでしょう．

アレンテストが陰性であってもカニュレーションを行って問題がなかったとする報告はありますが，一般にはこれが5秒以上であればカニュレーションの場を他所に求める方がよいでしょう．

足背動脈でも同様に交通の有無をテストすることが可能です．この場合は，一方の手の示指または中指を用いて，踝の内果後方で後脛骨動脈を圧迫します．反対側の手の環指または小指で母趾を底屈させて，さらに同側の母指または示指で足背動脈を押さえます．後脛骨動脈の圧迫を解放して，第1趾の爪および皮膚の色の変化を観察します．

3 消毒

皮膚は感染に対する生体の重要なバリアであり，その連続性を断つような処置を行う場合は，帽子・マスク・ガウン・手袋を着用し（図5）処置部を消毒したうえで覆布を使用するいわゆるマキシムバリアプリコーション（maximum barrier precaution）を行うのが原則です．その余裕がないときでも，**少なくとも帽子・マスク・手袋の着用と刺入部の消毒は行う方がよいでしょう**．そのことが患者および自分自身を感染から守ることにつながります．

刺入部の消毒に使用する薬剤は，グルコン酸クロルヘキ

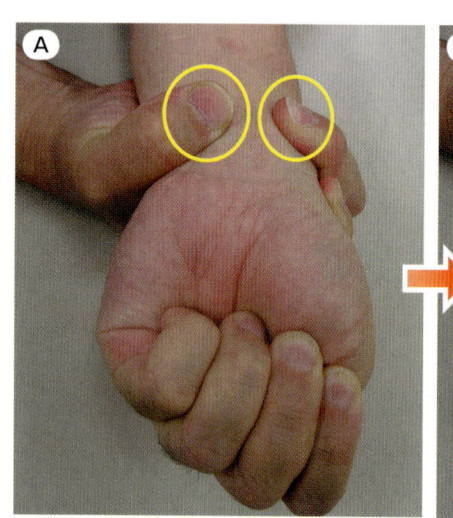

図4 アレンテスト

A：母指を内側に手を握って駆血し，その後橈骨・尺骨動脈を圧迫する
B：指を軽く開く．手掌母指腹側の色調は蒼白になっている
C：尺骨動脈の圧迫を解除する．母指が先端まで5秒以内に紅潮すれば一安心

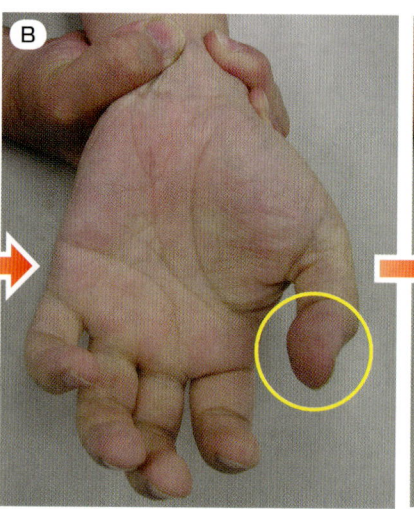

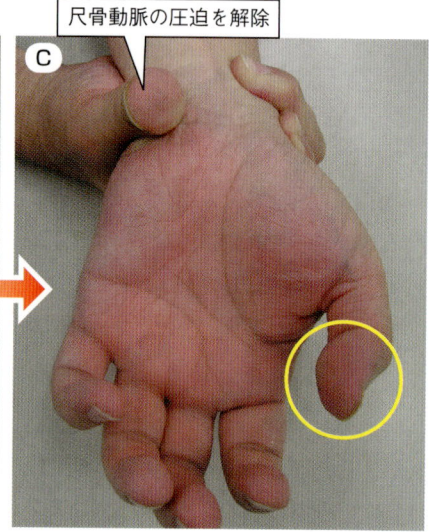

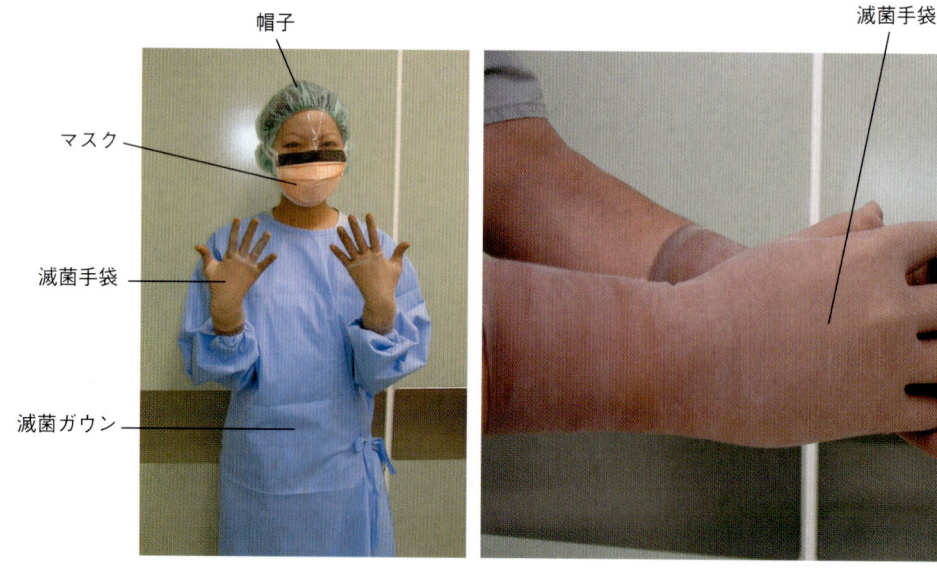

図5 カニュレーション時の服装

帽子／マスク／滅菌手袋／滅菌ガウン／滅菌手袋

シジンアルコール（ヒビテン®）が第一選択となります．ポビドンヨードは欧米においてもカテーテル挿入部の消毒に最も広く採用されている消毒薬ですが，クロルヘキシジンの方がポビドンヨード（イソジン®）に比較して細菌のコロニー形成の頻度を有意に抑制します．また，クロルヘキシジンアルコールはポビドンヨードあるいは消毒用エタノールよりもカテーテル関連血流感染症を減少させることがRCT（無作為化比較試験）で示されており[2]，グラム陽性球菌に対してはポビドンヨードよりクロルヘキシジンアルコールの方が有効です．ポビドンヨードは芽胞に対しても効果があるとされますが，そのためには少なくとも2～3分の浸漬が必要であり，臨床使用の状況下ではアルコール併用による皮膚常在菌の消毒効果の方が，有効性が期待できます．

緊急時以外は，消毒後はディスポーザブルの穴あき覆布を使用して，穿刺を無菌的に行う方がよいでしょう．

4 局所麻酔

1）種類と量

効果発現の速やかさと血管収縮作用をもたない観点から，アドレナリンの添加されていない1～2％リドカイン（キシロカイン®）またはメピバカイン（カルボカイン®）を選択します．橈骨動脈のように浅いところに存在する動脈であれば1 mL以下で十分ですが，大腿動脈のように深いところに位置する場合は，2～3 mL程度は必要となります．

2）そのほか

局所麻酔薬使用の目的は患者の疼痛緩和のみではなく，**疼痛や穿刺に伴う反射性の動脈攣縮を防ぐこと**にあります．25～27Gの針を用い，皮下動脈の近傍まで針を進めて局所麻酔薬を注入し（図6），その後注入部位をよく揉むようにして血管周囲に浸潤させ，穿刺まで十分の時間（30秒～1分程度）をおいて局所麻酔薬の効果が発現するのを待ちます．

5 留置針の持ち方

母指と示指とで留置針を挟み込むように保持します（図7）．そのときの手の甲は上になっても下になっていても構いませんが，**血液の逆流を視認できるように持つことが重要です．カニュレーションに際して血液の逆流をみてから刺入角を浅くする必要があるので，手の甲を患者側に向けてい**

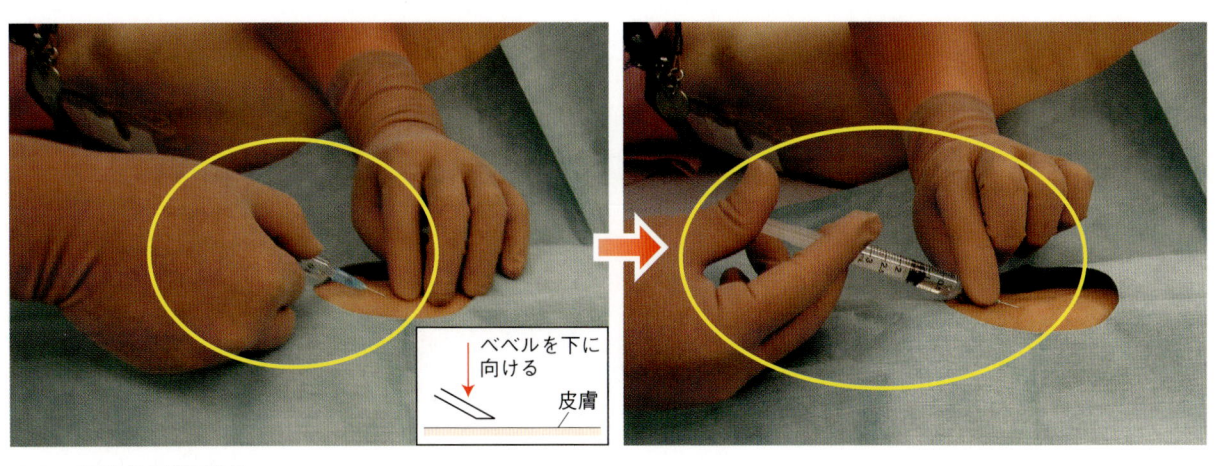

図6 局所麻酔薬の注入
左：注射針のベベル（切り口）を下に向けて，皮下に注射針先端を進めます．ベベルを下にする理由は，浅い刺入でも確実に皮下にベベル全体が入るように，かつ深く刺しすぎて動脈にあたらないようにするためです．右：注射針のハブを一方の指で固定し，薬液を注入します．

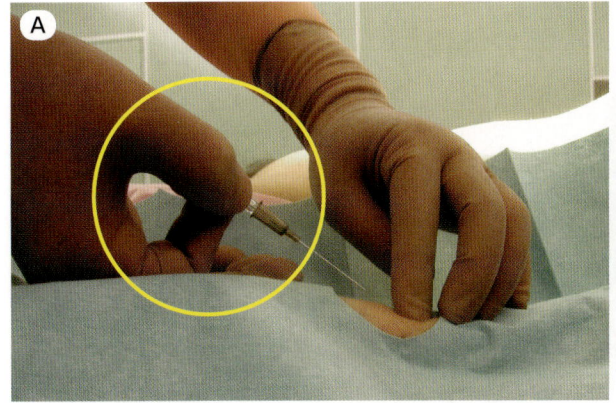

A 手の甲を下にして保持
B 手の甲を上にして保持

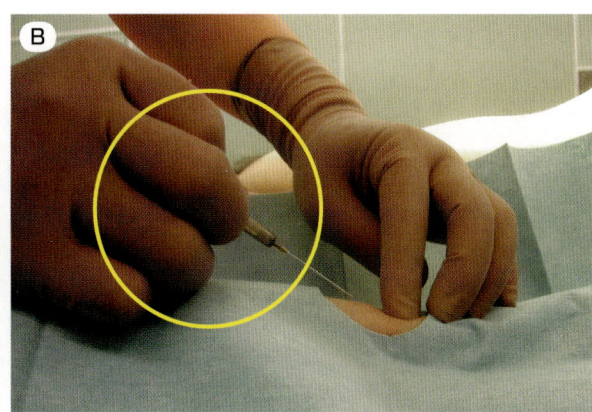

図7 留置針の保持

るときの方が角度調節は容易です．

★ 留置針の選択

　通常の血管内留置針のほかに，セルジンガー法を利用したガイドワイヤーとシリンジが一体になった専用針も市販されていて使用が可能です（図8）．専用針は高価なのが難点ですが，習熟すると成功率は90％を越えるとされます．

　また，穿刺針，ガイドワイヤー，血管内留置カテーテルがセットになった，動脈内留置専用カテーテルキットも市販されています．大腿動脈のような深部の動脈を利用するのに，従来の血管内留置針では長さが足りないことが多いですし，熱傷のように留置後に浮腫が著明になって，当初先端が動脈内にあっても抜けてくることがあります．屈曲で管腔が閉塞する可能性も小さくなるので，選択肢としてあると便利です．

　近年針刺し事故防止の観点から誤穿刺防止の工夫をした血管内留置針が一般化してきましたが，これを使用した場合にはいったん動脈を突き抜いたあと引き戻しながら逆流を確認し，再度挿入するカニュレーションの方法は難しくなります．

6　カニュレーション

1）橈骨動脈

① 仰臥位にて腕を手掌が上になるように軽度外旋させ，手首の下に厚さ5 cm程度の小枕を置き，手指（母指球）を絆創膏で固定して手を軽く伸展・背屈させます（図9）．
② 速乾性アルコール消毒液で手指を消毒した後滅菌手袋を履き，グルコン酸クロルヘキシジンアルコール液（ヒビテン®）で穿刺部を消毒し，穴あき覆布を掛けます．
③ 穿刺部に局所麻酔を施行し，留置針によるカニュレーションを行います．
　左手示指，中指，環指の3本の指で橈骨動脈の拍動を触知し，動脈の走行を確認します．留置針を皮膚に対して約30°の角度で動脈の真上から動脈の長軸方向に向かって穿刺します（図10）．針を進めて血液が逆流してきたら，角度を20°程度に浅くしてさらに針を2〜3 mm進めます．内筒を固定して外筒のみを動脈の血管内に滑り込ませるように挿入します（図11〜13）．
④ 内筒を途中まで抜いて血液の逆流を確認したあと，左手小指で穿刺針先端部を押さえて血液の流出を止め，内筒

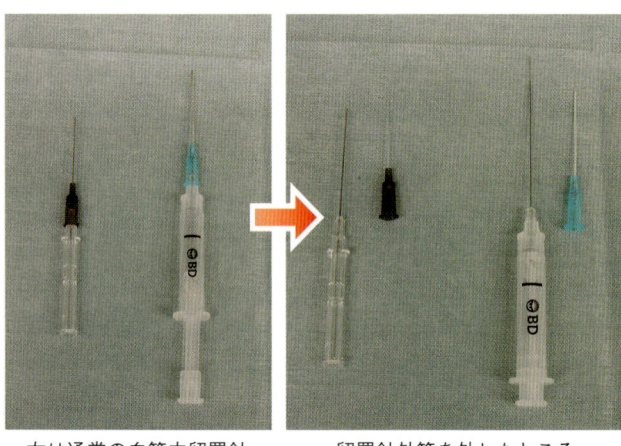

左は通常の血管内留置針，右はガイドワイヤー付き　　留置針外筒を外したところ

図8　血管内留置針

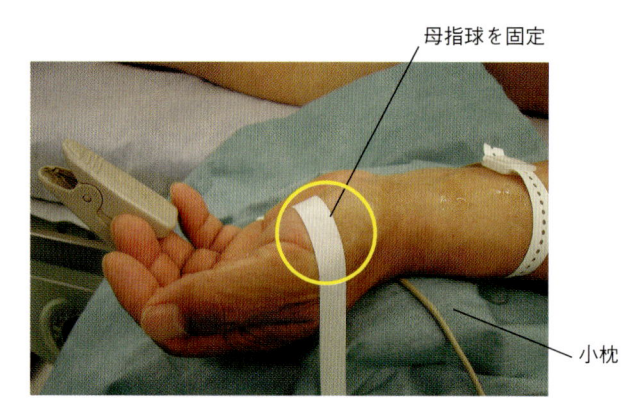

図9　体位（橈骨動脈穿刺：手首の固定）・消毒

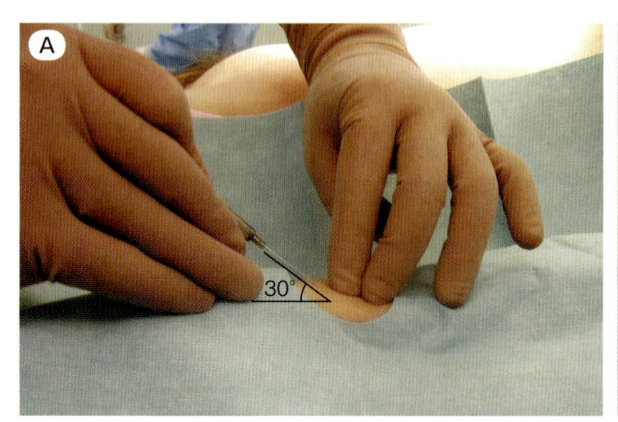

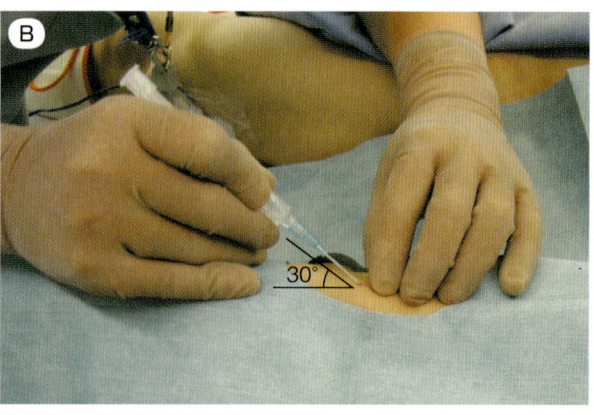

A　通常の血管内留置針
B　注射器・ガイドワイヤー付き留置針

図10　留置針の刺入

§2-5 動脈カニュレーション

図11 留置針の刺入（模式図）
- 内筒先端が血管内に入ると血液が逆流
- 刺入角を浅くしてさらに数mm全体を進め、外筒を血管内に入れる
- 外筒のみを血管内に滑らせるように進める

図12 留置針の刺入（模式図）［貫通法］
- 動脈を貫いて穿刺
- 内筒を途中まで抜いて、逆流の有無を確認しながら外筒を少しずつ抜いていく
- 血液の逆流が見られたら、外筒を動脈内に進める

図13 留置針の刺入（模式図）［セルジンガー法］
- 内筒先端が血管内に入ると血液が逆流
- シリンジ内筒を軽く押して、ガイドワイヤーを血管内に挿入
- ワイヤーをガイドに外筒を血管内に滑らせるように進める

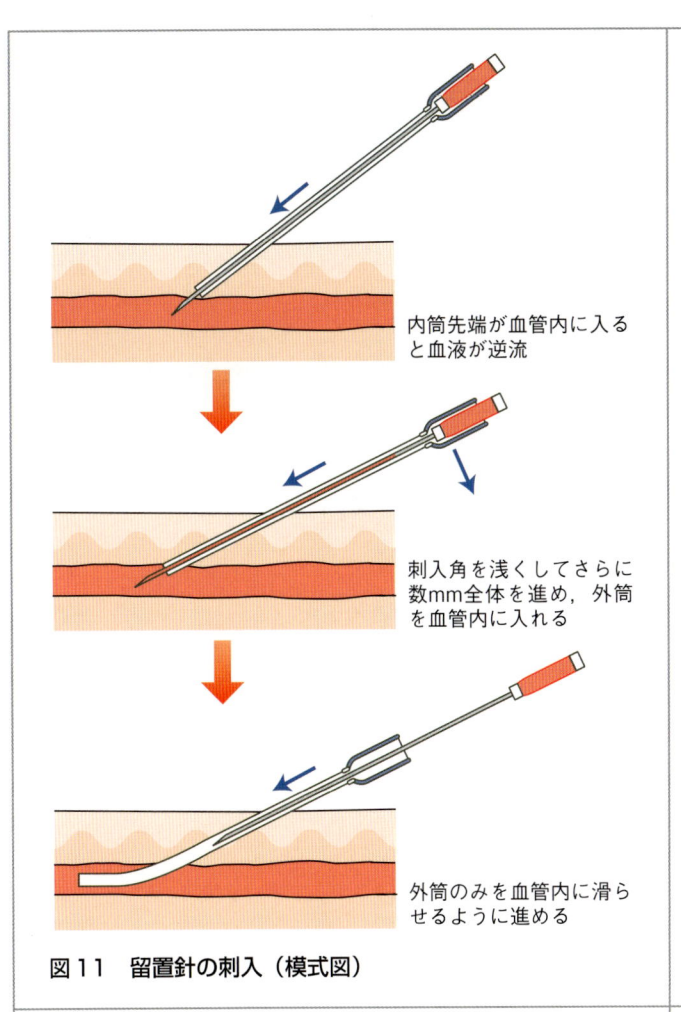

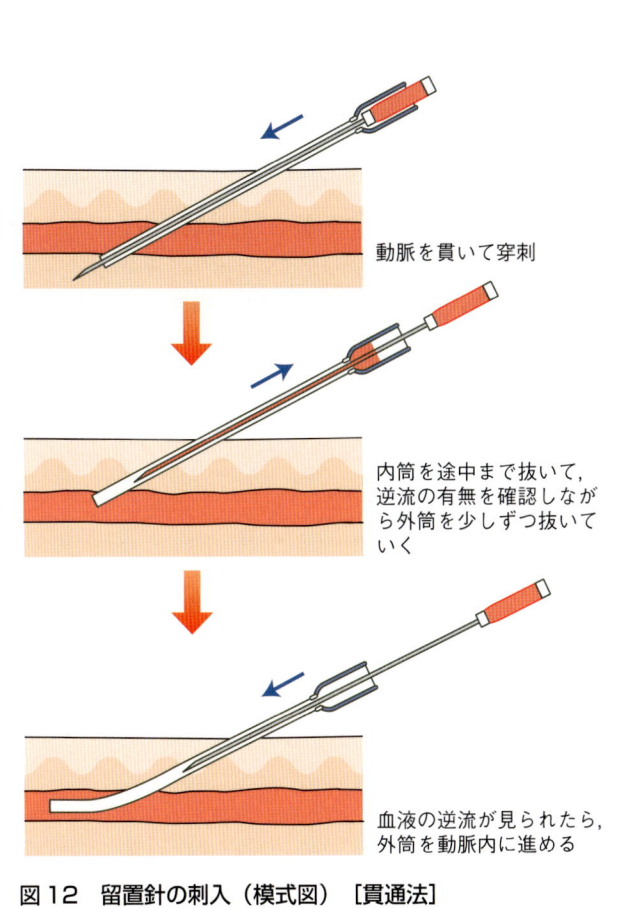

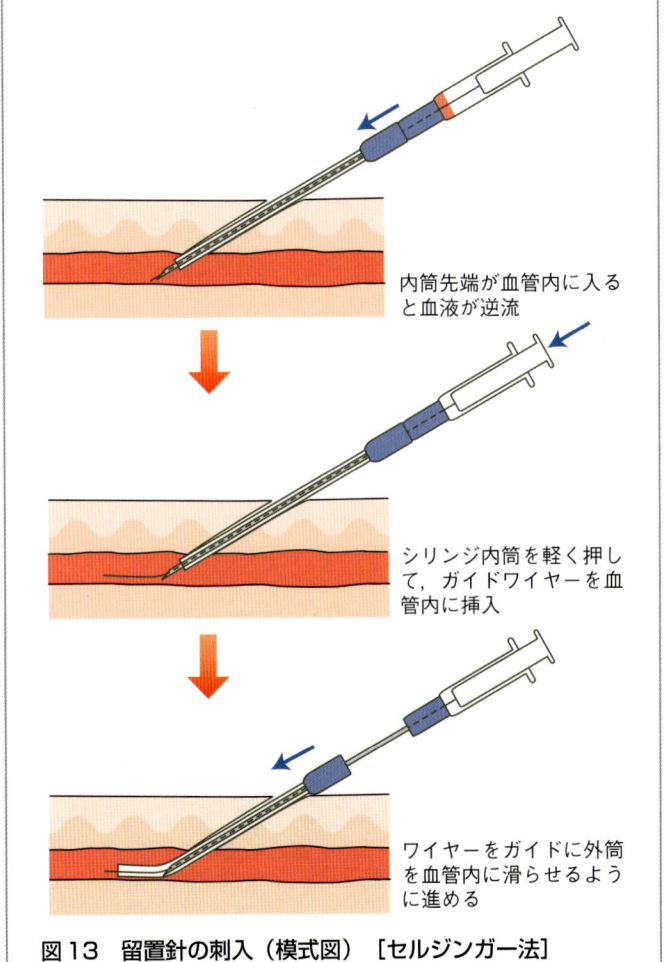

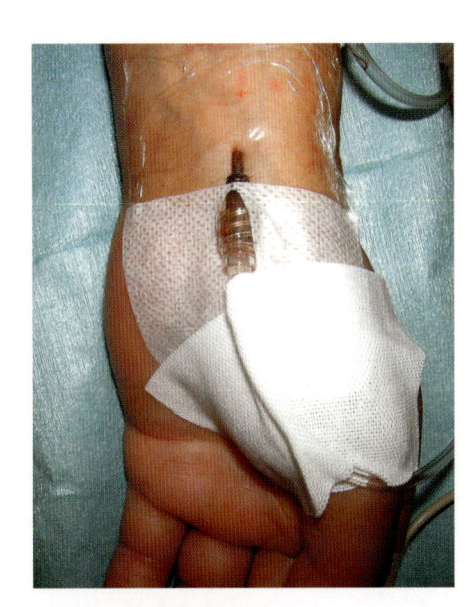

図14 刺入部の固定

を抜去します．
⑤圧測定回路を接続し，刺入部の固定を行います（図14）．

2）足背動脈

足首から先を軽く底屈させ，足背動脈の拍動を触知します．消毒～穿刺は橈骨動脈に準じて行ってください．

3）大腿動脈

下肢をやや外旋させ，大腿動脈の拍動を触知します．このとき動脈の走行に沿って左手指で触知して穿刺する方法と，手指を動脈に直角に触知して示指中指の間に拍動を感じながら穿刺する方法とがあります．大腿動脈穿刺の場合は橈骨動脈に準じますが，鼠径部で股動脈を穿刺する場合は穿刺角を皮膚に対して45°程度にする必要があります．

7 エア抜き

1）エア抜きとフラッシュ

留置針と圧測定回路との接続部には気泡が残存している可能性が高いので，回路の三方活栓に10 mLの注射器を接続して回路内の生理食塩水および血液を逆流させ，エア抜きを行います．逆流させるときに接続部を指で軽くはじいてやると，内壁に付着した気泡が剥がれやすくなります．

回路内の気泡が注射器内に完全に移動したのを確認したら，注射器内の血液をフラッシュします．その後フラッシングデバイスのつまみを解除して注射器に生理食塩水をとり，それを患者側にフラッシュします．さらに生理食塩水のみをフラッシュして回路内フラッシュは完了です．

2）フラッシュ時の注意

エア抜きした後血液を注射器で患者側にフラッシュする際，内筒をゆっくり押してやる必要があります．回路内に残存する気泡を見逃していた場合，それが動脈内に送り込まれる可能性があり，また急速フラッシュでは回路内の液体が動脈を逆流して大動脈にまで到達するため，**気泡や凝血塊があると脳などの重要臓器にそれが送られて障害を起こす可能性もあります．**

8 固定

1）刺入部の固定

刺入部は可能な限り無菌的に被覆します．透明フィルムを使用することで，刺入部の出血や腫脹の有無を観察できます（図14参照）．2011年のCDCのガイドラインの刺入部被覆[3]については，「滅菌ガーゼまたは半透過性透明被覆材を使用する」となっており，優劣については触れていませんので，施設の都合でどちらを使用してもよいでしょう．穿刺部にポビドンヨードゲル（イソジン®ゲル）などを使用することは，感染制御上は意味がありません．回路をループにして絆創膏固定しておくと，誤って牽引されたときに抜ける可能性を小さくできます．

2）肢の固定

橈骨動脈に長期に留置する場合，手首の屈曲・進展を繰り返すと留置針が動脈内に出入りすることで留置針が皮下で折れ曲がり，圧測定や採血の用をなさなくなります．これを防ぐためには手背～前腕背側にシーネを当て，手首が動かないように固定する必要があります（図15）．パルスオキシメータを同側母指に装着しておき，パルス幅の変化を観察していると，虚血に陥ったときの発見が早くなります．

9 実施上の注意

合併症の発生は15～40％にみられるとされ，その発生を可能な限り少なくする配慮が重要です．合併症は，技術的なもの，血管系のもの，感染の3つに大別されます．動脈カニュレーション時の主要なものを列挙します[4]（表2）．

技術的な合併症を避けるためには，局所解剖をよく理解しておく必要があります．穿刺の失敗で穿刺部から出血が

表2 動脈カニュレーション時の合併症

① 疼痛，腫脹
② 血腫
③ 併走する静脈，神経損傷
④ 穿刺動脈の動脈瘤，仮性動脈瘤
⑤ 出血
⑥ 穿刺動脈の攣縮
⑦ 血栓
⑧ 塞栓 　● 穿刺動脈末梢 　● フラッシュによる逆行性のもの
⑨ 皮膚壊死
⑩ 穿刺部感染
⑪ 敗血症
⑫ ミクロショック

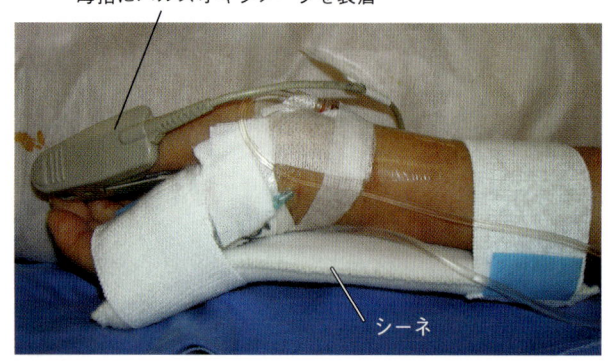

図15 肢（手首）の固定

みられるときは，動脈穿刺部（皮膚穿刺部より数mm中枢側）をその末梢が虚血にならない程度（太い動脈ではその末梢の脈を触知できる程度）に5分間圧迫します．血液凝固障害があるときは，圧迫時間をさらに延長します．

1）血栓

発生率は無症状のものを含めて5～8％といわれ，合併症として最も重要です．留置針の材質（抗血栓性はポリウレタン，テフロン，塩化ビニールの順に低下），相対的に太い外径，長い留置期間，局所血流低下，などが血栓形成に関与する因子となります．

2）カテーテル関連血流感染

動脈ライン留置による菌血症は10～30％にみられるとされ，長期留置，カットダウンによる挿入，炎症部への穿刺，既存感染症の存在，などが助長因子となります．挿入時の無菌操作，不必要な長期留置を避ける，留置後のライン交換，などが感染防止対策としてあげられていますが決定的なものはありません．予防的抗菌薬投与は効果があるとの根拠に乏しく，推奨できません．

3）逆行性塞栓症

橈骨動脈留置カテーテルを大容量高圧でフラッシュすると，逆行性に空気や血栓を大動脈まで押し込んで脳梗塞を起こす可能性があり（前述），**小児・新生児**では特に注意する必要があります．

ポイント
1）カニュレーション前に器材がそろっているか，準備を確認しましょう
2）留置は側副血行路の存在から橈骨動脈が第一選択になります
3）感染防止の観点から刺入部の消毒は必須です
4）合併症は無視できませんので，手技および管理に習熟しましょう

注意
手技に習熟することはもちろん必要ですが，感染を含めた合併症の発生を小さくするためには必要以上に長く留置しないことが大切です．必然性がない場合はサッサと抜去しましょう

参考文献

1) Allen, E. V.：Thromboangitis obliterans；Methods of diagnosis of chronic occulusive arterial lesions distal to the wrist with illustrative cases. Am J Med Sci, 178：237, 1929
2) Maki, D. G., et al.：Prospective randomized trial of povidone-iodine, alcohol, and chlorhexidine for prevention of infection associated with central venous and arterial catheters. Lancet, 338：339-343, 1991
3) Catheter Site Dressing Regimens.（http://www.cdc.gov/hicpac/pdf/guidelines/bsi-guidelines-2011.pdf）
4) 松川周：動脈ラインの確保．「集中治療医学大系I」（天羽敬祐 編），pp.95-101, 朝倉書店，1987

PART II 実践編

§2 注射の実際

2-6 皮内注射

関口美和, 繁田正毅

* 真皮に薬液を注入する方法です．各種アレルギー反応テストやツベルクリン反応検査などに行います．

※手技を見やすくするために手袋は外して撮影しています

1 注射の準備

（I-§4-1「注射・採血に必要な器具」p28参照）
① 1 mLのシリンジを準備します．
② 針は26Gか27Gを使用します．

2 刺入部の決定

皮膚の反応を確認するために行うことが多いので，角質層が薄い部位，発毛が少ない部位，皮膚反応の判定しやすい部位を選択します．通常前腕の内側（屈側）に行いますが，他の部位でも前述の条件に合う部位を選択できます（図1）．

3 消毒

穿刺をしようとする部位を中心に，中から外に向かって消毒します（II-§1-3「静脈採血の手順」p55）．

4 シリンジの持ち方

母指と中指でシリンジを持ち，示指は針基にあて，中指の爪側を患者の身体に当てて安定させます（図2）．

5 刺入と注入

① シリンジを持つ反対の手で（たいていは母指で）刺入部より5 cmくらい末梢の皮膚を押さえて，末梢側に軽く引きます．テンションをかけることで，皮膚が逃げにくくなります（図3）．
* 刺入部位が前腕の場合はシリンジを持つ反対の手で刺入部を中心にして下側から母指と4指で軽く伸展させる方法もあります（図4）．

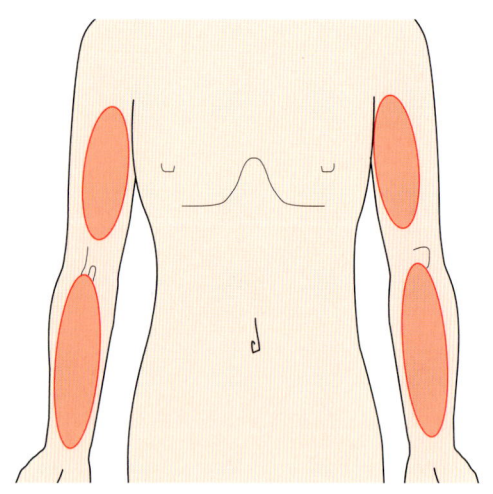

図1　刺入部の決定

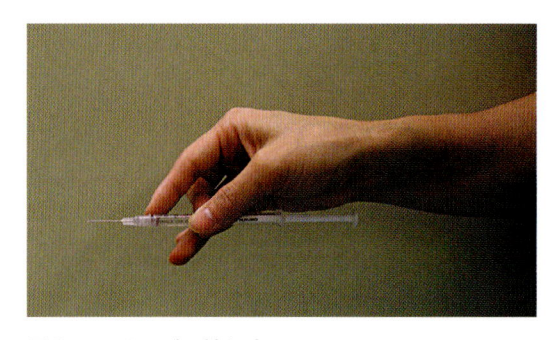

図2　シリンジの持ち方

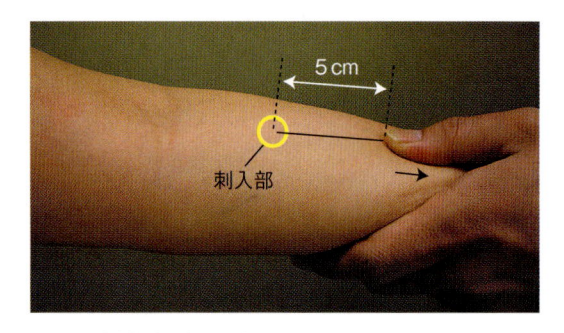

図3　末梢側に軽く引きます

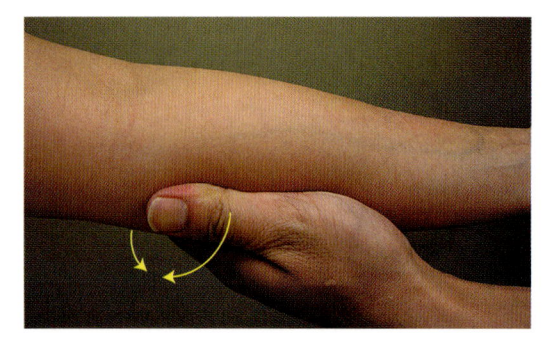

図4　下側から母指と4指で軽く伸展させる方法

② 皮膚と平行に近い角度でベベルを上にし，ベベルが真皮内に完全に入るところまで慎重に刺入します．皮膚をすくうようにして1 mm程度針を進めます（図5）．
③ 皮膚を伸展させていたシリンジを持つ反対の手を離し，母指で上から押さえるように針先を固定したら，皮内反応では薬液を約0.02 mL，ツベルクリン反応では0.1 mLをゆっくり注入します（注入にかける時間は，注入量によって異なり，エビデンスもありませんが，筆者の経験上，0.5 mLを3秒くらいかけて注入しています）（図6）．

6 実施上の注意

① 皮内であれば薬液を注入すると同時に膨疹ができます．膨疹ができなければ皮下注射になっていると考えて，別の場所に刺入し直します．
* 体型によって違いますが，一般的には表皮の厚さは0.07～0.12 mm，真皮は0.6～3 mm程度であるので，**刺入時に角度をつけすぎたり，深く刺入すると皮下に注射することになってしまいます**（Ⅰ-§2-2「注射の部位」p20）．
② 薬液注入開始時に若干の抵抗を感じることがあります．そのためにシリンジ内筒を強く押しすぎると薬液を注入しすぎてしまいます．
③ 薬液のほかに対照液を使用することが多いので，シリンジに薬液名，対照液名を明記し，注射部位にも印をつけるなど工夫して間違いを防止します．
④ 針を抜去したときの出血に対しては，止血するまでアルコール綿や清潔なガーゼを出血部位に軽く当て，血液を吸い取ります（図7）．
* 薬液が注入されて膨隆している部分を上から押さないように注意します．皮下に注入された薬液が流出してしまうからです．
* 皮膚の反応を確認するために行うことが多いので，強く擦ると判定に影響することがあります．注射部位をこらないように患者に説明をする必要があります．

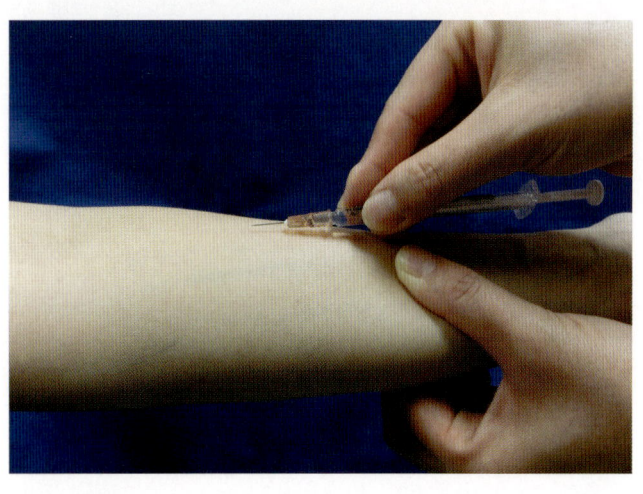

図5 刺入

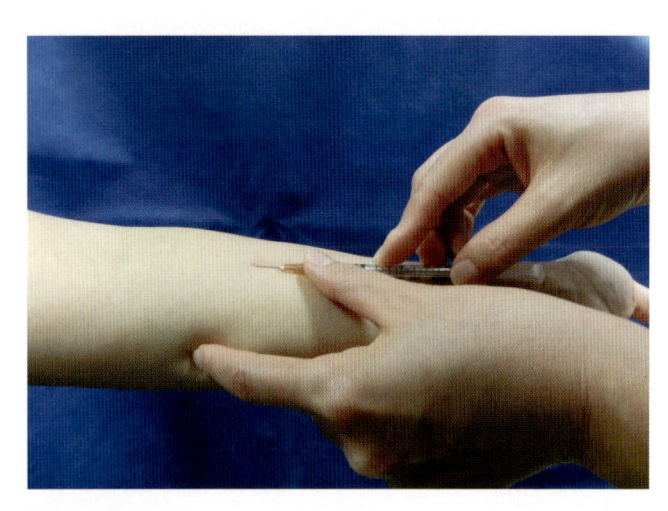

図6 注入

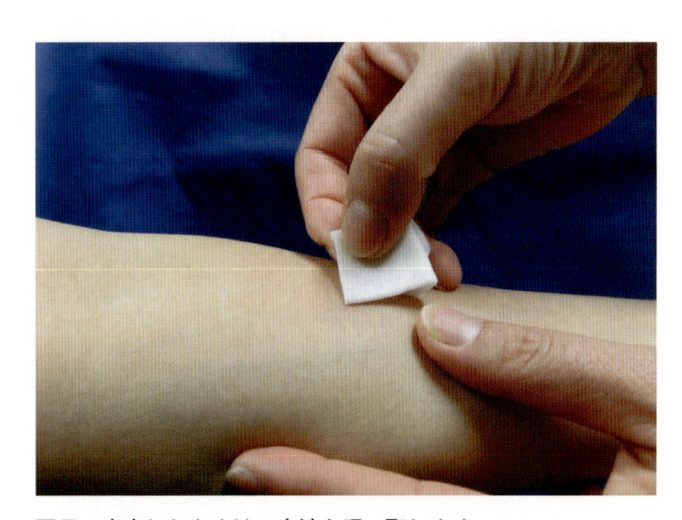

図7 出血したときは，血液を吸い取ります

（※この項の参考文献はp45参照）

> **ポイント** 抗生物質などのアレルギー検査については，これまで皮内反応試験を推奨していました．しかし2004年9月29日付通知により，薬剤の添付文書内の皮内反応試験を推奨する部分が削除され，いくつかの注意事項が追記されました．これに伴い皮内反応試験は徐々に行われなくなっています

PART II 実践編

§2 注射の実際

2-7 皮下注射

関口美和，繁田正毅

* 皮下組織に薬液を注入する方法です．インスリン注射や予防注射などのときに行います．吸収速度は約30分です．

※手技を見やすくするために手袋は外して撮影しています

1 注射の準備

（Ⅰ-§4-1「注射・採血に必要な器具」p28参照）
☐ トレイ（物品を入れるためのもの）
☐ 薬液
☐ シリンジと針（23〜25G，小児は27G前後）
☐ アルコール綿
☐ 危険物入れ容器
☐ 注射後に貼る絆創膏（必要時）

2 刺入部の決定（図1）

① 上腕の伸側部：肩峰先端または上腕骨頭中央部と肘頭を結んだ直線の下1/3の上腕伸側（外側）部（図2）
② 三角筋上層部：肩峰先端から3横指下の三角筋中央か，やや胸部より（前半部）
③ 大腿四頭筋外側広筋の上層部の皮下：大転子と膝蓋骨を結んだ線の中央
④ 腹壁前面

3 消毒

穿刺をしようとする部位を中心に，中から外に向かって消毒します．

4 シリンジの持ち方

母指と中指でシリンジを持ち，示指は針基にあて，他の指は軽くシリンジを把持するか，患者の身体に当てて安定させます（図3）．

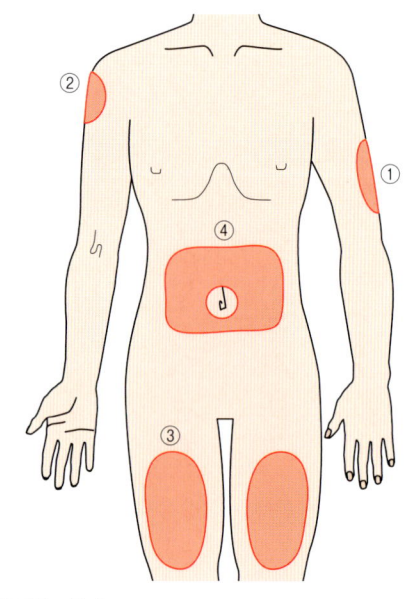

図1　刺入部の決定
①上腕の伸側部　②三角筋上層部　③大腿四頭筋外側広筋の上層部の皮下　④腹壁前面

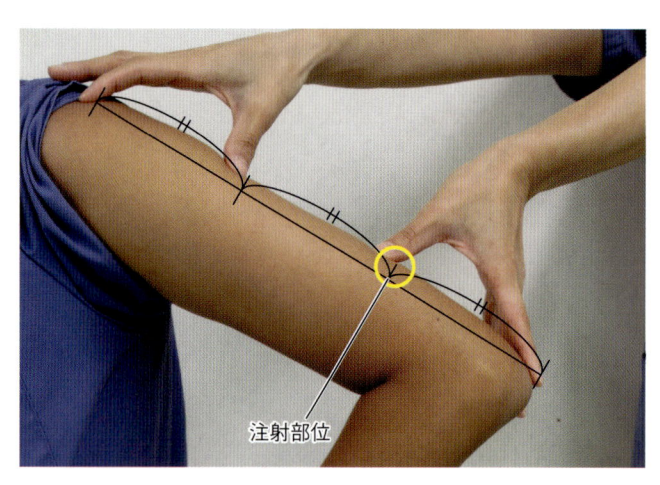

図2　上腕の伸側部位置の確認方法

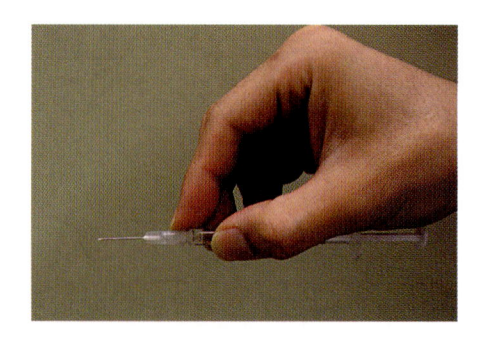

図3　シリンジの持ち方

5 刺入と注入

① 刺入部を中心とした皮膚を，シリンジを持つ反対の手で（母指と4指で）つまみあげます（図4）．
② 注射針を皮膚面に対して10〜30°の角度で針の2/3程刺入します（図5）．
③ 指先のしびれ，放散痛がないか確認します．
④ 針先を固定した状態で，針先が血管内に入っていないかを確認するためにシリンジの内筒を吸引します（図6）．
⑤ 血液の逆流がないことを確認したら，ゆっくり薬液を注入します（注入にかける時間は，注入量によって異なり，エビデンスもありませんが，筆者の経験上，0.5 mLを3秒くらいかけて注入しています）（図7）．
⑥ 刺入時と同じ角度ですばやく抜針し，アルコール綿を当てます（図8）（必要があれば絆創膏を貼ります）．

6 実施上の注意

① 神経に接触した場合，電気が走ったような痛みやしびれを感じます．ですからこのような場合は，神経損傷を考え，ただちに抜針します．多くは時間の経過とともに症状が消失しますが，神経損傷が大きい場合は症状の消失に時間を要したり，後遺症が残る場合があるので，観察が必要です．
② 血液の逆流があったときは，ただちに針を抜いて止血をしっかり行います．
③ 上腕では注射部位近くに腋窩神経，橈骨神経が通っていることを意識し，その他血管の走行を熟知しておくことが必要です．

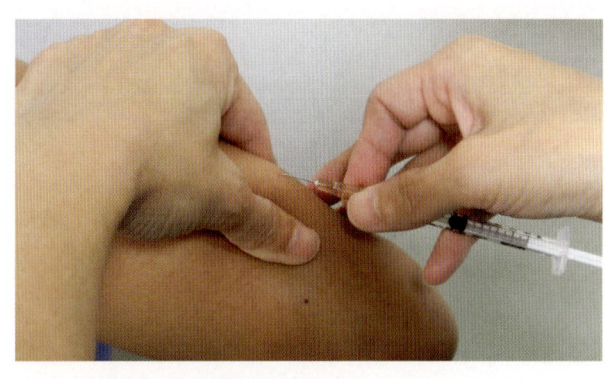

図4 皮膚をつまみあげます

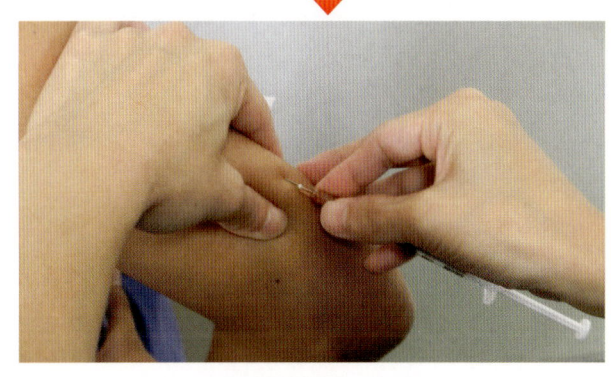

図5 10〜30°の角度で針の2/3程刺入します

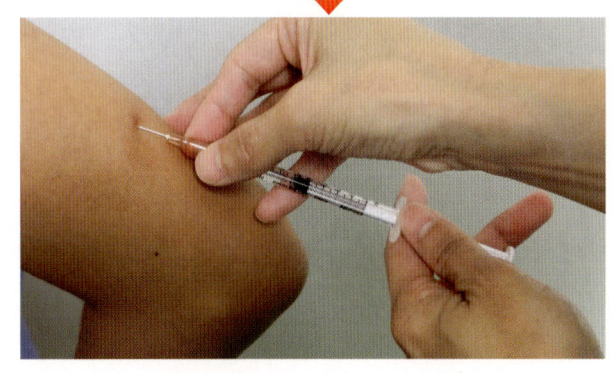

図6 シリンジの内筒を吸引して針先が血管内に入っていないことを確認します

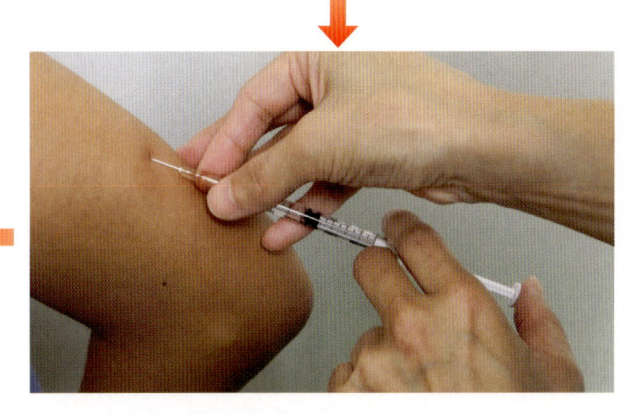

図7 ゆっくり薬液を注入します

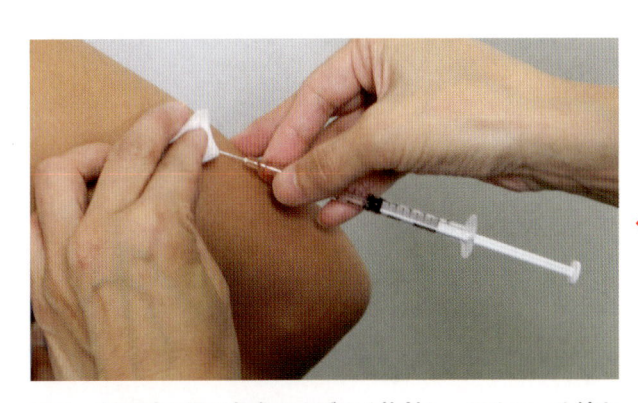

図8 刺入時と同じ角度ですばやく抜針し，アルコール綿を当てます

（※この項の参考文献はp45参照）

ポイント インスリンはゆっくりとした薬効を期待しているのでもまないように注意しましょう

PART II 実践編

§2 注射の実際

2-8 筋肉内注射

関口美和，繁田正毅

> ＊筋肉内に薬液を注入する方法です．吸収速度は10〜20分です．

※手技を見やすくするために手袋は外して撮影しています

1 注射の準備

（I-§4-1「注射・採血に必要な器具」p28参照）
- □ トレイ（物品を入れるためのもの）
- □ 薬液
- □ シリンジと針（23G，小児は25〜27G前後）
- □ アルコール綿
- □ 危険物入れ容器
- □ 注射後に貼る絆創膏（必要時）

2 刺入部の決定（図1）

1) 三角筋：肩峰先端から3横指下の三角筋中央か，やや胸部より（前半部）（図3参照）
2) 大腿四頭筋外側広筋（筋拘縮の恐れがあるので現在ではほとんど行われていません）
3) 中殿筋
   a) 4分3分法：片側の殿部を4等分する．中心から上外側方面へ45°の角度に腸骨稜まで伸ばした線の外側から1／3の点
   b) クラーク（Clarke）の点：腸骨前上棘と腸骨後上棘を結んだ線上で腸骨前上棘から1／3の部位
   c) ホッホシュテッター（Hochstetter）の部位：大転子に手掌中央を当てる．腸骨前上棘に示指を当て中指を大きく開く．腸骨稜と示指，中指でできた三角形の中央またはやや中指よりの部位

3 消毒

穿刺をしようとする部位を中心に，中から外に向かって消毒します．

4 シリンジの持ち方

ペンを持つようにシリンジを持ちます（いわゆるペンホルダー式）（図2）．

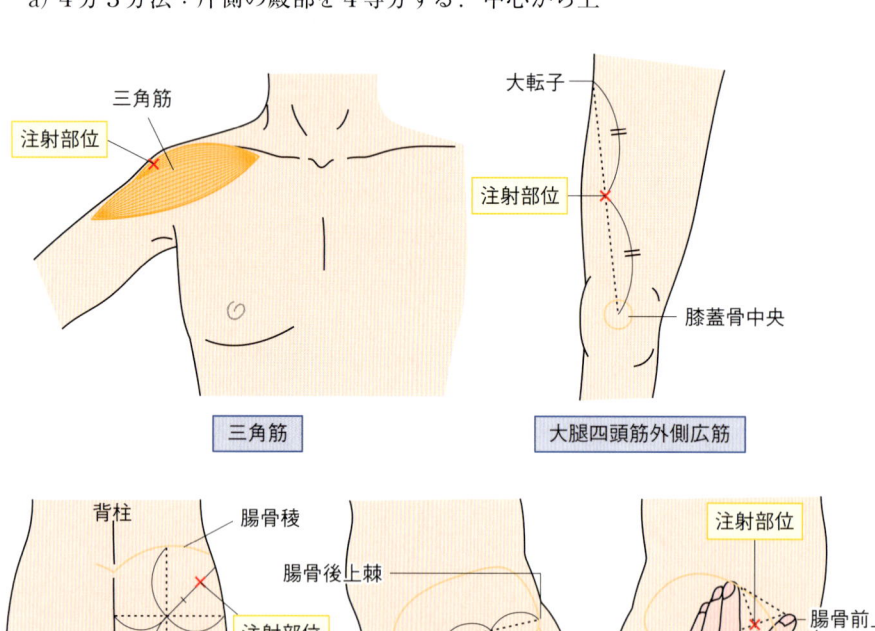

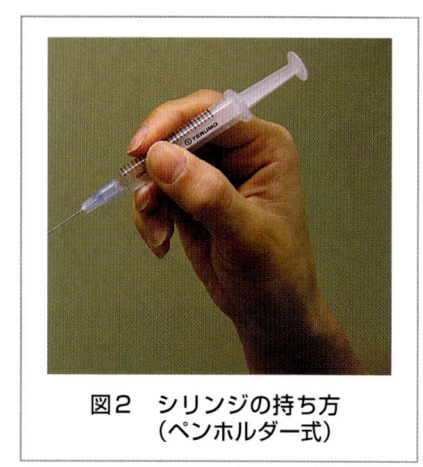

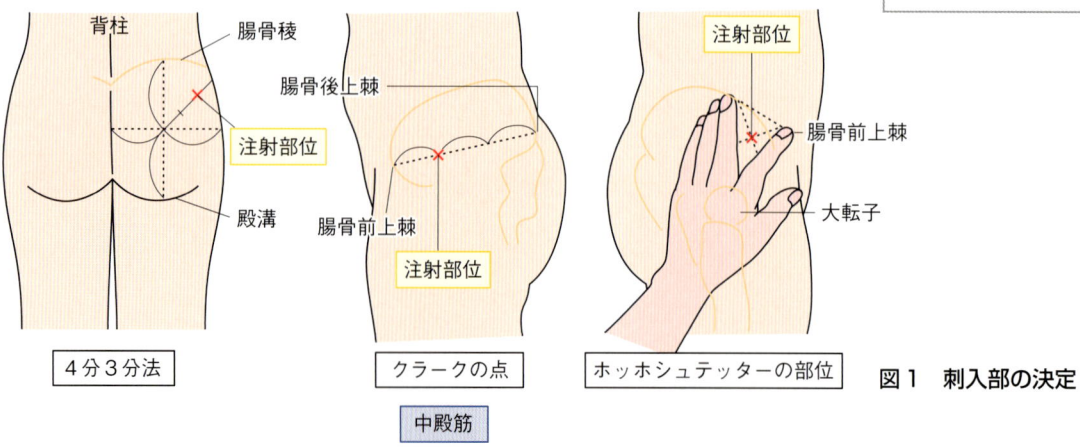

図2 シリンジの持ち方（ペンホルダー式）

図1 刺入部の決定

5 刺入と注入

① 上腕への場合は皮膚を筋肉ごと大きくつまむようにして，大腿・殿部への場合は皮膚を進展させるようにシリンジを持つ反対の手で行います．
② 皮膚面に対して45〜90°の角度で針の2/3程度刺入します（図4）．
③ 指先のしびれ，放散痛がないか確認します．
④ 針先を固定した状態で，針先が血管内に入っていないかを確認するためにシリンジの内筒を吸引します（図5）．
⑤ 血液の逆流がないことを確認したらゆっくり薬液を注入します（注入にかける時間は，注入量によって異なり，エビデンスもありませんが，筆者の経験上，0.5 mLを3秒くらいかけて注入しています）（図6）．
⑥ 刺入時と同じ角度ですばやく抜針し，アルコール綿を当てます（必要があれば絆創膏を貼ります）（図7）．
⑦ 注射部位を手掌で大きくしっかりともみます．

6 実施上の注意

① 針を刺したときに患者が異常なほどの痛み，電激痛，放散痛，しびれを訴えたときは，ただちに針を抜いて症状を観察します．
② 血液の逆流があったときは，ただちに針を抜いて止血をしっかり行います．
③ 各部位周辺の神経および血管の走行を熟知しておくことが必要です．
④ 時間が経つと自然に吸収しますが，使用薬剤の種類により，注射部位をよくもまないと硬結ができるものがあります（筋層は筋組織が密であり，薬液が拡散しにくいため）．また，逆に強くもまず軽く抑える程度にとどめるものや，もんではいけないものがあります．

例）
- よくもむもの → アミノグリコシド系抗生物質製剤（カナマイシン，アミカシン，ストレプトマイシンなど）
- 軽く抑える程度のもの → ヒドロキシジン塩酸塩注射液（アタラックス-P® 注射液）〈皮内または皮下に薬液が漏出し，局所痛，局所障害の原因となりやすいため〉など
- もんではいけないもの → トリアムシノロンアセトニド注射液（ケナコルト-A® 筋注用）〈脂肪層に薬液が逆流し，陥没を起こす恐れがあります〉など
※添付文書に記載されています

（※この項の参考文献はp45参照）

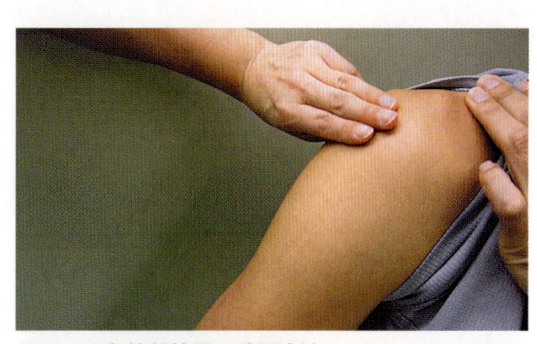

図3　三角筋部位置の確認方法

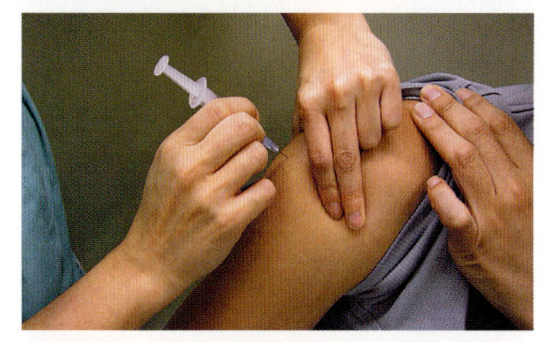

図4　45〜90°の角度で針の2/3程度刺入します

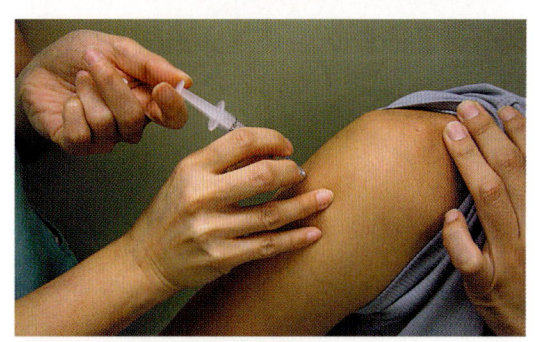

図5　シリンジの内筒を吸引します

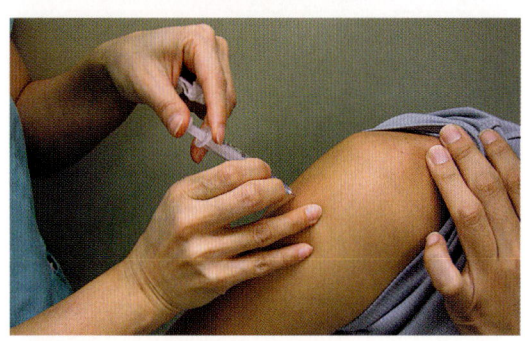

図6　ゆっくり薬液を注入します

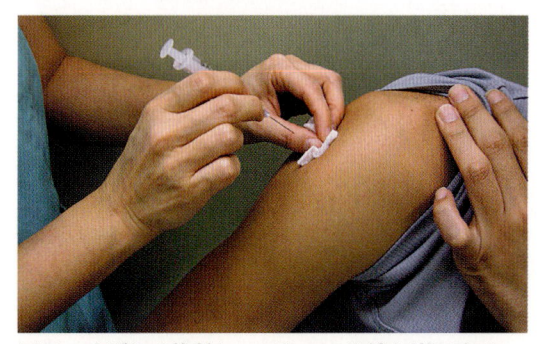

図7　すばやく抜針し，アルコール綿を当てます

ポイント　筋肉内や深部には重要な血管や神経が走行しており，それらの損傷に注意が必要です．また筋肉の損傷による筋拘縮などの合併症の危険性もあることから，最近では他の方法で代用するなどして筋肉注射をなるべく行わない方がよいという意見もあります

2-9 骨髄輸液

PART II 実践編　§2 注射の実際

寺田泰蔵

> * 骨髄針の長所は迅速に輸液路が確保でき，蘇生薬剤の効果発現時間や輸液投与速度についても静脈内投与に匹敵する効果が得られることです．しかし侵襲的であることに加え骨髄炎の心配もあることより長期留置は勧められません．他のルートが確保できしだい抜針されるべきです．適応は心肺機能停止状態やショックで血管が虚脱しており，末梢静脈路確保が困難な場合です．

1 適応

1）小児
心肺機能停止，ショックなど迅速な蘇生が必要な状況で，末梢静脈路が確保できずやむを得ない場合．

2）成人
心肺機能停止，ショックなど迅速な蘇生が必要な状況で，末梢静脈路，中心静脈路ともに確保できずやむを得ない場合．

2 禁忌

局所の感染や熱傷，骨粗鬆症や大理石病などの骨疾患，骨折部の穿刺．

3 注射の準備

- □ 骨髄針小児18G，成人16Gを目安として用います（図1）．（通常の18G注射針，16Gサーフロー針の内筒等でも施行可能だが刺入は難しい）
- □ ポビドンヨード（イソジン®），クロルヘキシジン（ヒビテン®）
- □ 綿球
- □ 穴あき覆布
- □ 必要であれば局所麻酔［1％のリドカイン（キシロカイン®），5 mLの注射器，23G針］
- □ フラッシュ用（生理食塩水20 mL，20 mLの注射器）

4 穿刺部の決定

第一選択とすべき穿刺部位は脛骨の近位部です（図2）．

1）脛骨近位部
脛骨粗面より1～3 cm内側かつ遠位を穿刺点として，刺入点から**針をやや遠位側に向けて**（関節から遠ざかるように皮膚に対し60～75°傾けて）刺入．

2）脛骨遠位部
脛骨の骨幹部と内果の境界（内側）で伏在静脈の後方を穿刺点として，刺入点から**針をやや近位側に向けて**（関節から遠ざかるように皮膚に対し60～75°傾けて）刺入．

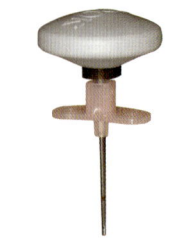

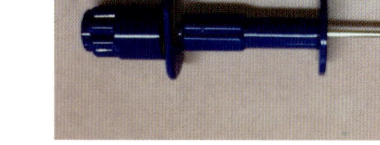

図1　骨髄針

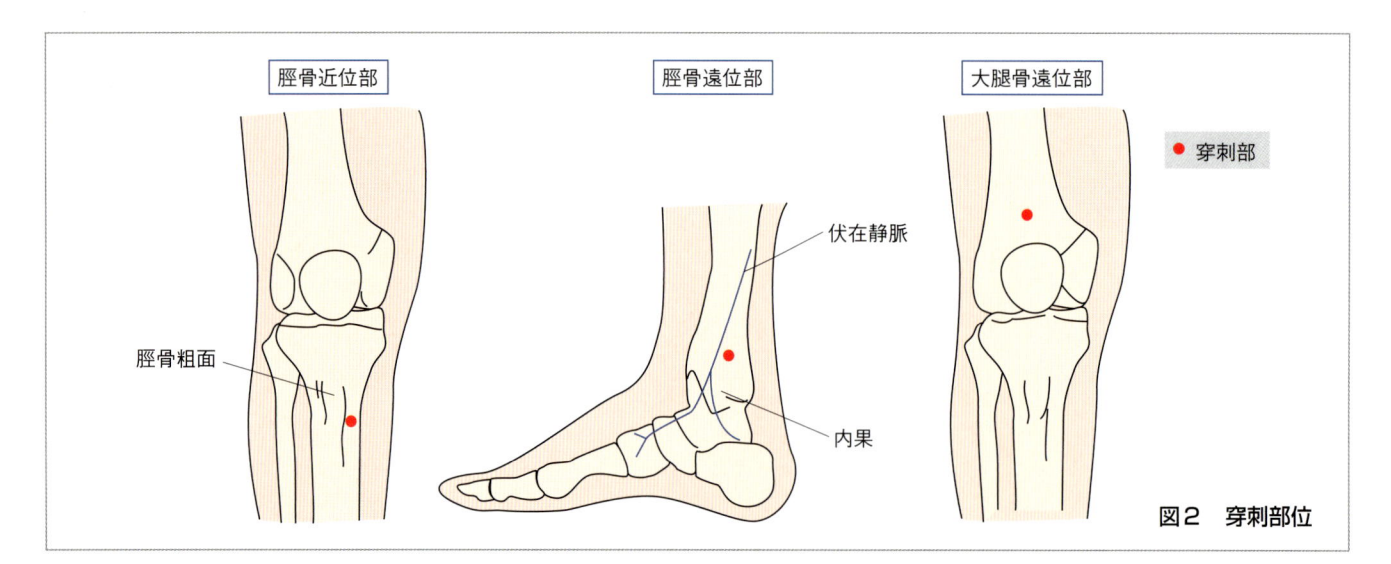

図2　穿刺部位

3）大腿骨遠位部

外顆より2～3cm近位の大腿骨正中線上を穿刺点として，刺入点から針を**やや近位側に向けて**（関節から遠ざかるように皮膚に対し60～75°傾けて）刺入.

5 消毒

穿刺部付近をポビドンヨード，クロルヘキシジンなどで広く消毒した後に穴あき覆布を掛けます.

6 穿刺針のもち方

写真（図3）のように手のひらでハンドルをもち，母指を骨髄針のベースプレートにそえ，**示指は針尖端より約1cmくらい近位に添えて**刺入時に深く貫かないようにストッパーとします.

7 刺入と注入

まず下腿部を固定しますが，この際，膝裏に畳んだタオルなどを敷いてもよいです.

★ 刺入

刺入点から針をやや遠位側に向けて（60～75°）骨髄針を左右に捻りながら進めます．骨髄腔に達すると急に刺入の抵抗が減弱します（小児では深さ1cmほどで骨髄内に達します）．この時点で針はしっかりと骨により固定されているはずです（図4）.

次に内針を抜き注射器をつけて逆流を確認し（逆流が得られない場合もある），10mLほど生理食塩水を注入します．この際過大な抵抗や，周りの軟部組織の腫脹を認めないことを確認し輸液ラインを接続します（図5，6）.

基本的に静脈内投与可能な輸液，薬剤はすべて投与可能で投与量も静脈内投与量と同量で行います（表）.

8 実施上の注意

1）刺入時の問題

最もよくみられる問題は，力を入れすぎて骨を突き抜けてしまうこと（図7A）で，これは示指を皮膚に立てるようにしながら刺入し突き抜けを防止します．そのほか刺入

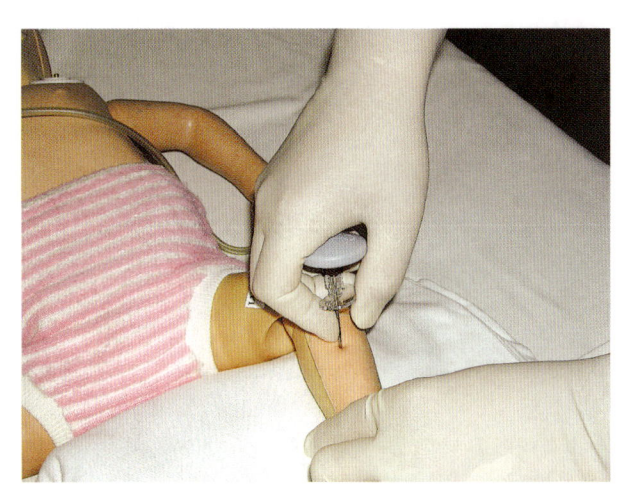

図3　針の持ち方と刺入

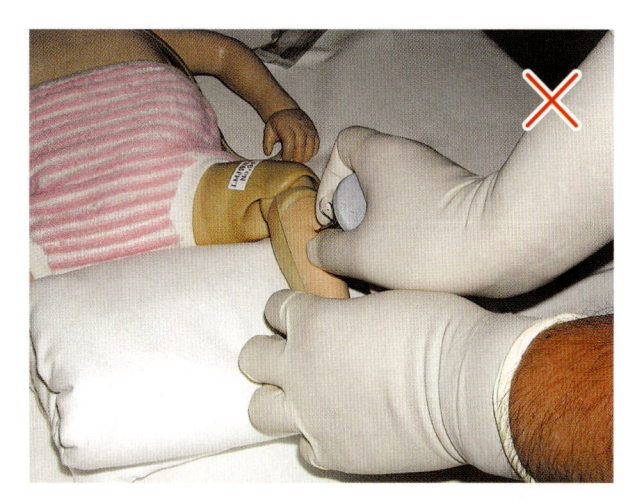

図4　誤った方向の穿刺
小児の場合，頭側方向への刺入は骨端腺損傷による成長障害を起こす危険があります

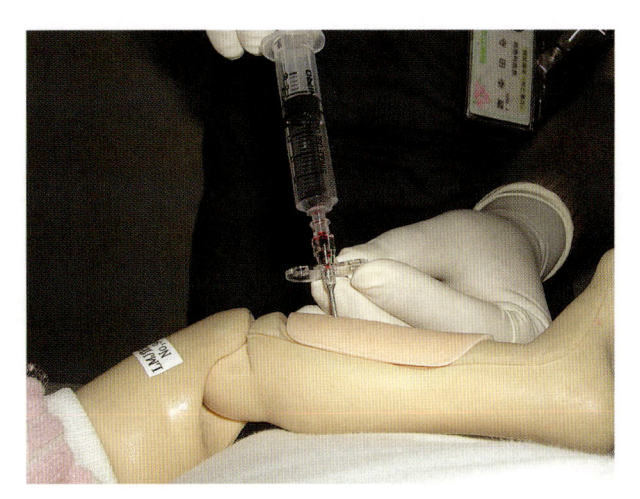

図5　確認と注入

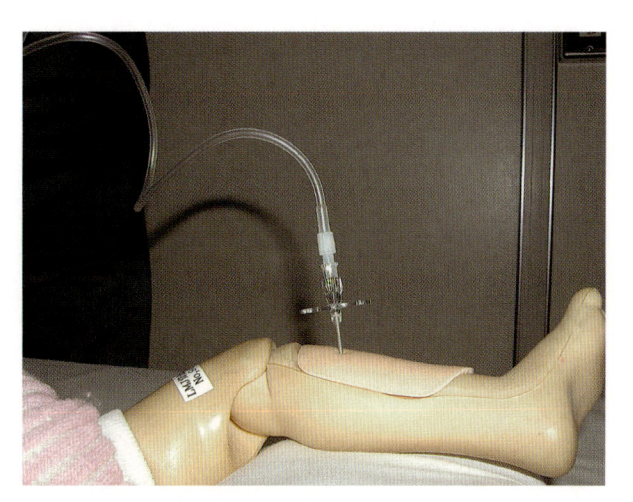

図6　輸液回路の接続

表　骨髄ルートより投与可能な薬剤や輸液

薬剤					
● アデノシン	● 抗菌薬	● 麻酔薬	● アトロピン	● 塩化カルシウム
● グルコン酸カルシウム	● 造影剤	● デキサメタゾン	● ジアゼパム	● ジゴキシン
● ドブタミン	● ドパミン	● エフェドリン	● アドレナリン	● ヘパリン
● インスリン	● リドカイン	● マニトール	● モルヒネ	● ナロキソン
● パンクロニウム	● フェノバルビタール	● フェニトイン	● プロプラノロール	● 重炭酸
● サクシニルコリン	● チオペンタール	● ベクロニウム		

輸液類					
● ブドウ糖液	● 生理食塩水	● 乳酸リンゲル液	● 血液製剤	● MAP	● FFP

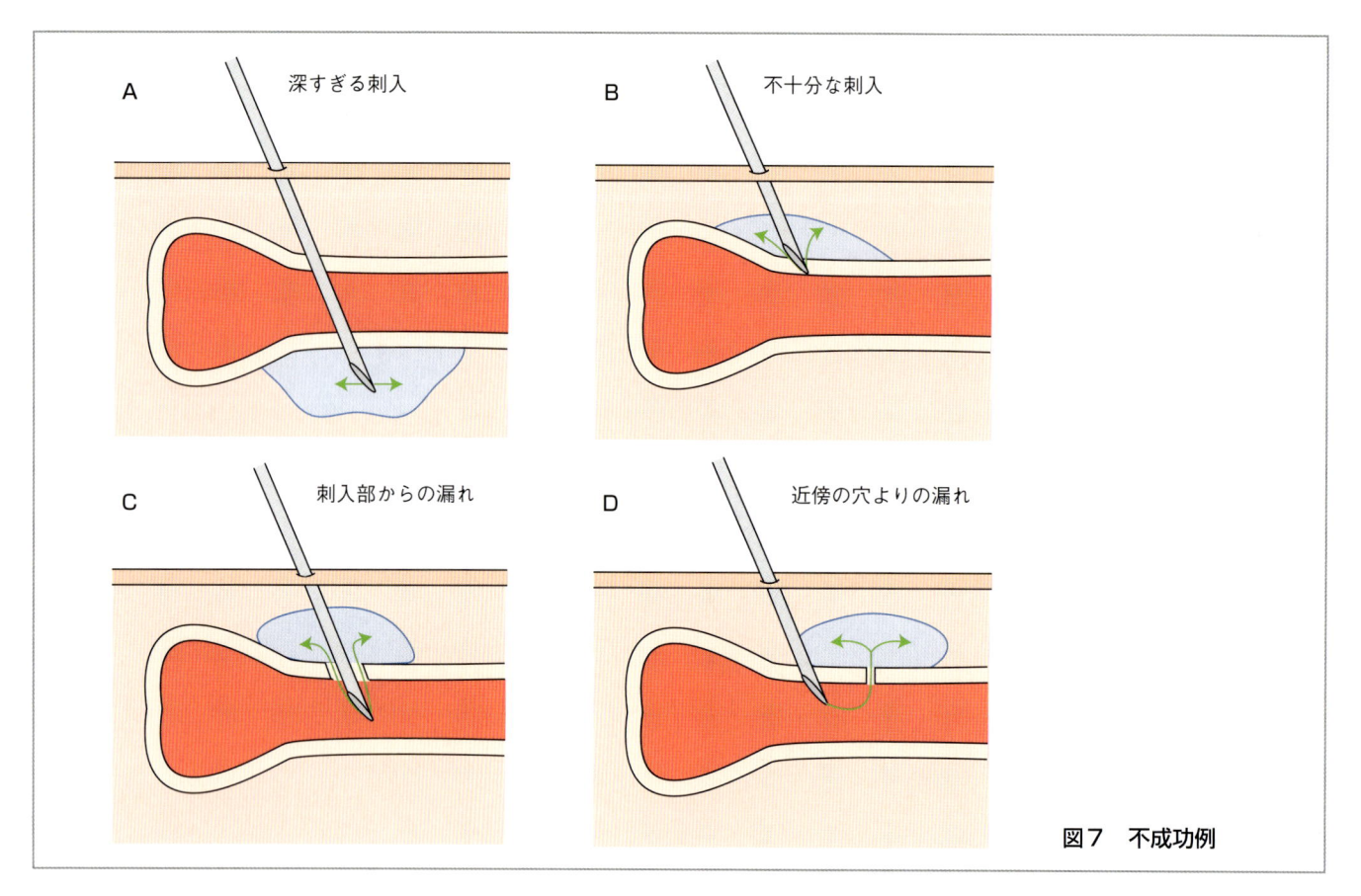

図7　不成功例

A　深すぎる刺入
B　不十分な刺入
C　刺入部からの漏れ
D　近傍の穴よりの漏れ

不足（図7B→さらに刺入する），刺入部からの漏れや複数回の試行でできてしまった近傍の穴よりの漏れ（図7C，D→他の骨に改めて再穿刺）などがあります．

2）感染の問題

頻度については種々の報告がありますが，0.6～3％と考えられます．最も多くみられるのは**穿刺部の蜂窩織炎で骨髄炎は比較的稀**といわれています．どちらも通常は抗菌薬の投与で改善が期待されます．

また50％糖液などの高浸透圧物質，フェニトインなどのアルカリ性薬剤での無菌性骨髄炎も報告がありますが，通常一過性で数週間で治癒するとされています．

骨端腺損傷による成長障害の危険性が指摘されていますが，実際の症例報告はなく穿刺部位を注意して決定することで予防可能と考えられます．

その頻度は低いと考えられますが，骨折，脂肪塞栓（成人例），穿刺部近傍の筋肉のコンパートメント症候群，皮下に漏れた薬剤による局所の血流障害，壊死などが報告されています．

> **ポイント**　穿刺部位の同定はさほど困難ではないと思われます．刺入の際，最初から力を込めて刺入しようとすると，針が滑って思わぬ方向へ刺さる場合があります．刺入し始めは8割程度の力で，針を左右に回転させ，骨表面が削れて針が安定するのを待ってから，さらに力を加えるようにしましょう

> **注意**　骨髄輸液は緊急避難的輸液路確保と考え，他のルートが確保でき次第中止，抜去しましょう

2-10a 自己注射 ― インスリン，GLP-1受容体作動薬

辻 正富

> * インスリン自己注射は1型糖尿病と2型糖尿病で著しい高血糖や，経口血糖降下薬で良好な血糖コントロールが得られない場合に毎日実施します．より生理的な血糖コントロールの状態に近づけることが大事であり，そのためにインスリン強化療法（頻回注射療法）が有用です．
> 近年2型糖尿病患者でヒトGLP-1アナログ製剤（ビクトーザ®）や，GLP-1受容体アゴニスト製剤（バイエッタ®）の自己注射が実施されています．

1 目的

糖尿病における大規模疫学成績から，血糖の正常化が合併症を防ぐことが証明されています．血糖正常化のために2型糖尿病では経口血糖降下薬でコントロールが得られない場合，1型糖尿病では発症後ただちにインスリン注射が必要となります．またインスリン注射が絶対的適応となる場合があります．その他に相対的適応となる場合もあります（表1）．

GLP-1受容体作動薬（glucagon-like peptide-1，グルカゴン様ペプチド）は血糖依存性に膵からのインスリン分泌を増幅させるとともに体重減少効果も期待される注射製剤です．

2 種類

現在，非常に多くのインスリン製剤が市販されていますが，大きく，ヒトインスリンのアミノ酸組成を遺伝子工学的に一部を組み換えたインスリンアナログ製剤と，ヒトインスリン製剤の2つに分類されます．作用時間と効果持続時間から超速効型，速効型，混合型，中間型，持効型溶解インスリンに分類されます（表2～5）．

剤型としてバイアル製剤（100単位1 mL/容量10 mL）に加え，プレフィルド/キット製剤（使い捨て）とカートリッジ製剤（カートリッジのみ取り替える）があり，この2つは100単位/1 mL容量3 mLに統一されています．超速効型，速効型は非懸濁インスリンであり，静脈内投与可能ですが，ほかのインスリンは通常皮下注射となります．

対応する注射針として3種類が使用されています（表2）．
GLP-1受容体作動薬には上述のヒトGLP-1アナログ製剤とGLP-1受容体アゴニスト製剤の2種が使用されています．

3 方法

インスリンアナログ製剤は食直前に，ヒトインスリン製剤は食前30分に皮下注射します．

持効型溶解インスリンはインスリン作用のピークをもたないため，いつ皮下注してもよいですが，通常朝食前あるいは就寝前に実施しています．

ヒトGLP-1アナログ製剤は朝または夕方に1日1回，時間は自分で決めることが可能です．GLP-1受容体アゴニスト製剤は1日2回朝食前と夕食前60分以内に投与します．

注射部位は腹壁，大腿部，上腕，臀部で皮下注を行います（図）．種々の条件で吸収速度が異なります（表6）．実際には通常患者さんに注射部位を選択してもらっています．吸収速度については日常臨床では大きな問題とはなりません．GLP-1受容体作動薬も同様です．インスリンは少量から血糖値に応じて漸増しますが，ヒトGLP-1アナログは，(step1) 1日1回0.3 mgの投与を1週間以上，(step2) 1日1回0.6 mgの投与を1週間以上，(step3) 1日1回0.9 mgの投与を継続します．GLP-1受容体アゴニストは5 μgを

表1 インスリンの絶対的適応と相対的適応

絶対的適応	① インスリン依存状態（1型糖尿病，他） ② 糖尿病性高血糖昏睡 ③ 糖尿病合併妊娠 ④ 中等度以上の手術・感染症
相対的適応	① 糖毒性により高血糖が持続している場合 ② SU剤の二次無効例 ③ 肝障害，腎障害を合併しているとき

図 インスリン皮下注射部位

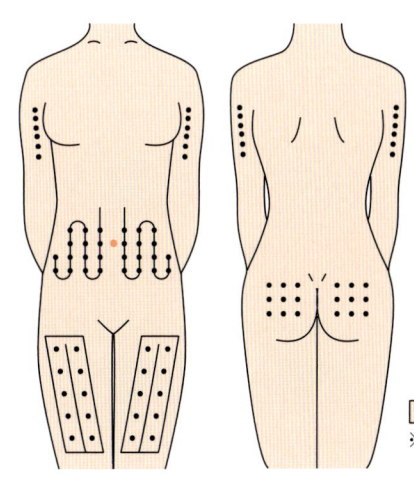

・・・・注射場所
※毎回注射場所を変える

§2-10a 自己注射 — インスリン，GLP-1 受容体作動薬

表2 JIS A型専用注射針（プレフィルド製剤，カートリッジ製剤専用）

ペンニードル®，BD マイクロファインプラス™，ナノパス®

（文献1より引用）

表3 インスリン製剤〈プレフィルド製剤（3 mL，300単位含有）〉
- インスリン薬液と注入器が一体化した製剤です
- 注射針はJIS A型専用注射針（表2参照）をお使いください

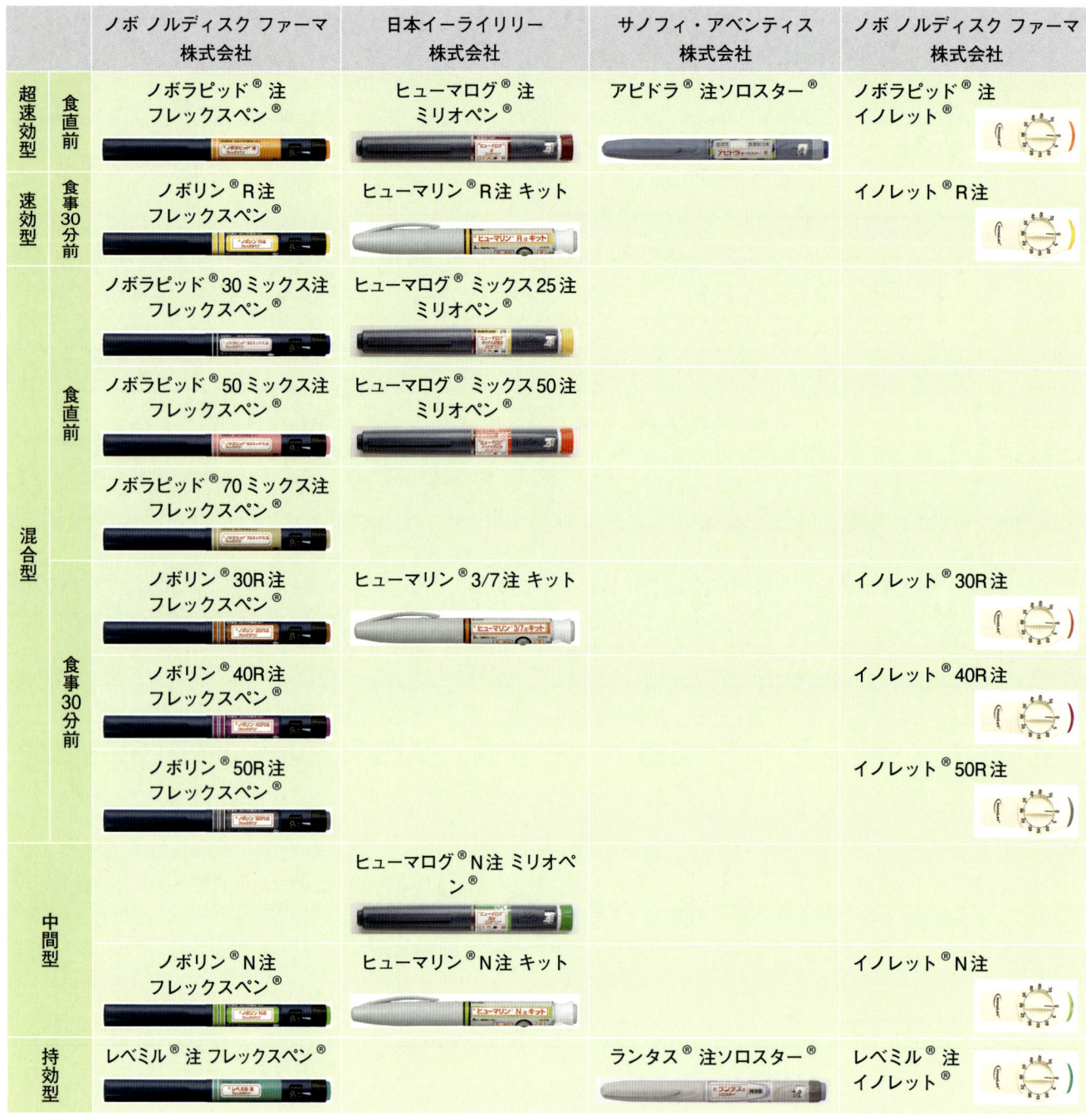

		ノボ ノルディスク ファーマ株式会社	日本イーライリリー株式会社	サノフィ・アベンティス株式会社	ノボ ノルディスク ファーマ株式会社
超速効型	食直前	ノボラピッド®注 フレックスペン®	ヒューマログ®注 ミリオペン®	アピドラ®注ソロスター®	ノボラピッド®注 イノレット®
速効型	食事30分前	ノボリン®R注 フレックスペン®	ヒューマリン®R注 キット		イノレット®R注
混合型	食直前	ノボラピッド®30ミックス注 フレックスペン®	ヒューマログ®ミックス25注 ミリオペン®		
		ノボラピッド®50ミックス注 フレックスペン®	ヒューマログ®ミックス50注 ミリオペン®		
		ノボラピッド®70ミックス注 フレックスペン®			
	食事30分前	ノボリン®30R注 フレックスペン®	ヒューマリン®3/7注 キット		イノレット®30R注
		ノボリン®40R注 フレックスペン®			イノレット®40R注
		ノボリン®50R注 フレックスペン®			イノレット®50R注
中間型			ヒューマログ®N注 ミリオペン®		
		ノボリン®N注 フレックスペン®	ヒューマリン®N注 キット		イノレット®N注
持効型		レベミル®注 フレックスペン®		ランタス®注ソロスター®	レベミル®注 イノレット®

（文献1より引用）

1日2回皮下注し，1カ月以上経過観察後10μg 1日2回投与します．

　1型糖尿病やインスリン分泌が低下している2型糖尿病では強化インスリン療法（頻回注射法）が実施される場合が多いです（代表例：超速効型インスリンアナログ製剤を毎食直前投与し，就寝前に持効型インスリンを投与します）．2型糖尿病では強化インスリン療法のほか，混合型インスリン2～3回/日毎食直前に注射する方法や，持効型インスリンと経口血糖降下薬を併用する方法等もよく使用されます．

　GLP-1受容体作動薬は副作用として初期に胃腸障害（便秘，下痢，胃不快感）が生じることがあります．そのため注射する量を少しずつ増やしますが，その後はずっと同じ量を注射するので毎日自分で量を調節する必要はありません．

表4 インスリン製剤〈カートリッジ製剤（3 mL，300単位含有）〉

- 専用カートリッジと専用注入器の組み合わせが決まっています
- 注射針はJIS A型専用注射針（表2参照）をお使いください

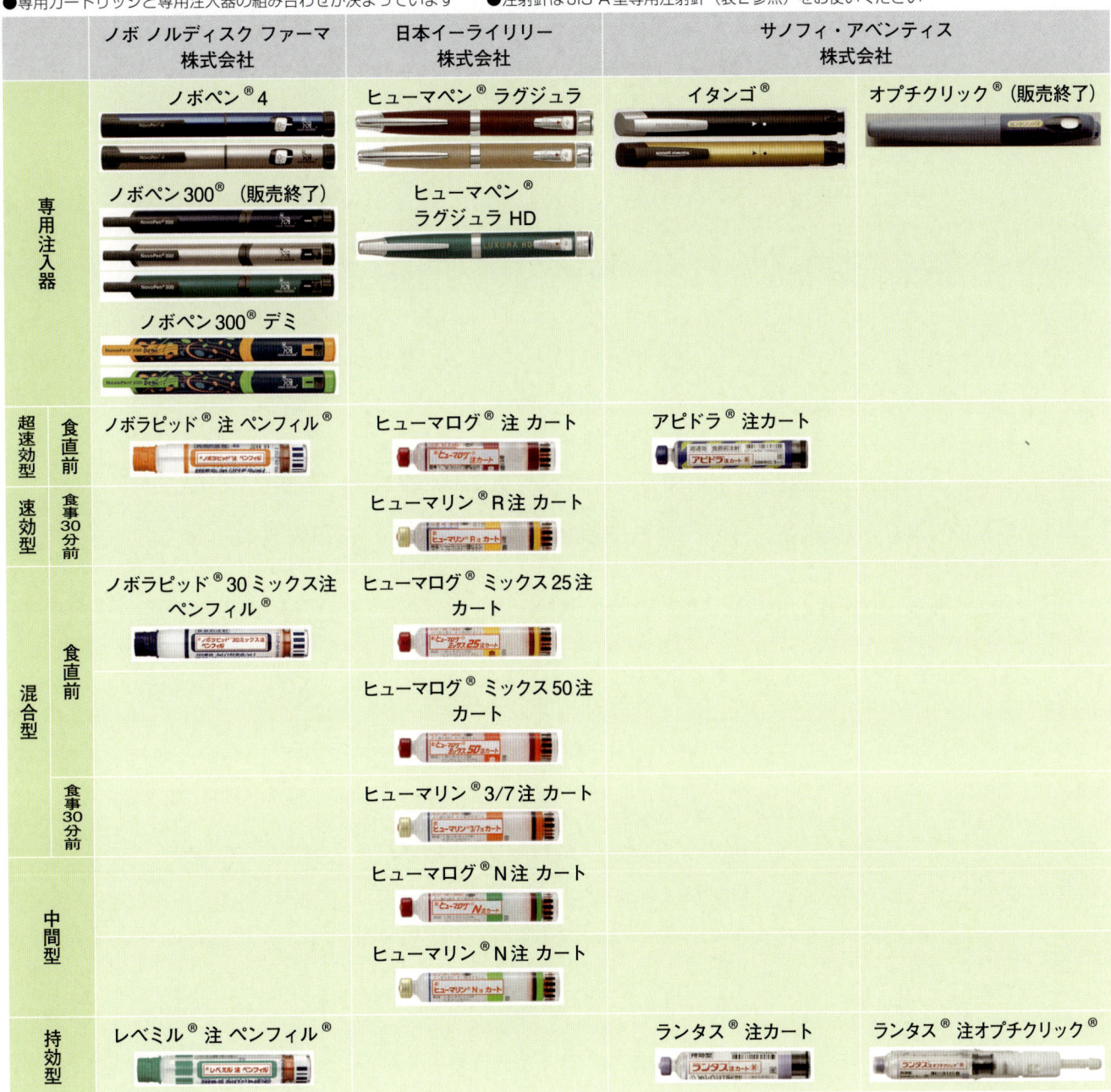

		ノボ ノルディスク ファーマ株式会社	日本イーライリリー株式会社	サノフィ・アベンティス株式会社	
専用注入器		ノボペン®4／ノボペン300®（販売終了）／ノボペン300®デミ	ヒューマペン® ラグジュラ／ヒューマペン® ラグジュラHD	イタンゴ®	オプチクリック®（販売終了）
超速効型	食直前	ノボラピッド®注 ペンフィル®	ヒューマログ®注 カート	アピドラ®注カート	
速効型	食事30分前		ヒューマリン®R注 カート		
混合型	食直前	ノボラピッド®30ミックス注 ペンフィル®	ヒューマログ®ミックス25注 カート／ヒューマログ®ミックス50注 カート		
	食事30分前		ヒューマリン®3/7注 カート		
中間型			ヒューマログ®N注 カート／ヒューマリン®N注 カート		
持効型		レベミル®注 ペンフィル®		ランタス®注カート	ランタス®注オプチクリック®

（文献1より引用）

4 注意点

通常，使用中のインスリンは室温で保存しておいても問題はありませんが，夏の車内や屋外，冬の凍結のおそれのある状況は避けなければなりません．未使用インスリンは4℃で保存すれば生物活性は安定に保たれます．注射後ただちに針を抜くとインスリン液の注入部からのもれのみられることがあり，少し時間をおいて針を抜くことです．使用中の保管は必ず注射針を外して室温で保管してください．外さずに保管すると針先からの液もれやカートリッジ内に気泡が生じ針詰まりや感染症の原因となります．

§2-10a 自己注射 — インスリン，GLP-1受容体作動薬

表5 インスリン製剤〈バイアル（10 mL，1,000単位含有）〉
●インスリンバイアル専用のシリンジ（注射器）が必要です

		ノボ ノルディスク ファーマ株式会社	日本イーライリリー株式会社	サノフィ・アベンティス株式会社
超速効型	食直前	ノボラピッド®注 100単位/mL	ヒューマログ®注 100単位/mL	アピドラ®注 100単位/mL
速効型	食事30分前	ノボリン®R注 100単位/mL	ヒューマリン®R注 100単位/mL	
混合型	食事30分前	ノボリン®30R注 100単位/mL	ヒューマリン®3/7注 100単位/mL	
中間型		ノボリン®N注 100単位/mL	ヒューマリン®N注 100単位/mL	
持効型				ランタス®注 100単位/mL

（文献1より引用）

表6 インスリン吸収速度に影響する因子

注射部位	腹壁＞上腕＞殿部＞大腿
刺入深度	筋肉＞皮下＞皮内
運動	亢進
局所マッサージ	亢進
局所温度	高温ほど亢進

ポイント

1) 通常患者さんの注射しやすい部位を選んで皮下注射を行います．注射部位はもんだり，温めるようなことはしないことです
2) 静脈内投与できるインスリンはインスリンアナログ超速効型，ヒトインスリン速効型のみです
3) GLP-1受容体作動薬の注射法はインスリンと同様ですが，消化器症状がみられることから少量から開始します

参考文献

1) 「インスリン製剤一覧表」（日本糖尿病協会，日本糖尿病学会 監修），2011年8月作成
（http://www.jds.or.jp/jds_or_jp0/uploads/photos/791.pdf）

2-10b 自己注射 ─ アドレナリン

佐々木真爾, 岡田邦彦, 小口真司

> ＊エピペン®は元来毒ガス戦を対象として米国で開発されたもので, 自己注射用の自動注射器です. 個人的に携帯し, 容易に操作できるという利点があり, 欧米で広く利用されて今日に至っています. さまざまな原因により急激なアナフィラキシーショックを起こした場合, 場所のいかんにかかわらず, できるかぎり短時間に対応しなければ, 生命の危険におちいります. エピペン®の使用は医療前処置として非常に有効な効果を発揮しています.

1 エピペン®とは

- 使い捨てのアドレナリン自己注射器（図1）
- 外装はプラスチックで, バネ作動式による非露出針方式の注射システム
- 内部に1,000倍アドレナリン液2mLが充填され, うち0.3mL（体重30kg以上）, 0.15mL（体重15～30kg以上）のみ針から噴出され, 注入されます
- 常温保存（15～30℃）, 遮光, 冷蔵不可
- 有効期限　20カ月
- 使用対象は蜂毒アレルギー, 食物アレルギー, 薬物アレルギー, ラテックスアレルギーによって発生するアナフィラキシーショック

2 エピペン®注射器のしくみ

エピペン®は16個の部品からなっています（図2）. ①が安全ピンであり, ②～⑦がバネを含むパワーパックです. 安全ピンを外し, ⑯の先端錐を大腿外側（図3）に押しつけると, ④のバネの力で⑦の間座を押し出し, ⑧のプランジャーを移動させ, ⑨のカートリッジ内の圧力を高めます. ⑩の封はゴム製で圧力を受けて膨らみ, ⑬の針にあたって破け, 薬液が注射されます. 同時に針が固定されている⑪

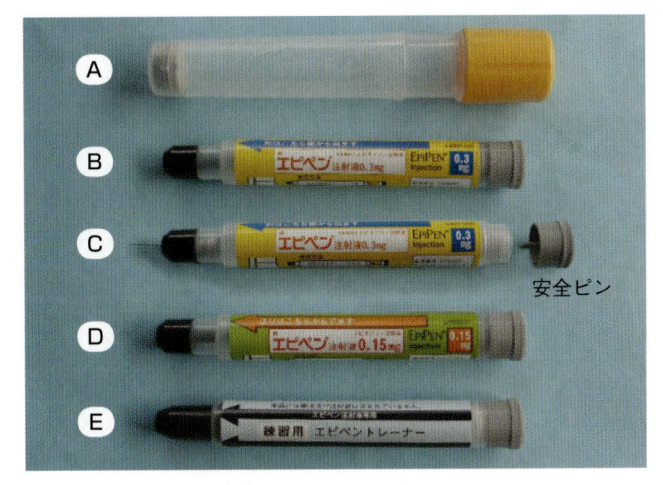

図1　エピペン®の外観
エピペン®はプラスチックケースに保管されています. 使用後はこのケースに保管します. 練習用は刺すときに音は発生しますが, 針は出ません
A) 携帯用ケース：エピペン®0.3mgは黄色いカバーキャップ, 0.15mgは緑色
B) 使用前エピペン®0.3mg：本体ラベルは黄色
C) 使用後エピペン®0.3mg：注射針露出, 安全キャップ脱去
D) 使用前エピペン®0.15mg：本体ラベルは緑色
E) 練習用

の針基が⑮のカートリッジ入れに当たり注射針の長さが決まります. ⑨のカートリッジ内の溶液は外部より透見することが可能で, 変色および沈澱物の有無が判定できます.

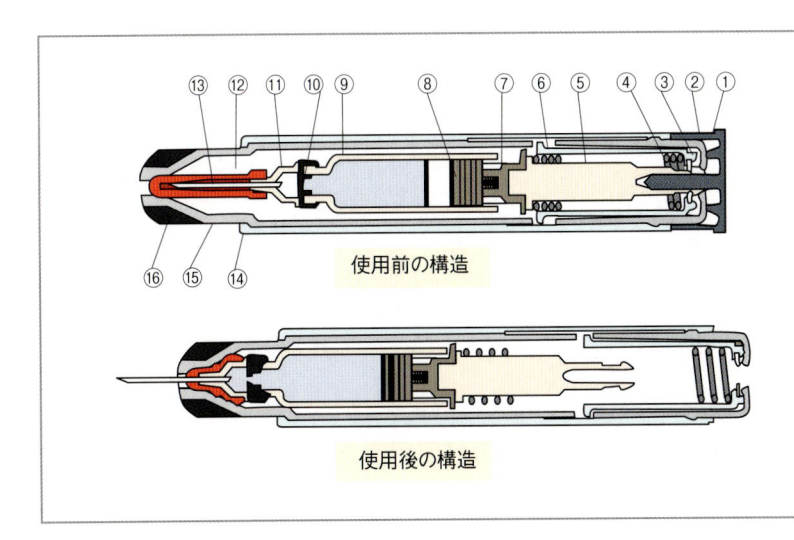

図2　エピペン®の構造
① 安全ピン, ②～⑦ パワーパック, ⑧ プランジャー, ⑨ カートリッジ, ⑩ 封, ⑪ 針基, ⑫ 針管カバー, ⑬ 針, ⑭ 長外部筒, ⑮ カートリッジ, ⑯ 先端錐

注射器の長さ	143 mm
重さ	34 g
注射時 荷重＝操作力	1.7～2.2 kg
注射音	72 dB LAE
（無響室測定・距離60 cm）	
注射針の長さ	15 mm
太さ	0.7 mm（22G）

§2-10b 自己注射 ― アドレナリン

3 エピペン®注射の仕方

① 黄色のケース（プラスチック製）から取り出す．
② 灰色のキャップを回しながら外す（他端には黒色の針の抽出口があります）（図4 A）．
③ エピペン®を横から握り（図4 B），母指を端に掛けないようにします．
④ 半坐位または立位で，大腿側面に黒い円錐部を強く押しつけます（図4 C-1，C-2）．
⑤ バネ音とともに針がカチッっと飛び出し，アドレナリン液が注入されます．数秒そのままの状態を保ちます．
★ 緊急時は，衣服の上からそのまま刺してよいです．皮膚消毒の必要はありません（図4 D-1，D-2）．

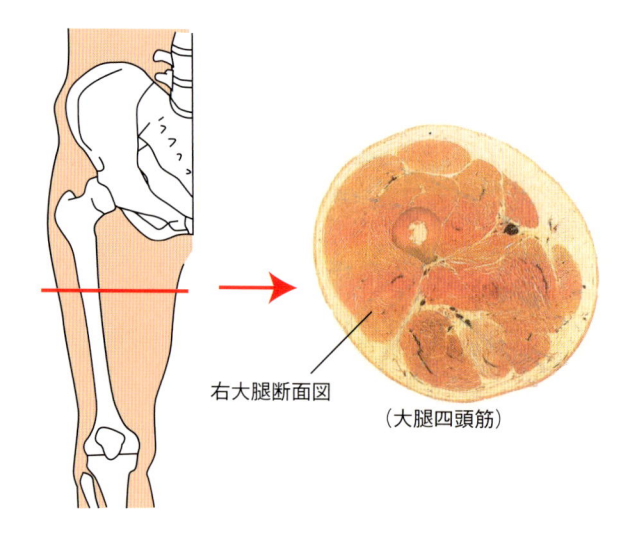

図3　右大腿断面図

右大腿断面図
（大腿四頭筋）

図4　エピペン®の使用方法

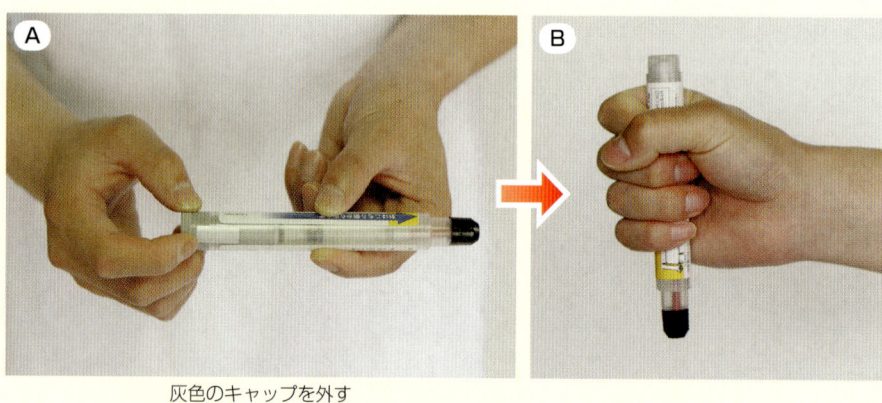

A　灰色のキャップを外す

B　エピペン®を横から握り，母指を端に掛けないようにします

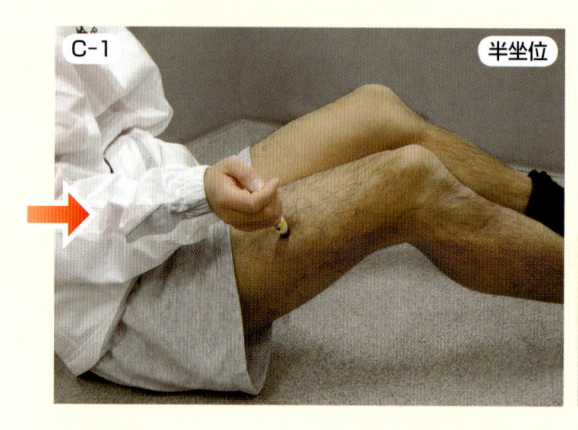

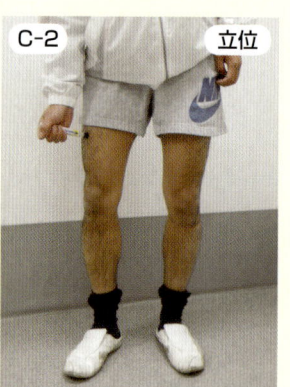

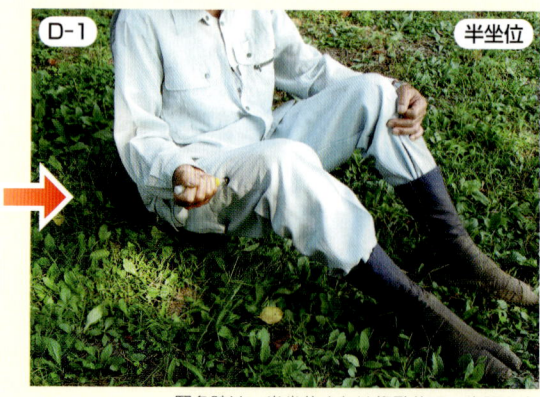

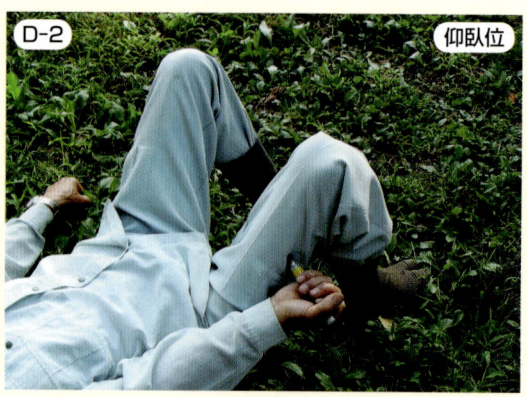

C-1　半坐位
C-2　立位

D-1　半坐位
D-2　仰臥位

緊急時は，半坐位または仰臥位で，衣服の上から大腿側面に黒い円錐部を強く押しつけます

4 ▶ 誤って右手親指に針を刺してしまったら

エピペン®を使用しようとして，逆に針の抽出口である黒色の円錐部を持ったため，自己の母指を刺すことがときに見受けられ，また報告されています（図5）．この際，刺傷直後より受傷指遠位端が痛み始め，冷たく蒼白となります．まず温熱治療を行い，効果がないときは受傷指基幹部にフェントラミン1 mgとリドカイン1 mL混合液による局所注射が効果があります．

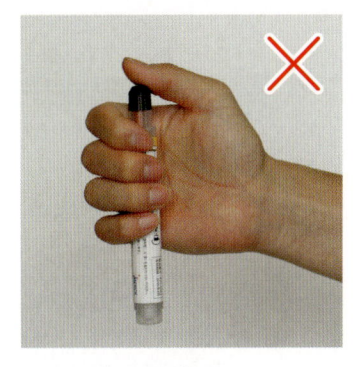

図5　誤った注射法

memo　〈アドレナリン注射液―アドレナリン注0.1%シリンジ「テルモ」〉
アドレナリンは，ショックや心停止などの緊急事態に対して，必要不可欠の薬剤です．より早く有効利用できることが，患者生命予後を左右します．そのため，緊急時により簡便に使用できるように，最近では，アンプルと同量（1 mL中1 mg含有）のシリンジに入ったキットが商品化（商品名：アドレナリン注0.1%シリンジ「テルモ」）されています（図6）．同様のものが，アトロピン（商品名：アトロピン注0.05%シリンジ「テルモ」），やリドカイン（商品名：リドカイン静注用2%シリンジ「テルモ」）についても製品化されています．

図6　アドレナリン注0.1%シリンジ「テルモ」の外観
シートをはがし，シリンジのオレンジのシールのついたキャップを外せば，三方活栓に連結できたり，注射針に接続できます．使用頻度の高くないものですので，エピペン®同様，有効期限に注意しましょう

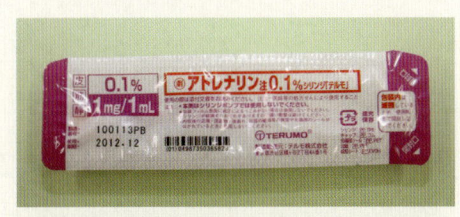

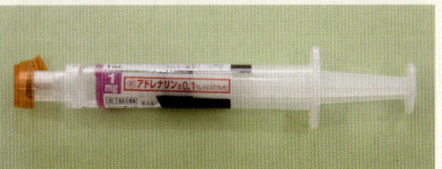

Column

● 災害現場における自己注射器の意義

突発的に発生した災害では，被害が個人であれ，集団であれ，早期に医療の手が期待できません．そこで現場では手数のかからない，簡単に操作できる自動注射器の威力は大きくなります．今後，普及の拡大を図る必要があると思われます．

この自動注射器は特定の疾患に対して医師の診断書のもと，個人購入・自己注射ができます．他人への使用は違法になります．

化学兵器に対する対応として欧米においてアトロピン，プラリドキシム，ジアゼパム，モルヒネ等を単剤あるいは混在として含有する自動注射器が存在します．しかし今日民間用としては利用できないのが実情です．

● エピペン®が保険適応に

日本アレルギー学会によると2003年の承認から2009年までにエピペン®は約11万本販売され，解析可能な使用症例（449例）の95%で症状が軽快・回復し，患者に大きな安心感を与えたと言われています．このエピペン®が2011年9月から保険適応となりました．薬価は0.15 mg規格が8,112円，0.3 mg規格が1万950円です．これまでは全額自己負担で，医療機関によって支払う金額も違っていましたが，これで一定の自己負担（通常は3割）で手に入れることができます．

これは蜂アレルギーのみならず食物アレルギーにも適応が広がったことや，患者会からの熱心な要望があったおかげです．これによってエピペン®がさらに広く普及することが予想されます．

§2-10b 自己注射 — アドレナリン

ポイント

1) エピペン®は今日，在野において発生する重症アナフィラキシーショックに対して対応できる唯一の手段です
2) アナフィラキシーは進行性で人により初期症状が異なるため，早めに使用することが大切です
3) エピペン®は軽量，携帯用バネ作動式非露出針方式の注射器です
4) 一度に1,000倍アドレナリン0.3 mLが注入されます
5) 注射部位は大腿側面で，衣服の上より注射可能です
6) ショックが回復しない場合，再度注射可能です

注意

1) 常時携帯し，家族も周知していることが大切です
2) 家族の人や，身近にいる人も注射可能です
3) 使用期限は20カ月，冷蔵不可です
4) 使用後は必ず医師の診察を受けることが必要です

参考文献

1) 佐々木真爾ほか：蜂毒アレルギーによるアナフィラキシーの予防と治療．アレルギー・免疫，10：2003
2) 松浦誠，大滝倫子，佐々木真爾ほか：蜂刺されの予防と治療．林業・木材製造業労働災害防止協会，2005
3) 化学兵器による損傷の予防および治療．The Medical Letter（日本語版），18（1），フクミ・メディカルメディア，2002

PART II 実践編 §2 注射の実際

2-10c 自己注射のやり方と患者教育

辻　正富

> * 自己注射は糖尿病（インスリン皮下注，GLP-1受容体作動薬皮下注），下垂体性小人症（成長ホルモン皮下注），血友病（凝固因子静注）等で実施されています．自分の体を自分自身で管理することにより，より快適な生活を送れるようになります．しかし同時に自分の病態，自己注射の必要性を正しく理解してもらったうえで自己注射の手技を指導することが大切です．

1 自己注射のやり方（ノボラピッド®注フレックスペン®を例にして）

フレックスペン®の外観と注射針を示します．最近ペンニードル®32Gテーパーが市販され疼痛が軽減されています（図1）．

1）注射の準備（注射針の取りつけ）（図2 1〜6）

懸濁しているインスリン製剤では使用前に必ずよく混ぜましょう．懸濁していないノボラピッド®注フレックスペン®の場合は 4 から始めます．

2）空打ち（試し打ち）（図2 7〜10）

カートリッジ内の気泡を抜くとともに注射針が正しく取りつけられているか，注入器が正常に作動するかの確認のために必ず毎回注射前に行います．

3）単位の設定

必要な単位をセットします．

4）注射のしかた

注射部位はもまないようにします．また針を抜いたときインスリンが数滴漏れてしまうことがあります．その原因として，針をすぐに抜いた，注入を一気に速く注入した，注射部位が硬くなっていたなどが考えられます．インスリン注入器の目盛が必ず「0」になっていることを確認します．

5）注射が終わったら

使用済みの注射針はペットボトルなどに入れ，かかりつけの医療機関にもっていき処分してもらいましょう．

2 患者教育

注射薬剤，注射法（皮下注あるいは静脈注射）の違いによって教育も異なりますが基本的なことは以下の通りです．

① 注射薬剤の作用・副作用を理解してもらう
② 注射薬剤の使用期限や保存法を説明する
③ 注射手技を説明し，実際に経験してもらう
④ 注射終了後の器具の廃棄法を説明する
⑤ 緊急時の連絡先を教えておく

> **memo** 主に米国では皮膚消毒をしないでインスリン自己注射している場合もあります．しかし，通常は消毒すべきであり，どうしても消毒できない場合に限ってインスリン投与がより重要であるため，許されるものと考えています．

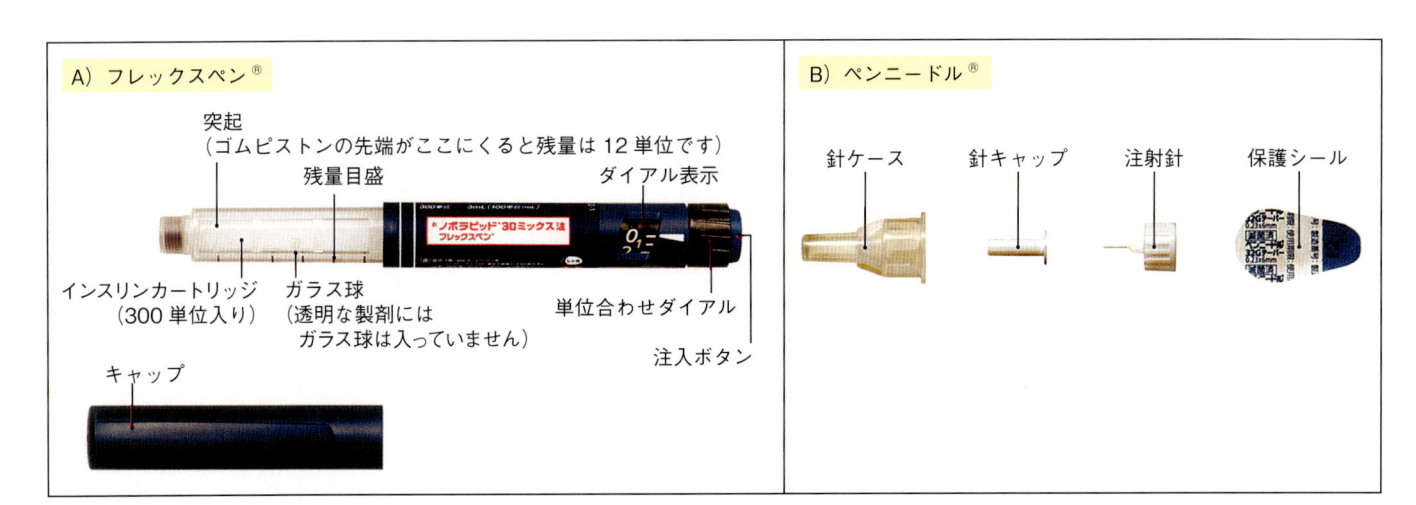

図1　インスリン注入器フレックスペン®の外観と専用注射針ペンニードル®

A）フレックスペン®
- 突起（ゴムピストンの先端がここにくると残量は12単位です）
- 残量目盛
- ダイアル表示
- インスリンカートリッジ（300単位入り）
- ガラス球（透明な製剤にはガラス球は入っていません）
- 単位合わせダイアル
- 注入ボタン
- キャップ

B）ペンニードル®
- 針ケース
- 針キャップ
- 注射針
- 保護シール

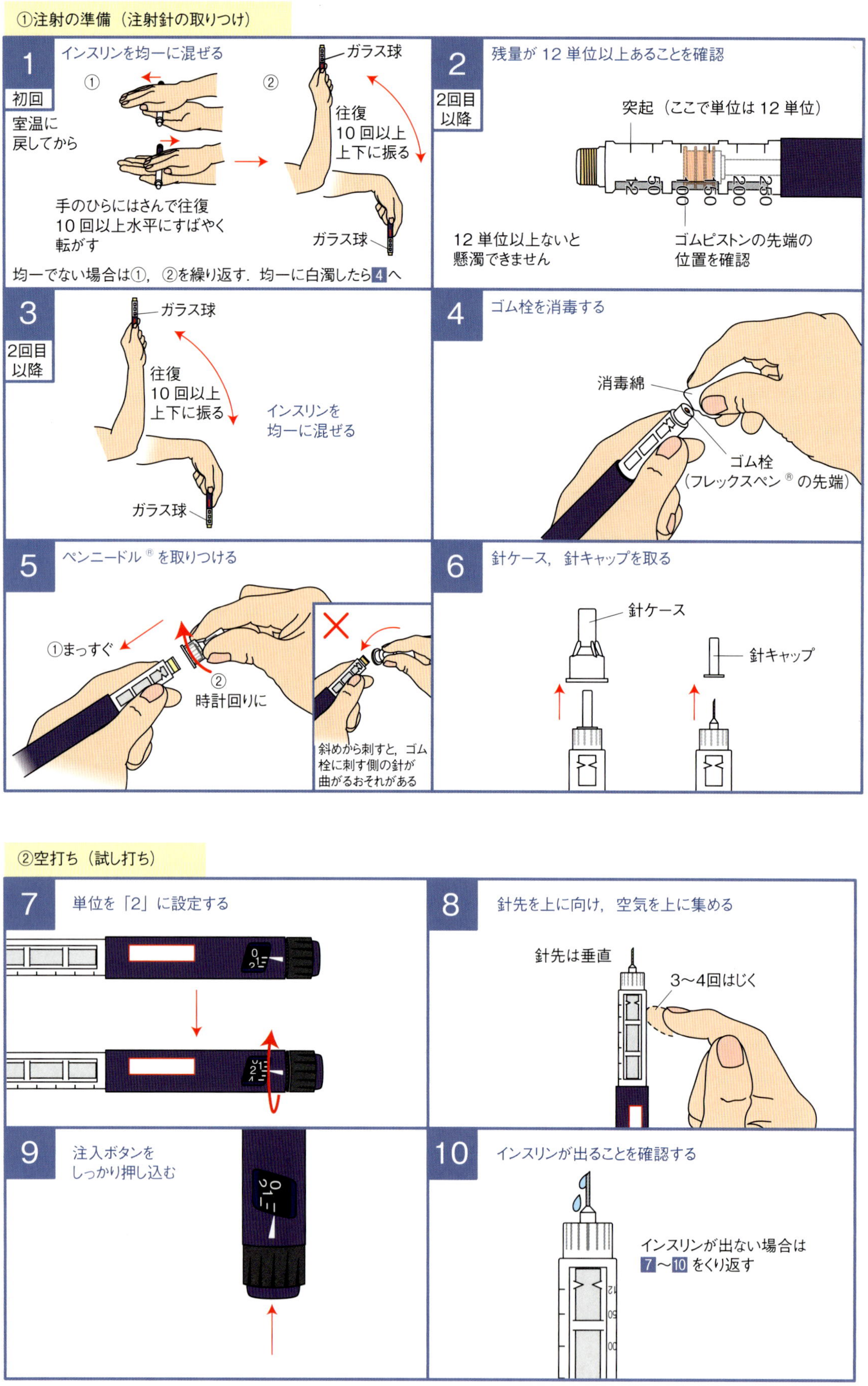

§2-10c 自己注射のやり方と患者教育

①注射の準備（注射針の取りつけ）

1 初回 室温に戻してから　インスリンを均一に混ぜる
① 手のひらにはさんで往復10回以上水平にすばやく転がす
② ガラス球　往復10回以上上下に振る
均一でない場合は①，②を繰り返す．均一に白濁したら **4** へ

2 2回目以降　残量が12単位以上あることを確認
突起（ここで単位は12単位）
12単位以上ないと懸濁できません
ゴムピストンの先端の位置を確認

3 2回目以降　インスリンを均一に混ぜる
ガラス球　往復10回以上上下に振る

4 ゴム栓を消毒する
消毒綿
ゴム栓（フレックスペン®の先端）

5 ペンニードル®を取りつける
①まっすぐ　②時計回りに
× 斜めから刺すと，ゴム栓に刺す側の針が曲がるおそれがある

6 針ケース，針キャップを取る
針ケース　針キャップ

②空打ち（試し打ち）

7 単位を「2」に設定する

8 針先を上に向け，空気を上に集める
針先は垂直　3～4回はじく

9 注入ボタンをしっかり押し込む

10 インスリンが出ることを確認する
インスリンが出ない場合は **7**～**10** をくり返す

図2　フレックスペン®による自己注射のやり方

§2-10c　自己注射のやり方と患者教育

③単位の設定

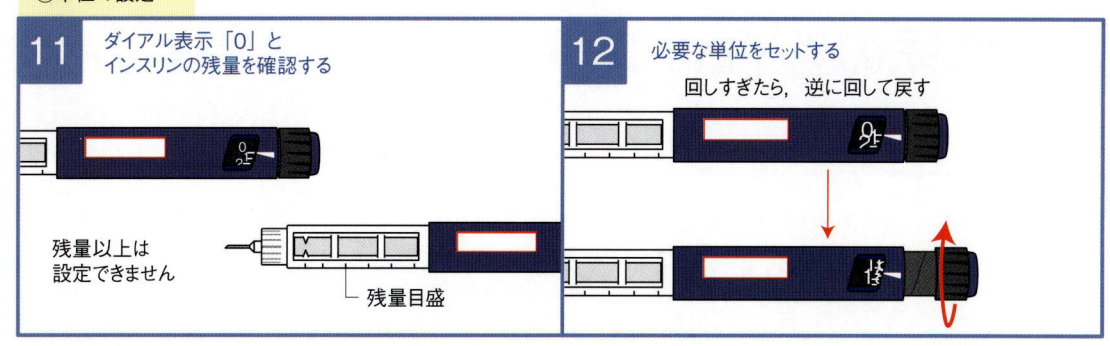

11　ダイアル表示「0」とインスリンの残量を確認する

残量以上は設定できません

残量目盛

12　必要な単位をセットする

回しすぎたら，逆に回して戻す

④注射のしかた

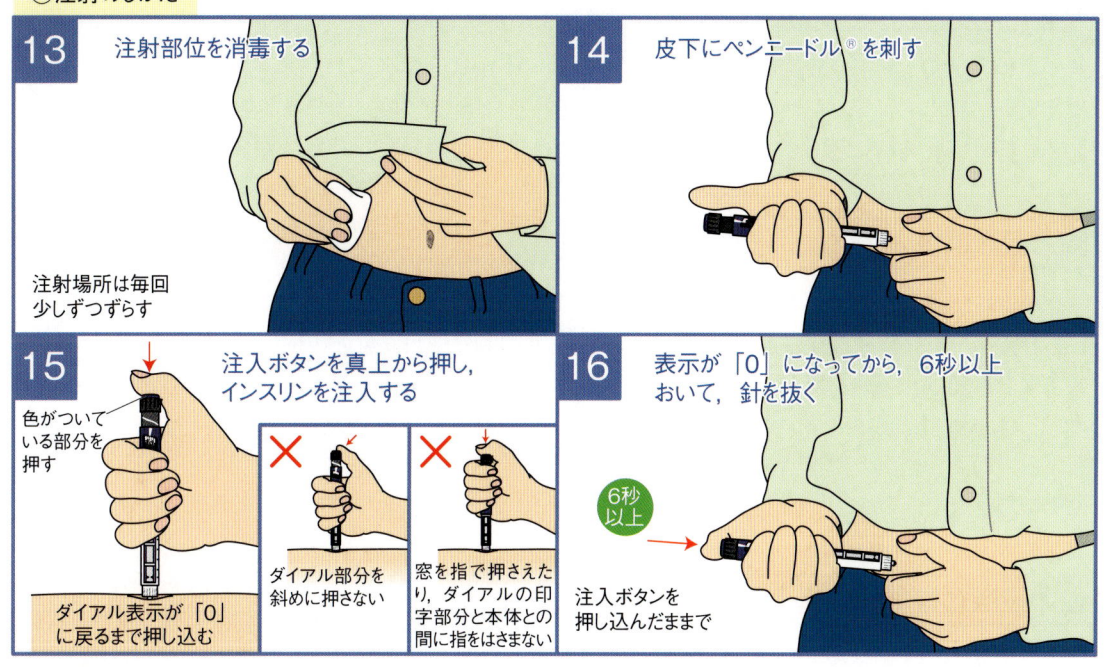

13　注射部位を消毒する

注射場所は毎回少しずつずらす

14　皮下にペンニードル®を刺す

15　注入ボタンを真上から押し，インスリンを注入する

色がついている部分を押す

ダイアル表示が「0」に戻るまで押し込む

✗ ダイアル部分を斜めに押さない

✗ 窓を指で押さえたり，ダイアルの印字部分と本体との間に指をはさまない

16　表示が「0」になってから，6秒以上おいて，針を抜く

6秒以上

注入ボタンを押し込んだままで

⑤注射が終わったら

17　針ケースをかぶせる

まっすぐ

針キャップ（小さい方）はつけません

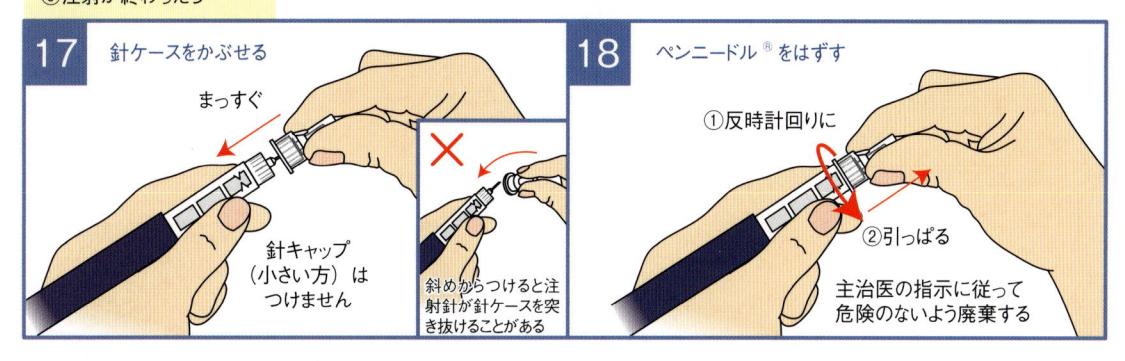

✗ 斜めからつけると注射針が針ケースを突き抜けることがある

18　ペンニードル®をはずす

①反時計回りに
②引っぱる

主治医の指示に従って危険のないよう廃棄する

図2（続き）フレックスペン®による自己注射のやり方

ポイント

1）インスリン注射は非常に簡便です．また注射による疼痛も軽くなっています．経口血糖降下薬で良好な血糖コントロールが得られない場合，速やかにインスリン注射に変更すべきです

2）副作用としては低血糖があり，予防には食事，運動，インスリン注射の規則正しい実施が重要です

3）GLP-1受容体作動薬は一定量を，ヒトGLP-1アナログは1回/日，GLP-1受容体アゴニストは2回/日継続します

PART II 実践編

§3 小児の採血・注射

3-1 小児の採血のコツ

梅田　陽

> * 成人と同様，小児の採血や点滴も医師が修得しておくべき基本手技の1つです．年齢にあった採血部位があることと，血管の走行に関する解剖がわかってさえいれば，血管が見えなくても決して難しいものではありません．

1　採血部位

肘関節屈側，手背，足底，頸部，股関節が主な静脈の採血部位になりますが，後二者はショック状態のような循環不全の児から採血する場合に限ると考えた方がよいでしょう．

2　年齢と採血部位

表1のように小児科は未熟児（1 kg弱）から思春期の青年（60 kg）まで扱うため，推奨される採血部位は年齢によって異なります．動脈は，年齢を問わず橈骨動脈，尺骨動脈，上腕動脈，大腿動脈を使用しますが，動脈ラインを留置する動脈としてはさらに臍帯動脈（未熟児・新生児のみ）と足背動脈があります．

3　採血の順序とコツ

1）毛細管採血

① 足底の穿刺部位（図1）をアルコール綿で消毒します．
② アルコールが乾燥するのを待ちます．
③ 23Gの針で図2Aのように**斜めに穿刺します**．垂直に刺すと踵骨にあたり，骨髄炎の合併症があるため，斜めに約3〜5 mm穿刺します．
④ 1滴目はガーゼで拭き取ります．
⑤ 母指と示指で穿刺部位から血液をしぼり出すような感じでしぼっては緩めることを繰り返し，ヘパリンリチウム処理のキャピラリーに採血します（図2B, C）．緩め方が不十分で血液が出てこなくなることがあるので，**緩めたとき，皮膚の色が回復するのを確認しながら行います**（図2D）．血液が出なくなったときは，アルコール綿で拭いたり，近くを再度穿刺したりします．
⑥ 血算はキャピラリーからマイクロテナーに移します．キャピラリーは緑色のラインまで入れると150 μLです．
⑦ 採血が終わったら，穿刺部位を挟むように圧迫止血し，血液をアルコール綿で拭き取った後，絆創膏（バンドエード®）を貼ります．

2）静脈穿刺採血

① 図3のようにバスタオルでくるみ，採血中に腕が動かないように上腕と手関節を押さえます．**採血の成否はこの押さえ方のうまさにかかっています**．
② 肘関節では，橈側皮静脈，尺側皮静脈と正中皮静脈を使います（図4）．
③ 利き手と逆の手で血管を確認しながら，皮膚に針を刺しゆっくり進めていきます．うまく血管壁にあたれば，針が壁を貫通する抵抗を手に感じます．貫通直後に逆流してきた血液が針内に見えるので，そこからわずかに針を進めたのち，針の付け根を皮膚に押し当てて固定し，ピストンをゆっくり引きます（図5，6）．
④ 血液が引けなくなったときは，
　・ピストンを強く引きすぎている
　・駆血帯がきつすぎる

表1　採血部位と使用する針の太さ

年齢	採血部位（動脈を除く）	針
未熟児	足底外側，臍静脈，手背	23G
成熟新生児	足底外側，臍静脈，手背，肘関節	23G
乳児	手背，肘関節	23G
幼児	肘関節	22G
学童	肘関節	22G

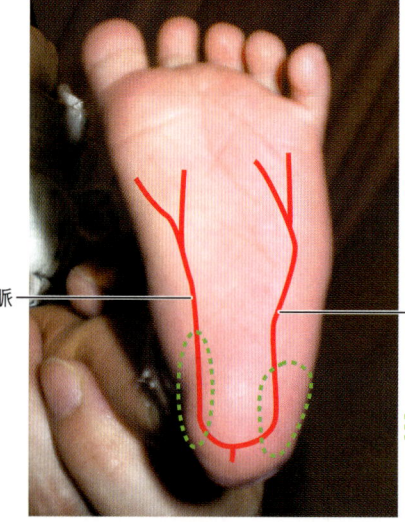

図1　足底穿刺部位
（内側足底動脈／外側足底動脈／穿刺部位）

図2　足底穿刺法

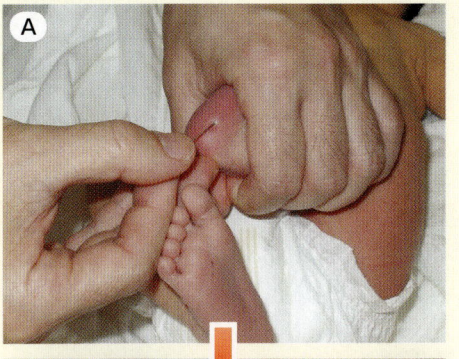

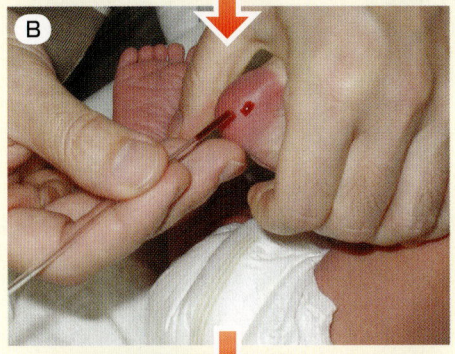

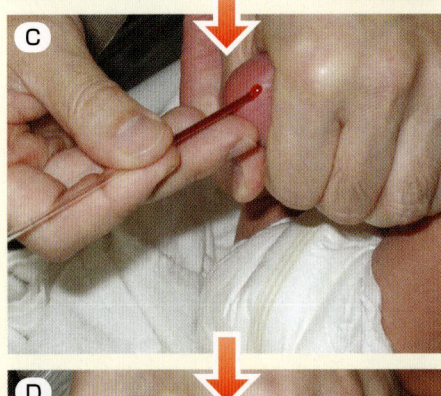

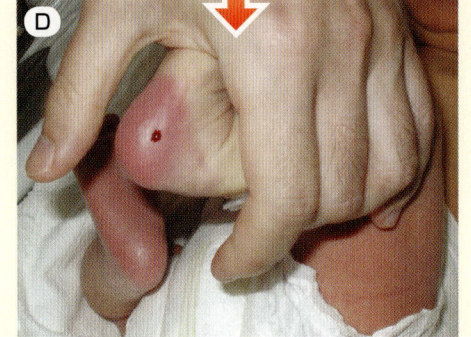

・上腕の抑制がきつすぎて，動脈を圧迫している
・採血中に針が動いて，入りすぎたか，抜けかけているのいずれかです．

⑤ 必要量だけ採血したら，穿刺部位にしぼったアルコール綿をあてて抜針します．
⑥ 点滴と採血の両方をする必要がある子供に対しては，苦痛を少なくする目的で静脈留置針を留置したのちに，外筒にシリンジを接続して採血してから，点滴セットをつなぐこともあります（図7）．
⑦ 針付きのシリンジでは，針が長く深く入りすぎて血管周囲の組織を傷つける危険性があることや血管壁を貫通した感触が伝わりにくいなどの欠点があるため，図8のように23Gの翼状針にシリンジをつけて，肘関節や手背から採血する方法もあります．最近はこの方法を指導することが多くなりました．

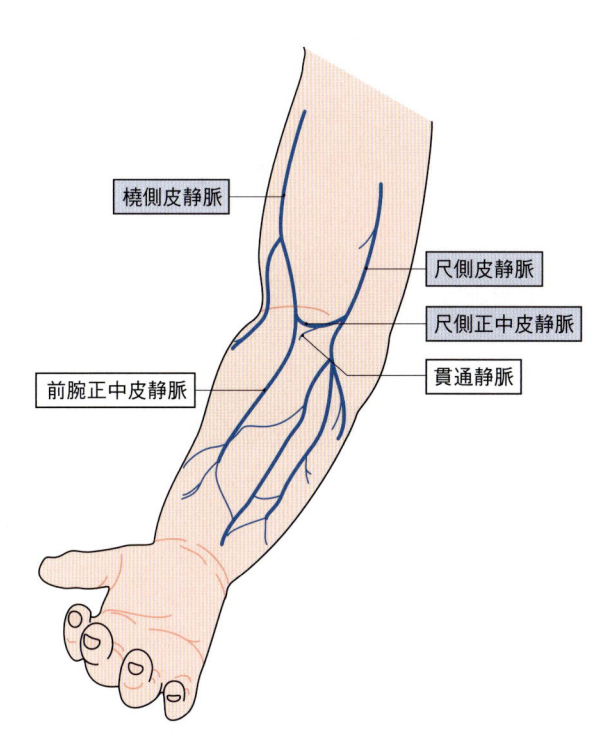

図4　肘関節の血管
- 橈側皮静脈
- 尺側皮静脈
- 尺側正中皮静脈
- 前腕正中皮静脈
- 貫通静脈

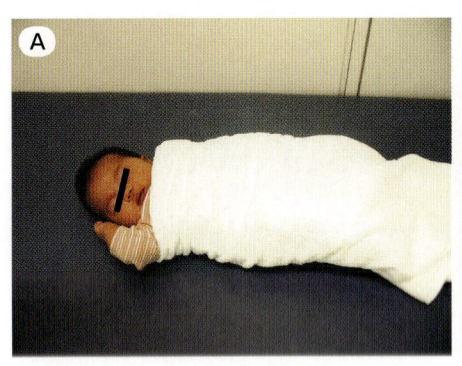

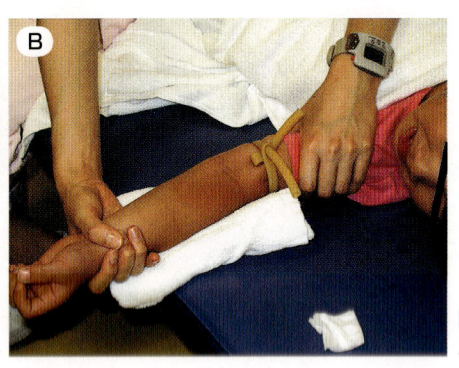

図3　採血時の抑制法
バスタオルでくるみ，上腕と手関節を抑制します

§3-1 小児の採血のコツ

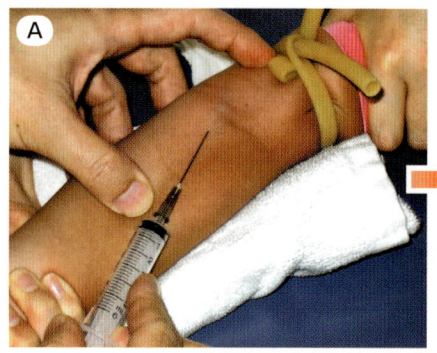

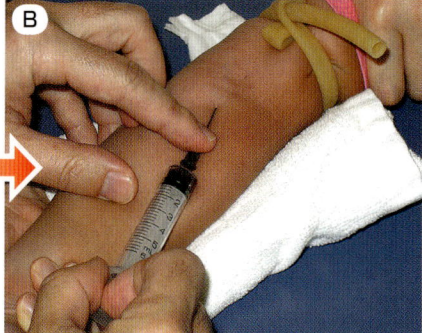

図5 肘静脈穿刺法 ①
上腕と手関節を看護師が固定し，透見できる尺側皮静脈に向かって23Gの針を穿刺しています．皮膚がたるんでいると，穿刺部位が著しくずれてしまうことがあるので，左手で軽く皮膚を伸展させます．皮膚を伸展させるために，肘関節を少し過伸展させる方法もありますが，静脈が延ばされて扁平になるため，穿刺貫通しやすいので注意が必要です（A）．静脈壁を貫通し，針に逆流が確認されたら，そっと5 mmほどさらに押し進めます．示指で針を皮膚に軽く押し付けて固定し，ピストンをゆっくり引きます（B）

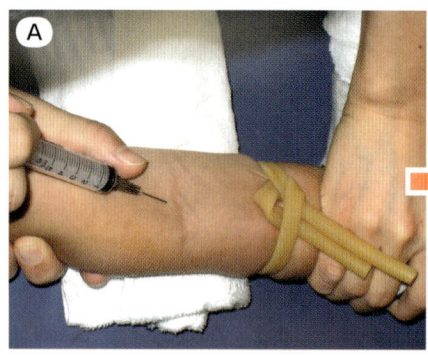

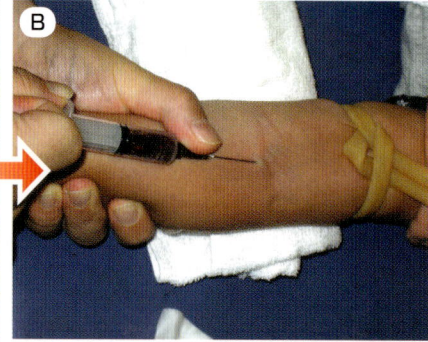

図6 肘静脈穿刺法 ②
看護師が子供の上腕と逆側の肩を抑え，採血者は左手で子供の前腕をしっかり把持し，前腕正中皮静脈に向かって穿刺します．左手で血管を確認しながら針を進めることができないので，右手の間隔と経験だけで針を進めます（A）．逆流が確認できたら，母指で針を固定して，ピストンを引きます（B）．採血法としては，かなりの技術を要します．子供が看護師1人では抑えきれないほど大暴れしてしまうときは，この方法で採血します

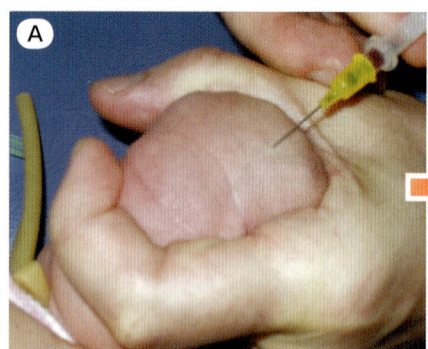

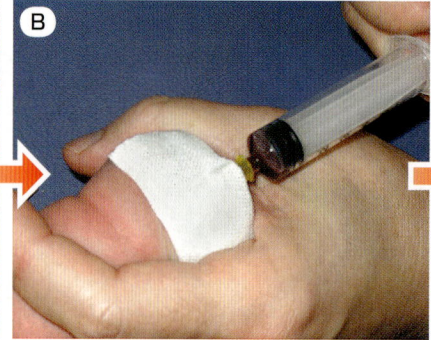

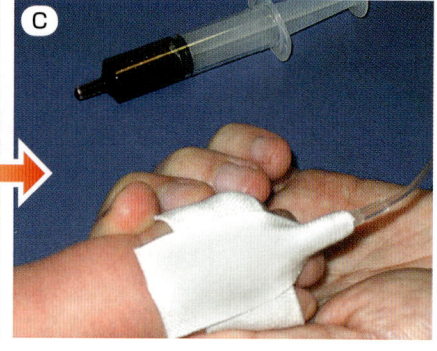

図7 点滴時採血
母指と示指で写真のように手背を固定し，尺側中手静脈に向けて23Gのジェルコ針®を進めています．血管壁を内筒が貫通すると，内筒に血液の逆流が見られます（A）．そのまま外筒を押し込み，テープを貼って固定した後内筒を抜きます．その際に留置針の中枢側を左示指で圧迫し，血液の逆流を止めると，血液が溢れて周囲が汚染されるのを防ぐことができます．次にシリンジを外筒に接続し必要量だけ採血します（B）．シリンジを外し，点滴チューブを接続しテープで固定します（C）

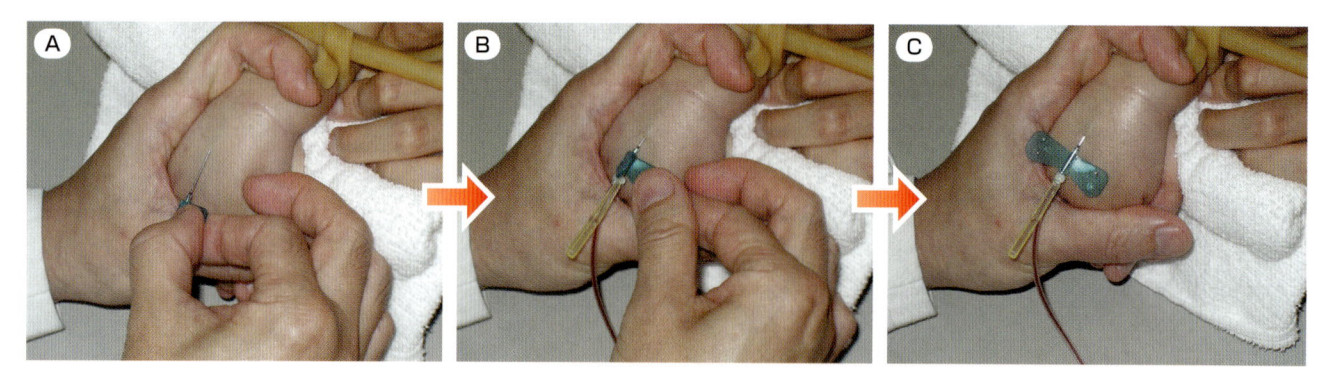

図8 翼状針による静脈採血法
母指と示指で手背を固定し，シリンジをつけた23Gの翼状針で皮膚を穿刺し（A），ゆっくり針を進めて尺側中手静脈を穿刺すると血液の逆流が認められます（B）．シリンジを引いて必要量だけ採血します（C）

3）穿刺滴下採血

① 図9Aのように母指と示指で手背を固定します．このときは示指で駆血しますが，駆血帯を使用してもかまいません．
② アルコール綿で消毒し，23Gの針で静脈を穿刺します．穿刺部位は手背の尺側中手静脈がやりやすいですが，**静脈が透見できないときは，こするように圧迫すると血管の走行部が青っぽく見えて参考になります**（図10）．それでもわからないときは，解剖学的にありそうな，第3指間部付近から穿刺してゆっくり針を進めていくと血液の逆流を認めることが多いです．手掌からライトをあてて血管の走行を確認する方法もあります（図11）．
③ 図9Bのようにマイクロテナーに滴下します．駆血帯をしていると，滴下の勢いがよすぎて，まわりが血液で汚染されることがあるので注意が必要です．駆血帯をしていないときは，示指の絞め方で滴下のスピードを調節できます．
④ しぼったアルコール綿をあてて，抜針します．

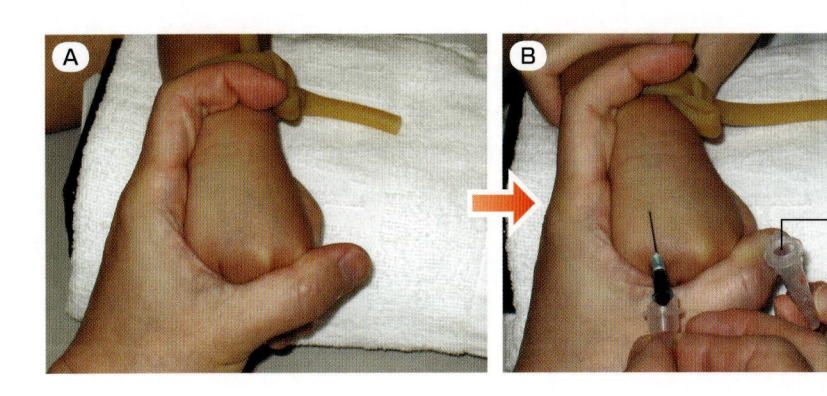

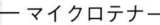

図9　手背滴下法

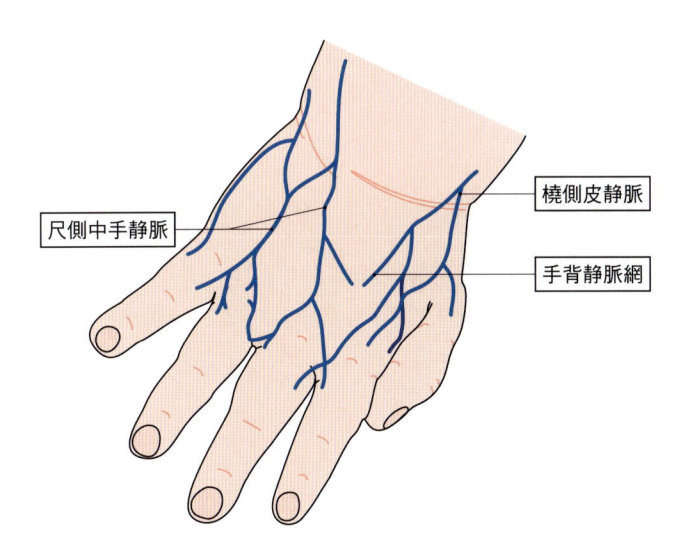

図10　手背の血管網

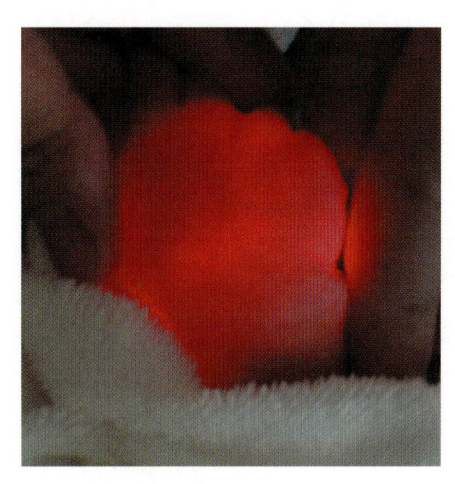

図11　投光法

ポイント
1）駆血して，採血しやすい血管をみつけることが第一歩です
2）子供が泣いても，慌てず，あせらず採血すること
3）看護師と息のあった採血方法を身につけること

注意
1）子供の採血は血管の感触が微妙なため，いずれの図においても，手袋をせずに採血していますが，基本的には手袋をして採血ができるようになるのが望ましいです
2）点滴ルートを介した採血や滴下採血は，溢れた血液で周囲を汚染することがあるので，看護師と息のあった採血が求められます
3）3回試みて，採血できないときは，子供の苦痛を考えて上級医か指導医に代わってもらいましょう

PART II 実践編　§3 小児の採血・注射

3-2　小児の注射のコツ

梅田　陽

> *予防接種は小児科領域で最も大切な医療の1つであるため，皮内，皮下，筋肉注射に関する知識は必須です．特に，さまざまな副作用が報告されてきた筋肉注射に関しては，正しい手技の修得が必要です．

1　注射法

小児科領域でも大人と同様に皮下注射，皮内注射，筋肉注射，静脈注射の4つが主な注射法です．ここでは，前三者について説明します．

2　使用薬剤

皮内注射：ツベルクリン［予防接種時のアレルギー検査］
皮下注射：エスポー®（エリスロポエチン）［予防接種］
筋肉注射：ヘブスブリン®（B型肝炎ワクチン），シナジス®（抗RSウイルスモノクロナール抗体），ヒト免疫グロブリン［A型肝炎，麻疹の予防］

3　注射部位

皮内注射：前腕掌側
皮下注射：上腕伸側下1/3
筋肉注射：［新生児］大腿上外側
　　　　　　［乳児・幼児・学童低学年］臀部上外側
　　　　　　［学童高学年以降］三角筋部

4　方法

1）皮内注射

1 mLのシリンジに28G針をつけ，針の穴を上にむけて皮膚を穿刺したあと皮下を這わせるように針を5～7 mmほど進め，薬液をゆっくり注入します．その際，図1のように蚊にさされたような膨らみができてくれば，皮内にうまく注入されていると判断し，0.1 mL注入し針を抜きます．針先が皮下に達していると，膨らみができず皮下を薬液が流れるのが観察されます．このときは注入をやめ，針を引いてもっと浅いところを這わせるように針を進め直し，再度注入を試みるとよいでしょう．

2）皮下注射

皮下注射は橈骨神経の走行から，図2のように上腕伸側下1/3の皮膚をつまんで，28G針で穿刺しピストンをひいて血液の逆流がないか，痛みの放散がないかを確認後注入し，終わったらアルコール綿をあてて抜針します．

図3のように，橈骨神経は腋窩の高さで上腕骨の後側から外側に出て，上腕骨の橈骨神経溝に沿ってらせん状に走り，上腕骨遠位1/3の高さで外側縁に出ます．**橈骨神経を傷つけないためには，上腕伸側下1/3の位置が最も安全で皮内注射には適しています．**

3）筋肉注射

新生児，乳児期の筋肉注射は仰臥位の児の大腿上外側（図4）に28G針を床に平行の向きに刺し，皮下注射同様にピストンをひいて血液の逆流や痛みの有無を確認後，注入します．シナジス®のように毎月注射するときは，左右順番に位置をずらしていきます．

幼児期は臀部を使います．図5のように，穿刺部位は臀部を上下左右に4等分した上外側です．学童期は臀部または図6のように三角筋部に23Gまたは24Gの針を用いて皮膚にほぼ垂直に刺し，同様に行います．

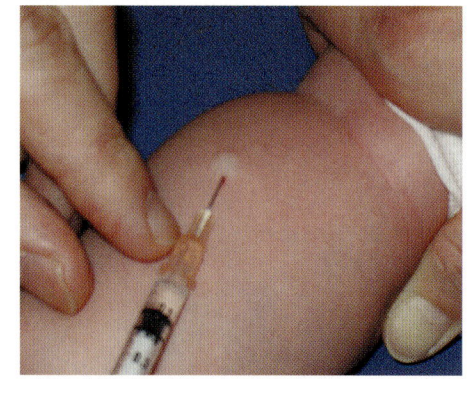

図1　皮内注射

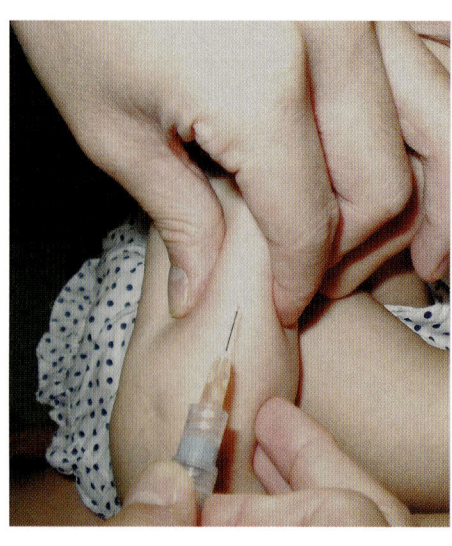

図2　皮下注射

§3-2 小児の注射のコツ

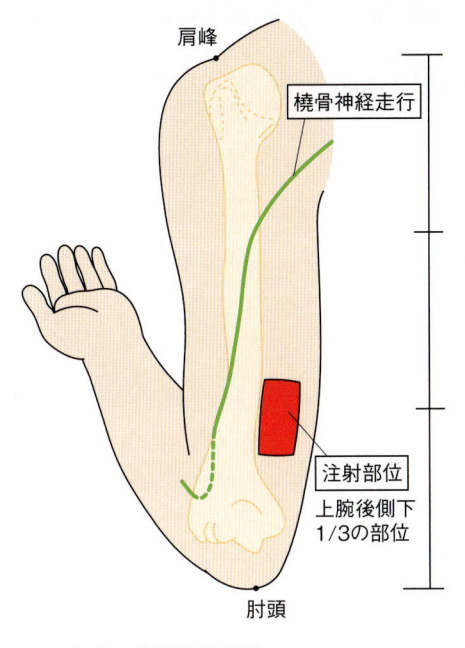

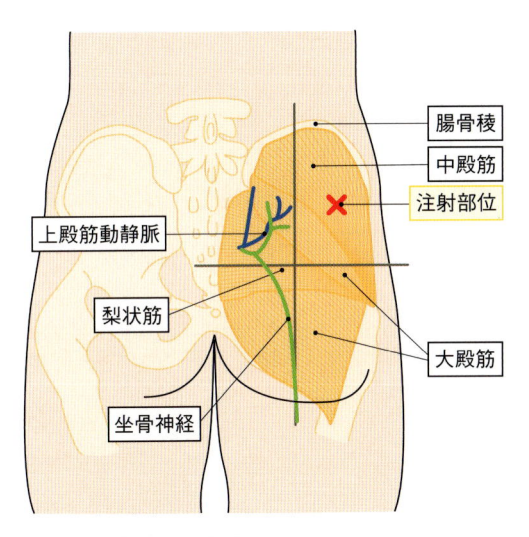

図3 上腕の皮下注射部位
（肩峰／橈骨神経走行／注射部位 上腕後側下1/3の部位／肘頭）

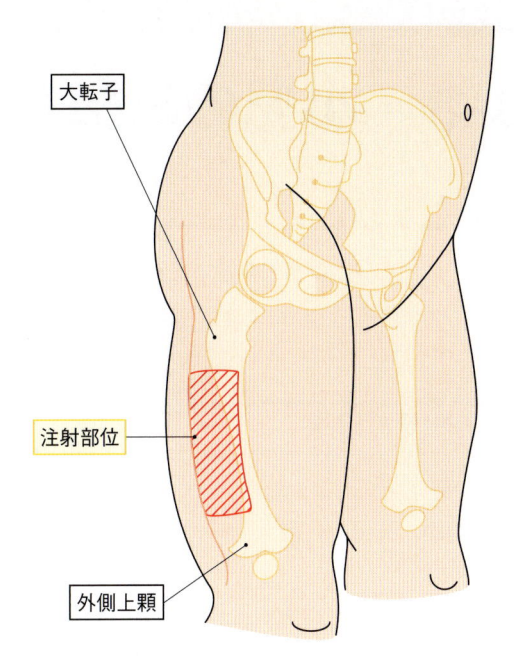

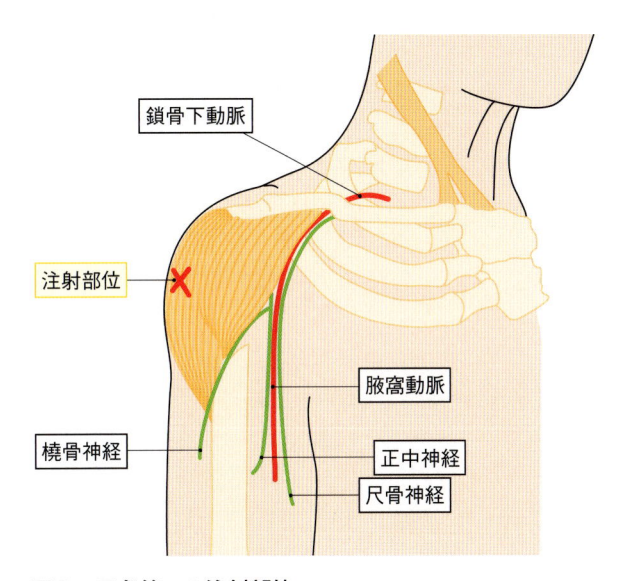

図4 大腿の筋注部位
（大転子／注射部位／外側上顆）

図5 臀部の穿刺部位
（腸骨稜／中殿筋／注射部位／上殿筋動静脈／梨状筋／大殿筋／坐骨神経）

図6 三角筋への注射部位
（鎖骨下動脈／注射部位／腋窩動脈／橈骨神経／正中神経／尺骨神経）

Column

● 針を怖がるのは何歳からか？

　予防接種を複数回うけた月齢から，白衣をみたり，顔を近づけただけでも泣き出す子供が増えてきます．事実，1歳健診と1歳半健診は診察前から泣く子がほとんどです．1歳過ぎると，針がついた注射器をみると怖がるようになりますが，その怖がり方は個々の性格にもよりますし，保護者の対応によっても異なるようです．

　怖がらない子は2歳でも泣かずに採血できますし，泣く子は9歳でも大暴れで手に負えないことがあります．ただ，多くの場合母親にやさしく言い聞かせてもらうのが一番人間的でかつ最も効果的です．しかりつけたり，おどすような説得の仕方をする親がいますが，恐怖をあおるだけで成功することはまずありません．『言うこと聞かないなら，先生に注射してもらいますよ』というしかり方ほど，小児科泣かせの言葉はありません．しくしく泣くくらいですんだときは，誉めたり，おおげさに感心してみせることも医療者側の大事な対応です．

ポイント 新生児，乳児の筋注は大腿上外側に行います

注意 血管，神経を傷つけていないか，必ずピストンを引いて確認しましょう

PART II 実践編　§3 小児の採血・注射

3-3 小児の静脈路確保のコツ

梅田　陽，下山裕子

> * 小児医療の輸液療法はほとんど経静脈的に行われているので，静脈路の確保は最も基本的で不可欠な手技といえます．コツはいかに状況に適した血管を選ぶかにかかっています．

1 静脈路の選択

小児の静脈路確保には，通常，
① 橈側皮静脈，背側中手静脈
② 大伏在静脈

が最も適しています．ただし，末梢が冷えていたり，緊急性が高いときは，肘関節の橈側（尺側）皮静脈，大腿静脈，外頸静脈も使います．

2 小児に使用する留置針

小児には，主に22Gまたは24Gの留置針を使用します（製品写真はⅠ-§4-5「注射針」図5，p35を参照）．

3 末梢静脈路留置のコツ（図1）

しっかりと母指と示指で固定したうえに皮膚を伸展させて，皮下静脈を固定し，消毒します．

20〜30°くらいの角度で皮膚を穿刺した後，カテーテルをさらに寝かせて血管に向かって押し進めます．図1のように，カテーテルを押すように進めると血管壁を貫通する感触がよく伝わります．

子供は皮膚を穿刺するときと血管壁を貫通するときの2回痛みを感じ，逃避反応で手や足を引っ込めるので注意が必要です．

血管壁を内筒が貫通すると，血液のバックフローが認められます（図2A）が，そこであわてて，外筒を押し込もうとせずに，もう2〜3mmほど軽く押し込み（図2B），内筒を少し抜いて外筒と内筒の隙間を血液が逆流してくるのを確認します．逆流があれば，内筒針を少し抜いたまま，外筒だけ持って押し込みます（図2C）．そして，中枢側を指で圧迫して血液の逆流を防ぎながら，内筒針を抜き点滴ラインを接続します．

もし，2〜3mm押し込んで内筒針を抜いても，逆流がなかったら血管を貫通してしまった可能性があります（図3A）．そのときは，内筒を外し，外筒のみを持ってゆっくり抜いてくると外筒が血管内に戻った瞬間に血液が逆流してくる（図3B）ので，逆流を認めた瞬間に一気に押し込む（図3C）と血管内に再挿入することができます（動脈ラインのときと同じ要領です）．

4 小児の中心静脈路の確保のコツ

小児の中心静脈路を確保するときは，成人と同様に外頸静脈，内頸静脈（図4），大腿静脈（図5）を用いて，セルジンガー法（留置針を通して，ガイドワイヤーを血管内に入れ，ダイレーター，カテーテルの順にガイドワイヤーを通して挿入する方法）で行います．

小児，特に乳児の中心静脈穿刺は成人に比べ技術的に困難であり，動脈誤穿刺の割合も高くなります．成人で有用性が確立されつつあるエコーガイド下中心静脈穿刺法は，ランドマーク法と比較し安全かつ短時間に高い成功率で穿刺できるため，ここではエコーガイド下内頸静脈穿刺法について説明します．

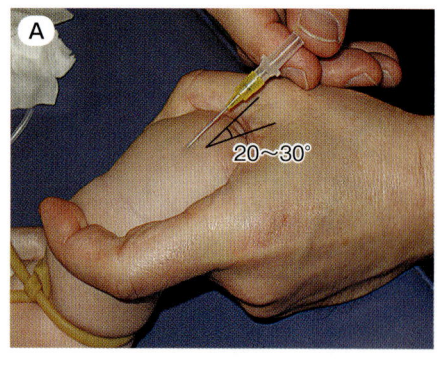

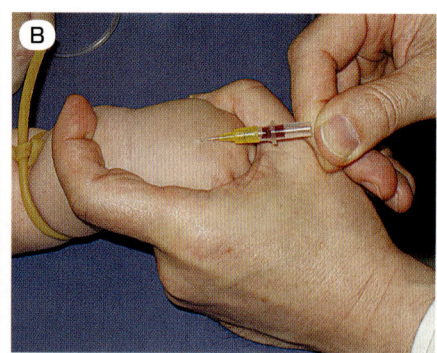

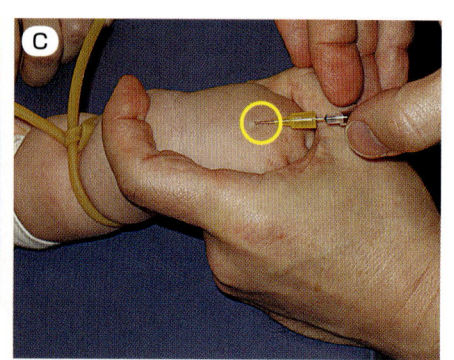

図1　末梢静脈の留置法
A) 20〜30°くらいの角度で皮膚を穿刺します．B) カテーテルを押すように進めると血管壁を貫通する感触がよく伝わってきます．C) 外筒まで血管内に入ったかは，内筒を少し抜いて外筒と内筒の隙間に血液が逆流してくることで確認できます

挿入部位の選択，挿入方法は基本的に成人と同様であるため，主に小児でのポイントについて述べます．

【カテーテルサイズ】
　体重10 kg未満4Fr
　体重10 kg以上5Fr

【挿入長】
　右内頸静脈　身長（cm）×7～10％
　左内頸静脈　右の挿入長の10％増しにする

【実際の穿刺法】
① 消毒を行う前に，エコーで血管の位置・走行・太さ・皮

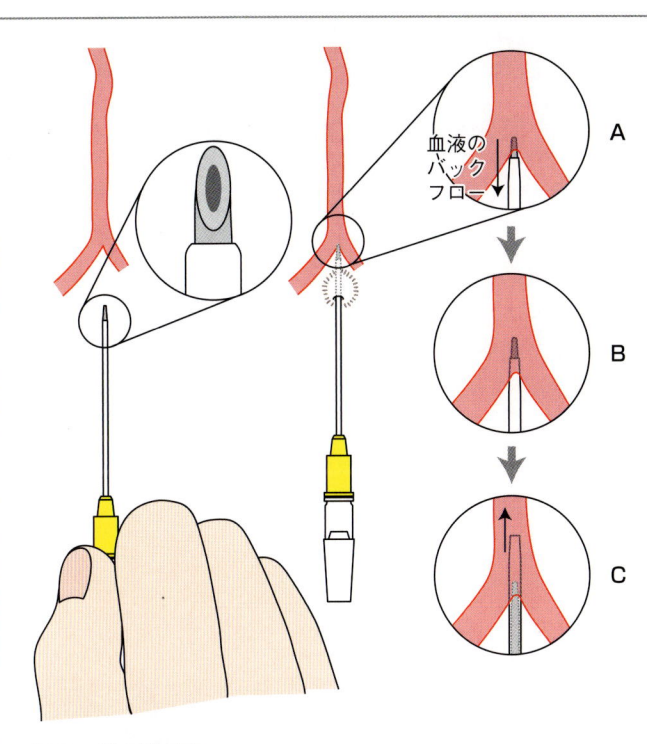

図2　針の進め方
A）血管壁を内筒が貫通すると，血液のバックフローが認められます．B）さらに2～3 mm押し込むことにより，外筒も血管壁を貫通して血管内に入ります．そこで，内筒を少し抜いてみると外筒と内筒の間の隙間を血液が逆流してくるのを確認できます．C）逆流さえあれば，内筒を少し抜いたまま，外筒だけ持って押し込んで留置は完了です

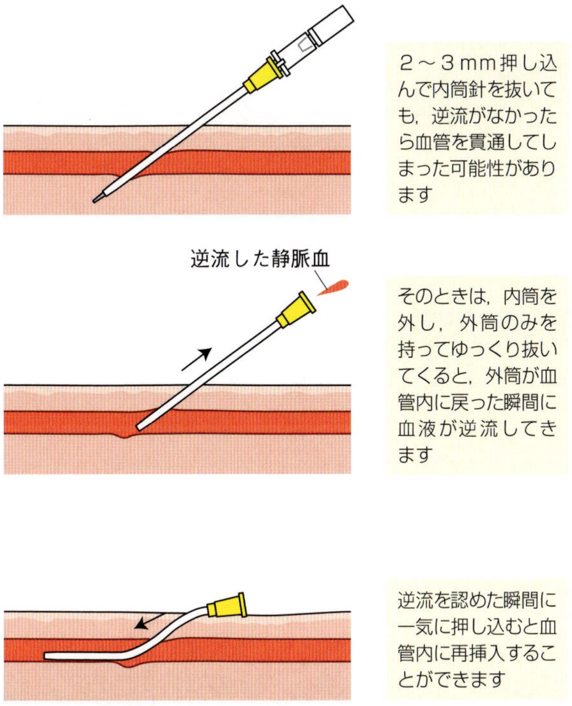

図3　血管を貫通してしまった場合

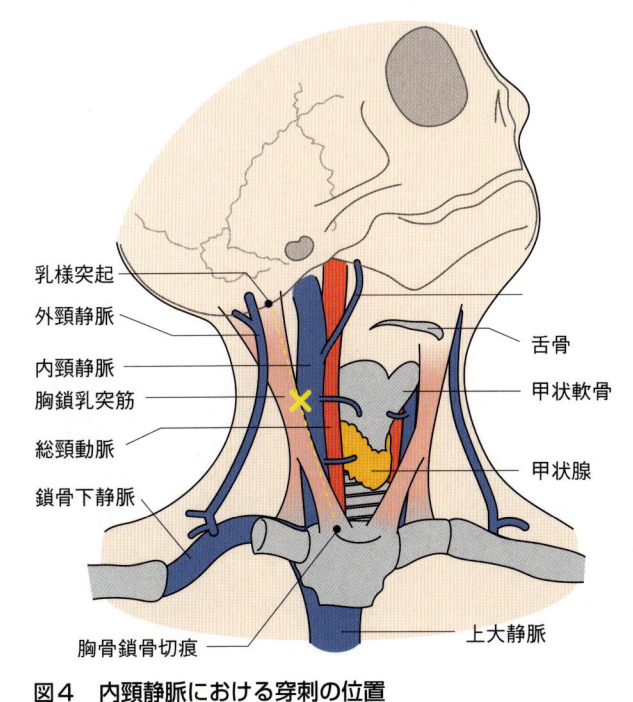

2～3 mm押し込んで内筒針を抜いても，逆流がなかったら血管を貫通してしまった可能性があります

そのときは，内筒を外し，外筒のみを持ってゆっくり抜いてくると，外筒が血管内に戻った瞬間に血液が逆流してきます

逆流を認めた瞬間に一気に押し込むと血管内に再挿入することができます

図4　内頸静脈における穿刺の位置

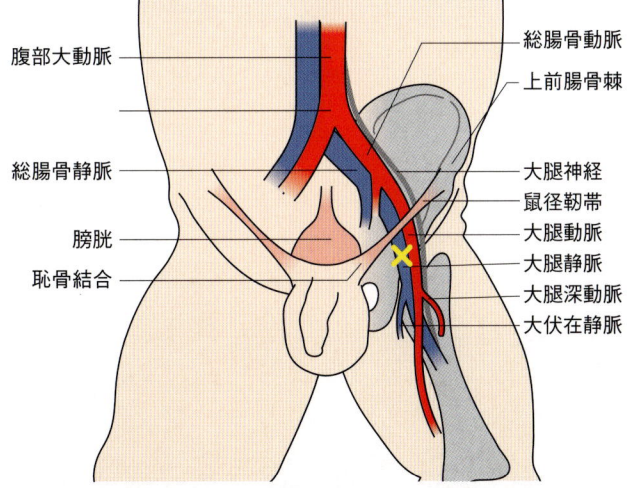

図5　大腿静脈における穿刺の位置
鼠径部の皮皺の下方0.5～1 cmの部位から30°の角度で皮膚穿刺し，大腿動脈を触知しながら大腿動脈の内側（乳児：1～2mm，幼児：3～5mmくらい内側）を大腿骨頭に向かって進めます．大腿静脈の穿刺部位は，上前腸骨棘と恥骨結合を結ぶ鼠径靱帯より末梢で大伏在静脈の分岐部に近いところがよいとされています

膚から血管までの深さ・異常血管の有無などをしっかりと評価しておくことが大切です．プローブの圧迫で静脈がつぶれないように軽く当てるように心がけます．

＊小児は成人と比較して首が短いためプローブの操作が制限されること，また動静脈が非常に近接しているため左右のずれによる動脈誤穿刺の危険性が高いことから，側方の血管の位置関係を把握しやすい短軸法で穿刺を行う方が長軸法よりも理にかなっています．

② 頸部が完全に伸展し皮膚のたるみがなくなるように大きめの肩枕を入れます．可能ならば肩枕の分高くなってしまった上半身が下がるようにトレンデレンブルグ体位にします．この際，肩枕により挿管チューブが浅くなり，またドレープの下で気管挿管チューブが折れてしまうこともあるので注意します（図6①，②）．

③ 穿刺部位を中心に皮膚消毒を広く行い清潔ドレープをかけ，リアルタイム法で穿刺するのが理想的です（図6③～⑥）．

④ 乳幼児の血管は細く血管に一度穿刺すると血腫を形成してしまい，その後の穿刺が困難になるため試験穿刺は通常行いません．穿刺針を皮膚のみ貫通させ，皮下組織を進める際は針を小刻みに動かし存在位置を同定します

（図6⑦～⑩）．針の先端を確認しながら血管前壁に接触させ，スナップをきかせて一気に血管壁を貫きます（図6⑪，⑫）．小児は血管径が細く前壁とともに後壁を貫いてしまうことも多いため，すぐに逆血がみられないときはシリンジで軽く吸引をかけながら穿刺針を引き抜きます（図6⑬，⑭）．血液の逆流がみられたら左手で穿刺針を保持しガイドワイヤーを挿入します（図6⑮，⑯）．エコーで血管内にガイドワイヤーの留置が確認されれば，あとは成人と同様です（図6⑰，⑱）．

5　未熟児の静脈路確保のコツ（図7）

未熟児も，一般小児同様の器具と方法で，静脈路を確保しますが，高張液（12％以上の糖濃度輸液や経静脈栄養輸液）を点滴するときは，新生児用中心静脈カテーテルを用います．カテーテルの径，長さも多数あり，児の体重や用途により使い分けます．

① 穿刺部位を消毒したのち，まず末梢静脈に付属の外筒針を留置します（図7①，②）．付属の物以外でも径が合えば使用できます．

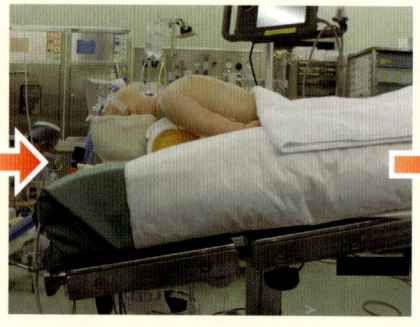

図6　エコーガイド下内頸静脈穿刺法

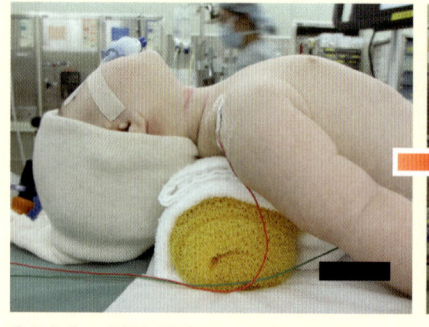

①体位①：頸部を伸展させ，両上肢は体幹に添えるようにします

②体位②：うっ血性心不全，頭蓋内圧亢進，重症呼吸不全以外では10～20°のトレンデレンブルグ体位とし，頭を穿刺側の反対側へ向けます（40°以内）．回転角度が大きいと静脈が扁平化したり，静脈・動脈の重なりが大きくなり動脈誤穿刺の可能性が高くなります

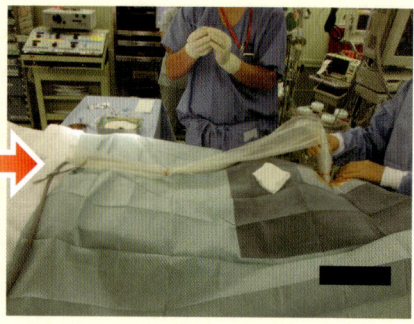

③清潔なプローブカバーを用い，リアルタイムエコーガイド下に穿刺するのが理想的です

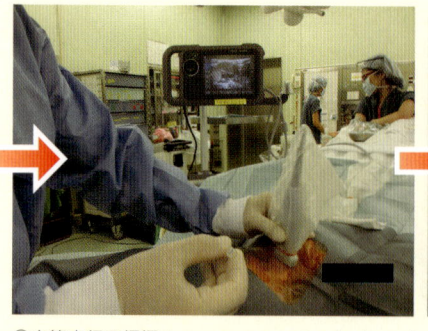

④血管走行の把握：sweep scan technique/swing scan techniqueで動静脈の位置関係と走行を把握します

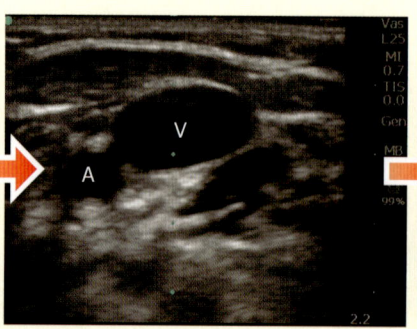

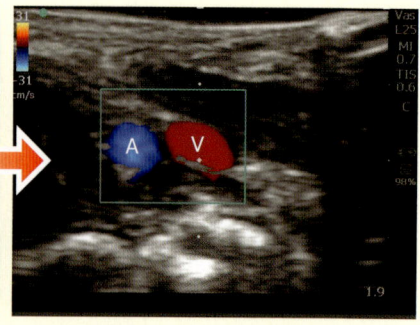

⑤A：総頸動脈，V：内頸静脈

⑥カラードプラでも確認しておきます

§3-3 小児の静脈路確保のコツ

図6 エコーガイド下内頸静脈穿刺法（続き）

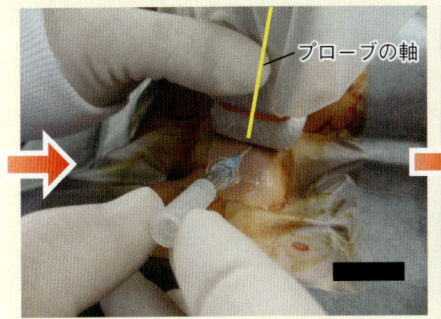

⑦穿刺時：穿刺針とプローブの軸を一致させます

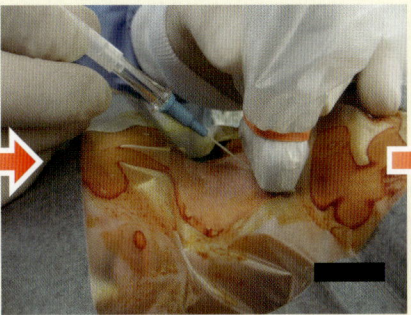

⑧プローブ辺縁から30〜45°の角度で穿刺します

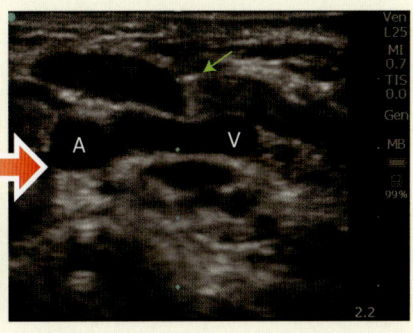

⑨穿刺針を皮下まで穿刺し，小刻みに突つくようにすると（jobbing motion）針周囲組織の牽引が生じ間接的に部位が同定できます．
→：穿刺針

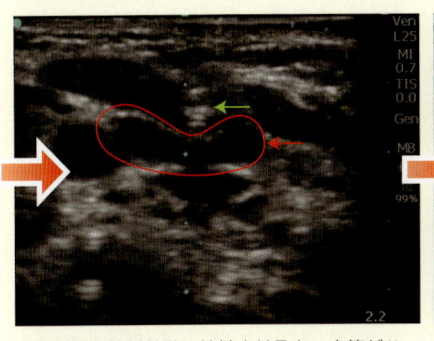

⑩穿刺針を静脈前壁に接触させると，血管がハート型に変形します．
→：穿刺針
→：穿刺針によって扁平化した内頸静脈

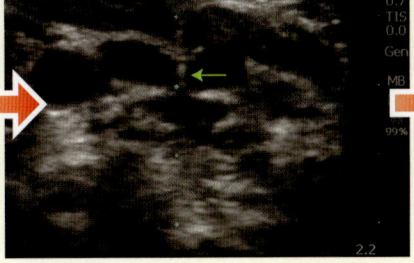

⑪静脈前壁に針を当てたまま，スナップを効かせて貫きます
→：穿刺針

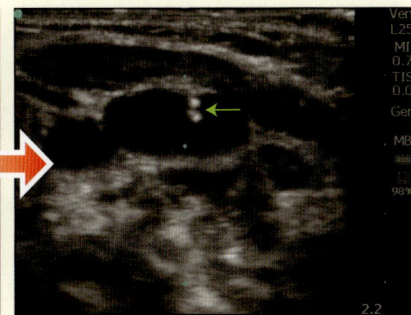

⑫内頸静脈内に穿刺針の先端が確認できます
→：穿刺針

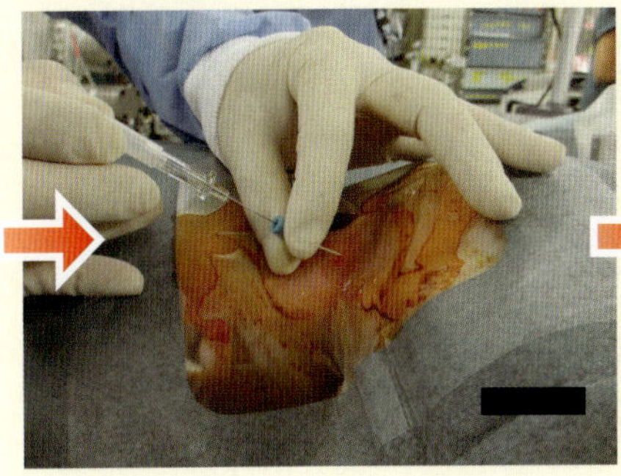

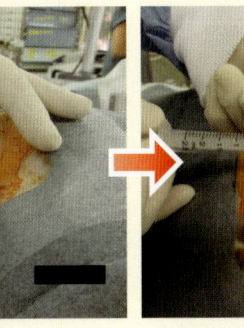

⑬左手は決して動かないように患児の体幹に固定しておきます

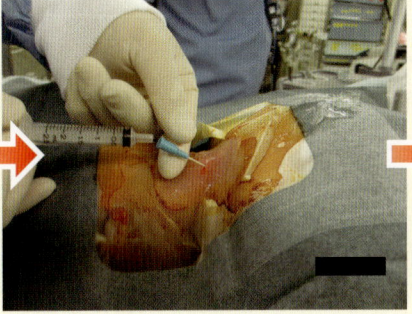

⑭すぐに逆血が確認できないときは，シリンジで軽く陰圧をかけ血液の逆流がみられるところまでカテーテルを引き抜きます

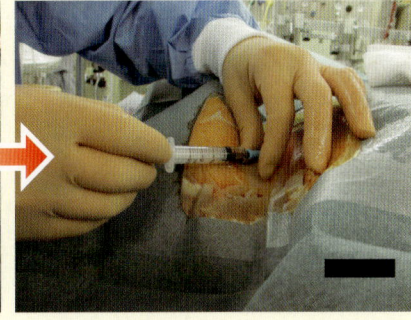

⑮逆血の確認：血液の逆流がみられたら穿刺針の外筒をカニュレーションしてしまう方法もあります

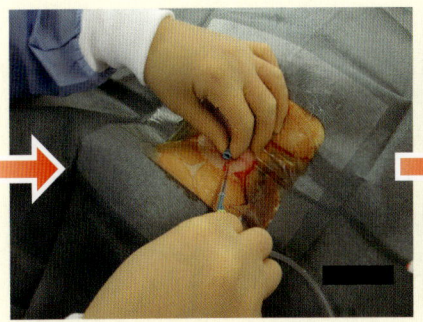

⑯ガイドワイヤーの挿入：ガイドワイヤーによる機械刺激で，上室性不整脈や心室細動を含む不整脈が生じうるため挿入長に注意します

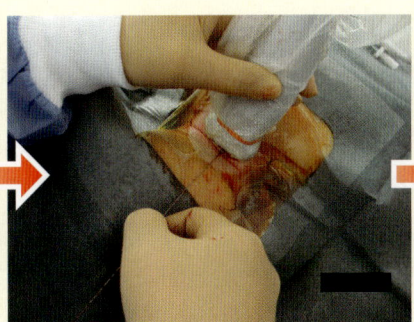

⑰ガイドワイヤーの確認：エコーでガイドワイヤーが静脈内にあることを確認します

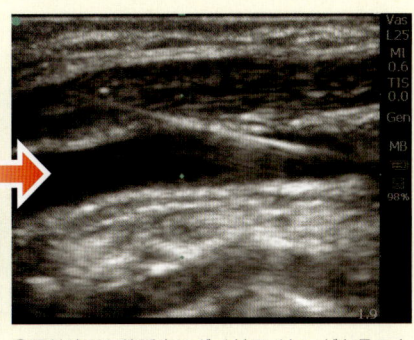

⑱長軸法でも静脈内にガイドワイヤーがあることを確認します

2 留置したら，カテーテルを摂子で把持しながら，外筒針内を進めていきます（図7③）．カテーテルが関節部（特に肩関節や股関節）で引っかかるときは，少し引いてから入れ直したり，四肢の向きを変えたり，関節のカテーテル走行部分を末梢から中枢に向かって軽くさすってみたりすると通ることがあります．

3 カテーテルが中心静脈に達したら，カテーテルが抜けないように注意しながら外筒針をカテーテルに沿って引き抜きます（図7④）．

4 穿刺部位からの出血に対しては，乾綿球でしばらく圧迫止血します．
ガイドワイヤーをゆっくり回転させながら，引き抜きます（図7⑤）．

5 止血後，テガダーム®などで覆い固定し（図7⑥），胸部（または腹部）レントゲンにてカテーテル先端の位置を確認します．

図7　PIカテーテル®の留置法

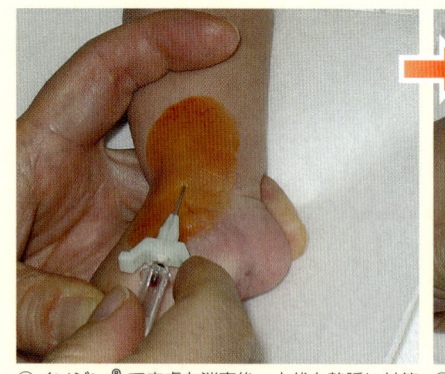

①イソジン®で皮膚を消毒後，大伏在静脈に外筒針を穿刺します．血液の逆流を認めたところです

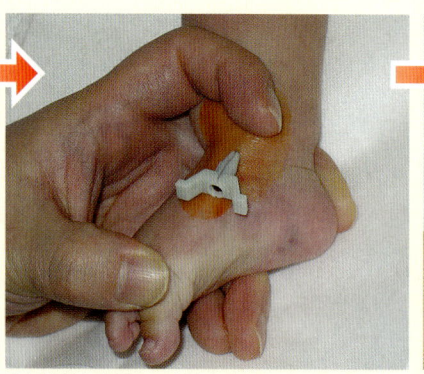

②外筒針を留置し，血液の逆流を確認します

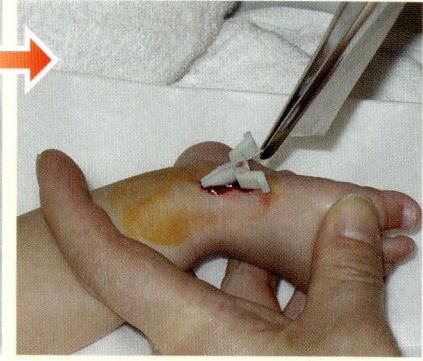

③カテーテルを摂子を用いて，外筒針内を進めていきます．カテーテルのマークを参考に中心静脈まで押し進めます

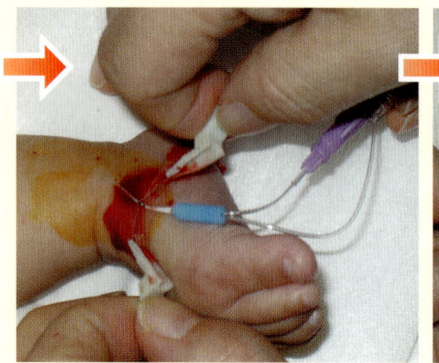

④ピールオフカニューラを皮膚から引き抜きながら引き裂きます

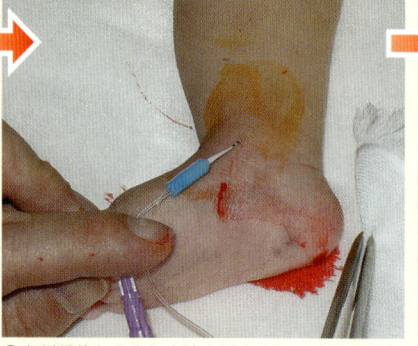

⑤穿刺部位から出た血液を拭きとり，カテーテルの位置を調整します．ガイドワイヤーを抜き，ヘパリン生理食塩水などを流して，閉塞がないこと確認し点滴ラインにつなぎます

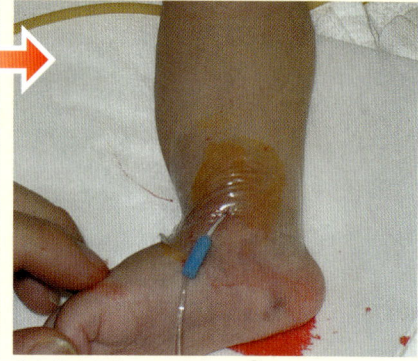

⑥十分止血後，テガダーム®などで覆い固定します

> **ポイント**
> 1）いかに静脈路確保に適した血管をみつけるかが第一のポイントです
> 2）四肢が冷たいときは，蒸しタオルで暖めますが，火傷に注意しましょう
> 3）まずは手背の背側中手静脈か手関節の橈側皮静脈を探しましょう

PART III 応用編

- §1 ● うまくいかないとき（末梢静脈路確保困難対策） ……142
- §2 ● うまくいかないとき（中心静脈路確保困難対策） ……150
- §3 ● 痛くない採血と注射を目指して …………………………152
- §4 ● 注射・採血のリスクマネジメント ………………………157
- §5 ● 教育 …………………………………………………………214

PART III 応用編 §1 うまくいかないとき（末梢静脈路確保困難対策）

1-1　うまくいかないのには理由がある

大塚将秀

> * 静脈留置針の留置に続けて2度も失敗しました．患者さんや看護師の視線は冷たく，信頼も失い，気分はブルーです．誰にでも経験があると思いますが，どうしたらいいでしょう．

1 ▶ まず，冷静になろう

失敗したら，まず駆血帯を緩め，素直に謝ろう．そして深呼吸でもしてみよう．冷静さを失ったまま再挑戦しても，うまくいくはずがありません．

2 ▶ 理由を考えてみよう

図1，2のようによく怒張して真っ直ぐな静脈でも，時に失敗することがあります．失敗には，必ずその理由があります．冷静に理由を考えて対処しましょう（表）．単独要因でなく，複合している場合もあります．ふつうは，簡単にみえる静脈から穿刺するので，失敗するほど難しい静脈を穿刺しなくてはならなくなります．

3 ▶ 再挑戦

失敗した理由を考え，気分転換して冷静になったところで再挑戦してみましょう．今度はうまくいくはずです．

理由を考えても，うまくいく気がしないときは，ほかの人に交代するのもいいでしょう．「手を替える」ということも重要です．

表　うまくいかない要因

患者側の要因	（→Ⅲ-§1-2，p143）
医療者側の要因	（→Ⅲ-§1-3，p148）

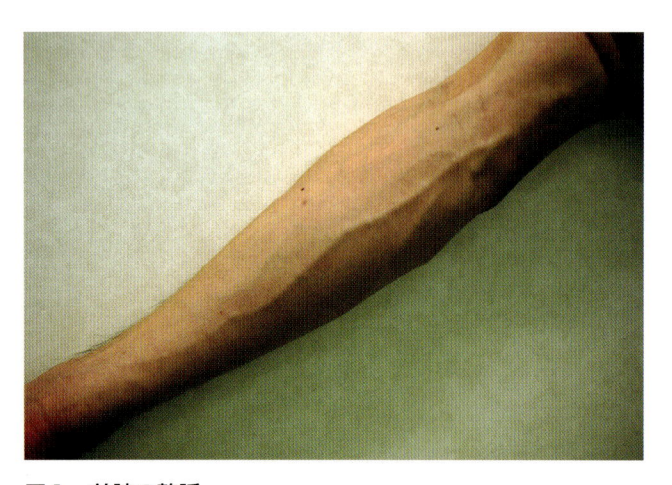

図1　前腕の静脈

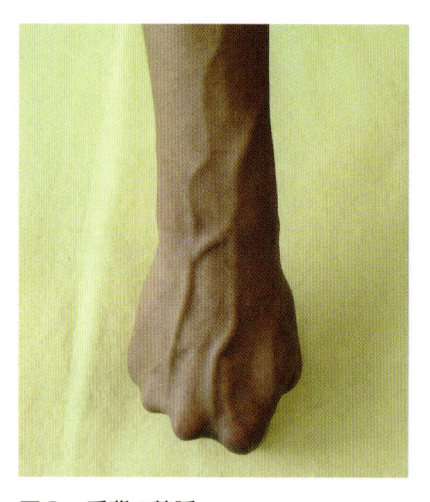

図2　手背の静脈

> **ポイント**　失敗したら，ひとまず間を置いて冷静になりましょう．そして理由を考えましょう．あせって再挑戦しても，うまくいくはずがありません

PART III 応用編 §1 うまくいかないとき（末梢静脈路確保困難対策）

1-2 患者側の問題

大塚将秀

* 静脈確保がうまくいかないときの，患者側の要因です．

1 血管が見つからない理由

血管が見つからない患者側の要因には，ショックや脱水による血管虚脱，交感神経の緊張による末梢血管の収縮，皮下脂肪が厚いことによる静脈の埋没，頻回の静脈穿刺やカテーテル留置による静脈の閉塞などがあります．

2 血管はあるがうまく留置できない理由

穿刺時に血液は逆流しても留置できない場合があります．血管が細い，血管が脆い，血管が蛇行していることなどがその原因です．

膨隆した血管が見える，または触診で触れるが，穿刺しても血液の逆流がないこともあります．この場合は，静脈炎などのために内腔が閉塞していることが考えられます．開存している静脈は，弾性軟の索状物として触知されますが，内腔が閉塞していると弾性硬の索状物として触知され，圧迫によってつぶすことができません．

うまく留置できても，点滴の滴下不良の場合があります．血管が屈曲しているために先当たりしている場合や，静脈弁に当たっていることが考えられます．再穿刺するか，固定の角度や留置針の深さを変えることで対処します．

3 なんとか成功させるテクニック

1) 駆血をやり直す

駆血帯は，弱すぎればもちろん，強すぎても動脈血流が減少して静脈怒張が弱くなります．適度な強さ（40 mmHg程度，駆血帯でわずかに皮膚がくぼむ位）で巻き直します．強さがわからないときは，血圧計のマンシェットを巻いて，加圧する方法もあります．穿刺部位からあまり離れた場所を駆血しても静脈怒張が十分でないことがあります．穿刺部位の中枢側10 cm程度のところを目安にします．

駆血帯には金属製のクリップがついたもの（図1）があります．便利ですが，腕が細いと隙間ができてうまく駆血できない場合（図2）があります．この場合は，ゴムだけの駆血帯を使用します．

2) 肢位を変える

穿刺する部位をできるだけ低い位置にする（図3）と静脈の怒張が強くなります．

穿刺する血管が伸びて緊張するように，穿刺部位が凸に

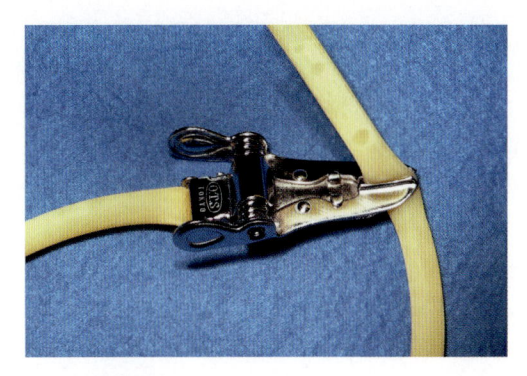

図1 駆血帯
クリップ式は便利ですが，時には使いにくいこともあります

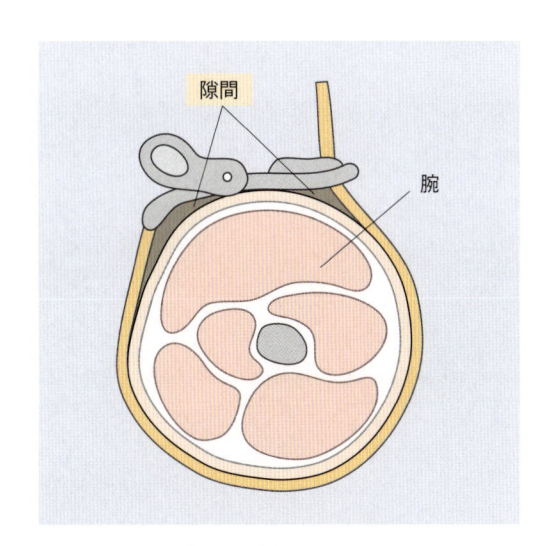

図2 クリップ式駆血帯を巻いたところ
腕が細いと隙間ができて駆血できないことがあります

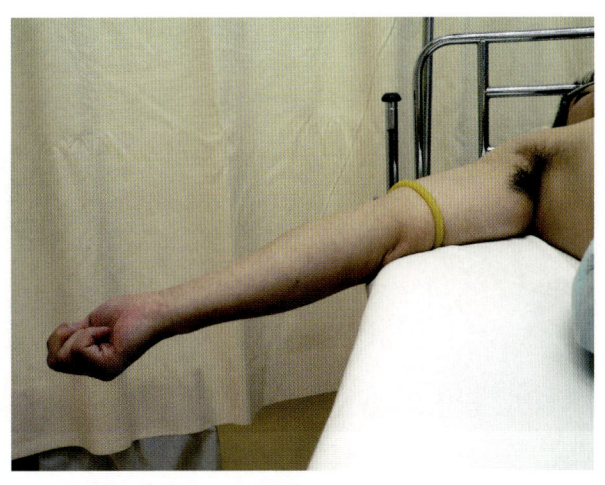

図3 穿刺する部位をできるだけ低くする

なるようにすると，穿刺が容易になります．

3）軽打，加温，マッサージで血管を怒張させる

いずれも，局所の血流を豊富にし，血管を怒張させます．暖かい蒸しタオルを当てる（図4）と，患者の緊張がほぐれるとともに，術者が冷静さを取り戻すための時間稼ぎにもなります．ただし，蒸しタオルはポリ袋に包まないと，穿刺部位が湿ってしまい，気化熱が奪われて静脈が再度収縮してしまいます．

局所を叩くときは，皮膚が赤くなるほど叩く必要はありません．軽打以上の効果はなく，なによりも患者さんが不快です．

4）軽打して静脈を探す

駆血しても静脈が怒張しないとき，駆血帯のやや末梢の部分を指で軽打してみます．もし血管の直上の場合は，静脈に沿って波動が伝わるのがわかります．

5）血管検出器具を使う

最近は，高輝度発光ダイオード（LED）を利用した血管検出器具（図5）が販売されています（赤色LEDライト MK-02GX，Vein Finder MK-03など．いずれも，イーエスユー有限責任事業組合製）．この赤色光は還元ヘモグロビンが特異的に吸収するので，手掌などに当てて透過光を見ると静脈が黒く浮き出て見えます．

側方照射型（MK-03）は，一部の成人に使える場合もありますが，透過型（MK-02GX）は学童前までの小児が限度です．また，還元ヘモグロビンが少ないので動脈を検出することもできません．

6）超音波画像を参考にする

図6は，前腕の超音波画像です．皮静脈が円形の構造物としてはっきり描出されています．皮下組織に埋もれた静脈や奥深くの静脈を探すうえで，大変参考になります．この画像を見ながら穿刺すること（エコーガイド下穿刺）も可能です．

7）細い針に変える

血管が細い・脆い場合には，細い留置針に変えます．流量の制限を生じますが，留置に失敗するよりはよいと思います．ある程度輸液して，静脈が太くなったら，太い留置針を再穿刺する方法もあります．

8）穿刺角度・留置針の種類を変える

血管の後壁を貫いてしまって留置できない場合は，穿刺角度をゆるくして，皮膚に平行に近い角度で穿刺してみます．針先が鈍なメーカーの針を使うことも一法です．バックカット付きの針（図7）は，血管後壁穿刺のリスクが減るとされています．

血管がコリコリと逃げてしまって穿刺できない場合は，穿刺角度を急角度にします．

留置針は，メーカーごとに特徴があります．使い慣れた針に変えるとうまくいくことがあります．

9）穿刺部位を選ぶ

静脈は，細い血管が合流しながら中枢に流れていきます．図8のように合流部があるときは，その股のところを穿刺すると成功率が高くなります．これは，穿刺時に血管が動きにくく，正確に刺入できるからです．高齢者など皮下組織が疎で血管が左右に動きやすい場合は特に有用です．

10）静脈を固定する

図9は，右利きの術者が左手で患者の前腕を支え，右手で静脈穿刺しようとしているところです．この術者の左手

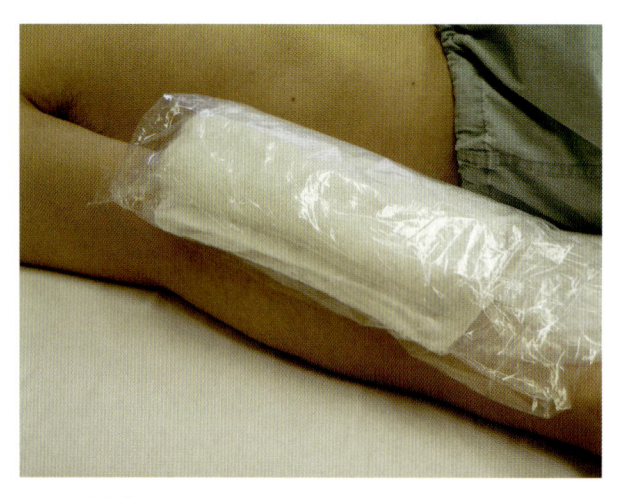

図4　温パック
蒸しタオルはポリ袋に包みます

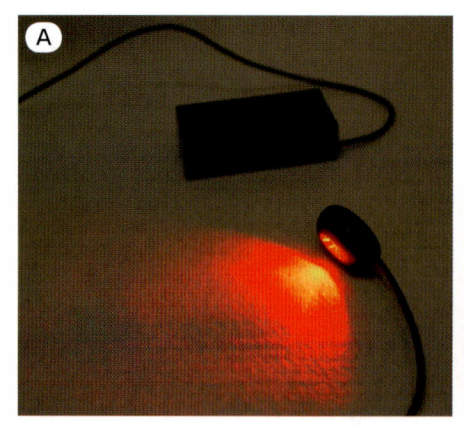

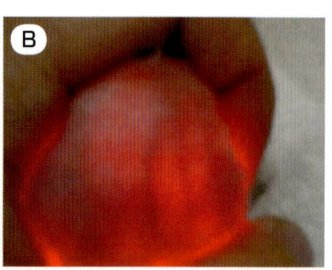

図5　血管検出器具
A）机に向けて照射．B）高輝度発光ダイオードの赤色光で，静脈が黒く浮き出て見える（Bの画像提供：イーエスユー有限責任事業組合）

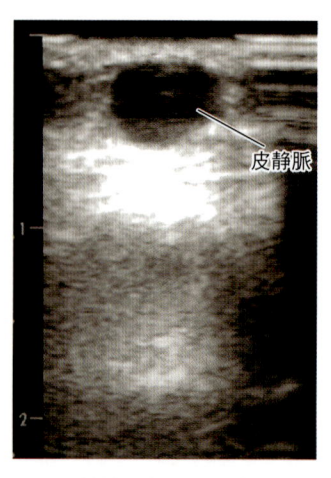

図6　前腕の超音波画像
円形に見えるのが皮静脈

の親指に注目してください．ただ腕を支えているだけでなく，皮膚を末梢方向（穿刺と反対方向）に引いているのがわかりますか？この手技には，穿刺するとき皮膚が中枢方向に弛まないようにして皮膚穿刺を容易にすること，皮膚の弛みに合わせて血管が屈曲しないようにする（図10）こと，皮膚に張りを与えて血管を固定し，血管が左右に逃げないようにすることなどの効果が期待できます．押さえ方にはポイントがあります．強すぎると，皮膚が緊張しすぎて静脈を扁平に潰してしまいます．血管の上を押さえると，血流がなくなって静脈が怒張しなくなります．これらに注意して，目標とする静脈のすぐそばを，強すぎず弱すぎず適度な力で押さえます．

11）別な静脈を探す

冷静に全身を見渡して，より穿刺しやすい血管を捜します．

4　末梢静脈の切り札　誰にも教えたくない，とっておきの静脈

1）尺側皮静脈

これは，上肢の表在静脈で最も太いものです．ただ，裏側に位置しているので，坐位や臥位では見逃してしまいます．前腕を十分回外し，さらに肘関節を屈曲すると見つけやすくなります（図11）．この静脈は，中心静脈カテーテル留置の穿刺部位にも使えるので，できる限り温存したい静脈ですが，ほかに見つからない場合は最後の手段として使用します．

2）外頸静脈（図12）

直ちに急速輸液，急速輸血を行いたいが，四肢に静脈確保できない場合に用います．小柄な人でも，16G, 14Gの針が十分に留置できる太さがあります．頸部を穿刺するので，意識があると穿刺する側もされる側にも抵抗があります．穿刺するときは，肩枕を入れて，頸部を十分伸展させる（図13）ことが成功の秘訣です．

★ 穿刺のポイント

皮静脈の穿刺は，穿刺部が上に凸であることが基本です．しかし，外頸静脈は，図13の体位をとっても，上に凸にすることが不可能なことがほとんどです．そこで，穿刺針を図14のように曲げてから穿刺することがあります．針を曲げると，穿刺の方向や針を持つ手の動かし方を変えなければなりません．穿刺時の感触も変化します．誰にでも勧められる方法ではありませんし，曲げた針を刺す練習を重ねないとうまくいかないのも事実ですが，テクニックの1つとして知っていてよい方法です．

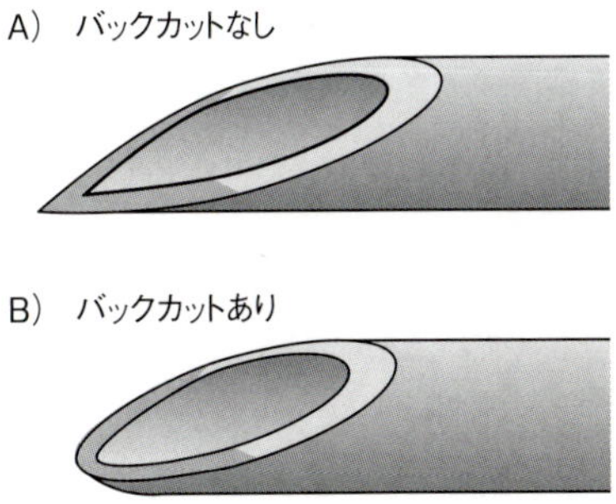

図7　バックカットありとなしの留置針
バックカットありの針は，血管後壁穿刺のリスクが減るとされています

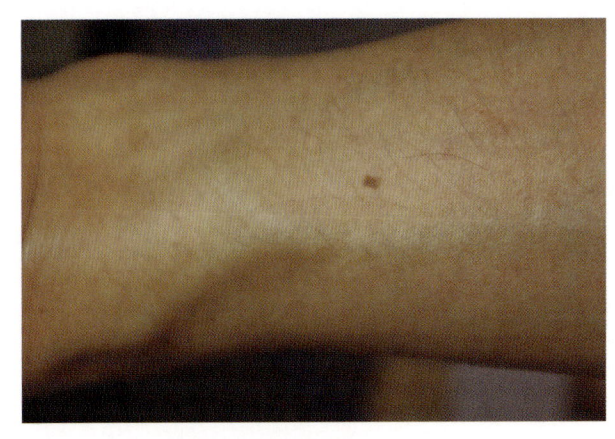

A) バックカットなし
B) バックカットあり

図8　Y字に合流する前腕の皮静脈
股のところは，穿刺の成功率が高い

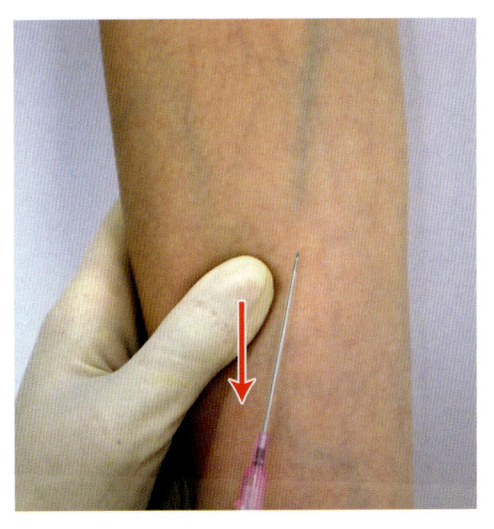

図9　患者の腕を支える術者の左手
穿刺時に，親指で皮膚を末梢方向に引く

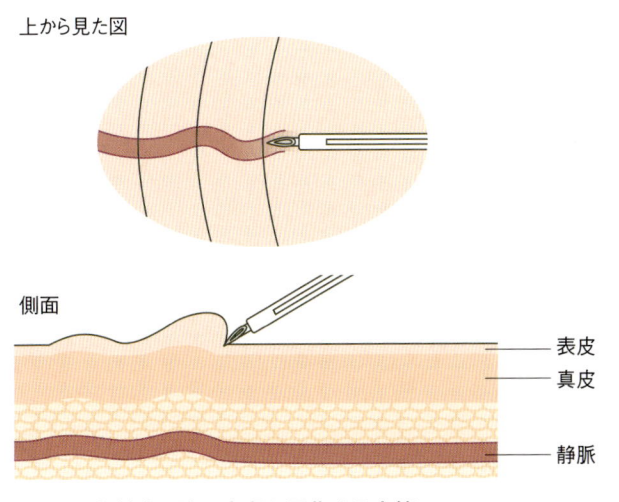

図10　穿刺時に弛む皮膚と屈曲する血管

§1-2 患者側の問題

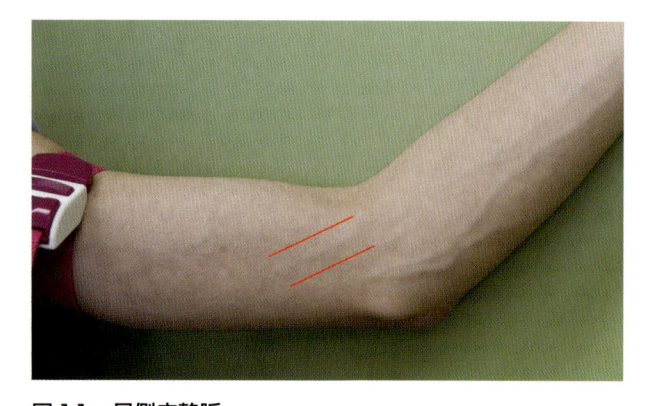

図11　尺側皮静脈
図のような肢位にすると出現する上肢の表在静脈で最も太い静脈．撮影協力：東邦大学医療センター佐倉病院中央放射線部

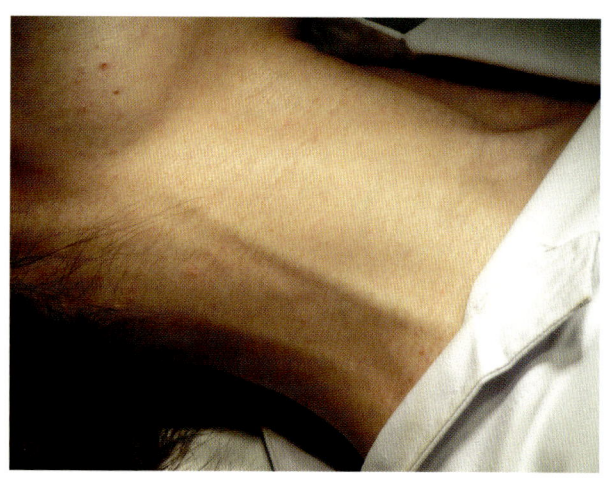

図12　外頸静脈
脱水がなければ臥位で怒張していることも多いです

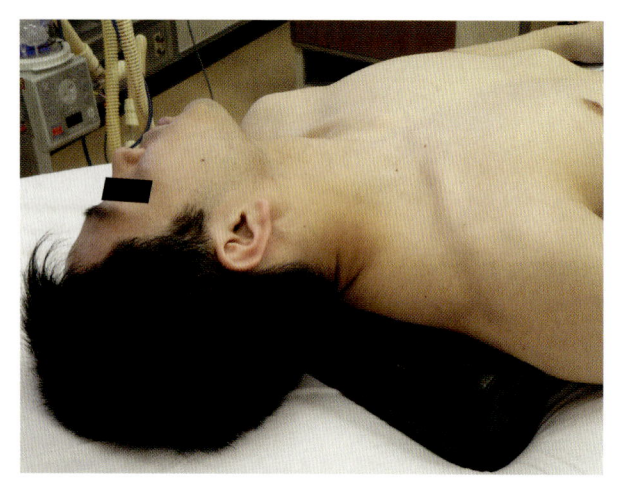

図13　外頸静脈の穿刺の体位
肩枕を入れ，十分伸展されるのがポイントです

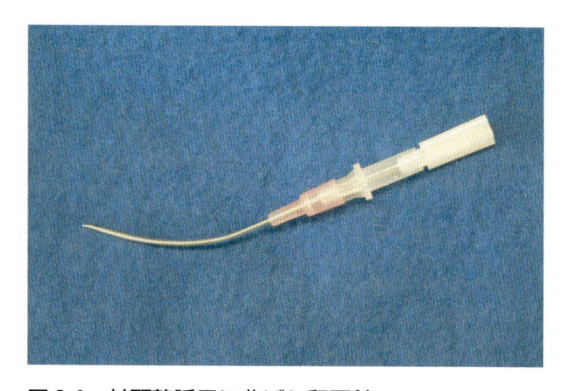

図14　外頸静脈用に曲げた留置針
穿刺部が陥凹している場合に応用できます．ただし，穿刺の方向や感触が変わるので，曲げた針で穿刺するのは慣れが必要です

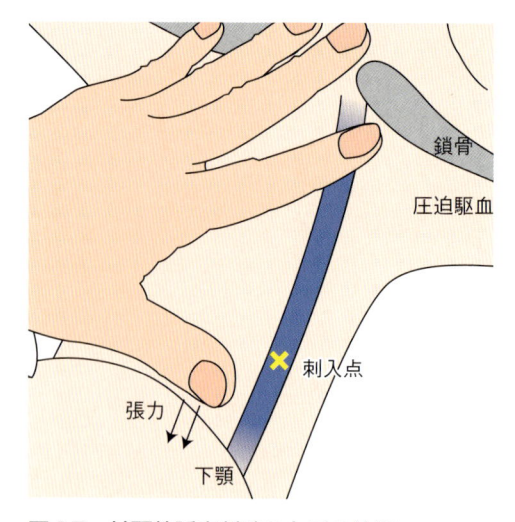

図15　外頸静脈穿刺時の左手の位置
示指で中枢側を駆血し，拇指で皮膚に張力を与えます．拇指で血管を圧迫して穿刺部が虚脱しないように注意しましょう

　穿刺するときは，患者さんの頭側に立ちます．穿刺部の消毒の後，駆血をします．とはいっても，首に駆血帯を巻くわけではありません．図15のように，左手（左利きなら右手）の示指または中指を静脈の上に置いて軽く圧迫します．穿刺点を定めたら，その末梢側（頭側）で拇指を用いて皮膚に張力を与え，穿刺時に皮膚が引きずられて血管が蛇行しないようにします．このとき静脈の上を押さえるとその部位でも駆血されて静脈が虚脱します．拇指は静脈のすぐ横を押さえるのがコツです．

　血管に刺入できたら通常の末梢静脈と同様に外筒を留置しますが，あまり深くまで挿入すると，外頸静脈が鎖骨を越える部分で先当りを生じて滴下不良となることがあります．鎖骨までの距離を考えて，針の長さ，刺入点，挿入する長さを調節します．

　外頸静脈は，穿刺に失敗すると皮下に血腫を生じて2度目に穿刺することが極端に困難になります．片側につき，勝負は1回と思ってください．

5　穿刺部位決定の戦略

　末梢静脈確保の第一選択は，利き腕でない側の前腕です．できれば，留置針と接続するラインの全体が橈尺骨の長さ（前腕の長さ）に収まる位置（図16）に穿刺できると，固定性がよく，刺入部からの感染が減少し，ラインが長持ちし，刺入部痛が少なく，患者への負担が減少します．前腕でも，遠位端や肘関節に近い部位に留置すると，関節運動

のたびに留置針が動かされ，点滴漏れや先当り閉塞，留置針の屈曲，刺入部の出血，感染，刺入部痛の原因となります．

皮下脂肪や脱水で血管が虚脱しているために前腕に適当な静脈が見つからない場合は，手背の静脈を選択します．手背は，固定性が悪いので長持ちはしませんが，緊急時にも比較的確保しやすい静脈です．

前腕・手背ともに確保できなかった場合は，肘静脈，尺側皮静脈（前項参照），上腕の静脈，下腿・足背の静脈，外頸静脈（前項参照），頭部の皮静脈，内頸静脈，大腿静脈，骨髄，中心静脈カテーテル留置などの手段があります．およそこの順に探すことになりますが，緊急度，穿刺を行う人の技量・経験，患者さんの意識レベルによって順序や次の穿刺部位に移るタイミングは変化します．表に各部位の特徴をまとめます．

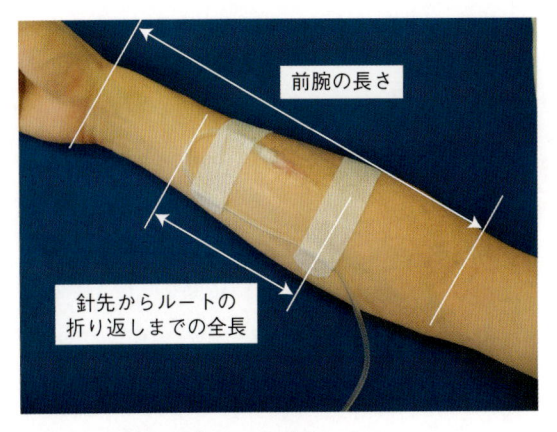

図16 前腕に固定した点滴ルート
留置針の先端から，接続したルートの折り曲がり部分までが橈尺骨の長さに収まると，固定性が非常によくなり，合併症が減少します

6 どこであきらめるか

留置できそうな静脈が見当たらないときや，2，3回失敗したら，ひとまず休憩します．患者さんにも一息ついてもらい，穿刺方法を冷静に考えます．無理に続けても，穿刺できる血管はしだいに細く難しいものとなり，冷静さも失っていくので，成功する確率は低下します．

表　静脈確保の部位別の特徴

	難易度	特徴
前腕の静脈	易	固定性がよい．小児や肥満者では難
手背の静脈	易	循環虚脱時でも比較的穿刺しやすい．固定性が悪い
肘静脈	易	穿刺しやすい．関節の屈曲で漏れやすい
尺側皮静脈	やや難	穿刺には慣れが必要．上肢で最も太い皮静脈．中心静脈ルートにもなるので，できれば使わずに残したい
上腕の静脈	やや難	穿刺には慣れが必要．点滴漏れを起こすとその上肢すべての静脈路が使えなくなる
下肢の静脈	易	上肢より痛い．下肢の静脈血栓症，肺塞栓の危険因子となる
外頸静脈	難	穿刺にはコツが必要．意識下では穿刺しにくい．首を動かすと容易に点滴漏れを起こす
頭部の皮静脈	易	小児で適応
内頸静脈	難	解剖学的知識と経験が必要．意識下では穿刺しにくい．首を動かすと点滴漏れを起こしやすい
大腿静脈	難	解剖学的知識と経験が必要．下肢を動かすと容易に点滴漏れを起こす
骨髄	易	小児で適応．できれば骨髄針が必要
中心静脈カテーテル	難	知識と経験が必要．確保にやや時間がかかる．合併症が多い．出血傾向や重篤な呼吸不全がある場合は，鎖骨下穿刺は禁忌

※通常は，本表の並び順に穿刺部位を探していく（本文参照）

> **ポイント**　患者側の要因の主たるものは，確保に適した静脈がないことです．なんとか静脈を浮き立たせる方法を駆使しましょう

> **注意**　成功しないからといって次々に穿刺するのは考えものです．せっかくの静脈を潰してしまうことになりかねないので，冷静になって，場合によっては「手を替える」ことも重要です

PART III 応用編

§1 うまくいかないとき（末梢静脈路確保困難対策）

1-3 医療者側の問題

大塚将秀

> *ベテランになっても，末梢静脈確保を失敗することがあります．ここでは医療者側の問題を取り上げます．テクニックの総括にもなっています．

1 知識と技術が足りない場合

静脈確保を成功させるためには，いくつかのポイントがあります．うまくいかないときのためのチェックポイントと対策を表1に示します．

2 精神的，肉体的に体調が万全でないとき

何か失敗をした後，精神的ショックを受けたとき，時間的に余裕がないとき，続けて静脈確保を失敗した後，風邪などで体調不良のとき，寝不足のときなどもうまくいかな

表1　静脈確保がうまくいかないときのチェックリスト

- 刺入する静脈は見えていますか？
  - → 見えない静脈を感触を頼りに穿刺する場合もありますが，できるだけ見える静脈を探しましょう
  - → 血管検出器具や超音波画像が役立つこともあります
- 静脈は浮き上がっていますか？
  - → 駆血がうまくできていない可能性があります
  - → 血管を怒張させるには，腕を低位にする，暖める，軽打する，マッサージする方法があります
- 駆血帯の位置，強さは適切ですか？
  - → 駆血帯は穿刺しようとする場所の中枢側10 cm程の位置で，40 mmHg程度の強さで行います
- 細い腕の患者さんに，クリップ式の駆血帯を使用していませんか？
  - → 腕が細いと隙間ができてうまく駆血できません
- 皮膚の張りは適切ですか？
  - → 穿刺時に皮膚がたるまないようにしっかり押さえます
- 穿刺しようとしている血管はまっすぐですか？
  - → 蛇行した静脈では外筒を留置することが難しくなります．うまく留置できても，滴下不良の原因になります
- 穿刺しようとしている部位は上に凸ですか？
  - → 陥凹した部位では，血管の後壁を貫きやすくなります
- 本当に静脈ですか？
  - → 血管のように見えても，腱など血管以外の索状物である可能性があります
- 血流がありますか？
  - → 以前に静脈確保した血管では，内腔が閉塞している可能性があります
- 血管に当たりはしますか？
  - → 血液の逆流が全くない場合は，穿刺する位置や深さがずれています．もう一度穿刺部位を確認しましょう
- 外筒を進めるのは困難ですか？
  - → 後壁を貫いている，針先は血管内でも外筒がまだ血管外，血管の蛇行が著しい，静脈弁に当たっていることなどが考えられます
- 使い慣れた留置針ですか？
  - → メーカーやブランドによって，針先の角度，切れ味，バックカットの有無，内針と外筒の長さの差などが異なります
  - → 使用する針が異なれば穿刺時の感触が異なります
  - → 使用する針により，穿刺する角度や手技を変える必要があります

いことがあります．

このようなときは，少し時間をおいて再度行うか，ほかの人に代わりましょう．

3 あがってしまう場合

知識や技術はあるのに，緊張のために失敗することがあります．表2のような症状が1つでもあったらその可能性があります．対処法を表3に示します．

表2　こんな症状があったらあなたは緊張しています

- 今日は何となく失敗しそうな気がする
- 何となく憂鬱な気分がする
- 針を持つと手が震える
- 動悸がする
- 頭がカーッとしてくるのがわかる
- 基本的な手順を間違えた
- 確認すべきことをうっかり忘れた
- 穿刺前から失敗したときの言い訳が浮かんでくる
- すでに2度失敗した
- 患者さんの冷たい視線を感じる

表3　緊張しているときは…

- 深呼吸をする
- もう一度患者さんの腕全体を見渡し，より適した場所がないか探す
- 今までの成功例を思い返す
- いったん休憩をする
- ほかの人に代わる

ポイント　失敗したときには，冷静に原因を考えてみましょう．むやみにくり返しても，患者さんに苦痛を与えるだけで成功しません．自らの緊張を解くことも大切です

PART III 応用編

§2 うまくいかないとき（中心静脈路確保困難対策）

2-1 うまくいかないのには理由がある
対策とエコーガイド下の穿刺

寺田泰蔵

> ＊残念ながら従来の中心静脈穿刺法は盲目的な手法であり，どんなに熟練をした人でも合併症なしに完璧な挿入を行える保証はありません．症例によっては解剖学的変異により穿刺困難な症例もあり，このような場合はいくらやみくもに穿刺を試みても成功はおぼつきません．成功率を最大にし，合併症を最少に留めるためにエコーによる穿刺静脈の同定やエコーガイド下の穿刺は有用性が示されています（表）．

1 エコーガイド下穿刺の適応

エコー下の穿刺は特に解剖学的異常が疑われる場合や肥満症例などにおいて有用と考えられます．禁忌は特にないので時間に余裕があり，介助者が存在し，機器が利用できるのであればできうる限り用いることが勧められます．

2 準備

通常の中心静脈留置に必要な物品（Ⅱ-§2-3，p94）に加え，エコー装置（SonoSite® NanoMaxx™等，血管穿刺用超音波装置もしくは7.5〜10 MHz表在用リニア型プローブ付き超音波装置），利用可能であれば穿刺針のガイド，清潔なエコープローブの覆い〔滅菌エコープローブカバー，CIVCO社製ディスポーザブル・プローブカバー等（図1）もしくは手術用手袋でも代用可能〕，滅菌ゼリー．

3 方法

通常内頸静脈穿刺に用いられますが，大腿静脈穿刺も同様な方法で行えます．
① 従来の穿刺法と同様に準備を行いますが，穿刺部の術野はエコープローブを当てられるように広めにとります．
② エコー用のゼリーを塗ったプローブに清潔なプローブの覆い（手術用手袋など）かぶせます（図2）．
③ 清潔な覆いをしたプローブに滅菌ゼリーを塗り，介助者が患者の鎖骨上の頸部にプローブを当てて内頸動静脈を描出します（図3，4）（手技に慣れてくれば片手でプローブを持ち，もう一方の手で穿刺を行うことで，一人でも行うことが可能になります）．
④ 同定ができたら術者は穿刺針をプローブの直下で血管に刺入されるように進めます．これによりモニター上で穿刺針が血管を貫く様子が観察されます（図5）．
⑤ **通常内頸静脈は動脈より浅い位置の外側に位置しており，壁は薄いためプローブを押し付けると変形します（図6）**（解剖学的な変異について，内頸動脈より内側に存在する例が2％，予測された位置より外側に変異していた症例が2％に認められたと報告されています）．
⑥ 血液の逆流が得られた後は従来の穿刺方法と同様にカテーテルの留置を行います．

4 穿刺がうまくいかない原因と解決方法

一般に穿刺がうまくいかない場合に考えられる原因として，① 経験の不足，② 体位が悪い，③ 循環血液量減少による血管の虚脱，④ 穿刺部位の解剖学的変異などがあげられます．

穿刺がうまくいかずエコー下穿刺も準備できない場合，① 術者の変更を行う，穿刺の過程を習熟者にチェックしてもらう（特に左手に力が入りすぎて血管を圧迫し静脈を押し潰している場合が多い），② 頭部を横に向けすぎ（内頸静脈穿刺），上肢が体幹より離れていないか（鎖骨下静脈穿

表 エコーガイド下穿刺の有用性（右内頸静脈穿刺160症例の検討）

	エコー下穿刺	従来の穿刺
成功率	100％	95％
初回穿刺での成功率	73％	54％
平均穿刺回数	1.4回	2.8回
所要時間	61秒	117秒
内頸動脈誤穿刺の回数	1回	7回

(Troianos et al. : Anesth. Analg., 72 : 823, 1991)

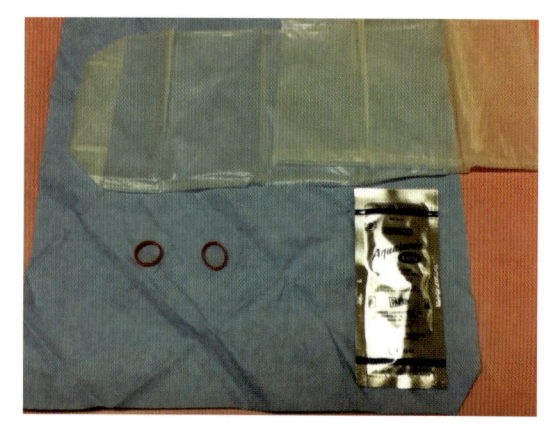

図1 CIVCO社製ディスポーザブル・プローブカバー等

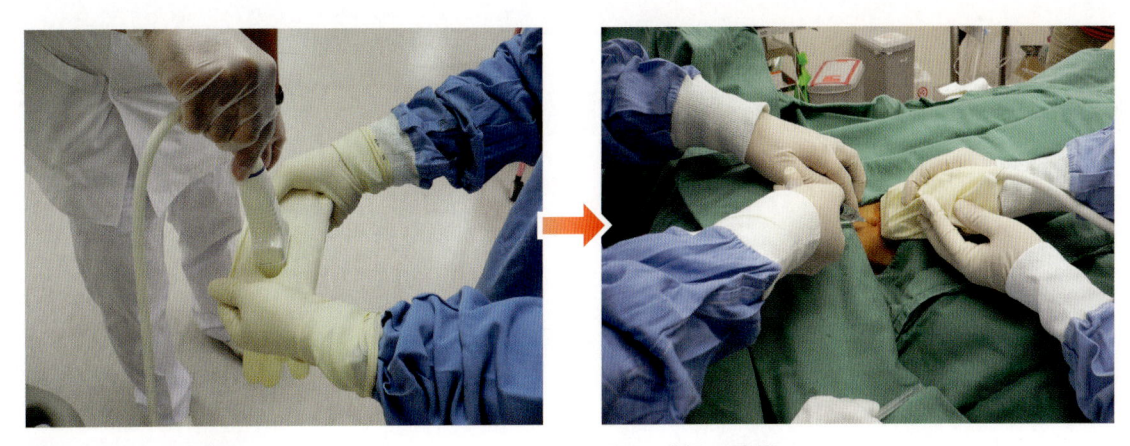

§2-1 うまくいかないのには理由がある

図2　プローブの準備

図3　刺入の実際

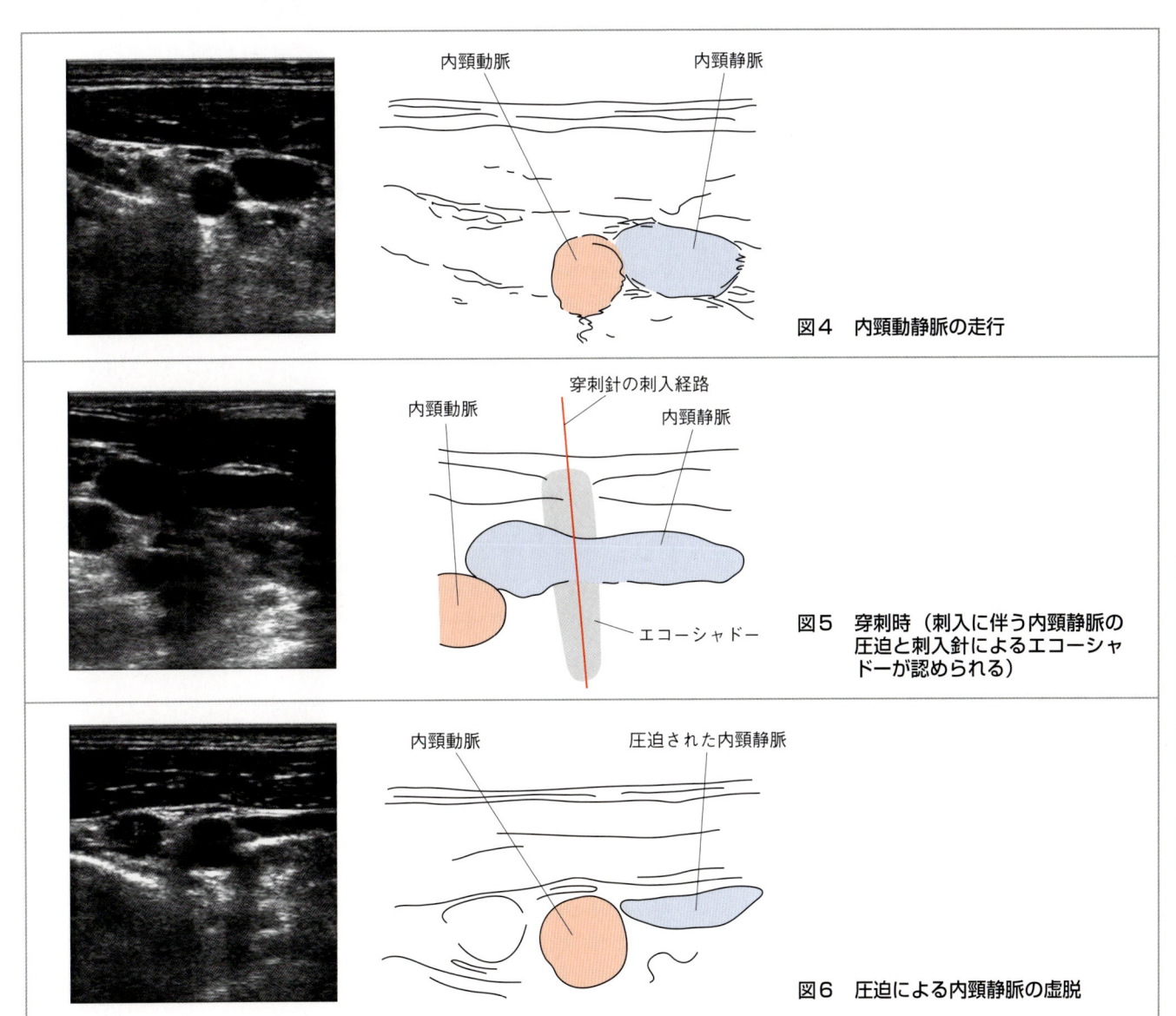

図4　内頸動静脈の走行

図5　穿刺時（刺入に伴う内頸静脈の圧迫と刺入針によるエコーシャドーが認められる）

図6　圧迫による内頸静脈の虚脱

刺），股関節が屈曲，外旋，内旋していないか（大腿静脈穿刺）調べ，是正を行う．③ 循環血液量の是正はできているか，トレンデレンブルグ位は強められるか（内頸静脈穿刺）検討を行う．④ 他の穿刺部位での穿刺を行うなどしてみる必要があります．

ポイント　内頸静脈同定の際，プローブを少し押し付けるようにすることで静脈は平たく変形するため同定できます．プローブをもつ介助者は，穿刺針の軌跡が常に同定できるように描出しましょう

PART III 応用編

§3 痛くない採血と注射を目指して

3-1 痛みを感じる理由

世良田和幸

> *「痛み」は，人間にとって生命を含めた身体の損傷に対する警鐘および防御反応の1つです．人間は，生まれてじきに，体を動かしたり，歩きはじめることによってあちこちに身体をぶつけ，転んで，「痛み」の経験を積み重ねていきます．このような体験を通じて，「痛み」を自覚し，その「痛み」から回避できるようになるのです．

1 痛みを感知する神経

皮膚表面を針で刺したときの痛み（強い機械刺激：mechanical stimulus）は，熱や化学刺激など，その他の組織を傷害する刺激とともに侵害刺激（noxious stimuli）といわれます．そして，この侵害刺激による痛みには，**速く感じる痛み**（fast painまたはfirst pain）と遅く感じる痛み（slow painまたはsecond pain）があります．例えば，花のとげが刺さったときに，最初に「チクッ」とした痛み（pricking pain）を，手を引っ込めた後で「ジワーッ」と鈍い痛み（burning pain）を感じることがあるのを体験した方も多いでしょう．これは，痛みを中枢に伝達する神経に，**Aδ線維とC線維**という2つの神経があることによります（図1）．速い痛みを感じるAδ線維は，1秒間に6～30 mの興奮伝導速度をもつ有髄神経線維であり，遅い痛みを感じるC線維は1秒間に2 m以下の興奮伝導速度をもつ無髄神経線維です．

Aδ線維の皮膚における終末は図2のようになっていると考えられています．

2 針による痛みと薬物注入による痛み

注射をすることは，まず針が皮膚を貫くときに痛みを感じ，その後で，注射液が注入されるときにも痛みを感じることがあります．そして，皮膚表面に分布している感覚点のうち，痛みを感じる**痛点**はその他の感覚点に比しとりわけ多く存在します．痛点の密度は皮膚の表面1 cm²につき130ほどあり，注射針の刺入点が痛点にあたる確率は非常に高くなって，注射針の径が大きくなるほど痛みを感じることになります（図3）．

注射する薬液については，皮下，筋肉内と静脈内が主な注入先となります．注入時痛は，薬液の濃度や浸透圧，pHなどに起因することが多く，薬液が組織の中に貯留するための周囲組織への圧迫によることもあります．体液のpHは5.0～7.4，浸透圧は285（mOsm/L）が正常であり，薬液と体液pHや浸透圧の差が大きくなると痛みを感じるようになります．また，注入速度を速くした場合には，血管が拡大するために血管外膜にある痛みの神経線維が機械的に伸展されて痛みが生じるのです．

3 痛みは脳で感じる

疼痛をもたらす侵害刺激は，Aδ線維とC線維を介して脊髄後角に存在する**二次侵害受容ニューロン**に伝達され，修飾・統合された後に**脊髄視床路**（spinothalamic tract）と呼ばれる知覚神経経路に沿って上行し視床に伝えられ，初

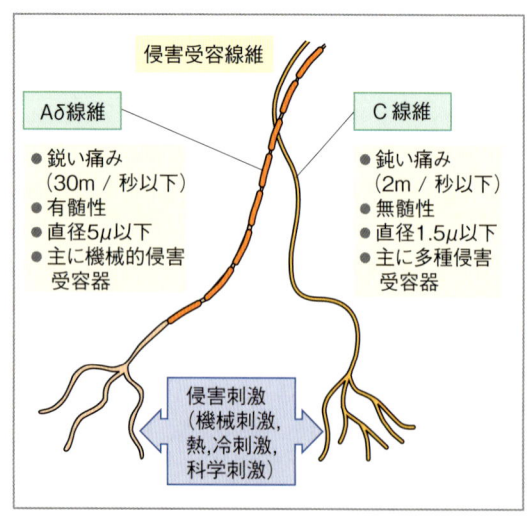

図1 Aδ線維とC線維が伝える皮膚の痛み
（文献1より引用）

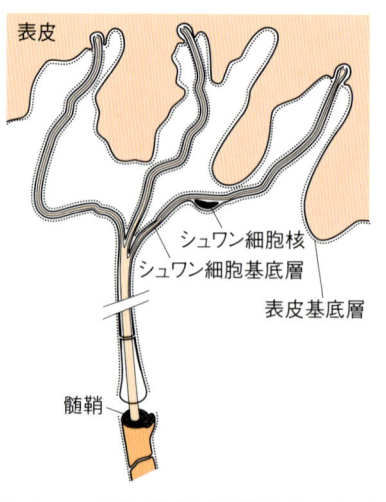

図2 Aδ機械的侵害受容線維の皮膚における終末部を示す模式図
（文献2を参考に作成）

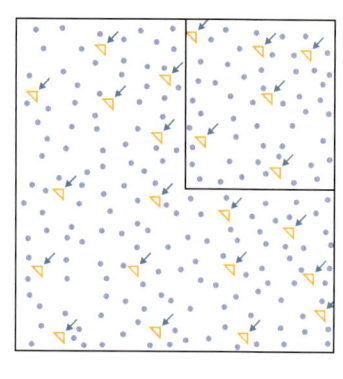

図3 触点と痛点
触点は毛根に一致しています．痛点は触点よりはるかに多く存在します（前腕内側皮膚1 cm²）（文献3より引用）

めて意識にのぼります（図4）．脊髄から起こる痛覚の上行路は，自律神経系を活性化し，逃避行動を起こし，覚醒，恐怖を引き起こします．痛みの情報はさらに大脳皮質頭頂葉の知覚領に達し，そこで痛みの発生源と強さ，痛みの性質などが判断されます．痛みの初期に，皮質下の，延髄・中脳網様体，上丘の深層，中脳中心灰白質（中脳水道周囲灰白質），扁桃体，視床下部などの核群が活性化され，次いで，恐怖・防衛反応・自律神経系の反応が起こるようになります[4]．

memo 〈すばやく刺したときの方がゆっくり刺すよりも痛くない理由〉
注射針が皮膚を通過する場合，ゆっくり通過すると針の動きに従ってAδ線維や特にC線維を介する痛みが多くなり，早く通過するとC線維を刺激する痛みが少なくなると考えられますが，明確ではありません．

memo 〈プロポフォールの血管痛〉
プロポフォールによる血管痛の成因は未だ詳細は不明です．いくつかの報告がありますが，Nakane[6]らは，脂肪製剤が血漿カリクレインを活性化し，これがブラジキニンの産生を促進して末梢静脈の拡張と血管透過性の亢進を引き起こすことによって血管痛が発症すると推定しています．

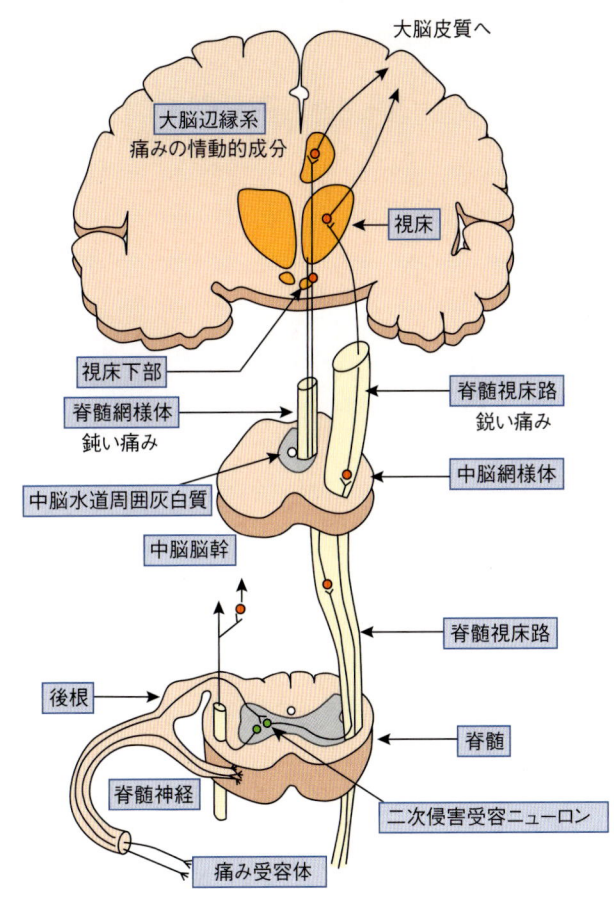

図4　侵害情報インパルスの上行性伝播
（文献5より引用）

Column

● 新生児の痛みの認識

Taddioら[7]は，満期産児で生後5日以内に，包皮環状切除手術を受けなかったグループと，切除術を受けたグループで局所麻酔薬が含まれたクリームを施したグループとプラシーボ・クリームを施したグループの3群の男児に対し，4〜6カ月後のワクチン注射時の顔の反応，泣く時間，さらに，VAS（visual analog scale）による痛みスコアなどを比較検討しました．それによると，包皮環状切除手術施行群では無手術群よりも反応が強く，局所麻酔施行群の反応は無麻酔群よりも弱かったことを報告しています．そのほかの報告[8]でも，同様な結果が報告されており，この結果からは，新生児が「痛み」を認識しているかどうかは不明ですが，新生児であっても末梢神経からの有害な刺激によって中枢神経が感作され，痛覚過敏状態となって次に有害刺激が入ってきたときに痛覚が増幅されることを意味しています[9]．

ポイント
1）皮膚を針で刺したときの痛みは，速く感じる痛み（fast pain）と，遅く感じる痛み（slow pain）の2種類があります
2）皮膚や組織内で痛みをもたらす侵害刺激は，Aδ線維とC線維を介して脊髄後根に伝達され，脊髄視床路を上行して脳に痛みとして伝えられます

参考文献

1）「臨床医のための痛みのメカニズム」（横田 敏勝 著），p.20，南江堂，2000
2）Perl, E.：Characterization of nociceptors and their activation of neurons in the superficial dorsal horn: First steps for the sensation of pain. Adv Pain Res Ther, 6：23-51, 1984
3）「生きていることの生理学」（渡辺 敏夫 著），p.337，杏林書店，1998
4）仙波恵美子：神経障害性疼痛に関する基礎研究．痛みの識別・情動・認知にかかわる神経回路．ペインクリニック（別冊春号），30：S41-S49, 2009
5）痛みの解剖．「実践 小児麻酔」（堀本 洋 編），p.55，真興交易医書出版部，2003
6）Nakane, M., Iwama, H.：A potential mechanism of propofol-indused pain on injection based on studies using nafamostat mesilate. Br J Anaesth, 83：397-404, 1999
7）Taddio, A., et al.：Effect of neonatal circumcision on pain response during subsequent routine vaccination. Lancet, 349：599-603, 1977
8）あなたの痛み．「疼痛学序説（Pain）」〔横田敏勝 訳（Patrick Wall 著）〕，p.177，南江堂，2001
9）痛みの解剖．「実践 小児麻酔」（堀本 洋 編），p.61，真興交易医書出版部，2003

PART III 応用編　　§3 痛くない採血と注射を目指して

3-2 恐怖心を起こさせないための心理的配慮

世良田和幸

> *注射は，人にとって痛いもの，怖いものの筆頭でしょう．それは，小さい頃からの経験によりますが，医療従事者の配慮によって，注射に対する痛み，恐怖をもう少し和らげる方法はないものでしょうか．

1 言動

基本的には，患者とのコミュニケーションのなかで信頼関係を得ることが第一です．そのうえで，注射をすることによって早く病気が良くなることや，早く退院できることなど，注射の必要性をわかりやすく説明します．また，針を刺すときには痛みを伴うことを正直に話すことも肝要と思われます．

小児であれば，何かほかに興味を向けることができるように誘導するのも1つの方法ですし，注射の終わった後に，頑張ったことを褒めてあげることも忘れてはなりません．

2 針を見せない

「注射針＝すなわち痛いもの」という式があるならば，患者の目の前であまり注射針をちらつかせるべきではありません．特に小児の場合は，注射針のついた注射器を見せるだけで身体は萎縮し，逃げようと動いてしまい，針が折れたり，針によって皮膚を傷つけたり，刺入深度が変わってしまうことがあります（図）．静脈注射は別にしても，注射針を見せないで皮下注や筋注を行うことは可能であり，注射針は可能な限り細い方がよいです．

3 態度

注射を行うときは，威圧的であってはなりません．できるだけ目線を患者と一緒にし，患者の反応を見ながら行うことを基本とします．もし医療者自身が注射を受ける側であったら，という意識を常にもつことで患者の気もちがわかるようになります．医療技術は，最初からうまい人間は誰もいないのです．うまくなるコツは，回数と思いやりです（医療従事者は，注射を含め一般に痛みに対する閾値が低いことが多いのにもかかわらず，患者の痛みには無頓着なことが多いようです）．

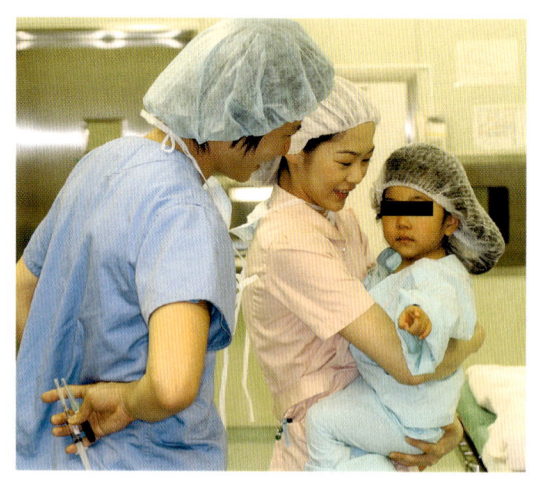

図　針を見せない配慮

表　恐怖心を起こさせない配慮の例

① 患者との良好なコミュニケーションにより信頼関係を得る
・注射の利点を理解してもらうよう説明する 　例）「病気が早く良くなる」「早く退院できる」など
・注射により痛みを伴うことも正直に話す 　例）「刺すときちょっとチクッとしますよ」など
② 小児の場合
・興味をほかに向ける 　例）人形，おもちゃなど
・注射の終わった後に褒める 　例）「よく頑張ったね」など
③ 針を見せない
④ できるだけ細い針を使用する
⑤ 患者の痛みに対する思いやりをもつ
・目線を患者と一緒にし，反応をみながら注射をする

ポイント
1) 注射1つとっても，医師と患者のコミュニケーションは必要です．注射をするときに無言ではなく「ちょっとチクッとしますよ」などの声かけが大切です
2) 小児には，人形やおもちゃのような，注射以外のものに興味を向けることも1つの方法です．そして，注射を打ち終えたら必ず「よく頑張ったね」などと褒めてあげることを忘れないように

3-3 身体的な配慮

世良田和幸

> *医療者自身だけでなく，患者自身にもケアを行い，注射を実行する場合の痛みの軽減を図ることは大切です．そのためには，技術的なことはもちろん，解剖学にも精通しなければなりません．しかし，一番大切なことは患者自身の身になって注射を行うことです．

1 部位

皮膚表面の痛点の少ない部位は，上腕外側・腹壁・大腿外側部などです．**上腕三頭筋部や三角筋部の皮下**は神経や血管の損傷が少なく痛みも少ない部位であり，皮下注射に適しています．また，**三角筋・中殿筋・大腿外側広筋**は筋肉注射に適しているとされています（図1）．静脈注射の場合は，**肘関節の内側**が最も痛みは少ないとされていますが，神経が静脈の近傍を走行しており，深く刺入することは絶対に避けるべきです．

いずれにせよ，注射はその目的や薬液の種類で注射部位が異なるので，神経，血管が少なく痛みの少ない部位を選択するべきです．

2 準備

薬液のシリンジへの注入は事前に行っておき，患者の目の前での準備はできるだけ避けるべきです．また，注射を行う前に，できるだけ患者とのコミュニケーションをとり，会話などで気分転換をはかり，駆血帯を巻くときや酒精綿などで皮膚消毒を行うときも，患者の気持ちを注射に集中しないように配慮します．**筋肉が緊張していると痛みが増強されるため，患者の緊張を和らげ，リラックスした状態になるよう努力します．**

3 痛みを軽減する方法

① 注射部位の皮膚を軽くたたいたり，軽くつまむなど圧迫刺激を行うことで痛みの脳への伝達を一時中断できる（*memo* 参照）．
② 注射部位を刺入の数秒前から強く圧迫し，針を抜くときも圧迫しながら抜く．
③ 注射部位に後述のリドカインテープなどを貼付しておく．
④ 腹部をへこませる．腹部をへこませることによって注射の注意を腹部に向ける．
⑤ 大きく深呼吸させて呼気に合わせて穿刺し，呼気に合わ

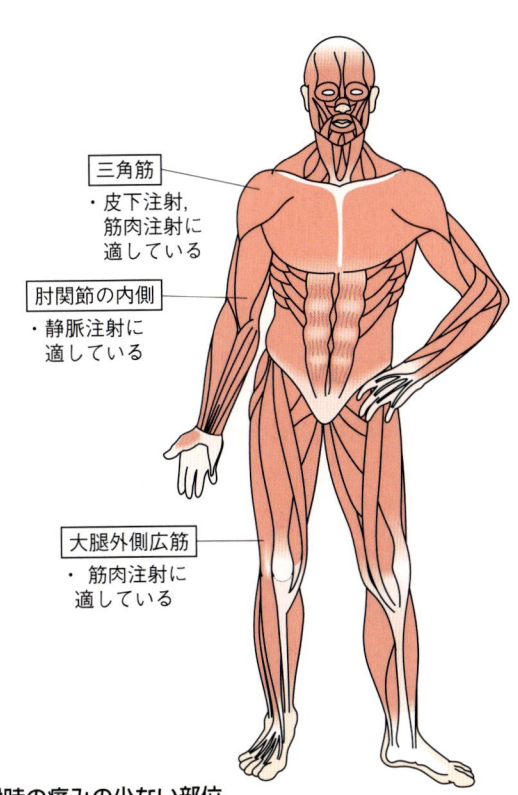

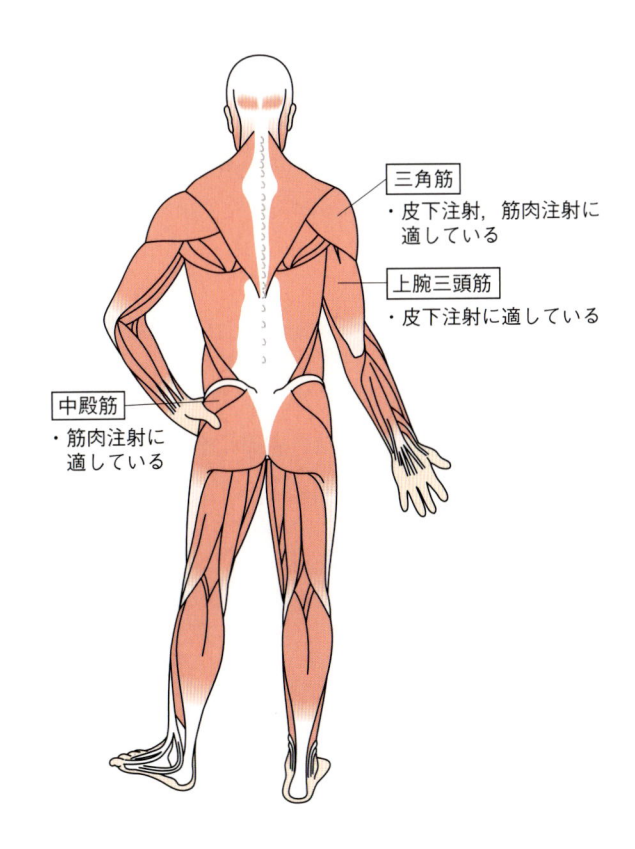

図1　注射時の痛みの少ない部位

- 三角筋
  ・皮下注射，筋肉注射に適している
- 肘関節の内側
  ・静脈注射に適している
- 大腿外側広筋
  ・筋肉注射に適している
- 三角筋
  ・皮下注射，筋肉注射に適している
- 上腕三頭筋
  ・皮下注射に適している
- 中殿筋
  ・筋肉注射に適している

せてゆっくり薬液を注入する．
⑥ 注射部位の冷罨法．注射部位に氷囊などをしばらく当てて，感覚を麻痺させる．
⑦ 新しい切れ味の良い針を使用し，思い切って1回でスーッと刺入する．
⑧ 消毒用アルコールが乾かないうちに針を刺すとアルコールが皮下に入って痛みを生じることがあるので，必ずアルコールが乾いてから針を刺入すること．
⑨ 予防接種時の小児への呼吸訓練や暗示によって，または両親や看護師が注射時の小児の注意をそらすことなどを行うことによって，針の刺入時の痛みを減弱する効果があったことが報告されています[2]．
⑩ 小児に「cough trick」という，咳を2回行う動作をさせることで，注射時の痛みを減弱する法が検討されています．1回目の咳をさせた後，続いて2回目の咳をさせるときに注射を行い，痛みが減弱されるかどうかが検討され，人種間によって多少の違いはあるが疼痛減弱の効果があることが報告されています[3]．

> **memo** 〈注射の痛みを軽減する方法〉
> 触覚，圧覚に対して反応する太い低閾値Aβ神経線維が刺激されると，脊髄の抑制性介在ニューロンを刺激し，脊髄から発射される痛みのインパルスの数を減少させます．このことから，皮膚を強く押したり，たたいたり，冷やしたりすると，針が刺入するときの痛みを軽減させることができると考えられています[1]．

4 リドカインテープ（ペンレス®）（図2）

リドカインテープは，静脈留置針穿刺時の疼痛緩和のために開発された皮膚表面麻酔テープです．これはポリエステルフィルム（3×5 cm）に，皮膚への浸透性のよいリドカインが60％（18 g）含まれています．宇田ら[4]は平均155分間リドカインテープを貼付し，20G静脈留置針の刺入時痛が軽減することを報告し，中尾ら[5]は，テープ貼付後6～8時間で最も刺入時痛が緩和され，12時間後でもばらつきはあるが有効であったと報告しています．また，嶋らは[6]，19時間貼付後でも62％に血管穿刺時の完全無痛を報告していることから，**最低でも2時間前から12時間前くらいまでに，注射予定部位に貼付を行う必要がある**と考えられます．皮膚の弱い患者には，かぶれに注意しましょう．

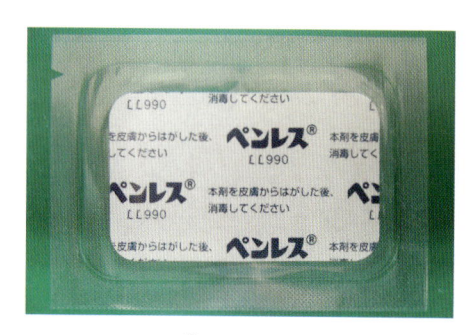

図2　ペンレス®

Column

● EMLA®（エムラ）クリーム

EMLA®クリームは，ヨーロッパ，アメリカなどで販売されており，リドカインとプロピトカイン2種の局所麻酔薬をそれぞれ2.5％混合した皮膚表面麻酔薬で，日本では未発売となっています．1982年スウェーデンのAstra社（現AstraZeneca社）より発売されました．クリームを塗布して，1～2時間で麻酔効果が得られ，クリーム除去後も1～2時間麻酔効果が持続します．
ただし，プロピトカインにはメトヘモグロビン血症という副作用があるため，その扱いには十分な注意が必要となります．
日本では院内製剤として，7％リドカインクリームが汎用されていますが，7％リドカインクリームとEMLA®クリームはほぼ同等の麻酔効果のあることが報告されています[7]．

> **ポイント**
> 1）皮下注射は上腕三頭筋や三角筋，筋肉注射には三角筋，中殿筋や大腿外側広筋が適しています．いずれにせよ，軽くたたいたり，さすったりして疼痛を軽減する努力を行うべきです
> 2）小児や痛みに弱い患者に対しては，リドカインテープの貼付が有用です

参考文献
1）「疼痛学序説（Pain）」〔横田敏勝 訳（Patrick Wall 著）〕，南江堂，2001
2）Chambers, C. T., et al.：Psychological interventions for reducing pain and distress during routine childhood immunizations: A systemic review. Clin Ther, 31（Suppl 2）：S77-S103, 2009
3）Wallace, D. P., et al.：The "Cough Trick:" A brief strategy to manage pediatric pain form immunization injection. Pediatrics, 125（2）：e367-e373, 2010
4）宇田るみ子，大塚みき子 ほか：リドカインテープは静脈穿刺時痛およびプロポフォールの血管痛を緩和する．麻酔，47（7）：843-847, 1998
5）中尾正和，恩地いづみ：リドカイン含有テープ剤の至適貼付時間の検討．麻酔，46（10）：1368-1373, 1997
6）嶋　武，滝野和哉 ほか：リドカインテープの手術前日貼付による除痛法．臨床麻酔，22（5）：664-666, 1998
7）藤井忠男，中林博美 ほか：院内製剤7％リドカインクリームの品質試験．病院薬学，18（5）：486-490, 1999

PART III 応用編　　§4 注射・採血のリスクマネジメント

4-1　患者への感染防止

菅野敬之

> * 注射・採血・点滴の感染予防のためには，穿刺時の適切な消毒・清潔操作・滅菌調剤・カテーテルの適切なドレーピング（被覆）・適切なラインの使用と交換，そして包交が必要です．

1 感染ルート

米国の疾病管理予防センター（Centers for Disease Control and prevention：CDC）が作成した2011年版カテーテル関連感染症予防ガイドライン（以下CDC-BSIガイドライン2011）によると，カテーテルの汚染には①挿入部皮膚微生物の進入によるカテーテル先端でのコロニー形成，②汚染された手指・器具の接触によるカテーテルの直接的汚染，③別の感染病巣からカテーテルへの血行性播種，④輸液汚染，の4ルートがあります[1]（図1）．

カテーテル関連血流感染症〔Catheter-Related BloodStream Infection：CRBSI，「4．感染の徴候 2）カテーテル関連血流感染症」p161〕の大部分が非トンネル型の中心静脈カテーテル（central venous catheter：CVC）によるものです[1]．末梢挿入型CVC（peripherally inserted CVC：PICC）は非トンネル型CVCより感染率が低いです（表1）．

3インチ（7.6センチ）未満の末梢静脈カテーテルがCRBSIに関連するケースは稀[1]ですが，長期使用による静脈炎が懸念されるため，**輸液期間が6日を超えると見込まれるときはミッドラインカテーテルまたはPICCの使用が提案されています**[1]．

2 病原体の種類

米国における中心静脈カテーテル関連血流感染症（Central Line-Associated BloodStream Infection：CLABSI，血流感染症の発生前48時間以内に中心静脈ラインがあった患者における原発性血流感染症で，他の部位での感染に関連した血流感染ではないもの[1]）の起因菌のスペクトラムに大きな変化はありません[5, 6]（表2）．2006～2007年の全米医療安全ネットワーク（National Healthcare Safety Network：NHSN）の報告[6]では肺炎桿菌におけるセファロスポリン耐性菌の増加を問題としています（表3）．

本邦では厚生労働省の院内感染対策サーベイランス事業（Japan Nosocomial Infections Surveillance：JANIS）でCRBSI原因菌が集計されており，2010年ではメチシリン耐性黄色ブドウ球菌が17.9％，表皮ブドウ球菌が9.4％，コアグラーゼ陰性ブドウ球菌が7.7％でした[7]．米国の起因菌スペクトラムと異なりますが，NHSNのデータが463施設のさまざまな種類の病棟から得られた10,064症例の解析であるのに対し，JANISのデータは95施設の集中治療部門のみから得られた234症例の解析であるため，単純比較はできません．いずれにせよ，本邦でも耐性菌の増加が懸念されます．

3 穿刺時の皮膚消毒法と感染対策

穿刺部位を問わず，穿刺前には石鹸と流水で手を洗うか擦式アルコール製剤〈memo❶〉を用いて手指衛生を行います[1]．

末梢静脈カテーテル留置やカテーテルを留置しない非血液培養目的の動静脈採血の場合，穿刺部の消毒は速効性が高く簡便で刺激性の低い70％エタノール含浸綿を使用します（Column●1）．刺入部位を中心に内側から外側に向かって円を描くように拭くと残存菌が検出されません[8]（図2）．エタノール過敏症の場合はベンザルコニウム含浸綿かクロルヘキシジン含浸綿（図3）を使用しますが，0.1％ベンザルコニウムでは清拭後の皮膚からスタンプアガー法で菌が検出される[10]こと，クロルヘキシジンでは乾燥前に穿刺するとアナフィラキシーショックを起こす可能性がある（Column●2）ことに注意しましょう．

CVCの場合，1％クロルヘキシジンエタノール（ヘキザック®AL液1％），10％ポビドンヨード（イソジン®など）あるいはヨードチンキ（商品名同じ）を使用します（Column●3, 4）．血液培養用採血は皮膚常在菌の混入（コンタミネーション）を防止するため，また動脈カテーテル挿入は感染合併症が重篤（図4）でCRBSIの原因ともなる[4]ため，それぞれCVC挿入時と同等の皮膚消毒を行います．

CVC，PICCの挿入またはガイドワイヤ交換時にはマキシマル・バリアプリコーション（図5）を行い[1]，**動脈カテーテル挿入時には少なくとも帽子・マスク・滅菌手袋・小さな無菌穴あきドレープを使用します**[1]．なお，CVC留置は鎖骨下の方が頸部・大腿より感染リスクが少ないです[1]．

ホコリが立つと30分は空気中を舞うため，清掃の時間やカーテンの操作にも注意を払いましょう[12]．

> **memo ❶ 擦式アルコール製剤の成分**
> 病院で普及している擦式アルコール製剤の多くには，ベンザルコニウムやクロルヘキシジンといったアルコール以外の消毒薬が含有されています．

§4-1 患者への感染防止

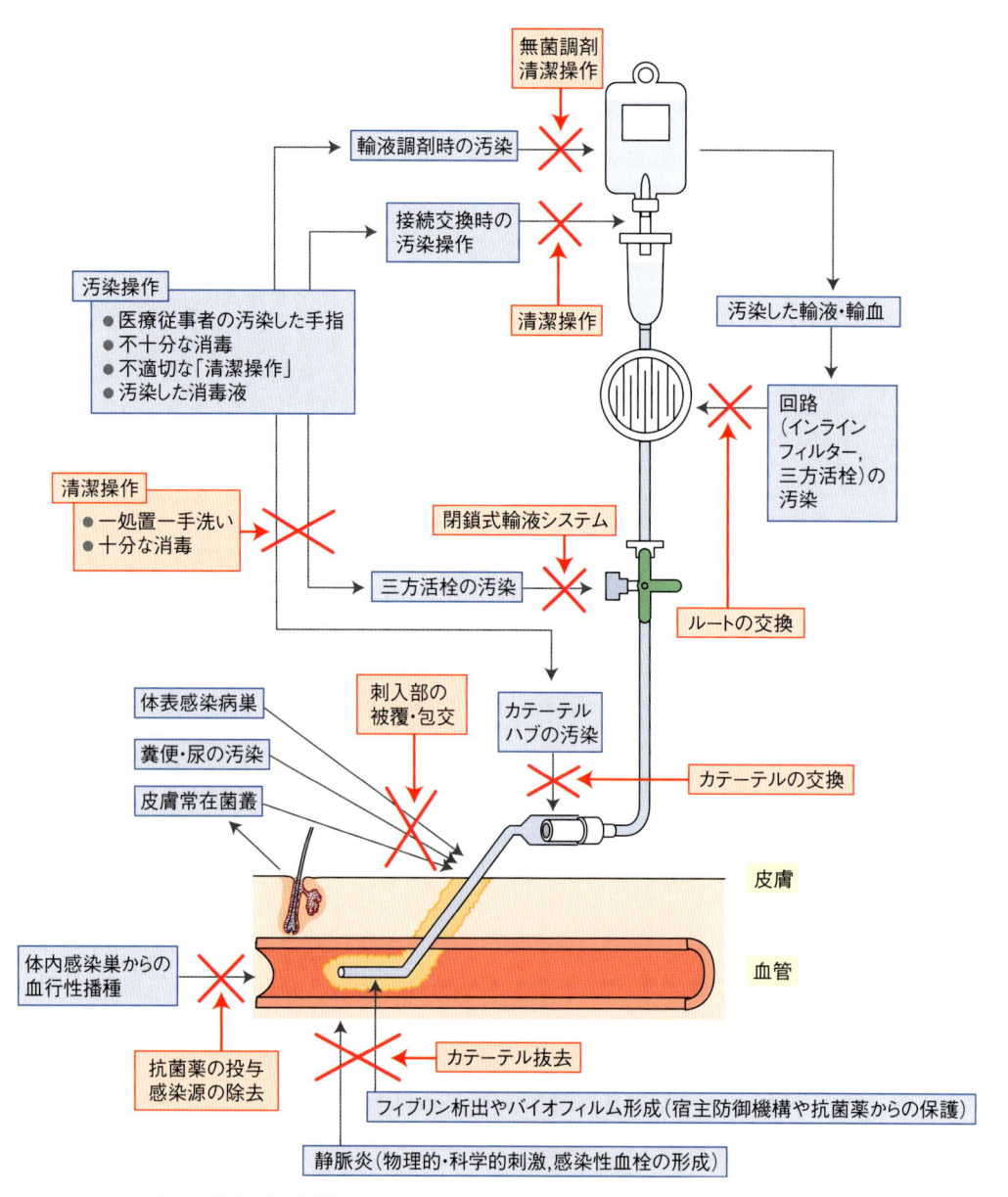

図1　カテーテル感染経路と対策
□は感染の原因，□はその対策を示しています．（文献2，3を参考に作成）

図中のラベル：
- 無菌調剤 清潔操作
- 輸液調剤時の汚染
- 接続交換時の汚染操作
- 清潔操作
- 汚染した輸液・輸血
- 汚染操作
  - 医療従事者の汚染した手指
  - 不十分な消毒
  - 不適切な「清潔操作」
  - 汚染した消毒液
- 回路（インラインフィルター，三方活栓）の汚染
- 清潔操作
  - 一処置一手洗い
  - 十分な消毒
- 閉鎖式輸液システム
- 三方活栓の汚染
- ルートの交換
- 体表感染病巣
- 糞便・尿の汚染
- 皮膚常在菌叢
- 刺入部の被覆・包交
- カテーテルハブの汚染
- カテーテルの交換
- 皮膚
- 血管
- 体内感染巣からの血行性播種
- 抗菌薬の投与 感染源の除去
- カテーテル抜去
- フィブリン析出やバイオフィルム形成（宿主防御機構や抗菌薬からの保護）
- 静脈炎（物理的・科学的刺激，感染性血栓の形成）

表1　各種血管内デバイスごとのカテーテル関連血流感染症の発生率

血管内デバイス	カテーテル関連血流感染症の発生率			
	100デバイスあたり		1000デバイス×日あたり	
	平均	95％信頼区間	平均	95％信頼区間
プラスチック製末梢静脈カテーテル	0.1	0.1〜0.2	0.5	0.2〜0.7
ミッドラインカテーテル	0.4	0.0〜0.9	0.2	0.0〜0.5
PICC（入院・外来）	3.1	2.6〜3.7	1.1	0.9〜1.3
短期留置・非カフ・非トンネル・非抗菌剤含浸型CVC	4.4	4.1〜4.6	2.7	2.6〜2.9
血行動態観察目的の動脈カテーテル	0.8	0.6〜1.1	1.7	1.2〜2.3

（文献4より抜粋して引用）

表2　米国におけるCLABSI起因菌の変遷

	1992〜1999[5]	2006〜2007[6]
コアグラーゼ陰性ブドウ球菌	37.3	34.1
黄色ブドウ球菌	12.6	9.9
腸球菌属	13.5	16.0
大腸菌	2.3	2.7
エンテロバクター属	4.9	3.9
緑膿菌	3.8	3.1
肺炎桿菌	3.4	4.9
カンジダ属	5.0	11.8
Acinetobacter baumannii		2.2
Klebsiella oxytoca		0.9
その他	17.2	10.5

（文献5，6を参考に作成）

表3 米国におけるCLABSI起因菌の薬剤耐性状況

病原体 　抗生物質	CLABSI		
	病原体 報告数	感受性検査数 （%）	耐性保有 率（%）
黄色ブドウ球菌	1,127		
OXA		1,103（97.9）	56.8
腸球菌属全体	1,834		
VAN		1,745（95.1）	36.4
緑膿菌	357		
FQs		325（91.0）	30.5
PIPあるいはPTZ		242（67.8）	20.2
AMK		234（65.5）	4.3
IMIあるいはMERO		270（75.6）	23.0
TAZ		289（81.0）	18.7
CPM		247（69.2）	12.6
肺炎桿菌	563		
CTRあるいはTAZ		483（85.8）	27.1
IMI，MEROあるいはETP		452（80.3）	10.8
Klebsiella oxytoca	99		
CTRあるいはTAZ		82（82.8）	15.9
IMI，MEROあるいはETP		63（63.6）	0.0
Acinetobactor baumannii	252		
IMIあるいはMERO		219（86.9）	29.2
大腸菌	310		
CTRあるいはTAZ		258（83.2）	8.1
IMI，MEROあるいはETP		226（72.9）	0.9
FQs		289（93.2）	30.8

OXA：オキサシリン，VAN：バンコマイシン（商品名同じ），FQs：フルオロキノロン系〔シプロフロキサシン（シプロキサン®など），レボフロキサシン（クラビット®など），モキシフロキサシン（アベロックス®），オフロキサシン（商品名同じ）〕，PIP：ピペラシリン（ペントシリン®など），PTZ：ピペラシリン-タゾバクタム（ゾシン®），AMK：アミカシン（商品名同じ），IMI：イミペネム（チエナム®など），MERO：メロペネム（メロペン®など），TAZ：セフタジジム（モダシン®など），CPM：セフェピム（マキシピーム®など），CTR：セフトリアキソン（ロセフィン®など），ETP：ertapenem（文献6より引用）

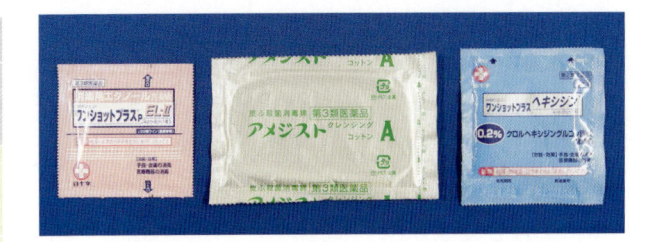

図3　70％エタノール含浸綿，ベンザルコニウム塩化物含浸綿，クロルヘキシジングルコン酸塩含浸綿

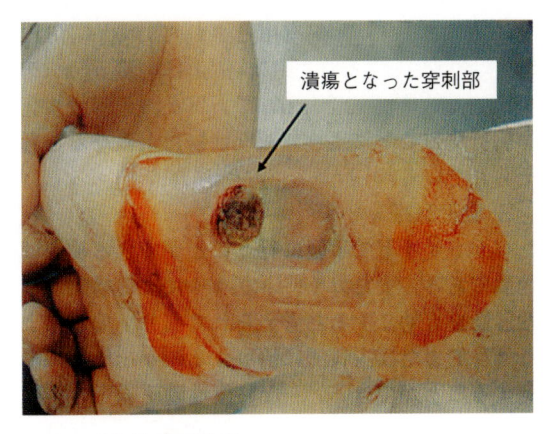

図4　感染性動脈破綻
右橈骨動脈に1週間カニュレーションし抜去したところ，2日後に同部位から突然の大量出血をきたしました．穿刺部周辺の壊死，さらに周囲の広範な蜂窩織炎を認めています（文献11より転載）．

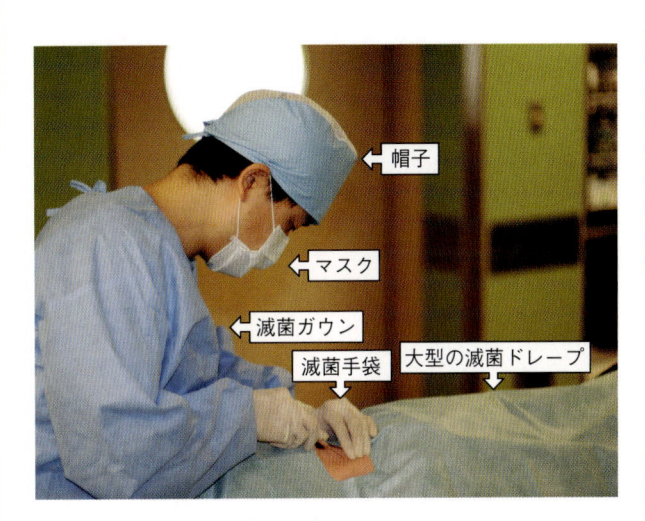

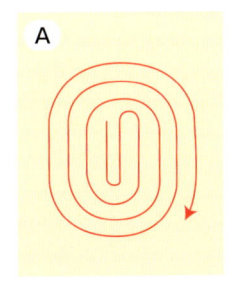

A　刺入部位を中心から外側に向かって円を描くように拭く
B　上下に一側から他側に向かって拭いた後，同じアルコール綿で中央を拭く
C　上下に一側から他側に向かって拭く

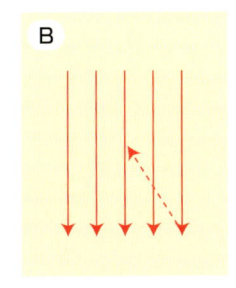

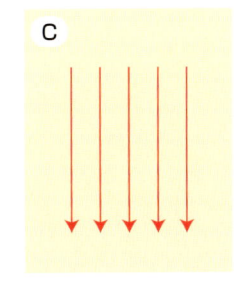

図2　消毒時の皮膚清拭の方法
Aでは消毒後の皮膚から菌は検出されませんでしたが，B，Cではいずれも残存菌が認められました（文献8，9を参考に作成）

図5　マキシマル・バリアプリコーション
帽子，マスク，滅菌ガウン，滅菌手袋，患者の全身を覆える大型ドレープを用いることを指します．一般的な予防策（滅菌手袋と小型のドレープ）に比べてCRBSIの可能性を低減できます[1]．

Column

1 アルコール綿：作り置きから単包ディスポ製品へ

従来は万能壺に入れた滅菌カット綿にアルコール系消毒薬を注いで酒精綿を作っていましたが，東京都や堺市で発生したセラチア菌による院内感染死亡例の原因のひとつが汚染アルコール綿だったため，アルコール綿の作成と管理が見直されるようになりました[13]．

作り置きアルコール綿は，蓋を開けたままで放置した場合の乾燥による消毒効果の減弱[14～16]，容器の上でアルコールを絞るための汚染[17]，アルコール非接触面での菌繁殖，そして芽胞などもともとアルコールでは殺菌できない微生物による汚染の可能性などが指摘されています．このため，**作り置きを行う場合は，少なくとも1日で使い切り，綿花や薬剤のつぎ足しをしてはいけません**．

単包ディスポ製品は濃度低下や汚染の危険がなく便利です．コスト面でも，作り置きやバルク包装と比較し結果的に高価ではなく[18]，場合によってはむしろ安価[19]なため，導入する病院が多くなってきました．

2 クロルヘキシジンによるアナフィラキシーショック

消毒薬によるアナフィラキシー反応は一般的には稀ですが，クロルヘキシジンを含む消毒薬によるアナフィラキシーショック症例は多数報告されています．

クロルヘキシジンは広く消毒に使用され，水虫薬・うがい薬・トローチ・歯磨き粉・市販軟膏等にも含まれています．感作される機会が非常に多いことがアナフィラキシーショックの起こりやすい原因のひとつと考えられます．

また，正常な皮膚への使用でアナフィラキシーショックを発症した症例のなかには，消毒薬塗布自体は問題がなかったにもかかわらず，消毒薬が乾燥する前の血管穿刺時にアナフィラキシーショックを起こしたものがある[20,21]ため，**少なくとも乾燥するまでは侵襲的な処置を行わないことがアナフィラキシーショック発症予防のために必要です**．

3 米国と日本における消毒液の違い

CDC-BSIガイドライン2011[1]では，中心静脈カテーテル留置時の消毒薬として＞0.5％クロルヘキシジンアルコールを推奨し，クロルヘキシジンが禁忌の場合はヨードチンキ（70％エタノール含有ヨウ素）・ヨードフォア（ポビドンヨードを代表とする，ヨウ素と可溶性薬剤もしくはキャリアを組み合わせたもの）・70％アルコールを代替消毒薬として使用可能としています．

日本では皮膚消毒が認可されているクロルヘキシジンの最高濃度が長らく0.5％であったため，2010年に発表された国立大学医学部附属病院感染対策協議会病院感染対策ガイドライン（第2版）[22]では0.5％クロルヘキシジンアルコール・10％ポビドンヨード・ヨードチンキが推奨されました．しかし，その後1％クロルヘキシジンエタノール（ヘキザック®AL液1％）が発売されたため，国内における中心静脈カテーテル留置時の推奨消毒薬も今後はCDC-BSIガイドライン2011に準じたものとなっていくでしょう．

4 To dry or not to dry？〜ポビドンヨード消毒法について

CDC-BSIガイドライン2011[1]では，「消毒薬はカテーテル留置前に製造元の推奨に従って乾燥させる」ことが"強く勧告"されています．それでは，ポビドンヨードによる消毒では「乾燥させる」ことが重要なのでしょうか？

ポビドンヨードを皮膚に塗布後，2分間待って乾燥していないときにアルコール消毒を併用した群（途中乾燥群）と，2分待ってドライヤーを用いて1分間強制的に乾燥させた後でアルコール消毒を併用した群（ドライヤー乾燥群）と，5〜7分待ってポビドンヨードが自然乾燥してからアルコール消毒を併用した群（自然乾燥群）で，皮膚からスタンプアガー法で菌が検出されるかを調査したところ，途中乾燥群とドライヤー乾燥群では消毒野から少数の細菌が検出されたが，自然乾燥群では全く細菌が検出されませんでした[23]．また，ポビドンヨード消毒30秒後にポビドンヨードを拭き取った皮膚と自然乾燥させた皮膚ではスタンプアガー法による菌の検出に有意差はありませんでした[24]．これらからわかることは，**殺菌に重要なのは乾燥そのものではなくポビドンヨードの作用時間である**ということです．CDC-BSIガイドライン2011[1]で消毒薬の乾燥を推奨しているのは，消毒薬の有効性に関する2編の根拠文献[25,26]の双方が消毒薬を乾燥させる方法をとっていたことにあるのかも知れません．

黄色ブドウ球菌および腸球菌では，ポビドンヨードに対する接触が1分間と5分間では菌の繁殖に大きな差がある[27]ことから，消毒開始から侵襲的操作まで全体として計5分程度待つべきとする意見もあります[28]．

自然乾燥のメリットは「乾くまで待つ＝薬剤の作用時間が長くなる」こととともに，「乾燥している＝穿刺しても血管内に入らない[29]」ことにもあります．この点を理解して消毒に臨むと，最大の効果を得られるでしょう．なお，2011年12月現在，国内メーカのポビドンヨード添付文章で消毒後の乾燥を推奨するものもありますが，その目的はポビドンヨードが溶液の状態で長時間皮膚と接触することにより起こる接触皮膚炎・皮膚変色を回避することにあります．

4 感染の徴候

1) 刺入部の感染

静脈炎（熱感・圧痛・発赤・触知可能な静脈索）が刺入部感染の徴候です．静脈炎には感染性のほかに，機械性静脈炎（カテーテルによる物理的刺激）や科学的静脈炎（薬物の影響）があり，全身性炎症反応がなければ感染か否かの鑑別は困難です．原因がいずれにせよ，**静脈炎を認めた場合は抜針して別の部位に穿刺し直す必要があります**．

2) カテーテル関連血流感染症（CRBSI）

確立された定義・診断基準はありませんが，**全身性感染徴候（発熱・炎症反応・菌血症など）が見られ，他の部位に感染巣がなく，カテーテルに感染巣の存在が疑われた場合に診断されます**．

米国の臨床検査標準協会（Clinical and Laboratory Standards Institute：CLSI）が2007年に発行した血液培養に関するガイドライン[30]では，中心静脈カテーテルを留置した状態での評価法（表4）と抜去した後の評価法（表5）について記述されています．また，米国感染症学会（Infectious Diseases Society of America：IDSA）が2009年に発表した血管内カテーテル感染症の診断とマネジメントについてのガイドライン[33]では，動脈カテーテル感染症を疑った場合も同様の方法で診断することが推奨されています．

5 感染対策

1) 閉鎖式輸液システム

現在流通している閉鎖式輸液システムは本来「針刺し予防目的」で開発されたもの（Column 5）ですが，三方活栓は微生物にとって血管アクセスカテーテルと静注輸液への侵入口と言える[1]ことから，感染予防効果（Column 6）を期待して多くの病院で使用されています[34]．

表4　中心静脈カテーテルの静脈アクセスポートを利用するCRBSI判定法

カテーテル側の血液培養	発育	発育	発育	発育	未発育	未発育
末梢静脈側の血液培養	発育	発育	発育	未発育	発育	未発育
検出菌の状態	同一菌	同一菌	同一菌	—	S. aureus または Candida 属	—
陽性までの時間差[32]	—	カテーテル側が120分以上早く陽性	双方の陽性時間差が120分以内	—	—	—
他の感染部位の存在	—	—	—	—	なし	—
判定	CRBSIを示唆	CRBSIを示唆	CRBSIの可能性	菌定着（コロナイゼーション）または雑菌汚染（コンタミネーション）	CRBSIを示唆　カテーテルの培養か末梢血の血液培養で同一菌を証明	CRBSIは否定的

最低2セットの血液培養を同時に施行．1セットは末梢静脈から，もう1セットは中心静脈カテーテルのアクセスポートから採血し，同時に培養を開始
（文献31より引用）

表5　血液培養とカテーテル培養を併用するCRBSI判定法

末梢静脈側の血液培養	発育	発育	未発育	未発育
カテーテル側の血液培養	発育	未発育	発育	未発育
検出菌の状態	同一菌	S. aureus または Candida 属	—	—
他の感染部位の存在	—	なし	—	—
判定	CRBSIを示唆	CRBSIの可能性　カテーテルの培養か末梢血の血液培養で同一菌を証明	CRBSIは否定的　菌定着（コロナイゼーション）または雑菌汚染（コンタミネーション）	CRBSIは否定的

2セットの血液培養をそれぞれ独立した静脈から採血
感染が疑われる中心静脈カテーテルを抜去し，先端を5 cmほど無菌的に切り取り，半定量培養または定量培養を施行
（文献31より引用）

§4-1 患者への感染防止

製品名	I-system	インターリンクシステム	セイフアクセスシステム	プラネクタ
発売元	ニプロ株式会社	日本ベクトン・ディッキンソン株式会社	日本コヴィディエン株式会社	株式会社JMS
ハブに接続する部品の名称および外観	・i-plug 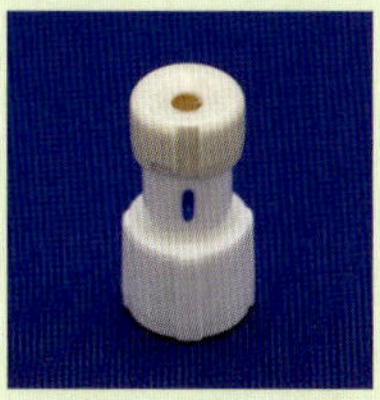	・インジェクションサイト 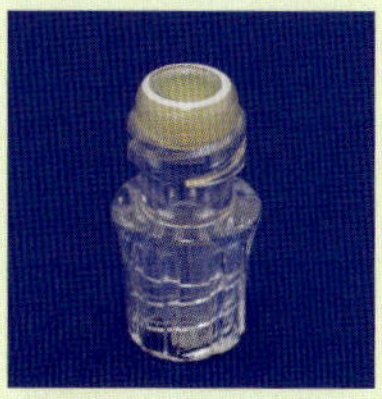	・セイフAプラグ 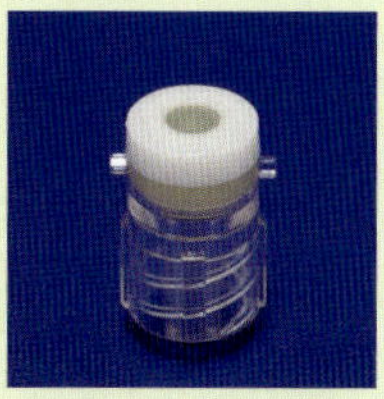	・プラネクタプラグ 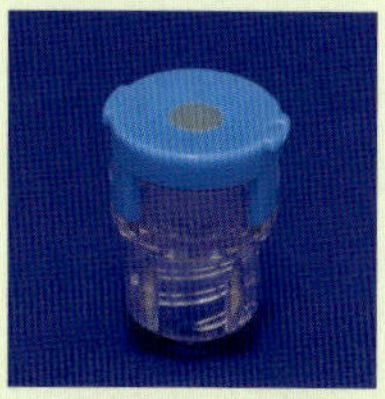
ライン途中の接続部の外観	①マニフォールド / ②Y字型サイト	①マニフォールド ※逆止弁付きのため，患者方向への薬剤投与が可能 / ②Y字型サイト	①タイプⅡ（三活型）※逆止弁付きタイプもあり / ②タイプⅠ（非三活型）※内部特殊構造により逆流が低減される ※マニフォールドタイプは逆止弁付き	①プラネクタSC（三活型）※コック形状は3バータイプと1バータイプの二種類あり / ②プラネクタ（非三活型）※ライン組込型には逆止弁付きもあり，患者方向への薬剤投与が可能
接続部の特徴：凸側	金属針（保護カバー付き）	専用プラスチック針・アダプタ	専用プラスチック針・アダプタ	汎用注射器・輸液ライン（ロック式は要専用アダプタ）
接続部の模式図	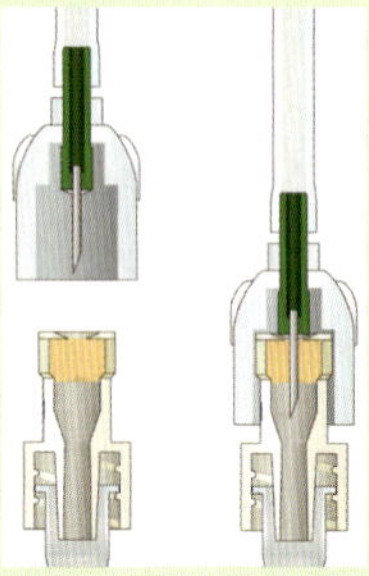 （画像提供：ニプロ株式会社）	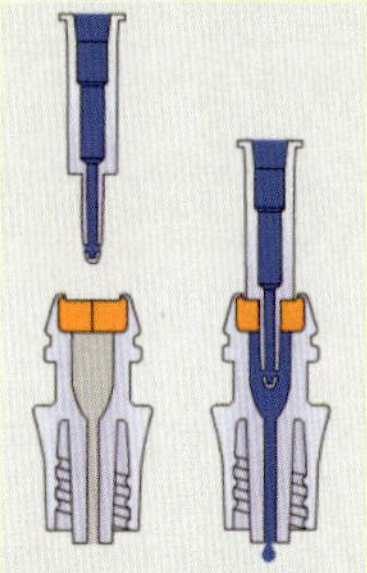 （画像提供：日本ベクトン・ディッキンソン株式会社）	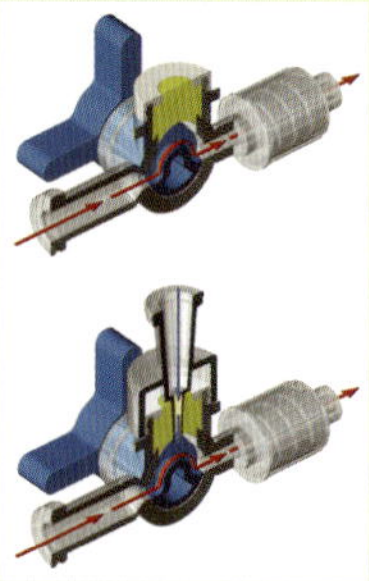 （画像・資料提供：日本コヴィディエン株式会社）	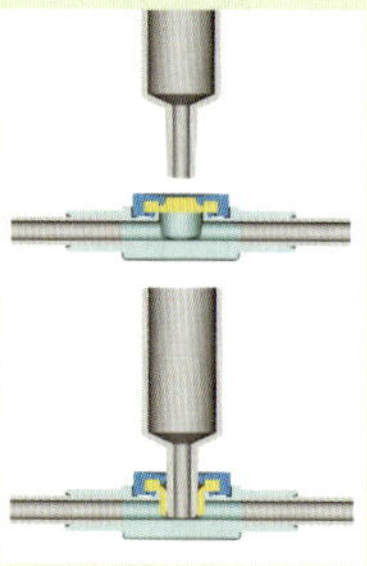 （画像提供：株式会社JMS）
凹側（メーカー公称接続方式）	ゴム	スリット入り圧縮ゴム（スプリットセプタム）	スリット入り圧縮ゴム（スプリットセプタム）	スリット入り圧縮ゴム（スプリットセプタム）
メーカー公称死腔容量	0.0 mL	0.10 mL	三活型・非三活型ともに0.0 mL	三活型・非三活型ともに0.0 mL
特徴・注意点	・金属針は保護カバーより先に突出せず，針刺し防止が図られている ・金属針を使用しているため，廃棄時には注意が必要 ・金属針が21Gと細いため，急速輸液に向かない	・専用プラスチック針（バイアルアクセス，p171）は薬剤吸引にも使用でき，針刺し防止に貢献する ・ハウジングが透明 ・汎用輸液ラインの接続は専用アダプタを使用	・専用プラスチック針（セイフバイアクセス，p171）は薬剤吸引にも使用でき，針刺し防止に貢献する ・死腔がないため，NICU領域で普及 ・死腔がないため，カテコラミンラインの"ダブル交換"が不要 ・輸液ライン装着用アダプタには高流量タイプもあり，大量輸液にも対応可	・専用デバイスを介さず汎用注射器を接続可能（ロック式のものは専用アダプタが必要） ・死腔がないため，NICU領域で普及 ・死腔がないため，カテコラミンラインの"ダブル交換"が不要 ・接続部は青・白・赤のラインナップがあるため，動脈ライン等を区別したい際に便利

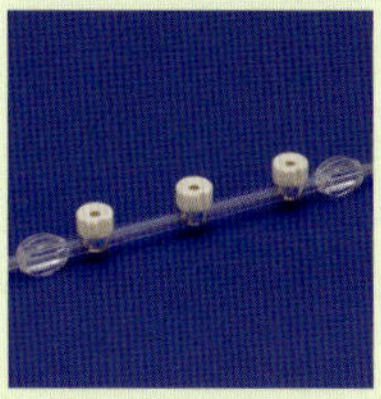

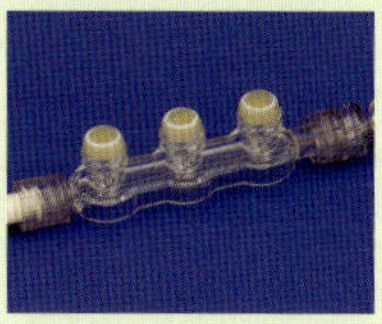

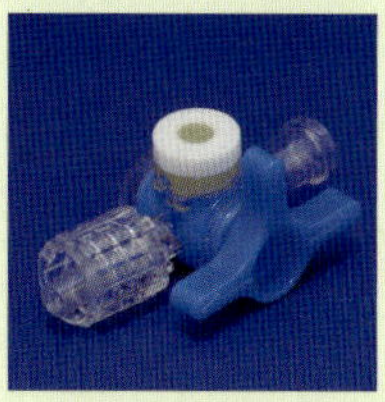

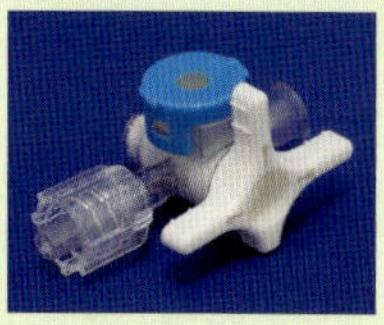

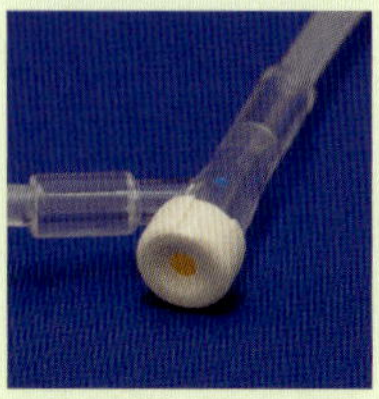

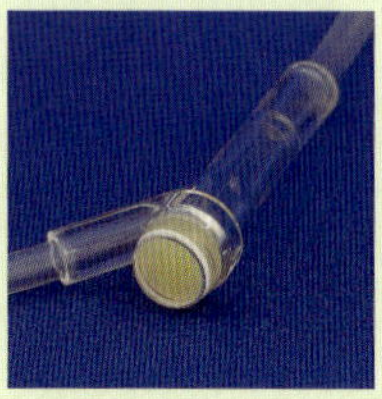

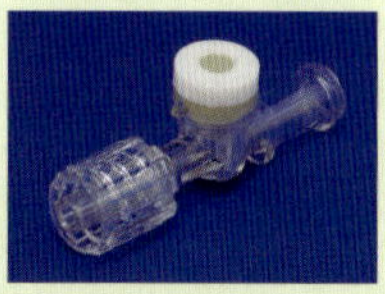

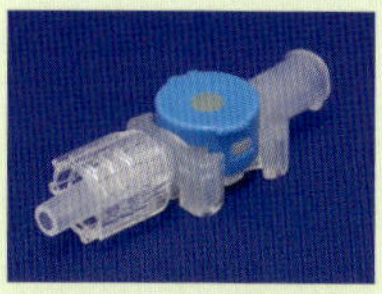

図6　閉鎖式輸液システムの種類と特徴

§4-1 患者への感染防止

BD Qサイト	クレーブコネクター	シュアプラグ	セフィオフローシステム	セーフタッチ
日本ベクトン・ディッキンソン株式会社	株式会社パルメディカル	テルモ株式会社	株式会社トップ	ニプロ株式会社
・BD Qサイトルアーアクセス スプリットセプタム 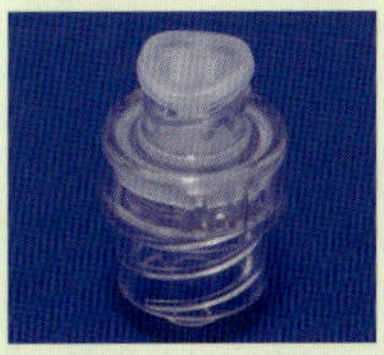	・クレーブコネクター C3300 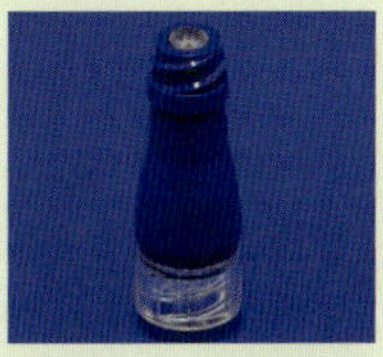	・シュアプラグ 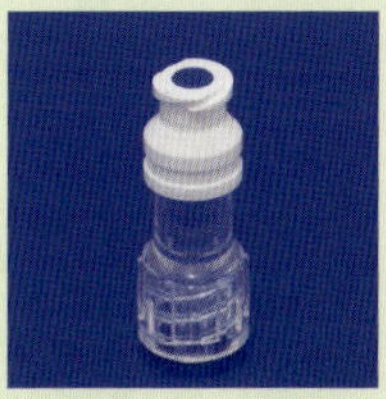	・セフィオフローコネクター 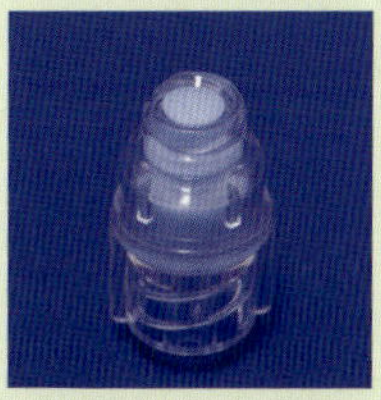	・プラグ 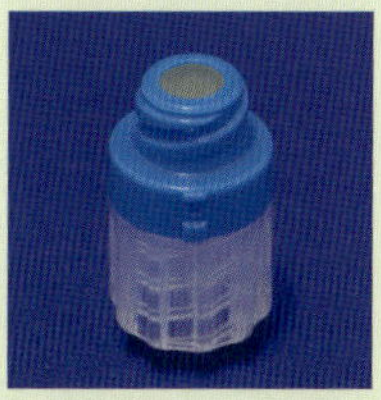
・BD Qサイト三方活栓 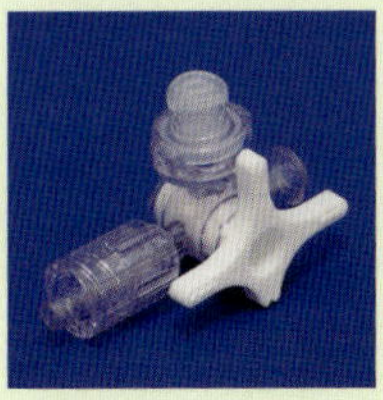	①三活型 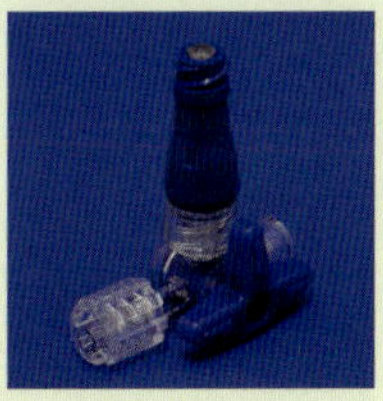	①シュアプラグ三方活栓 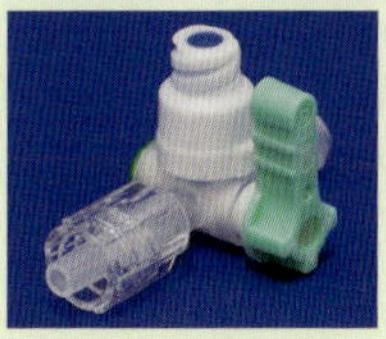 ※逆止弁付きのマニフォールドタイプもあり	①セフィオフロー三方活栓 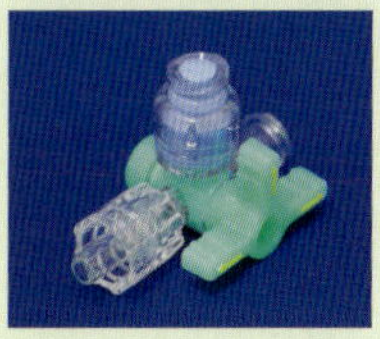 ※コック形状は3バータイプと1バータイプの二種類あり	①セーフタッチ三方活栓 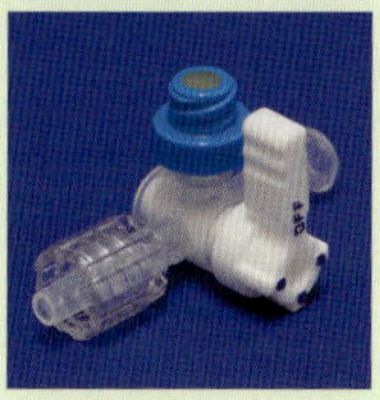
	②Y字型サイト 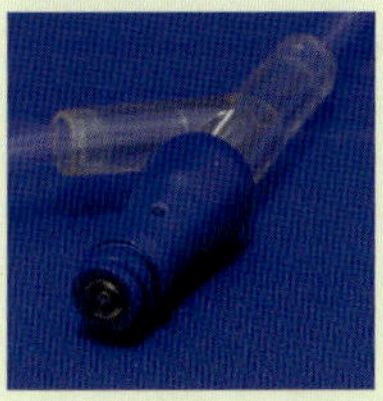	②Y字型サイト 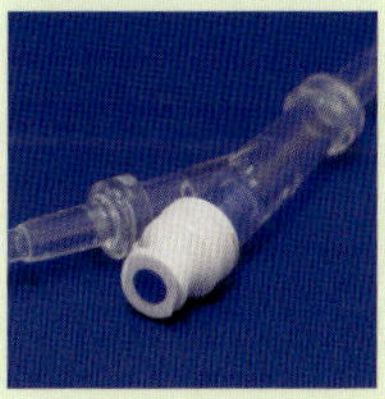	②Y字型コネクタ 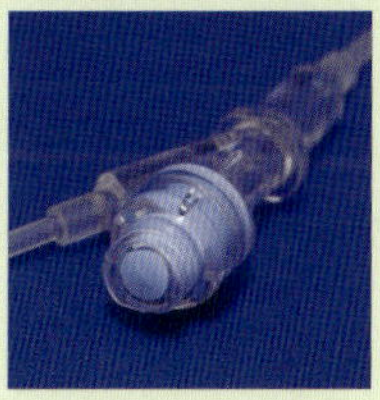	②混注管 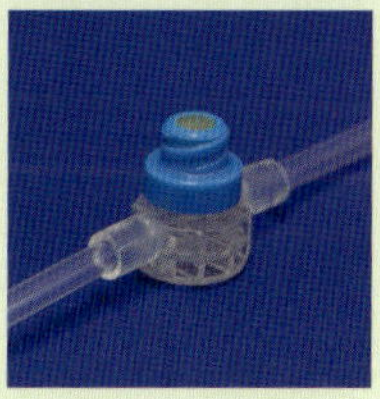
汎用注射器・輸液ライン	汎用注射器・輸液ライン	汎用注射器・輸液ライン	汎用注射器・輸液ライン	汎用注射器・輸液ライン
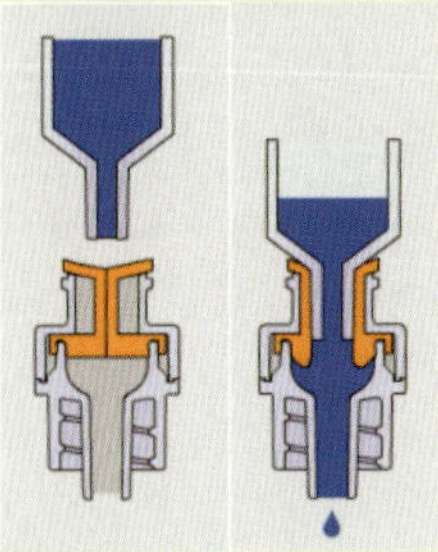 （画像提供：日本ベクトン・ディッキンソン株式会社）	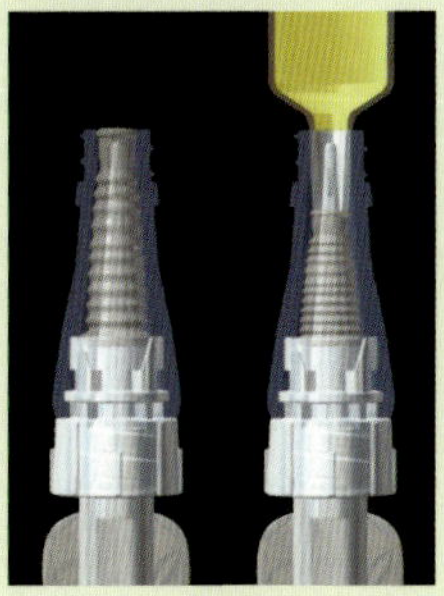 （画像提供：株式会社パルメディカル）	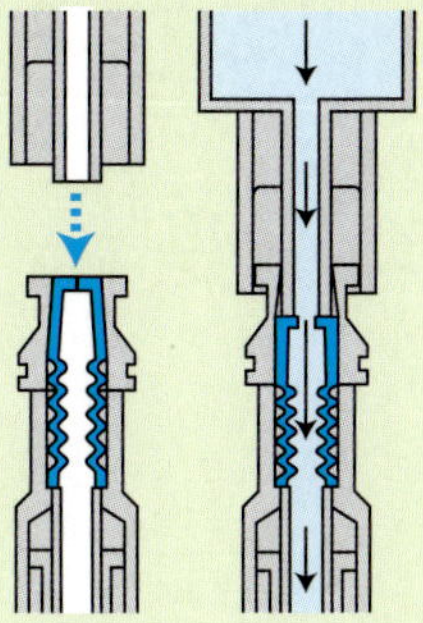 （資料提供：テルモ株式会社）	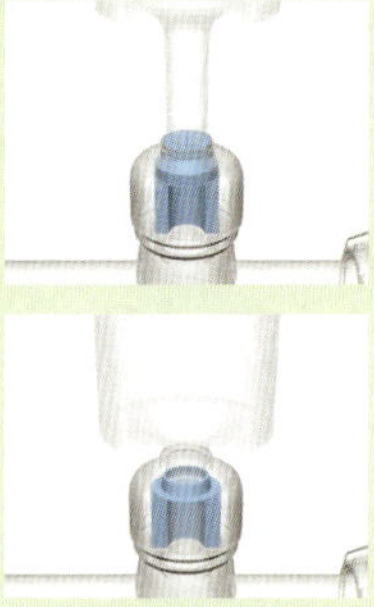 （画像提供：株式会社トップ）	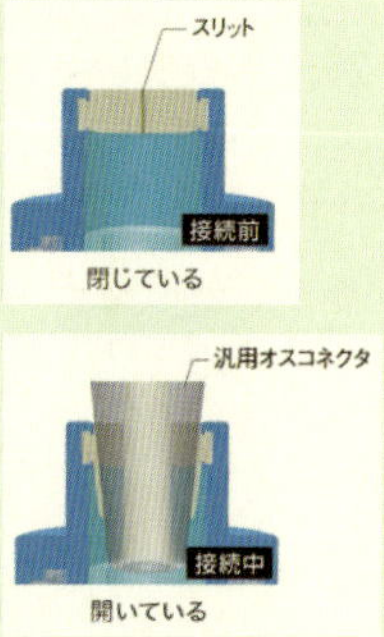 （画像提供：ニプロ株式会社）
スリット入り圧縮ゴム（スプリットセプタム）	スプリットセプタム付き内部ブラントプラスチック針構造（スプリットセプタム）	シリコンゴム（メカニカルバルブ）	スリット入り圧縮ゴム（スプリットセプタム）	スリット入り圧縮ゴム（スプリットセプタム）
0.10 mL	Y字管タイプで0.15 mL（三活タイプは0.04 mL）	シュアプラグ：約0.1 mL Y字型サイト：約0.05 mL シュアプラグ三方活栓：0.06 mL シュアプラグマニフォールド：約0.063 mL	0.078 mL	三活タイプ：0.1 mL 混注管：0.0 mL
・専用デバイスを介さず汎用注射器および輸液ラインを接続可能 ・表面に段差や隙間がないため，消毒しやすい ・ハウジングが透明	・専用デバイスを介さず汎用注射器および輸液ラインを接続可能 ・スプリットセプタム式で用いるプラスチック針を接続口内部に配置することで，汎用注射器接続を可能とした ・注射器先端挿入・抜去による流路の容積変化がないため，ラインのロック時に起こるカテーテル内への逆流がほとんどない	・専用デバイスを介さず汎用注射器および輸液ラインを接続可能 ・シリンジ抜去にて逆血が発生するため（図7），ロック時にはフラッシュ後ラインをクランプしてからシリンジを抜去する必要がある	・専用デバイスを介さず汎用注射器および輸液ラインを接続可能	・専用デバイスを介さず汎用注射器および輸液ラインを接続可能 ・混注管はノーデッドスペース ・三活タイプのバーは白・赤・青・緑のラインナップ ・ロック時にはフラッシュ後ラインをクランプしてからシリンジを抜去する必要がある

図6　閉鎖式輸液システムの種類と特徴（続き）

2011年12月時点において国内で販売されている主な閉鎖式輸液システムを図6に示します．接続するもの（専用プラスチック針か汎用注射器か），隔壁の構造（Column●7），死腔量，表面構造（消毒しやすいか），ラインロック時の輸液回路内圧が陰圧になるか否か（Column●8）といった点で区別するとわかりやすいでしょう．

なお，消毒を怠るなど管理が甘くなると感染率が高まる[35]ため，「閉鎖式輸液システムだから大丈夫」と安心せず，**無菌的な操作をする・不必要な側注を避ける**[35]・**接続時には適切に消毒する**[1]という「感染させない意識」をもつことが重要です．

Column

●5 閉鎖式（クローズド）輸液システムとニードルレスシステム

三方活栓が微生物の進入門戸になることが懸念されたため，開放されたポートがない閉鎖された輸液回路＝閉鎖式輸液システムが開発されました．しかし，初期の製品では側注する際に金属針でゴムポートを穿刺する必要があり，その際の針刺し事故によるHIV感染が起きてしまいました．そこで，医療者の安全の観点から，金属針を使用せずに回路に薬液を注入できるニードルレス輸液システムが普及しました．このように「針刺し防止目的」で開発されたニードルレスシステムですが，感染の問題も考えて"閉鎖式輸液システム"でもある[35]という認識から，"ニードルレス閉鎖式輸液システム"，あるいは，広い意味で"閉鎖式輸液システム"とも呼ばれるようになりました．

●6 ニードルレスシステムの感染予防効果

ニードルレスシステム使用によるCRBSI予防効果については，三方活栓タイプと変わらないという報告[36]と減ったという報告[37]があり，一定した評価が得られていません．また，CRBSI以外の感染予防（カテーテルにおけるコロニー形成等）でニードルレスシステムの有効性を示す報告は複数ありますが，論文の質等の問題から「反対する要素はないが，推奨するにはエビデンスが不十分」[38]という状態です．

また，図6のように接続部の機構等が製品によりまちまちなため，将来的に質の高い論文がCRBSI予防有効性を示した場合も，「すべてのニードルレスシステム製品で感染予防効果あり」とは捉えずに，「論文で取り上げられた製品では有効」と認識する必要があります．

●7 "スプリットセプタム"か，"メカニカルバルブ"か

閉鎖式輸液システムの接続部の構造はスプリットセプタムとメカニカルバルブに分類して論じられることがほとんどですが，同じ機構に分類されていても製品ごとに大きく構造が異なります．また，メーカーの主張する分類と異なる分類を行う文献[34,39～41]もあります．このような状況は歴史的経緯[41]を振り返ると理解しやすいです．

三方活栓部分をゴム栓で塞いで回路内を閉鎖したのが初代の閉鎖式輸液システムの構造でしたが，ゴム栓を金属針で穿刺する際の針刺しによるHIV感染が問題となったため，金属針の代わりにプラスチック針を切れ目（split）の入ったゴム膜（septum）に差し込む機構が開発され，split septum：スプリットセプタム方式と言われました．

続いて，プラスチック針を介さず直接注射器の先端（ルアー）を接続できるタイプが開発されました．隔壁となる弁（valve）がルアー接続により機械的（mechanical）に開くため，mechanical valve：メカニカルバルブ方式と分類されました．

その後「スプリットセプタム方式からメカニカルバルブ方式の製品に替えたところCRBSIの発生率が上昇した」という報告が相次いだ[1]ため，「注射器でアクセス可能かつスプリットセプタム方式」が開発の主流となりましたが，太いルアーを"針"に見立てるため，細い針を穿刺する従来のスプリットセプタム方式の製品とは構造が大きく異なります．また，メカニカルバルブ方式の機構と似ていることが，一部文献でメーカーの主張と異なる分類がなされる原因なのかもしれません．

今後は「スプリットセプタムかメカニカルバルブか」という二元的分類ではなく，実情に即したより細かい分類を行う必要があります．また，CRBSI予防に関しては「スプリットセプタム方式とメカニカルバルブ方式のどちらが良い悪い」とレッテルを貼るのではなく，個々の製品ごとの科学的なリスク評価が必要です．

●8 ラインロック時の輸液回路内圧

持続点滴をたびたび中断する場合，穿刺の苦痛や血管確保困難を考え，ラインをロックすることがあります．具体的には，カテーテルと延長チューブのプライミング量の約2倍の生理食塩水（生食）あるいはヘパリン加生理食塩水（ヘパ生）をシリンジで注入し[42]，陽圧をかけながらシリンジを外します（陽圧ロック）．

製品によっては，シリンジを抜去すると，接続時に押し込まれた内部構造が元に戻り回路内容積が増えることで回路内圧が陰圧となります（図7）．血管から輸液回路内に血液が引き込まれ凝血が起こり，回路を閉塞させたり微生物定着の温床になったりするので，延長チューブにクランプがある製品では，注入途中でクランプし，その後シリンジを外す必要があります[42]．

なお，生食あるいはヘパ生のどちらで陽圧ロックすべきかは議論のあるところです．短時間のロックの場合は生食で，外泊など長時間にわたる場合はヘパ生で行う[42]とよいでしょう．

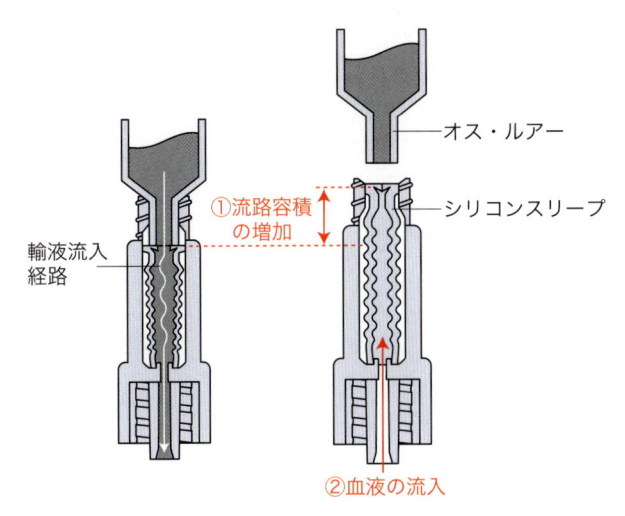

図7 シリンジ脱着による内部容積変化
シュアプラグ®（テルモ株式会社）での例
シリンジを抜去すると，復元したシリコンの容積分だけ流路容積が増加するため，回路内圧が陰圧となり，血液が回路内に引き込まれます．（文献34より引用）

（図中ラベル：オス・ルアー，シリコンスリーブ，輸液流入経路，①流路容積の増加，②血液の流入）

2）被覆

刺入部の被覆は透明ドレッシング材でもガーゼでもカテーテルの菌定着率[43, 44]およびCRBSIリスク[44, 45]は同等のため，どちらを使用するかは発汗・出血・滲出の有無で決定します．フィルムドレッシングは少なくとも7日ごと[1]，ガーゼドレッシングは2日ごと[1]あるいは週に2〜3回[44, 46]交換します．

穿刺部の抗菌薬／抗菌物質配合軟膏の塗布は，血液透析カテーテルの挿入後と各透析終了後のみに対して推奨されています[1]．

3）フィルター

輸液ライン中のフィルターは輸液中の細菌をブロックします．日本では薬剤部調整でもフィルター濾過をすること

表6 輸液フィルター（孔径0.2μm）の使用が問題になる薬剤（文献47〜52を参考に作成）

フィルターを目詰まりさせる薬剤	フィルター孔径より粒子が大きい薬剤	血液製剤（赤血球MAP，血小板），アムホテリシンB（ファンギゾン®），コンドロイチン硫酸鉄（ブルタール®），エノシタビン（サンラビン®）
	脂肪乳剤・リポ化性剤のためフィルターとの親和性が悪い薬剤（※1）	精製ダイズ油（イントラリポス®），アルプロスタジル（リプル®ほか），フルルビプロフェンアキセチル（ロピオン®）
	粘度が高い薬剤	アルブミン製剤（アルブミンカッター®ほか，※2），グロブリン製剤（ヴェノグロビンIH®，テタノブリン®ほか，※2），グリセオール注（商品名同じ），デキストラン製剤（低分子デキストランL注®ほか）
	配合変化により不溶成分が析出する薬剤（※3）	フロセミド（ラシックス®ほか），ブロムヘキシジン塩酸塩（ビソルボン®），オメプラゾール（オメプラール®），メチルプレドニゾロンコハク酸エステルナトリウム（ソル・メドロール®），ビタミンK製剤（ケイツーN®）
セルロース系フィルターを溶解させる薬剤		エトポシド（ラステット®）
フィルターに吸着する薬剤（※4）		含糖酸化鉄（フェジン®），インスリン製剤（ヒューマリンR®ほか），ニトログリセリン（ミリスロール®ほか），アドレナリン（ボスミン®，残存率94％），フルルビプロフェンアキセチル（ロピオン®，残存率92％），ビンクリスチン（オンコビン®），アクチノマイシンD（コスメゲン®），レチノール（M.V.I.キット，残存率91％），ピラルビシン（テラルビシン®，残存率93％），シソマイシン硫酸塩（シセプチン®，残存率97.3％），パパベリン塩酸塩（商品名同じ，残存率94.1％），G-CSF製剤（グラン®ほか，※5）
フィルター通過によりエマルジョンが破壊され，正確な量を投与できなくなる可能性がある薬剤		プロポフォール（ディプリバン®ほか）
空気除去孔（エアーベント）付きフィルターで液漏れを起こさせる薬剤（※6）		ビタミンK製剤（ケイツーN®），ジアゼパム（セルシン®ほか）
投与量が少量のため，フィルター通過性が確認されるまで使用しない方がよい薬剤		テガフール（レンチナン®），ジノプロスト（プロスタルモンF®）

※1）脂肪乳剤・リポ化製剤の目詰まりの主な原因は，フィルター孔径より粒子の直径が大きいことです．脂肪乳剤に対しては1.2μmのフィルターを使用します
※2）アルブミン，グロブリンとも粒子の直径は10nm程度であり，後者は製造工程でウイルス除去目的のフィルター（孔径35nm）を通過させるものもあります
※3）配合変化についての詳細はⅢ-§4-5「血管内への異物」p184を参照してください．ここでは弱酸性である高カロリー輸液製剤で満たされている輸液ラインにワンショット側管注をする状況を想定し，その場合に不溶成分が析出する代表的薬剤のみを記載しています
※4）実際にはフィルターの材質・規格や薬剤の濃度・投与法により吸着の度合いはさまざまに異なります
※5）G-CSF製剤の適応は皮下注ですが，出血傾向などにより皮下注が困難な場合に静注されることがあります
※6）エアーベント付きフィルターは疎水性膜が使用されており，フィルター内の気泡除去ができるようになっています．油性溶剤・界面活性剤・アルコール等の溶解補助剤等を含む医薬品を使用すると，疎水性膜が親水化し液漏れが起きます

は一般的ではないこと，および病棟での混注がしばしば行われており汚染の危険性が高いことから，**すべての中心静脈ラインへのインラインフィルター装着が推奨されています**[22]．ただし，フィルターの閉塞・吸着・溶解を起こす薬剤（表6）については，フィルターより患者側から投与する必要があります．

4）点滴セットの交換

点滴セットの交換は使用開始後72〜96時間ごとよりも頻回にならないように交換するのが安全で費用効果が高いとされています[1]．曜日を決めて週2回交換するとよいでしょう[10]．ただし，血液・血液製剤・脂肪乳剤は投与開始から24時間以内に[1]，プロポフォールの投与に関する点滴ラインは投与開始から12時間以内に[53]交換します．

5）無菌調剤

経静脈的投与輸液製剤はすべて薬剤部の無菌調剤用クリーンベンチあるいは安全キャビネット（Ⅲ-§4-7「抗腫瘍薬」p198）内で混合することが望ましいです．

ポイント
1）血液培養用採血，動脈・中心静脈カテーテル挿入時には，＞0.5％クロルヘキシジンアルコール，ポビドンヨードあるいはヨードチンキで消毒します
2）中心静脈カテーテル挿入時にはマキシマル・バリアプリコーションを行います

注意
1）アルコール綿球を作り置きあるいはバルク包装で使用する場合は，院内感染防止のため，使い残しの廃棄と万能壺の滅菌は毎日行いましょう
2）閉鎖式輸液システムを使用する場合，ポート接続時には適切な消毒を行いましょう

参考文献

1）CDC：Guidelines for the Prevention of Intravascular Catheter-Related Infections, 2011（http://www.cdc.gov/hicpac/pdf/guidelines/bsi-guidelines-2011.pdf）
2）舟田久：血管カテーテル留置症例．Mebio, 10：117-120, 1993
3）沼直美：中心静脈カテーテル．INFECTION CONTROL, 12 (12)：1228-1233, 2003
4）Maki, D. G., et al.：The risk of bloodstream Infection in adults with different intravascular devices: a systematic review of 200 published prospective studies. Mayo Clin Proc, 81：1159-1171, 2006
5）National Nosocomial Infections Surveillance (NNIS) System Report, Data Summary from January 1990-May 1999, A report from the NNIS System*. Am J Infect Control, 27：520-532, 1999
6）Hidron, A. I., et al.：NHSN annual update: antimicrobial-resistant pathogens associated with healthcare-associated infections: annual summary of data reported to the National Healthcare Safety Network at the Centers for Disease Control and Prevention, 2006-2007. Infect Control Hosp Epidemiol, 29：996-1011, 2008
7）院内感染対策サーベイランス公開情報　ICU部門2010年報（http://www.nih-janis.jp/report/open_report/2010/3/3/ICU_Open_Report_201000.pdf）
8）杉野佳江 ほか：消毒用エタノール綿による皮膚消毒に関する実験．愛知県立看護短期大学雑誌，3：61-66, 1972
9）重松豊美 ほか：静脈注射時の消毒と穿刺部位．EB Nursing, 3：18-25, 2003
10）武藤達也 ほか：エタノール過敏患者への代替消毒薬に関する研究．日病薬誌，40：387-390, 2004
11）山崎圭：動脈穿刺．「麻酔科診療プラクティス14 麻酔偶発症・合併症」（岩риха寛 編），p.24-27, 文光堂，2004
12）市川高夫：中心静脈カテーテル挿入後の感染管理．「中心静脈・動脈穿刺」（中馬理一郎，鈴木利保 編），p.34-41, MEDSi, 2011
13）大田豊隆：セラチア感染から始める感染対策．INFECTION CONTROL, 13：713-717, 2004
14）西浦郁絵 ほか：アルコール綿の経時的濃度変化 ―使用までの露出による影響―. 神戸市看護大学短期大学部紀要，22：49-54, 2003
15）藤原泉 ほか：消毒用エタノール，70％, 50％イソプロパノールのアルコール綿保管容器中における経日的な濃度変化について．環境管理技術，13：188-193, 1995
16）弥山秀芳 ほか：消毒用アルコール綿におけるアルコール濃度の経時的変化．日病薬誌，37：917-920, 2001
17）白石正 ほか：エタノール，イソプロパノール，メタノール変性アルコール製剤に関する殺菌効力の検討．環境感染，13：108-112, 1998
18）満田年宏：セラチア菌対策をどうするか？ 微生物学的背景と臨床の現場に学ぶ対応策．INFECTION CONTROL, 11：1142-1151, 2002
19）寺田喜平 ほか：個別包装アルコール綿変さらによる経済効果 ―大学付属病院における推計と実際―. 川崎医会誌，31：161-165, 2005
20）春國いづみ ほか：グルコン酸クロルヘキシジンによるアナフィラキシーショックから心室細動を来した症例．麻酔，41：455-459, 1992
21）二階堂祥子 ほか：グルコン酸クロルヘキシジンによるアナフィラキシーショックの2症例．麻酔，47：330-334, 1998
22）国立大学医学部附属病院感染対策協議会：5. その他 2）カテーテル関連血流感染対策「病院感染対策ガイドライン第2版」，2010（http://kansen.med.nagoya-u.ac.jp/general/gl2/5_2.pdf）
23）西村チエ子 ほか：手術野消毒における消毒薬の乾燥方法の違いによる効果の比較．日本手術医学会誌，14：308-310, 1993
24）Kutarski, P., W. et al.：To dry or not to dry？ An assessment of the possible degradation in efficiency of preoperative skin preparation caused by wiping skin dry. Ann R Coll Surg Engl, 75：181-185, 1993

25) Maki, D. G., et al.：Prospective randomized trial of povidone-iodine, alcohol, and chlorhexidine for prevention of infection associated with central venous and arterial catheters. Lancet, 338：339-343, 1991
26) Mimoz, O., et al.：Prospective, randomized trial of two antiseptic solutions for prevention of central venous or arterial catheter colonization and infection in intensive care unit patients. Crit Care Med, 24：1818-1823, 1996
27) Payne, D. N., et al.：An evaluation of the suitability of the European suspension test to reflect in vitro activity of antiseptics against clinically significant organisms. Lett Appl Microbiol, 28：7-12, 1999
28) 西村チエ子：創部の皮膚および粘膜の消毒DO NOT＆エビデンス10．INFECTION CONTROL，20：38-47，2011
29) 坂木晴世：カンセナー救済企画　現場の疑問　氷解Q&A　洗浄・消毒（2）（Q&A）．INFECTION CONTROL，16：578-581，2007
30) Principles and Procedures for Blood Cultures；Approved Guideline. CLSI, M47-A, 27 (17), 2007
31) BD Diagnostics Club. Vol.7 中心静脈カテーテル由来血流感染（CR-BSI）（http://www.bdj.co.jp/micro/articles/ds-club/49-030-00.pdf）
32) Raad, I., et al.：Differential Time to Positivity：A useful method for diagnosing catheter-related bloodstream infections. Ann Intern Med, 140：18-25, 2004
33) Mermel, L. A., et al.：Clinical practice guidelines for the diagnosis and management of intravascular catheter-related infection：2009 Update by the Infectious Diseases Society of America. Clin Infect Dis, 49：1-45, 2009
34) 向野賢治：閉鎖式輸液ラインの基礎知識　クローズドシステムの要点．Expert Nurse，24：37-42，2008
35) 井上善文：クローズドシステムを使えば感染しない？それは間違いだよ．Expert Nurse，25：84-89，2009
36) Esteve, F., et al.：Bloodstream infection related to catheter connections：a prospective trial of two connection systems. J Hosp Infect, 67：30-34, 2007
37) Yebenes, J. C., et al.：Prevention of catheter-related bloodstream infection in critically ill patients using a disinfectable, needle-free connector：a randomized controlled trial. Am J Infect Control, 32：291-295, 2004
38) Niel-Weise, B. S., et al.：Is there evidence for recommending needleless closed catheter access systems in guidelines？A systemic review fo randomized controlled trials. J Hosp Infect, 62：406-413, 2006
39) Hadaway, L., et al.：Needleless connetcors：A primer on terminology. J Infus Nurs, 33：22-31, 2010
40) 島崎豊：閉鎖式輸液ラインの製品の特徴は？各製品の特徴と使用時のポイント．Expert Nurse，24：43-50，2008
41) 満田年宏：訳者による解説編9閉鎖式輸液システムとアクセスポート．「血管内留置カテーテル関連感染予防のためのCDCガイドライン2011」（満田年宏 訳・著），p.117-126，ヴァン メディカル，2011
42) 島崎豊：閉鎖式輸液ラインの管理のポイント 有効に使用するための注意点．Expert Nurse，24：51-56，2008
43) Maki, D. G., et al.：Evaluation of dressing regimens for prevention of infection with peripheral intravenous catheters. Gauze, a transparent polyurethane dressing, and an iodophor-transparent dressing. JAMA, 258：2396-2403, 1987
44) Gillies, D., et al.：Central venous catheter dressings: a systematic review. J Adv Nurs, 44：623-632, 2003
45) Hoffmann, K. K., et al.：Transparent polyurethane film as an intravenous catheter dressing. A meta-analysis of the infection risks. JAMA, 267：2072-2076, 1992
46) 竹澤純 ほか：カテーテル関連血流感染対策．「エビデンスに基づいた感染制御：第1集 基礎編」（小林寛伊 編）．P28-59，メヂカルフレンド社，2003
47) 高橋英夫 監修：根拠で分かる事故防止対策 注射・点滴の「やってはいけない」こと．Expert Nurse，20：32-79，2004
48) 「注射Q&A―注射・輸液の安全使用と事故防止対策―」（松山賢治，東海林徹 監）じほう，2004
49) 倉本敦夫：注射用ファイナルフィルター使用上の注意について．Pharm Tech Jpn，10：1227-1231，1995
50) 村岡勲 ほか：注射剤中各種薬物の輸液用器材への吸着．医薬ジャーナル，32：217-231，1996
51) 矢後和夫 ほか：rhG-CSF製剤の各種輸液フィルターに対する吸着性．病院薬学，22：359-363，1996
52) 有重清：注射薬のフィルター通過性試験．東京都病院薬剤師会誌，37：226-230，1988
53) 1%ディプリバン注添付文書（http://www.info.pmda.go.jp/go/pack/1119402A1022_1_15/）

PART III 応用編　　§4　注射・採血のリスクマネジメント

4-2　医療者への感染防止

菅野敬之

> * 針刺し事故を起こした者と防げた者の差は，標準予防策を知っているだけでなく，手技として履行できるか否かにあります．医療は針刺し事故や患者体液被曝と背中合わせですが，基本的な注意を払うだけで十分予防ができます．

1　針刺し事故の頻度と要因

日本のエイズ拠点病院から得られた針刺し事故報告の解析結果[1]によると，職種別では看護師が5割強，医師が3割，看護助手・検査技師・清掃等の業務担当者はいずれも2％台で，発生場所は病室が3割，手術室が2割，外来・処置室が1割でした．

発生状況ですが，かつては「リキャップ時」が最多で「使用後廃棄まで」がそれに続いていましたが，教育の成果によるのか，いずれも1割にまで減少しています（図1）．しかし，「使用中」は2割と相変わらず高いです．

2　針刺し事故の予防

針を使用したらリキャップせず，その場で針が貫通しない容器に捨てることが原則です．リキャップせざるを得ない場合は，片手のみ（キャップは台の上に置くか器具で持つ）で行い，リキャップ後に接続を確実にするときも針先よりも根本側を持つようにします．また，すぐに廃棄できるようにするため，穿刺が必要な手技を行う場合は，針廃棄ボックスを近くに置いてから開始します．なお，米国ではリキャップは法的に禁止されています[2]．

安全対策器材も複数発売されています[3]（図2～6）．安全装置付き静脈内留置針は，操作者が意図して安全装置を働かせるアクティブセーフティータイプと意図せずに安全装置が働くパッシブセーフティータイプに大別でき，後者がより安全とされます[4]（図3）．しかし，後者でも製品上の特性[5]や装置の誤作動による針刺しが報告されているため，基本手技を怠らず自分の身を守る必要があります．

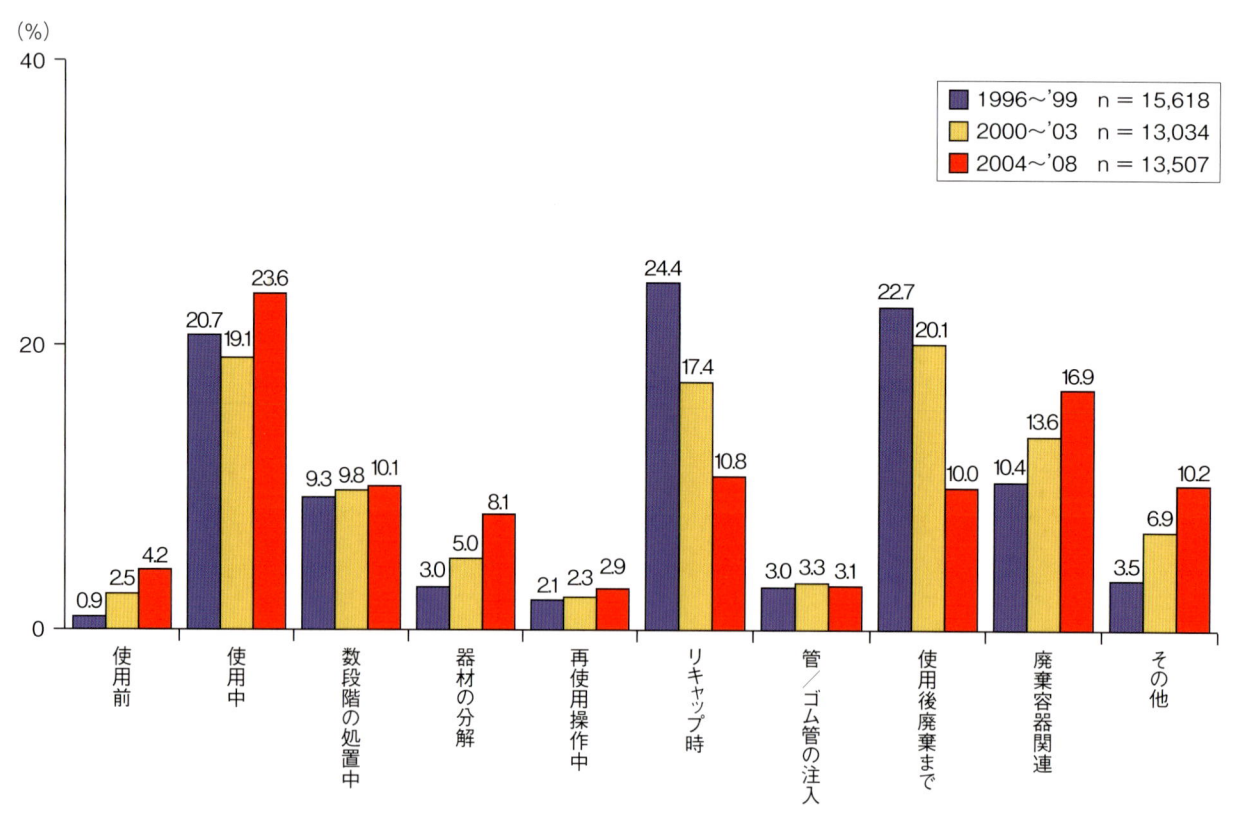

図1　針刺し切創の発生状況
（文献1より引用）

§4-2 医療者への感染防止

ニプロセーフタッチ®PSVセット
（ニプロ株式会社）

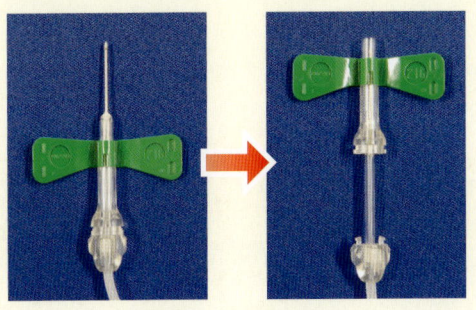

ハブ後端の固定爪部分を押してハブを後方へ引くと，刃先がウイングプロテクター内に完全に収納された位置でロック固定されます．ウイングを固定するテープを剥がす前に抜針すると，抜針と同時に針先が収納固定されます

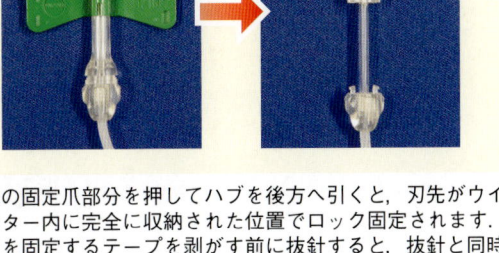

JMSスカルプベインセット
（株式会社ジェイ・エム・エス）

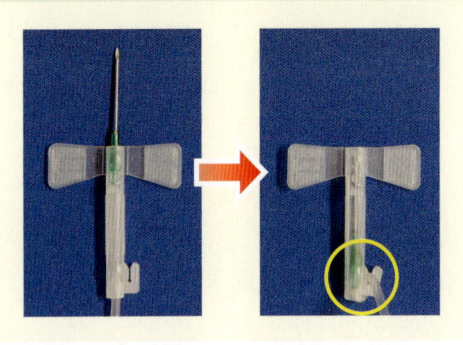

ラインを引っ張ると，針先が本体内に収納されます．また，ストッパーにチューブをかけることにより，液ダレ防止ができます（円内）．同じ安全機構を持つ真空採血器具（セーフティ翼付採血セット）もあります

シュアシールド®SVセット
（テルモ株式会社）

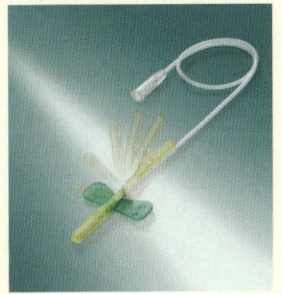

画像提供：テルモ株式会社

キャップを180°回して針を保護します．同じ安全機構を持つ真空採血器具（シュアシールド®翼付採血セット，シュアシールド®SV採血セット）もあります

ファインガード翼状針
（株式会社トップ）

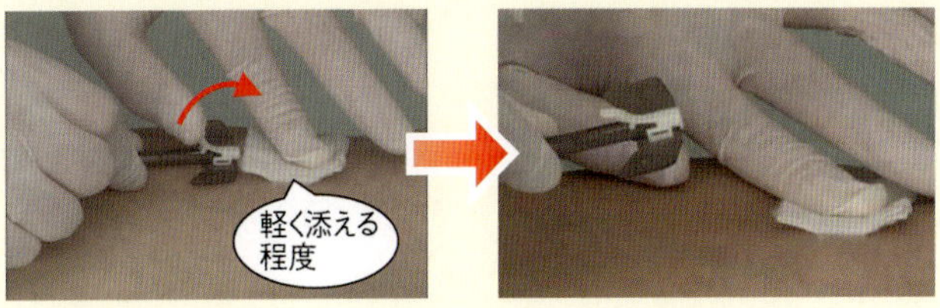

軽く添える程度

画像提供：株式会社トップ

レバーを引き上げるとスプリングにより自動で針全体が翼状針内部へ収納されます．図のように行うと，抜針と同時に針先が収納されるため，より安全です．簡易ロックなのでチューブを後ろから押さないようにしましょう

BDプッシュボタンインフュージョンセット
（日本ベクトン・ディッキンソン株式会社）

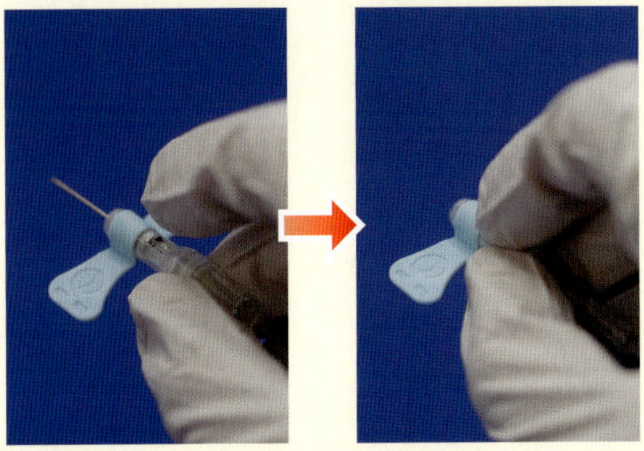

ボタンを押すとスプリングにより自動で針が翼状針内部に収納されます．抜針時にボタンを押すことにより，抜針と同時に針が収納されるため，より安全です．同じ安全機構をもつ真空採血器具（BD™プッシュボタンブラッドコレクションセット）もあります

BDエクリプス™安全機能付き清潔針・BDバキュティナ®シングルユースホルダープラス（日本ベクトン・ディッキンソン株式会社）

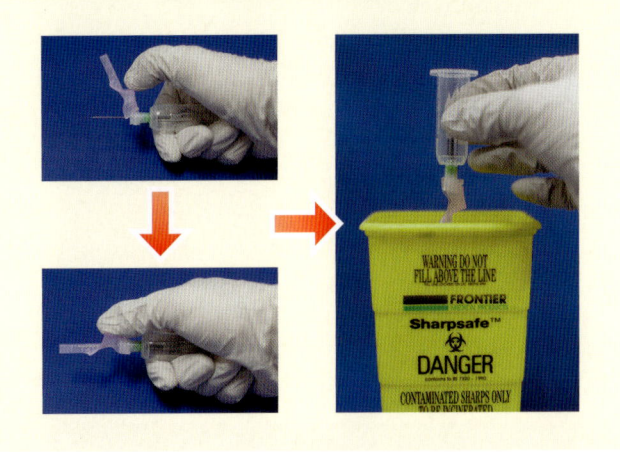

抜針後，母指で安全シールドを作動させ，針を保護します．採血針はホルダーから外さず，一体のまま耐貫通性廃棄容器に廃棄します

図2　翼状針および採血器具

§4-2 医療者への感染防止

パッシブセーフティータイプ（針先が自動的に保護されるタイプ）	アクティブセーフティータイプ（操作者が安全装置を働かせるタイプ）
BDネクシーバ™クローズドIV カテーテルシステム（日本ベクトン・ディッキンソン株式会社） ①外筒を先端カバーごと進めると… ②内針がカバーに収納される エアフィルタ付きのため，血管圧迫操作が不要 面で接するため，皮膚トラブルを回避可 外筒を先端カバーごと進めると，留置時には自動的にカバーに収納．延長チューブ付きのため，接続時の血液漏れや接続部の皮膚圧迫によるトラブルを回避	**スーパーキャス5**（メディキット株式会社） 内針を抜去すると，止血弁が閉鎖し血液漏出を防止 外筒を血管内に留置後ボタンを押すと，内針が自動的に収納 回路を接続すると，止血弁は開放 外筒を静脈内に留置した後ボタンを押すと，スプリングにより内針が自動的に収納．ハブ内の止血弁により，接続前の血液漏れを防止
シュアシールド® サーフロー® II（テルモ株式会社） 外針のハブ内にキャップが組み込まれている 内針を引き抜くと，キャップが自動的に内針をカバーする 内針を引き抜くと，外針ハブ内のキャップが針先をカバー	**BDインサイト™オートガード™**（日本ベクトン・ディッキンソン株式会社） 外針を静脈内に留置後，ボタンを押すと… スプリングにより内針が自動的に収納される 外筒を静脈内に留置した後ボタンを押すと，スプリングにより内針が自動的に収納
イントロカン® セーフティ™（ビー・ブラウンエースクラップ株式会社） 外側のハブ内にキャップが組み込まれている 内針を引き抜くと，クリップが自動的に内針をカバーする 内針を引き抜くと，外針ハブ内のクリップが針先をカバー	**ニプロセーフタッチ® キャス**（ニプロ株式会社） 外針を静脈内に留置後，スライダを起こすと… スプリングにより内針が自動的に収納される 外筒を静脈内に留置した後スライダを起こすと，スプリングにより内針が自動的に収納
アキュバンスプラス（スミスメディカル・ジャパン株式会社） 内針を引き抜くと，内針内部から鈍針が自動的に前進 内針を引き抜くと，内針に内蔵された鈍針が前進し針先をカバー	**プロテクティブプラス**（スミスメディカル・ジャパン株式会社） 内針のホルダーをスライドする 針を収納した状態でロックされる 内針のホルダーをスライドし針を収納

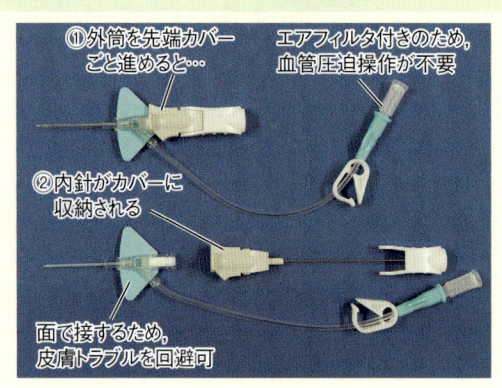

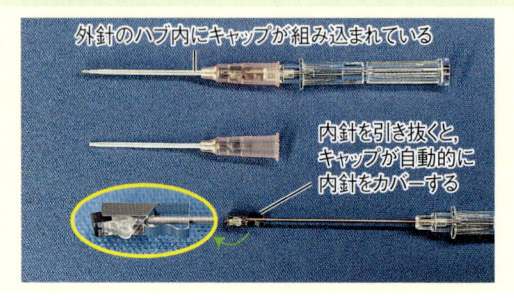

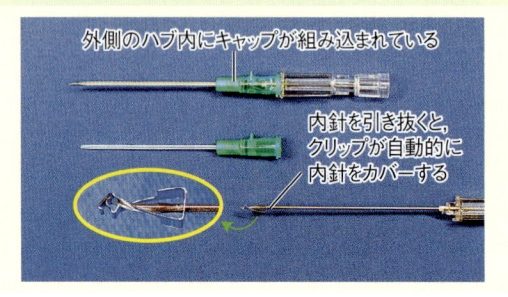

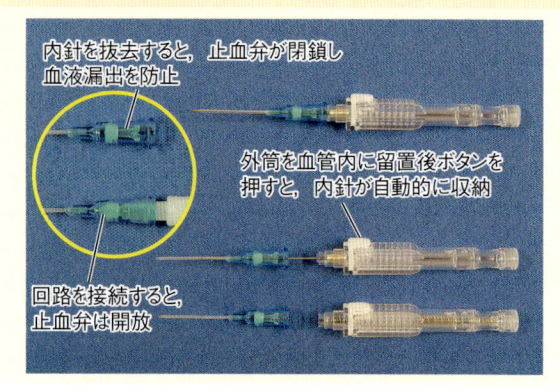

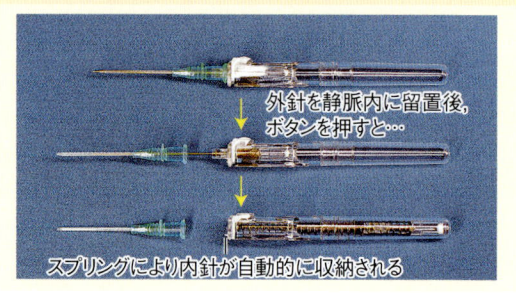

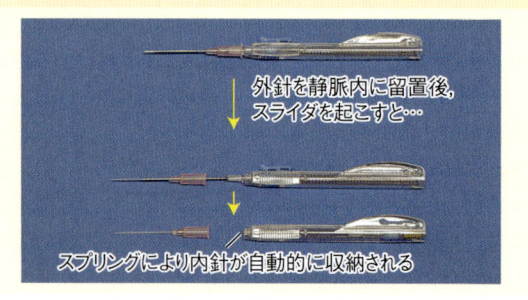

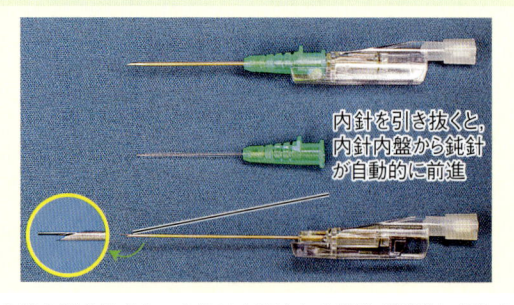

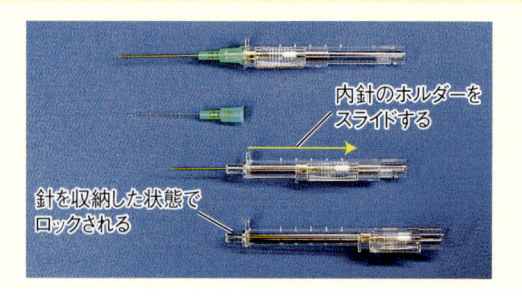

左列縦見出し：キャップ・クリップ・安全装置が針先を保護するタイプ／鈍針が針先を保護するタイプ
右列縦見出し：内針を収納するタイプ

図3 安全装置付き静脈内留置針

§4-2 医療者への感染防止

セイフバイアクセス™（日本コヴィディエン株式会社）

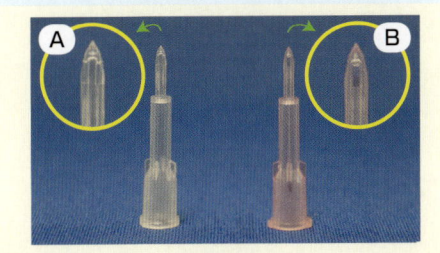

画像提供：日本コヴィディエン株式会社

閉鎖式輸液システムであるセイフアクセスシステム（p162）と組み合わせて使用するプラスチック針です．通常用〔先端2孔，(A)〕と微量薬剤用〔先端1孔，(B)〕の2種類があります

バイアルアクセス（日本ベクトン・ディッキンソン株式会社）

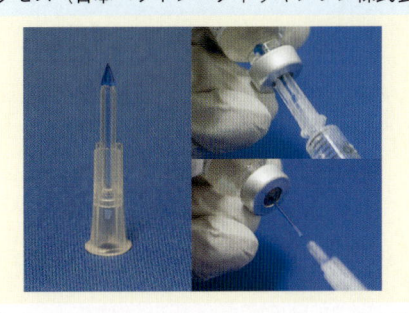

閉鎖式輸液システムであるインターリンクシステム（p162）と組み合わせて使用するプラスチック針です．穿刺のための先端の矢尻は抜去時にバイアルに残るため，矢尻のない部分をインジェクションサイトに挿入します

プラスチックカニューラ（株式会社ジェイ・エム・エス）

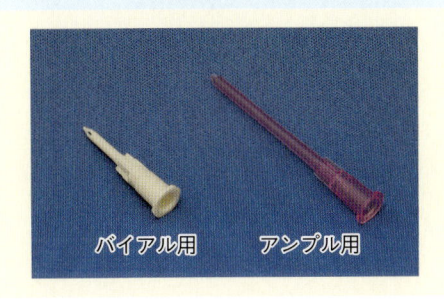

バイアル用（左図）とアンプル用（右図）の2種類があります

ニプロプラスチック針（ニプロ株式会社）

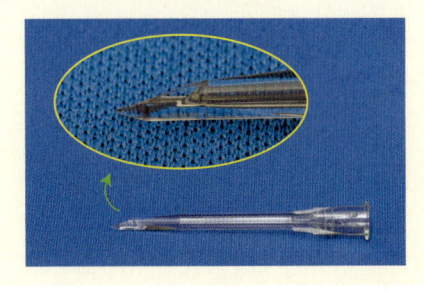

プラスチック針4製品のなかで最も太く，外径で14G相当です

図4　薬剤吸引用プラスチック針

シュアシールドプレザパック®（テルモ株式会社）

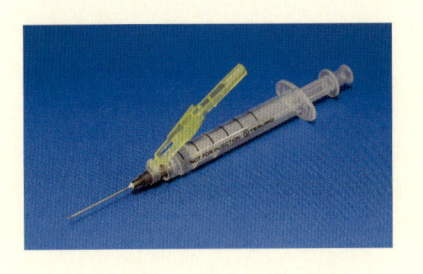

動脈から抜針後，針刺し防止カバーをカチッと音がするまで指で押すとロックされます．カバー内にシール剤があるため，カバーを机などに当てて押し込むことで検体がシールされます

BDプリセット™動脈採血キット（日本ベクトン・ディッキンソン株式会社）

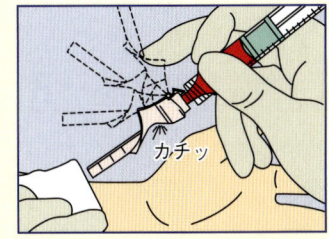

画像提供：日本ベクトン・ディッキンソン株式会社

動脈から抜針後，カバーをカチッと音がするまで指で押すとロックされます．針の部分を安全シールドごと外して廃棄し，シリンジにBDヘモガード™キャップを取り付けます

プロベントプラス（スミスメディカル・ジャパン株式会社）

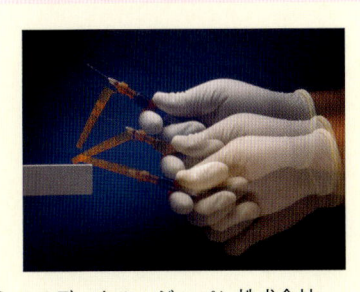

画像提供：スミスメディカル・ジャパン株式会社

動脈から抜針後，片手でカバーをロックします．針の部分をカバーごと外して廃棄し，シリンジにエアフィルタ―付きキャップを取り付け，シリンジを上に向け気泡を除去します

BDバキュティナ® ブラッドトランスファーデバイス（日本ベクトン・ディッキンソン株式会社）

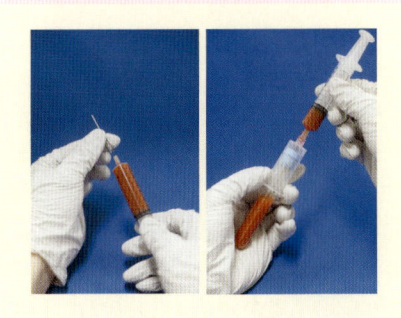

針を使わずにシリンジで採取した血液を分注できます．全体が滅菌された状態で梱包されているため，血液培養用採血検体の分注にも使用できます

図5　動脈血採血用安全器材および血液分注用安全器材

グリッパープラス
（スミスメディカル・ジャパン株式会社）

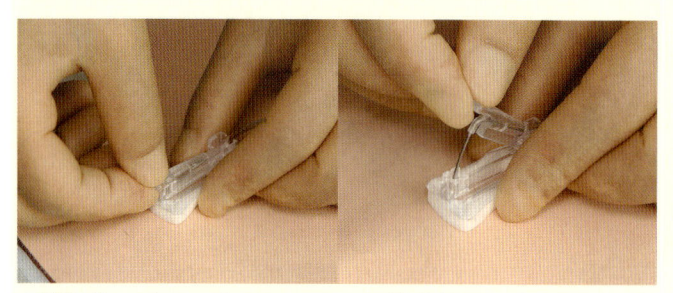

画像提供：スミスメディカル・ジャパン株式会社

抜針時はグリップベースを保持し利き手の指でセーフティーアームを引き上げると，安全な位置でロックされます．大型パッドが付いていることが特徴で，Yサイトがニードルレス・アクセス・コネクタ（NAC）の製品もあります

グリッパーマイクロ
（スミスメディカル・ジャパン株式会社）

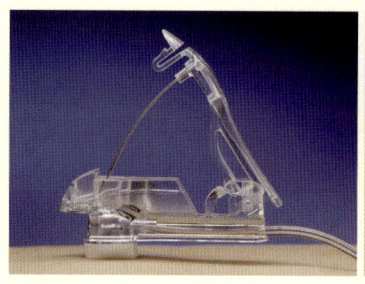

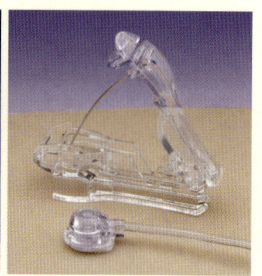

画像提供：スミスメディカル・ジャパン株式会社

穿刺針は安全機能付きで，セーフティーアームを引き上げると内針が安全な位置でロックされ自動的に外れます．患者には小さな留置部分（留置針は鈍針）だけが残るため，上腕部のポートなどに適しています

MRIポート（ヒューバープラス）
（株式会社メディコン）

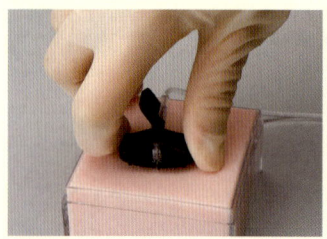

画像提供：株式会社メディコン

母指と示指の関節内側でウイング両サイドを把持します．ウイングの両サイドを締め付け，パチッと音がするまで完全にたたみ込むと，安全な位置でロックされます

セーフタッチコアレス
（ニプロ株式会社）

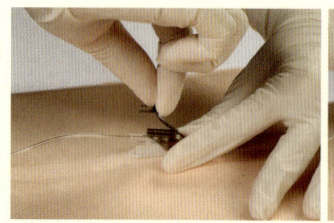

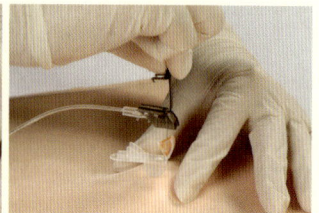

画像提供：ニプロ株式会社

固定翼を指先で押さえ，もう片方の手で把持部を持ち，ロックを外します．指で翼を固定した状態でカチッと音がするまでしっかり引き上げると，安全な位置でロックされます

図6　安全装置付きポート穿刺針

3　針刺し事故への対処

針刺し事故の感染率はおよそB型肝炎ウイルス（HBV）で30％，C型肝炎ウイルス（HCV）で3％，エイズウイルス（HIV）で0.3％[6]と覚えましょう．

針刺しをしたら，汚染源患者の感染症の有無にかかわらず，汚染部を流水で洗浄します．汚染源患者にはHBV，HCV，HIV感染の有無を検査します．感染症が陽性の場合，各病院の針刺し事故発生時マニュアルに則り行動します（図7，8）．感染症が陰性の場合，ウインドウ・ピリオド（感染初期の抗原・抗体検出不可期間）等の可能性を考え，定期的なフォローを行います[10]．

HBV陽性の場合，針刺し事故による感染率はHBs抗原・HBe抗原ともに陽性の場合は37〜62％（うち急性肝炎発症は22〜31％），HBs抗原陽性・HBe抗原陰性の場合は23〜37％（うち急性肝炎発症者は1〜6％）です[6]．特にHBe抗原陽性例での感染率は約半数，急性肝炎発症率は約4分の1と高いため，**職場での定期的なHBV抗体検査とHBVワクチン接種は重要**です[7]．曝露後予防対策により感染を75％予防できます[6]．

HCV陽性の場合，針刺し事故による感染率は1.8％です[6]．現在のところ有効な予防処置は知られていない[10]ため，定期的なフォローおよび肝炎発症時の治療で対応します．

HIVの場合，針刺し事故による感染率は0.3％です[6]．被曝状況と汚染源の感染力の強さにより方針を決定します[8]（図8）．**予防内服は針刺し後2時間以内に行う必要がある**[11]**ため，迅速な行動と意志決定が必要**です．ジドブジン（レトロビル®）単独の予防内服だけでもHIV感染の危険性が約81％減少します[12]．ただし，汚染源患者が抗HIV療法中かつHIV-RNAコピー量が多い場合は薬剤耐性が存在する可能性が高い[13]ため，専門家の診察が必要です．診察まで時間がかかる場合には，予防内服の開始を遅らせないために，初回内服を手許にある薬剤で開始します[13]．

4　個人防護具の選択

健康な皮膚から分泌された汗以外の湿性生体物質はすべて潜在的に伝染性があると考え接触を避けるのがスタンダードプリコーション（**Column**）の考え方であり，これに則って個人防護具（personal protective equipment：PPE）の選択をする必要があります．

静脈採血や末梢静脈カテーテル留置では，血液に触れる

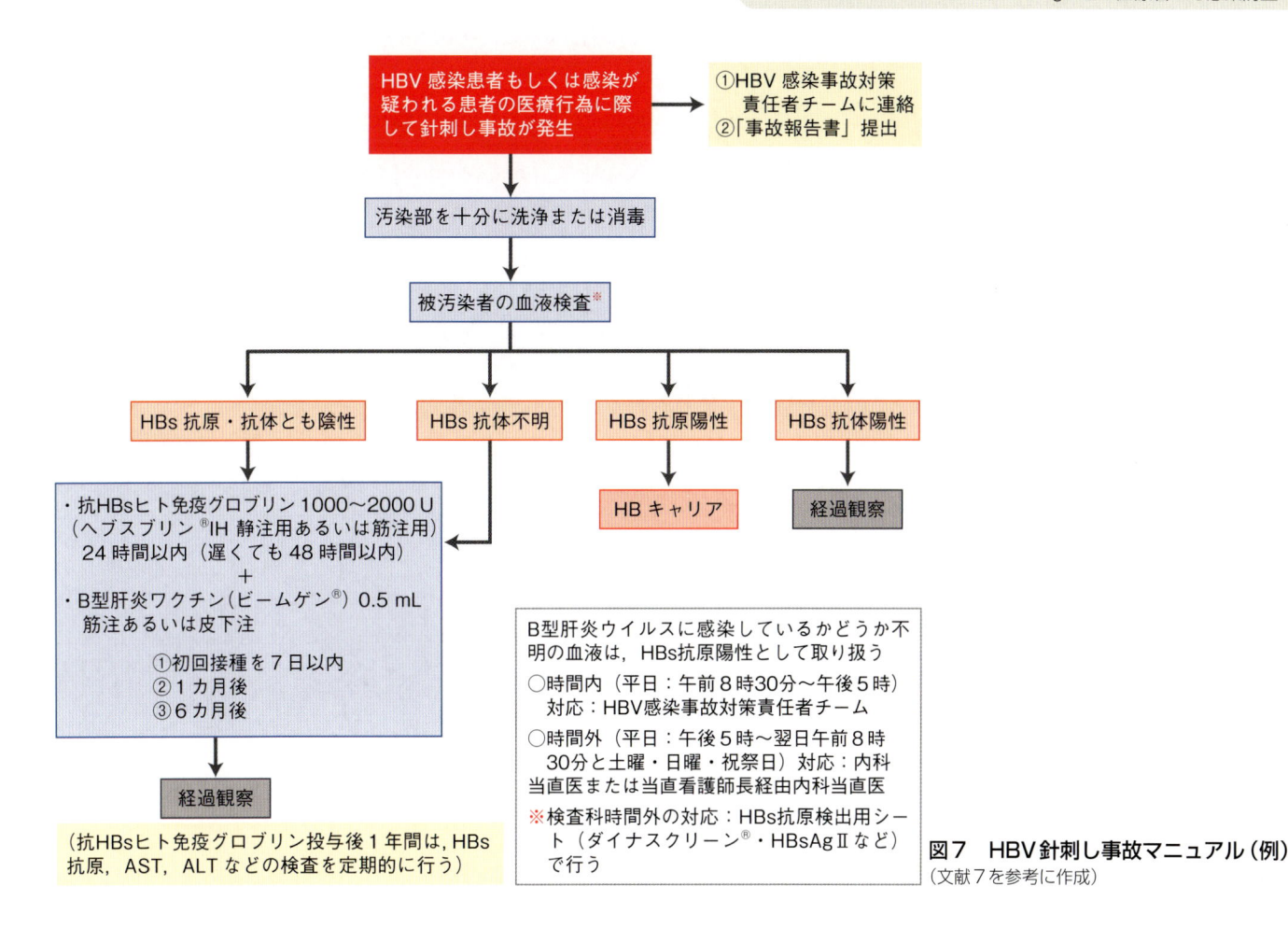

§4-2 医療者への感染防止

```
HBV感染患者もしくは感染が      →  ①HBV感染事故対策
疑われる患者の医療行為に際          責任者チームに連絡
して針刺し事故が発生              ②「事故報告書」提出
            ↓
    汚染部を十分に洗浄または消毒
            ↓
       被汚染者の血液検査※
    ┌──────┬──────┬──────┬──────┐
 HBs抗原・抗体    HBs抗体不明   HBs抗原陽性   HBs抗体陽性
   とも陰性                    ↓          ↓
    ↓         ↓           HBキャリア   経過観察
```

- 抗HBsヒト免疫グロブリン 1000〜2000 U
  (ヘブスブリン®IH 静注用あるいは筋注用)
  24時間以内(遅くても48時間以内)
  ＋
- B型肝炎ワクチン(ビームゲン®) 0.5 mL
  筋注あるいは皮下注
    ①初回接種を7日以内
    ②1カ月後
    ③6カ月後
        ↓
      経過観察

(抗HBsヒト免疫グロブリン投与後1年間は、HBs抗原、AST、ALTなどの検査を定期的に行う)

B型肝炎ウイルスに感染しているかどうか不明の血液は、HBs抗原陽性として取り扱う
○時間内(平日：午前8時30分〜午後5時)
 対応：HBV感染事故対策責任者チーム
○時間外(平日：午後5時〜翌日午前8時30分と土曜・日曜・祝祭日) 対応：内科当直医または当直看護師長経由内科当直医
※検査科時間外の対応：HBs抗原検出用シート(ダイナスクリーン®・HBsAgⅡなど)で行う

図7　HBV針刺し事故マニュアル(例)
(文献7を参考に作成)

可能性があるため**手袋は必須**です．また，**手袋の装着により万が一の針刺し時も血液の伝播量を46〜86％減少させる**ことができます[14, 15]．ニトリル素材の手袋なら手指にフィットするため作業がしやすいです．厳重な消毒が必要な場合(Ⅲ-§4-1「患者への感染防止」p157)を除き非滅菌タイプでよい[16]ですが，一度消毒した皮膚に触らない必要があります[16]．また，白衣は微生物で汚染されている[17]ため，ポケットに入れて持ち歩かず，手洗いあるいは擦式アルコール製剤による手指消毒をしたうえで，新品を箱から取り出して使用しましょう．

Column

● スタンダードプリコーション(標準予防策)とは

　1985年に，米国の疾病管理予防センター(Centers for Disease Control and prevention：CDC)により，主にHIVの流行により血液を媒介する感染源の伝達を最小限にするための隔離予防策が導入されました[18]．それまでの感染予防対策の対象は「感染症の診断のついた患者か，疑いのある患者」であったのに対し，この方法では「すべての患者の血液や体液は感染の可能性がある」として扱うことを初めて主張するもので，普遍的血液・体液予防策(Universal Blood and Body Fluid Precautions)，略してUniversal Precautions (UP)と呼ばれました．

　一方1987年には，潜在的感染性のあるすべての患者の湿性生体物質(血液，便，尿，喀痰，唾液，創部排膿液，その他の体液)を手袋の使用で隔離する「生体物質隔離(Body Substance Isolation：BSI)」という新しい隔離システムが提案されました[19]．

　そして1996年に，CDCはUPとBSIの概念を統合し，血液・すべての体液・分泌物・排泄物・傷のある皮膚・粘膜に対し，診断や推定される感染状態にかかわらずすべての患者を対象として予防対策を適応する感染対策ガイドライン[20]を発表し，標準予防策(Standard Precautions)と名付けました．また，同ガイドラインではそれに加え3つの感染経路別予防策(空気感染予防策，飛沫感染予防策，接触感染予防策)も定めました．2007年の改訂[21]でも「標準予防策-感染経路別予防策」の二段階戦略の枠組みは維持されています[22]．

　日本では2005年に厚生労働省が初めて標準予防策および感染経路別予防策について言及し[23]，2007年の第5次医療法改正[24]で「院内感染対策のための指針策定・院内感染対策のための委員会の設立・従業員に対する院内感染対策のための研修」などが入院施設を有する医療機関において義務づけられました．

§4-2 医療者への感染防止

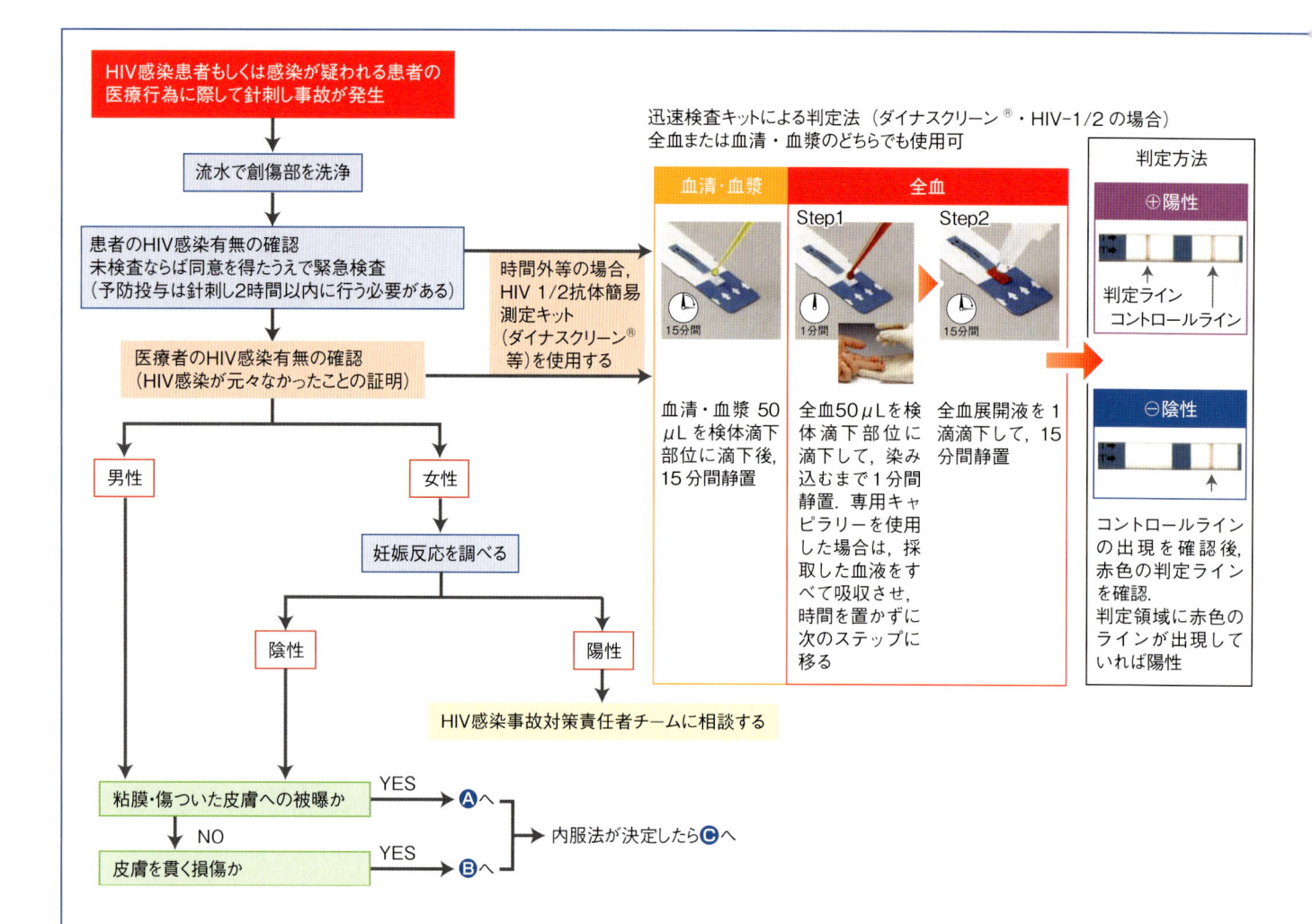

```
HIV感染患者もしくは感染が疑われる患者の
医療行為に際して針刺し事故が発生
        ↓
   流水で創傷部を洗浄
        ↓
患者のHIV感染有無の確認
未検査ならば同意を得たうえで緊急検査
（予防投与は針刺し2時間以内に行う必要がある）
        ↓
医療者のHIV感染有無の確認
（HIV感染が元々なかったことの証明）
    ↓        ↓
   男性      女性
              ↓
          妊娠反応を調べる
           ↓      ↓
          陰性    陽性
```

迅速検査キットによる判定法（ダイナスクリーン®・HIV-1/2 の場合）
全血または血清・血漿のどちらでも使用可

時間外等の場合，HIV 1/2抗体簡易測定キット（ダイナスクリーン®等）を使用する

血清・血漿: 血清・血漿 50 μL を検体滴下部位に滴下後，15 分間静置

全血 Step1: 全血50μLを検体滴下部位に滴下して，染み込むまで1分間静置．専用キャピラリーを使用した場合は，採取した血液をすべて吸収させ，時間を置かずに次のステップに移る

全血 Step2: 全血展開液を1滴滴下して，15分間静置

判定方法:
- ⊕陽性: 判定ライン／コントロールライン
- ⊖陰性

コントロールラインの出現を確認後，赤色の判定ラインを確認．判定領域に赤色のラインが出現していれば陽性

HIV感染事故対策責任者チームに相談する

```
粘膜・傷ついた皮膚への被曝か ─YES→ Ⓐへ
        ↓NO                         ├→ 内服法が決定したらⒸへ
皮膚を貫く損傷か           ─YES→ Ⓑへ
```

Ⓐ 粘膜・傷ついた皮膚への被曝に対して推奨される HIV 曝露後予防内服法

被曝の量	感染源の感染状況				
	HIV 陽性クラス1	HIV 陽性クラス2[※1]	HIV 感染状況不明	事故源不明	HIV 陰性
	症状のないHIV感染者，あるいは低ウイルス血症（例えば<1,500 RNA copies/mL）	症状のあるHIV感染者，AIDS発症者，感染初期，あるいは高ウイルス血症	例：患者が死亡していてHIV検査のための検体がない	例：針捨て容器内の針	
少量 例：数滴	2剤の基本予防内服を考慮[※2]	2剤の基本予防内服を推奨	一般的に必要なし；予防内服が開始され，後日感染源がHIV陰性と判明した場合，予防内服は中止する	一般的に必要なし	必要なし
多量 例：より多量の血液の飛散	2剤の基本予防内服を推奨	3剤以上の拡大予防内服を推奨	一般的に必要なし；ただし，HIV感染の危険因子がある感染源の場合，基本2剤の予防内服を考慮[※2]	一般的に必要なし；ただし，HIV感染患者からの被曝があり得る場合，基本2剤の予防内服を考慮[※2]	必要なし

※1）感染源のウイルスに薬剤耐性が考えられる場合，専門家の診察が必要です．しかし，専門家の診察がないことを理由に予防内服開始を遅らせてはいけません．また，専門家の診察とは別に，被曝直後から継続的なカウンセリングが必要です

※2）「予防内服を考慮」とは，予防内服が任意であることを意味します．予防内服を開始する決定は，予防内服の危険性と利益を考慮したうえでの被曝した医療者と治療者との話し合いで決定されるべきです

図8 HIV針刺し事故マニュアル（例）
（文献7，8を参考に作成．図中の写真は文献9より転載）

B 皮膚を貫く損傷に対して推奨されるHIV曝露後予防内服法

損傷の程度	感染源の感染状況				
	HIV陽性クラス1	HIV陽性クラス2※1	HIV感染状況不明	事故源不明	HIV陰性
	症状のないHIV感染者，あるいは低ウイルス血症（例えば<1,500 RNA copies/mL）	症状のあるHIV感染者，AIDS発症者，感染初期，あるいは高ウイルス血症	例：患者が死亡していてHIV検査のための検体がない	例：針捨て容器内の針	
非高度 例：中空でない針，あるいは表層の損傷	2剤の基本予防内服を推奨	3剤以上の拡大予防内服を推奨	一般的に必要なし；ただし，HIV感染の危険因子がある感染源の場合，基本2剤の予防内服を考慮※2	一般的に必要なし；ただし，HIV感染患者からの被爆があり得る場合，基本2剤の予防内服を考慮※2	必要なし
高度 例：より多量の血液の飛散	2剤の基本予防内服を推奨	3剤以上の拡大予防内服を推奨	一般的に必要なし；ただし，HIV感染の危険因子がある感染源の場合，基本2剤の予防内服を考慮※2	一般的に必要なし；ただし，HIV感染患者からの被爆があり得る場合，基本2剤の予防内服を考慮※2	必要なし

※1）感染源のウイルスに薬剤耐性が考えられる場合，専門家の診察が必要です．しかし，専門家の診察がないことを理由に予防内服開始を遅らせてはいけません．また，専門家の診察とは別に，被曝直後から継続的なカウンセリングが必要です

※2）「予防内服を考慮」とは，予防内服が任意であることを意味します．予防内服を開始する決定は，予防内服の危険性と利益を考慮したうえでの被曝した医療者と治療者との話し合いで決定されるべきです

C 基本予防内服法（28日間服用）

一般名および1日量	商品名	規格	用法・用量
ジドブジン（ZDV；別名AZT）+ラミブジン（3TC） ZDV 600 mg/日 3TC 300 mg/日	レトロビル®（ZDV）	100 mg/カプセル	1回6カプセル 1日1回～1回2カプセル 1日3回
	エピビル®（3TC）	150 mg/錠	1回1錠 1日2回 または1回2錠 1日1回
		300 mg/錠	1回1錠 1日1回
	または		
	コンビビル®（ZDVと3TCの合剤）	（ZDV 300 mg + 3TC 150 mg）/錠	1回1錠 1日2回
または			
テノホビル（TDF）+ラミブジン（3TC） TDF 300 mg/日 3TC 300 mg/日	ビリアード®（TDF）	300 mg/錠	1錠分1
	エピビル®（3TC）	150 mg/錠	1回1錠 1日2回 または1回2錠 1日1回
		300 mg/錠	1回1錠 1日1回

※代替となる2剤として，ラミブジン（エピビル®）+スタブジン（ゼリット®），ラミブジン（エピビル®）+ジダノシン（ヴァイデックス®）があげられています．詳細は文献8や各薬剤の添付文書を参照してください

拡大予防内服法（基本予防内服法に下記を加え，28日間服用）

一般名および一日量	商品名	規格	用法・用量
ロピナビル（LPV） LPV 800 mg/日 RTV 200 mg/日	カレトラ®配合錠（LPVとRTVの合剤）	（LPV 200 mg + RTV 50 mg）/錠	1回4錠 1日1回 または1回2錠 1日2回
	カレトラ®配合内用液（LPVとRTVの合剤）	（LPV 80 mg + RTV 20 mg）/mL	1回5 mL 1日2回

※代替薬として，アタザナビル（レイアタッツ®）±リトナビル（ノービア®），インジナビル（クリキシバン®）+リトナビル（ノービア®），サキナビル（インビラーゼ®あるいはフォートベイス®）+リトナビル（ノービア®），ネルフィナビル（ビラセプト®），エファビレンツ（ストックリン®）があげられています．詳細は文献8や各薬剤の添付文書を参照してください

ポイント
1) すべての患者の体液には感染の危険性があると考えます
2) 手袋は必ず装着しましょう
3) 必要に応じてゴーグル，マスク，エプロンも装着しましょう
4) リキャップは原則禁止です．行う場合は片手で行います

注意
1) HBe抗原陽性針刺しの感染率・急性肝炎発症率は高いため，HBVワクチン接種は重要です
2) 抗HIV薬の被曝後予防内服は針刺し後2時間以内に行う必要があります

参考文献

1) 職業感染制御研究会 JES2009（http://jrgoicp.umin.ac.jp/activity/jes2010/1003_JES2009_EPINetA(04-08)v1.1.pdf）
2) 工廣紀斗司 ほか：感染管理概論 米国における曝露防止プラン．救急医学，24：637-640，2000
3) 職業感染制御研究会：職業感染防止のための安全対策製品カタログ集 第3版，2006（http://jrgoicp.umin.ac.jp/related/catalog_v3_2006.pdf）
4) 井川順子 ほか：安全装置付き翼状針および静脈留置針の経年的な針刺し防止効果の評価．環境感染，20：259-263，2005
5) 水田菜々子 ほか：誤刺防止機能付き留置針により発生した針刺し事故．麻酔，57：635-636，2008
6) CDC：Updated U.S. Public Health Service Guidelines for the Management of Occupational Exposures to HBV, HCV, and Recommendation fot Postexposure Prophylaxis. MMWR, 50（RR-11），2001
7) 白坂琢磨：針刺し感染の予防と対策．「麻酔科診療プラクティス15 感染予防と安全対策」（高崎眞弓 編），p.74-81，文光堂，2004
8) Panlilio, A. L., et al.：Updated U. S. Public Health Service guideline for the management of occupational exposures to HIV and recommendations for postexposure prophylaxis. MMWR, 54（RR-9），2005
9) ダイナスクリーン®・HIV-1/2製品パンフレット，アリーア メディカル株式会社
10) 藤田烈：今さら聞けない感染対策の"常識" 第12回「針刺し」対応の"常識"．INFECTION CONTROL，14：568-573，2005
11) Tokars, I. J., et al.：Surveillance of HIV infection and zidovudine use among health care workers after occupational exposure to HIV-infected blood. Ann Intern Med, 118：913-919, 1993
12) Cardo, D. M., et al.：A case-control study of HIV seroconversion in health care workers after percutaneous exposure. N Engl J Med, 337：1485-1490, 1997
13) 立川夏夫：HIVの針刺し事故対策．医療，58：310-313，2004
14) Mast, S. T., et al.：Efficacy of gloves in reducing blood volumes transferred during simulated needlestick injury. J Infect Dis, 168：1589-1592, 1993
15) Krikorian, R., et al.：Standardization of needlestick injury and evaluation of novel virus-inhibiting protective glove. J Hosp Infect, 66：339-345, 2007
16) CDC：Guidelines for the Prevention of Intravascular Catheter-Related Infections, 2011（http://www.cdc.gov/hicpac/pdf/guidelines/bsi-guidelines-2011.pdf）
17) Treakle, A. M., et al.：Bacterial contamination of health care workers' white coats. Am J Infect control, 37：101-105, 2009
18) CDC：Recommendations for preventing transmission of infection with human T-lymphotropic virus type Ⅲ/lymphadenopathy-associated virus in the workplace. MMWR Morb Mortal Wkly Rep, 34：681-686, 691-695, 1985
19) Lynch, P., et al.：Rethinking the role of isolation practices in the prevention of nosocomial infections. Ann Intern Med, 107：243-246, 1987
20) Garner, J. S.：Guideline for isolation precautions in hospitals. The Hospital Infection Control Practices Advisory Committee. Infect Control Hosp Epidemiol, 17：53-80, 1996
21) CDC：Guideline for isolation precautions：Preventing transmission of infections agents in healthcare setting, 2007（http://www.cdc.gov/ncidod/dhqp/pdf/guidelines/Isolation2007.pdf）
22) 向野賢治：標準予防策．「臨床ですぐ使える感染対策エビデンス集」（矢野邦夫・森兼啓太 編），p.15-20，メディカ出版，2010
23) 厚生労働省医政局指導課長：医療施設における院内感染の防止について（医政指発第0201004号），2005（http://www.mhlw.go.jp/shingi/2006/09/dl/s0906-3d.pdf）
24) 厚生労働省医政局長：良質な医療を提供する体制の確立を図るための医療法等の一部を改正する法律の一部の施行について（医政発第0330010号），2007（http://www.mhlw.go.jp/topics/bukyoku/isei/i-anzen/hourei/dl/070330-1.pdf）

PART III 応用編　§4 注射・採血のリスクマネジメント

4-3　事故抜去と自己抜去

菅野敬之

> *事故抜去とは，意図しない牽引や固定が不十分なことによる抜去・接続の外れを指します．一方自己抜去とは，患者自らがカテーテルを抜去する・ラインの接続を外す・ハサミで切断することを指します．

1　事故抜去と自己抜去の頻度・危険因子

　事故抜去の頻度は不明です．
　自己抜去については小規模な統計[1〜3]が散見されます．奥山らは，持続点滴を施行されている入院患者100人中で自己抜去者14人，件数25件を認めたと報告しています[1]．いずれの報告も母集団に偏りがあるため普遍的な結果とは言い難いですが，すべての報告に共通して，**高齢者・夜間・休日・第2病日に多く，排尿行動に関連**していました．

2　事故抜去の防止法

　患者側の固定での事故抜去防止法は，確実な固定と不意の牽引が起こった場合すぐに刺入部に力が加わらないように**ループを作ること**（図1）です．
　ラインが短すぎると遊びがないため，体動に伴い容易に引っ張られてしまいます．一方，長すぎると足などに引っかけてしまう可能性もあります．点滴回路に1mの延長チューブを加えた長さを基準にして，患者さんの状況に応じ適宜変更してください．
　点滴ボトルとラインの事故抜去を防ぐため図2のような器具もあります．

　回路の外れはルアーロック式静脈ライン（図3）を使用し予防しますが，締めすぎによる破損や不適切な接続による漏れに注意しましょう．

3　自己抜去の防止法

　自己抜去の最大の防止策は不要な点滴をしないことです．やむを得ない場合に限り，家族の同意を得たうえで四肢の抑制や手袋の着用（図4）を行います．**抑制部のうっ血や皮膚障害の有無などの定時観察も必要**です．抑制を実施する前に，所属病院での抑制基準やマニュアルを確認しましょう．
　薬剤による鎮静は手足を縛ったりしないため一見人道的に見えますが，これは薬剤による抑制に他なりません．**呼吸抑制**などを起こす可能性もあるため，適応には十分注意し，定時観察も欠かさないようにしましょう．
　十分な説明を行う，ラインに触れられないように着衣の袖口をテープで留める，見えないよう服の中を通したり点滴を吊す場所を工夫する，必要がない限り輸液は日中に行うといった工夫も必要でしょう．
　患者さんの手袋を外すことで精神活動および身体活動の拡大がみられるようになった報告[4]もあり，全人的アプローチが必要です．

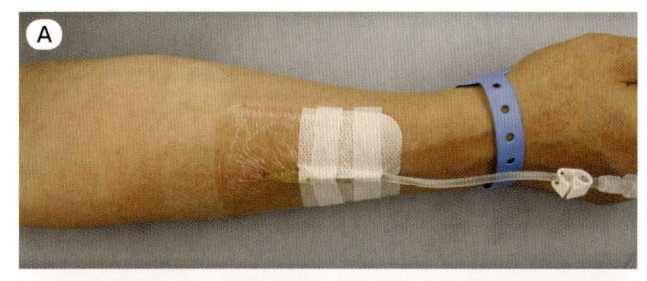

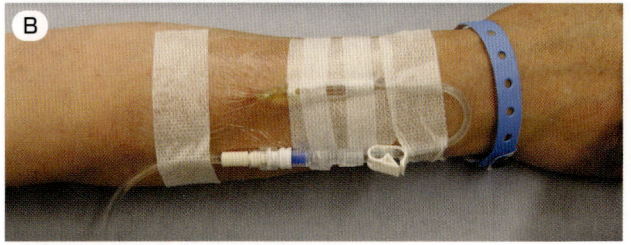

図1　正しいカテーテル穿刺部固定法
A）不意の牽引でカテーテルが抜去されてしまう可能性があります
B）ラインをループ状にしてテープ固定しましょう

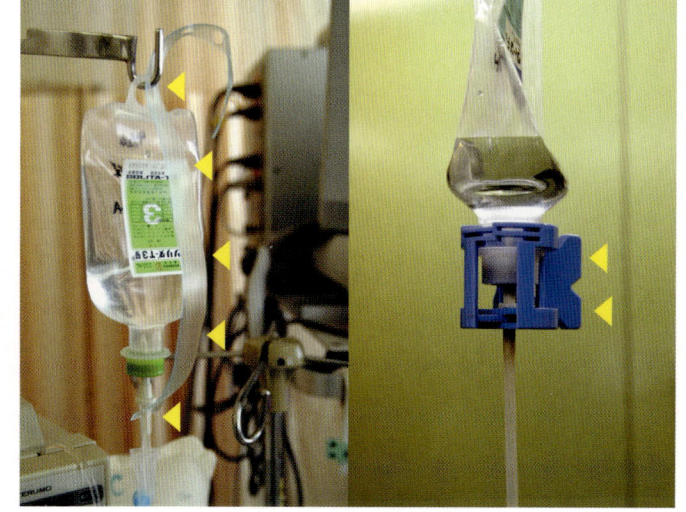

図2　ラインのボトルからの事故抜去を防ぐ器具
（◁で指し示す）

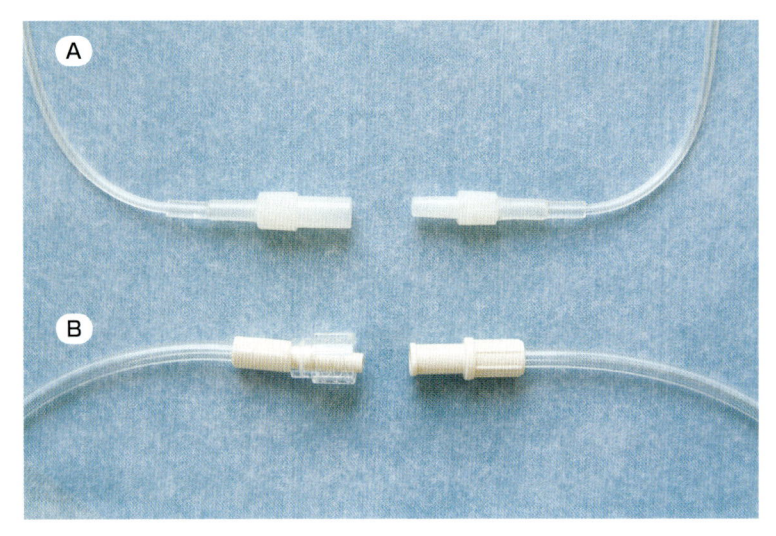

図3　ルアーロック式静脈ライン（B）
Aは通常の静脈ライン

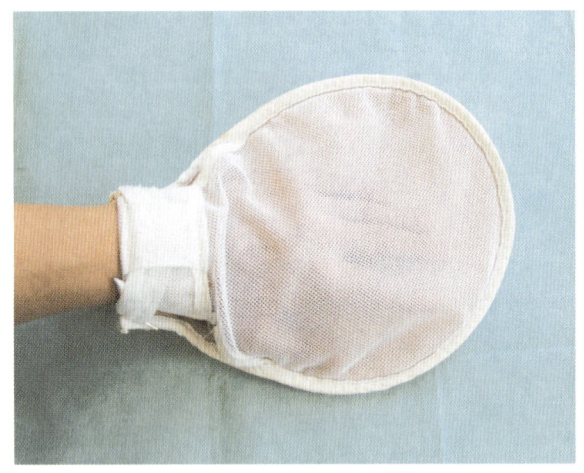

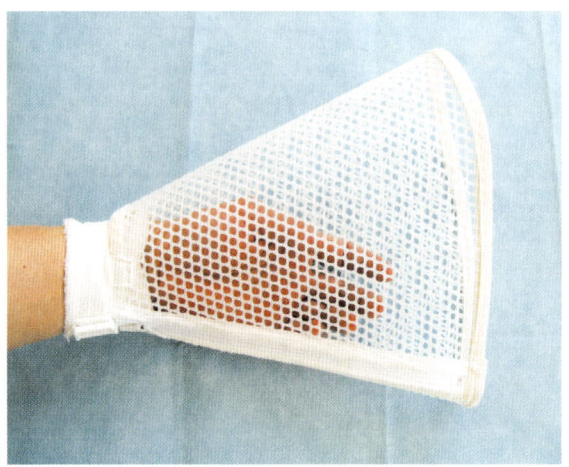

図4　抑制具（左：ミトン型，右：メガホン型）

> **ポイント**
> 1）点滴刺入部は必ずループを作って固定しましょう
> 2）事故抜去の最大の防止策は無用の点滴をしないことです

> **注意**
> 1）物理的抑制を行う際は所属病院の基準やマニュアルを確認しましょう
> 2）薬物的抑制を行う際は気道閉塞・呼吸抑制に注意が必要です

参考文献

1) 奥山和子 ほか：高齢者の持続点滴自己抜去の実態調査. 聖路加看護学会誌, 8（2）：29, 2004
2) 鈴木真子 ほか：インシデント・アクシデントレポートの検討. IVHカテーテル自己抜去に対する対策. 埼玉県医学会雑誌, 39（1）：107-110, 2004
3) 洲濱茂美 ほか：高齢患者の点滴注射自己抜去行動の事故防止. ナースデータ, 21（3）：33-36, 2000
4) 仲沢久美子 ほか：ミトンが患者に与えていた影響—高齢者の残存能力の向上を目指して. 厚生連医誌, 13,（1）：60-62, 2004

PART III 応用編　§4 注射・採血のリスクマネジメント

4-4　血管内への空気迷入

菅野敬之

> * 血管にアクセスすることにより空気が血液中に入ってしまうことがあります．なぜ入ってはいけないのか，どのようにして入ってしまうのか，どう対処するのかを見ていきましょう．

1　空気が血管内に入ってはいけない理由

空気が静脈内に迷入すると肺で捕捉されます．量が多いと**肺塞栓症**となり，最重症では**呼吸循環不全**を呈します．

一方，右左シャントが存在すると空気はシャントを通じ動脈循環に入り，**脳・心筋等の梗塞**を起こします（奇異性空気塞栓）．

右左シャントの原因は卵円孔開存・肺動静脈瘻・心房中隔欠損・心室中隔欠損などです．右心系の圧が上昇していない**健常人でも咳嗽等で胸腔内圧が急激に変化したとき**などに**右左シャントを生じる**ことがあります．特に卵円孔開存は人口の15～30％[1,2]にみられ，若年者の脳梗塞の原因の1つとして注目されています[3]．

諸説[4,5]ある空気の静注限界量はすべて症例報告に基づくため，全患者で保証はされません．コントラストエコー検査時には1 mL[3]以下の空気を微小気泡状にして静注します．1 mLは成人用静脈ラインの約25 cm分のため，ライン数cm分の空気が入ることは許容されますが，それ以上の空気混入は避けましょう．

2　血管内への空気の入り方～注入

注入とは陽圧をかけて血管内に空気を押し込むことで，以下のようなときに起こります．
① ラインのプライミング時に混入した空気が注入される
　接続部や分岐部などでは空気が残りやすいため特にゆっくりプライミングし，気泡が残った場合は叩きながら輸液を流し空気を逃がします．
② ワンショット時に接続部に残った空気が注入される
　いったん空気を輸液でフラッシュしてからシリンジを接続します．
③ ボトルや点滴筒の天地逆転
　着替えや移動でボトルなどの天地が逆転するとライン内に空気が混入するので注意しましょう．
④ 輸液・輸血ポンプ使用時の気泡アラーム未装着あるいは不適切使用
　輸液・輸血ポンプや血液透析・人工心肺といった体外循環を行った際に起き，大量の空気が注入されるため最も重篤で，**複数の死亡例**が報告されています．ポンプ使用時は必ず気泡アラームを作動させ正しい位置に付け（図1），回路を指で追って輸液の流れ方を確認しましょう．

3　静脈内への空気の入り方～吸入

吸入とは，針やカテーテルから血管内に空気が吸い込まれることです．呼吸に関連したものは針やカテーテル先端が胸腔内にある場合に起こります．

1）中心静脈穿刺時

中心静脈圧がきわめて低い場合，あるいは血管内が針やカテーテルにより外部と交通しているときに患者が息を吸っ

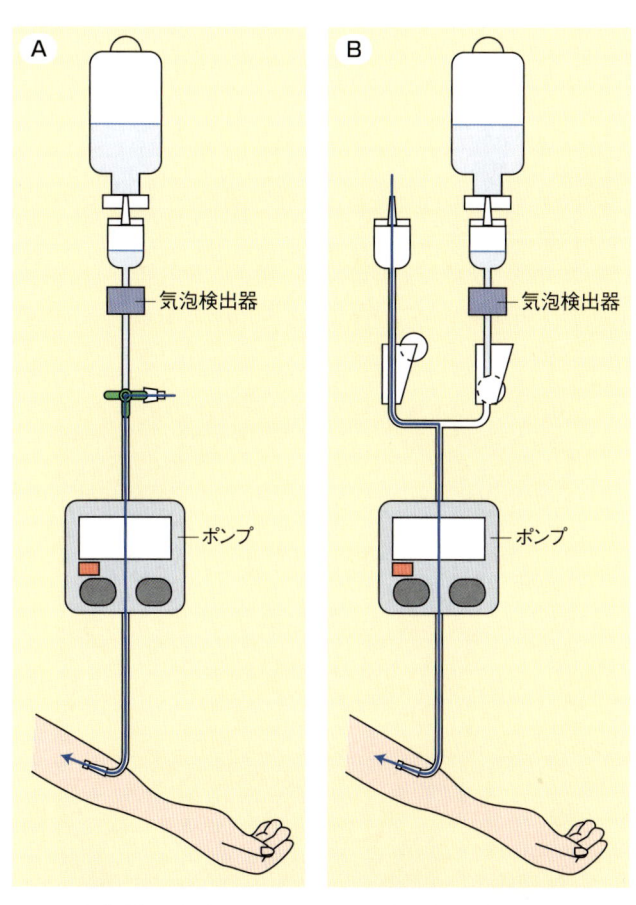

図1　気泡検出器が正しく作動しても静脈内に空気が入ってしまう場合（空気の流れを→の矢印で示す）
A) 気泡検出器より下流でポンプより上流の三活が患者側に開放されています．気泡検出器接続部分の輸液は流れないため，アラームは鳴りませんが，開放された三活から空気が入ります
B) 二股の瓶針をもつルートで，輸液に接続されている側に気泡検出器が接続されていますが，こちらはクレンメが閉塞しており流れません．一方，輸液が接続されていない瓶針側のクレンメが開放しており，ここから空気が入ります

た場合，空気が血管内に吸い込まれる可能性があります．このため，**鎖骨下あるいは内頸静脈穿刺は頭を低くするトレンデレンブルグ体位で行います**．中心静脈カテーテル自己切断時にも同様のことが起こり得ます（図2）．

2）中心静脈カテーテル抜去後

鎖骨下あるいは内頸静脈から留置した中心静脈カテーテルを抜去した後，穿刺孔が閉鎖する前に坐位あるいは立位を取った場合，吸気時の胸腔内陰圧により抜去部から空気が血管内に引き込まれてしまうことがあります[7]．抜去後は密閉性のあるシールの穿刺部への貼付と，**穿刺孔閉鎖のため一定時間の仰臥位安静が必要です**．

4 静脈ライン内の空気の抜き方

空気よりも下流に三方活栓がある場合は，空気の排出はそこから行えばよいため容易です．

一方，空気より下流に三方活栓がない場合は，血液が逆流しないようカテーテル先端を押さえつつカテーテルハブとラインの接続を外し空気を流すか，ボールペンなどを芯として空気を絞り出すように患者側から巻き付け，ドリップチャンバー部まで空気を押し出します（図3）．

エアフィルターが静脈ラインに組み込まれている場合，そこから空気を排出するのもよいでしょう．

5 診断

1）症状，身体所見

胸内苦悶，咳嗽，胸部圧迫感，胸痛，呼吸苦などがみられます．**頻脈**となり，特徴的な心雑音（**水車音**）を認めることもあります．広範な肺梗塞の場合，**チアノーゼ，呼吸不全，ショック症状**を示します．

また，左心系に流入した場合，冠動脈塞栓の場合は**重度不整脈・心筋虚血・心不全**を，脳塞栓の場合は**麻痺や意識障害**を発症します．

2）検査所見

緊急時の最も鋭敏な検査は**経食道心エコー**です．空気塞栓が**高輝度粒子**として見え，空気の大まかな量から左心系への進展の有無までわかります（図4）．

そのほかの診断の指標（表）は，聴診所見を除きいずれも非特異的なものであり，また異常所見が出るのは病態がかなり進展してからです．

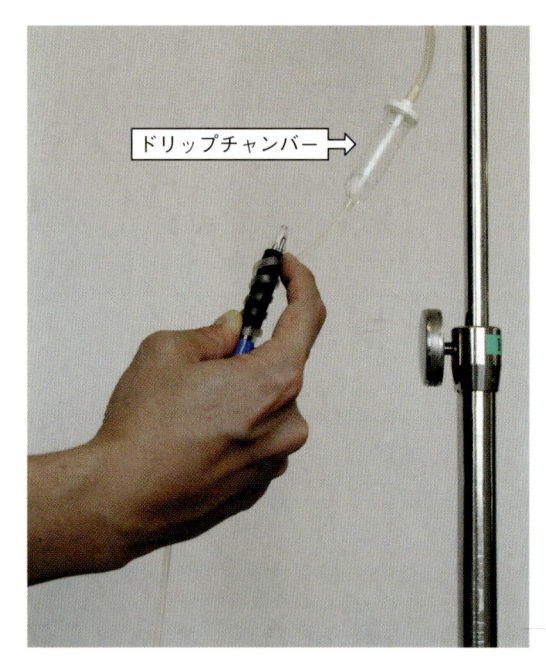

図3 静脈ライン内の空気の抜き方
ボールペンなどを芯として患者側から巻き付けて空気をドリップチャンバーまで絞り出します

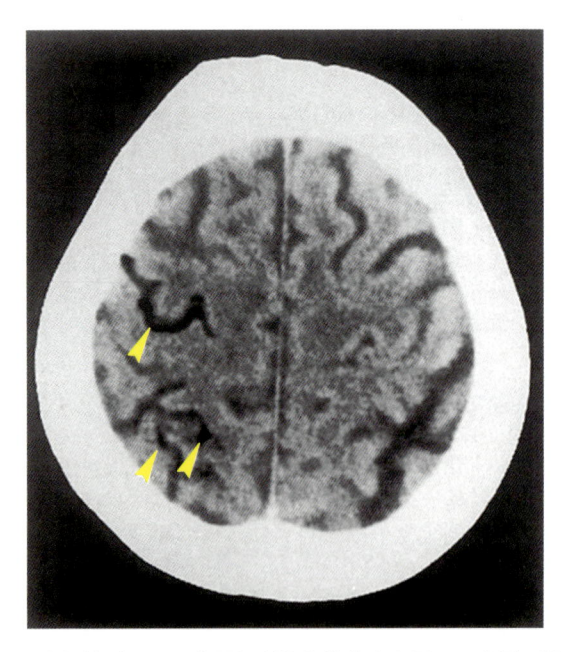

図2 中心静脈ライン自己切断後左片麻痺を呈した症例の頭部CT
矢頭はair densityで，空気塞栓と診断されました（文献6「髙橋俊明 ほか：Photo Report．中心静脈カテーテル切断により脳血管空気塞栓をきたした1例．内科，84（3）：544，1999，南江堂」より許諾を得て改変し転載）

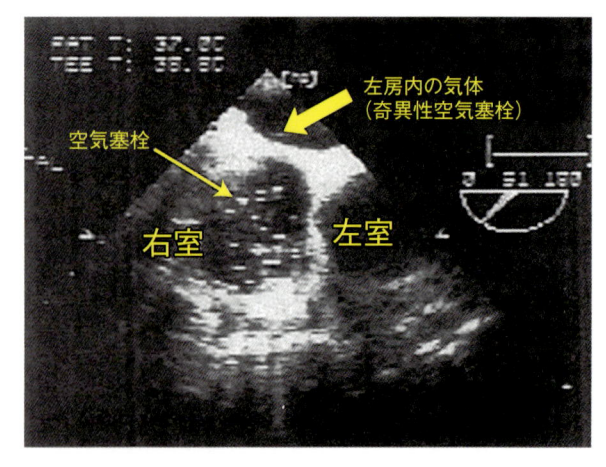

図4 奇異性空気塞栓の経食道心エコー図
冠動脈バイパス術中に右心室を損傷し，その後酸素飽和度低下，血圧低下，呼気二酸化炭素分圧低下をきたした患者さんに施行された経食道心エコーの図です．右心室内のみならず，左心房にも空気が見え，奇異性空気塞栓と診断されました（文献8より転載）

表 空気塞栓診断のためのモニターとその所見

モニター	所見
経食道心エコー（最も鋭敏なモニター）	空気塞栓が高輝度粒子として見える
呼気二酸化炭素分圧（気管挿管患者の場合）	突然の低下，動脈血二酸化炭素分圧との乖離
中心静脈圧	上昇
肺動脈圧	上昇
動脈圧	低下
ドップラー聴診器	ピッチ音の変化
通常の聴診器	水車音，あるいはミル音
動脈血液ガス分析	$PaCO_2$ 上昇，PaO_2 低下
呼吸	自発呼吸下では異常呼吸
心電図	頻脈，ST変化，不整脈
換気血流シンチグラフィー	換気シンチグラフィーと血流グラフィーの乖離

（文献8を参考に作成）

呼吸・循環動態に余裕がある場合は**換気血流シンチグラフィー**を行います．

3）右左シャントの診断

静脈内への空気迷入後，動脈塞栓の症状を呈した場合，右左シャントの局在診断を**コントラストエコー**で行います[3]．

6 治療

まず空気迷入の原因を遮断します．次に体位は**頭側を下げた左側臥位**とします（左下側臥位のトレンデレンブルグ体位）[9]．これは，空気を右心室でトラップし，肺動脈や卵円孔を介して左心系に入らないようにするためです（図5）．

低酸素血症に対し**酸素投与**を行います．状態に応じ**気管挿管・呼吸管理**を行います．PEEP（呼気終末陽圧）は奇異性空気塞栓を助長するため行いません[10]．右房まで達している中心静脈カテーテルが挿入してあれば空気吸引を試みます．

循環状態の悪化に対しては，**カテコラミン投与，体外補助循環**といった循環補助を行います．奇異性空気塞栓による**心筋梗塞を鑑別**し，冠動脈カテーテルによる空気吸引も考慮に入れます[11]．

脳空気塞栓による神経症状に対しては，エダラボン（ラジカット®）投与を含む**脳梗塞に準じた治療**を行い，**高圧酸素療法**も考慮します[12]．

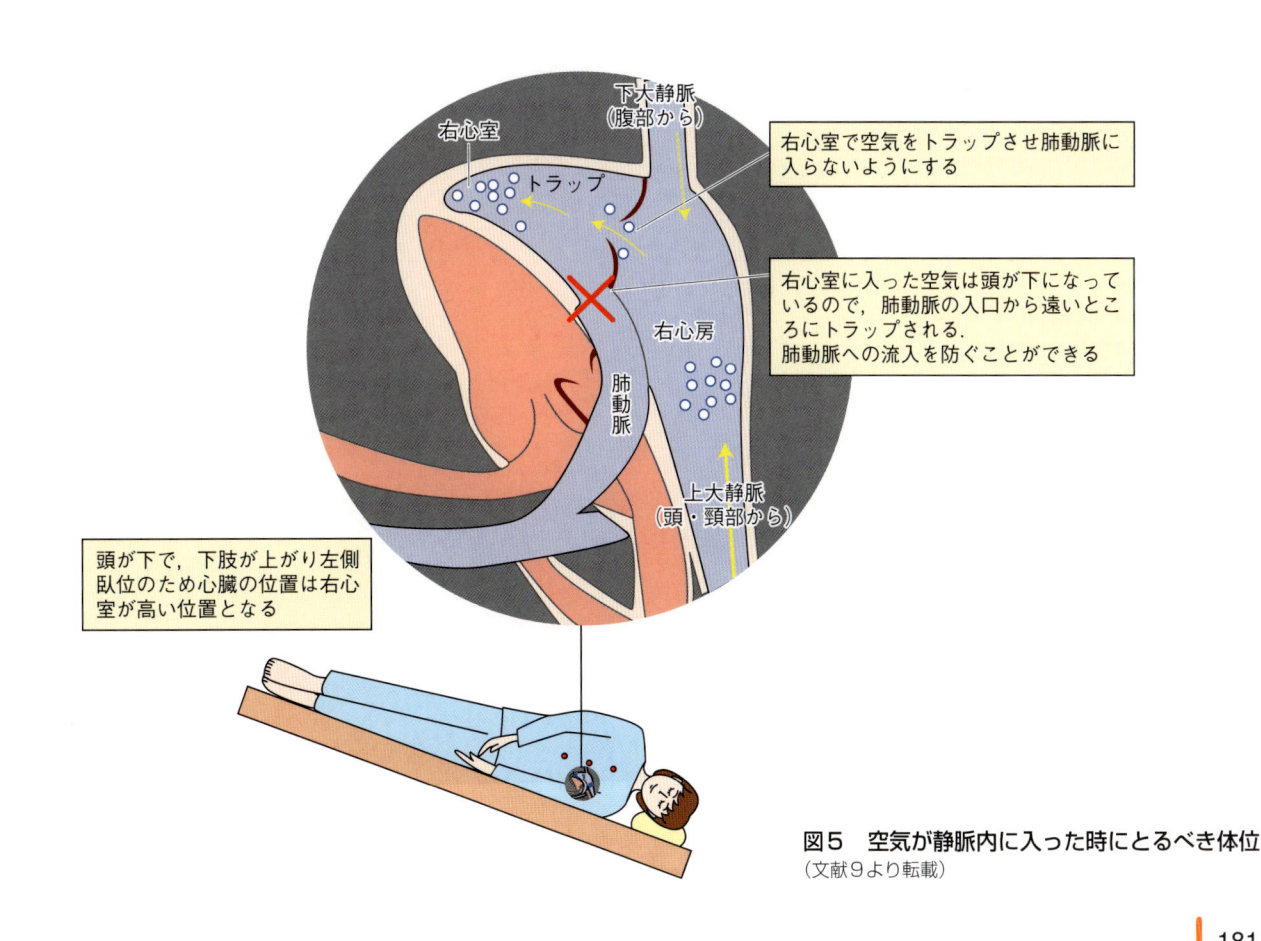

図5 空気が静脈内に入った時にとるべき体位
（文献9より転載）

Column

● 点滴が終わったら空気が入ってしまうか？

　自然滴下で末梢静脈から輸液を行っている際に，点滴が終わりボトルを交換しないと液面がどんどん下がっていき空気が入ってしまいそうになります．

　しかしながらこの状況では空気は血管内に入りません．静脈内圧は陽圧であるため，液面が穿刺点に達する前にライン内の輸液が落下しようとする圧と静脈内圧が平衡状態となるからです．

　点滴で空気が入ってしまう状況は，陽圧をかけて空気を押し込むか，カテーテル先端が胸腔内にあり，吸気時に強い陰圧がかかって空気が吸い込まれてしまうかのいずれかです．

ポイント
1) 輸液・輸血ポンプや体外循環時の空気注入は最も重篤です．必ず気泡アラームを正しい位置に付けて作動させましょう
2) 空気迷入の最も鋭敏な検査は経食道心エコーです
3) 空気迷入時は左下側臥位のトレンデレンブルグ体位にしましょう

注意　中心静脈カテーテル抜去後は安静が必要です

参考文献

1) Lee, S. Y., et al.：Paradoxycal air embolism during hepatic resection. Br J Anesth, 88：136-138, 2002
2) Muth, C. M., et al.：Gas Embolism. N Engl J Med, 342：476-482, 2000
3) 矢坂正弘：脳卒中の超音波診断．医学のあゆみ，212（6）：587-594, 2005
4) 川西智恵美 監修：ギモン解決Q&A 静脈ルートのエア混入，どれだけはいっても大丈夫？不安がる患者さんにどう説明する？Expert Nurse, 20（1）：9-10, 2004
5) Weseley, S. A.：Air Embolism during hemodialysis. Dial Transplant, 2：224, 1972
6) 高橋俊明 ほか：Photo Report．中心静脈カテーテル切断により脳血管空気塞栓をきたした1例．内科，84（3）：544, 1999
7) 山中崇 ほか：CVC自己抜去後，空気塞栓症をきたした一例．Japanese Circulation Journal, 65（Suppl. II）：635, 2001
8) 謝 慶一 ほか：腫瘍塞栓・空気塞栓・脂肪塞栓の病態と周術期管理．OPE Nursing, 18（6）：604-609, 2003
9) 栗原 怜：Q&Aから学ぶ透析技術No.5. p5, キリンビール（株），医薬カンパニー，2003
10) 謝 宗安：手術とガス塞栓．呼吸，22（6）：570-574, 2003
11) 悦田浩邦 ほか：腸管壊死に続発した右冠動脈空気塞栓症の1例．J Cardiol, 43（3）：141-145, 2004
12) 伊東範行：高圧酸素療法の救急・集中治療における適応と実際．LiSA, 9（33），238-242, 2002

4-5 血管内への異物

菅野敬之

> * 空気以外の血管内への異物として，アンプル破片，コアリング，配合変化に伴う凝塊があげられます．配合変化を起こす薬剤は大変多いため，使用経験の浅い薬剤や初めての組み合わせで調剤する場合は事前に調べましょう．

1 アンプル破片

ガラスアンプルの内圧は一般に大気圧より低いため，**アンプルを切開する際にガラス破片や異物が混入してしまう**ことがあります．**アルコール綿でカット部を清拭してからカットし**，不潔なガラス破片や異物が薬液に入らないようにしましょう．

薬液中にガラス破片を認めた場合は，時間をおいて**アンプルの底部に沈降**させた後，吸い込まないように注意しながら薬液をシリンジに吸引します．

2 コアリング[1]

コアリングとは，輸液剤などのバイアル製剤のゴム栓に注射針を穿刺する際に，ゴム栓からゴム片が削り取られ製剤中に浮遊する現象を指します．

バイアル製剤のゴム栓は密閉性が保持できるように圧縮力が加わるよう設計されています．そのため，穿刺した注射針の内腔にゴムがはみ出し，針のヒール部でそのゴムを削り取ってしまいます．これがコアリングの発生原理です（図1）．

ゴム栓面に対し斜めに穿刺する，回転しながら穿刺する，同一箇所に2度以上穿刺する場合にコアリングが発生しやすい（図2）ため，このような刺し方をしないことが必要です（図3）．

プラスチック針（Ⅲ-§4-2「医療者への感染防止」p171）は先端が錐状なため，穿刺でコアリングが生じません（図4）．

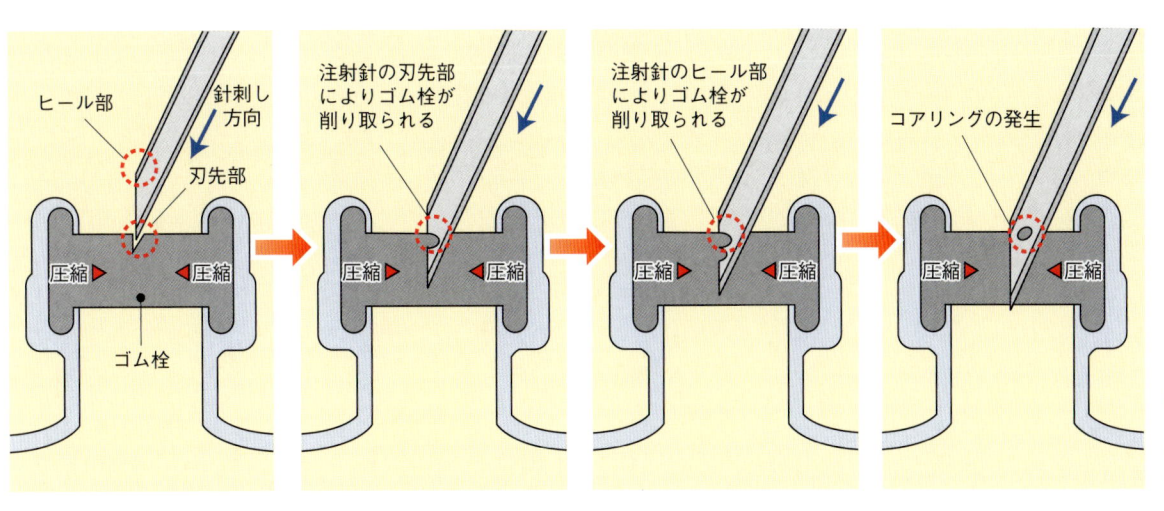

図1 コアリング発生のメカニズム
（文献1より引用）

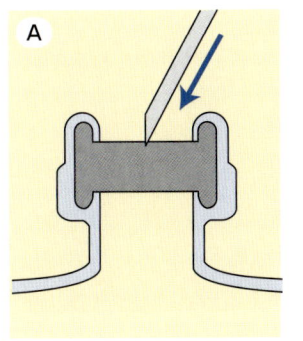

図2 コアリングが発生しやすい穿刺方法
A ゴム栓面に対して斜めに穿刺した場合
B 回転しながら穿刺した場合
C ゴム栓の同一箇所に2度以上穿刺した場合
（文献1より引用）

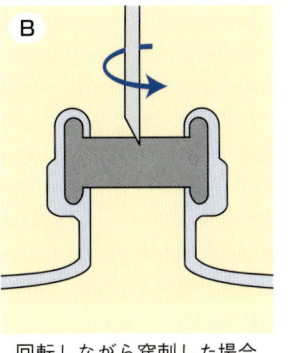

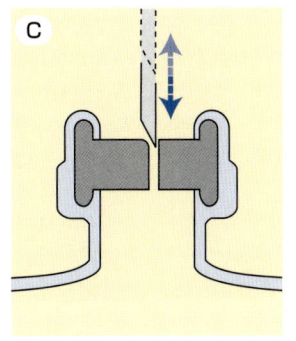

表　混濁・沈殿を生じる配合変化（文献1～4を参考に作成）

配合変化の種類	一般名（商品名）	注意点	薬効
溶解性	バンコマイシン塩酸塩（バンコマイシン®ほか）	pH 7付近で溶解度が35 mg/mLに低下するため，濃度によっては析出する	抗菌薬
	シスプラチン（ブリプラチン®ほか）	2℃以下で結晶が析出する（禁冷所保存）	抗腫瘍薬
	ジアゼパム（セルシン®ほか）	非親水性溶媒が使用されているため，水で希釈すると溶解性が減少し沈殿する	抗不安薬
	フェニトイン（アレビアチン®）		抗痙攣薬
	エトポシド（ラステット®）	100 mgを溶解するのに対し溶媒250 mL以下で沈殿する．非親水性溶媒が使用されているため，水で希釈すると溶解性が減少し経時的に結晶が析出する	抗腫瘍薬
	イミペネム／シラスタチン（チエナム®ほか）	0.5 gを溶解するのに溶媒100 mL以下で沈殿する	抗菌薬
	ドセタキセル（タキソテール®）	エタノールを含有する専用溶解液で溶解後，輸液で希釈．専用溶解液を使用しなくてもよいが，溶解が困難	抗腫瘍薬
pHの変動によらない酸塩基反応	カルシウム製剤（カルチコール®ほか）マグネシウム製剤（コンクライトMg®ほか）	カルシウム・マグネシウムを含む注射剤は，リン酸塩・炭酸塩を含む注射剤と混合すると，リン酸マグネシウム，炭酸カルシウムといった難溶性の塩を生成し沈殿する【要注意！】	電解質補正剤
pHの変動による酸塩基反応	カンレノ酸カリウム（ソルダクトン®ほか）	生理食塩水溶解時のpHは9.0～10.0．pH 8.4～8.9になると白濁する【要注意！輸液に入れると白濁！】	利尿薬
	フロセミド（ラシックス®ほか）	pH 8.6～9.6．酸性薬剤と混合しpH 6.0以下になると白濁または結晶が析出する	利尿薬
	メトクロプラミド（プリンペラン®ほか）	pH 2.5～3.5．pH 8以上になると白濁する	制吐薬
	含糖酸化鉄（フェジン®）	pH 9.0～10.0．pH 4.2以下となると混濁．用時10～20％のブドウ糖注射液で5～10倍にすることと記載されている．複数の輸液製剤で混濁が報告されている【要注意！】	鉄剤
	ブロムヘキシン塩酸塩（ビソルボン®ほか）	pH 2.2～3.2．pH 4.6以上になると白濁する．強力モリアミンSでの白濁が報告されている【要注意！】	去痰薬
	オメプラゾール（オメプラール®）	pH 9.5～11.0．複数の輸液製剤で含量低下を含む配合変化が報告されているため，生理食塩水または5％ブドウ糖注射液以外の溶液との混合を避ける【要注意！】	胃酸分泌抑制薬
	ヒドロコルチゾンコハク酸エステルナトリウム（サクシゾン®，ソル・コーテフ®）	pH 7.0～7.8．酸性側で白沈，アルカリ性側で加水分解する．ソル・コーテフ®でポタコール®，ハルトマンD®，ハイカリック液-1,2号，NC-H®での白濁・結晶析出・白色沈殿，両者でフィジオゾール3号®での結晶析出が報告されている	副腎ホルモン薬
光分解	ダカルバジン（ダカルバジン®）	遮光の必要がある．また，ヘパリン，ヒドロコルチゾンコハク酸エステルナトリウム等の他剤と混合すると結晶析出あるいは外観変化を生じることがある	抗腫瘍薬
	ビタミンA・B_2・B_{12}・Kなど	特にカリウム製剤の一部が黄色着色剤として含有しているビタミンB_2（リボフラビンリン酸エステルナトリウム）は，光に対し不安定で変色沈殿を起こすため遮光が必要	ビタミン剤
塩析・凝析	アムホテリシンB（ファンギゾン®）	難溶性のアムホテリシンBは，溶解補助剤である界面活性剤によりミセルコロイドとなり溶媒中に分散するが，電解質が加わると界面活性剤がミセルを形成できなくなりアムホテリシンBが析出する	抗真菌薬
	微量元素（エレメンミック®）	保護コロイドであるコンドロイチン硫酸ナトリウムと疎水性の鉄・銅コロイドの結合が，総合ビタミン剤や金属イオンとの配合により弱まり，疎水性コロイドが沈殿する	微量元素補充薬
その他	L-システイン含有製剤（アミパレン®，アミノレバン®，キドミン®）	包装を外して長期間保管すると，L-システインが酸化され難溶性のL-シスチンに変化するため白色の結晶が析出する	アミノ酸製剤

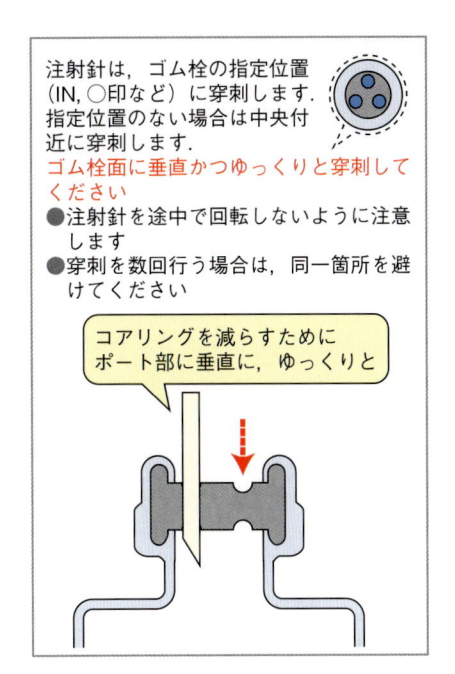

注射針は，ゴム栓の指定位置（IN，○印など）に穿刺します．指定位置のない場合は中央付近に穿刺します．
ゴム栓面に垂直かつゆっくりと穿刺してください
●注射針を途中で回転しないように注意します
●穿刺を数回行う場合は，同一箇所を避けてください

コアリングを減らすためにポート部に垂直に，ゆっくりと

図3　コアリングを少なくする穿刺方法
（文献1より引用）

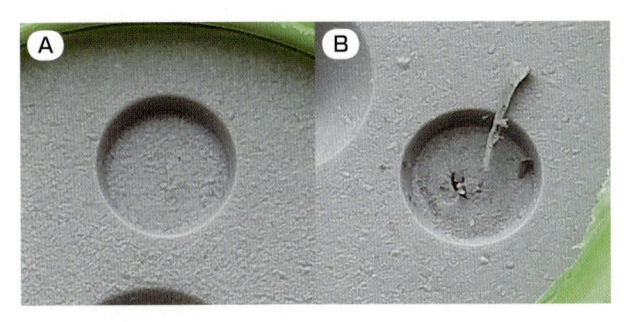

図4　プラスチック針穿刺後（A）と金属針穿刺後（B）のゴム栓部
（画像提供：日本コヴィディエン株式会社）

3　配合変化に伴う凝集[1〜3]

多剤混合による配合変化で凝集を生じることがあります．
個々の薬剤については表を参照してください．沈殿・混濁を生じない配合変化もあり（Ⅲ-§4-9「誤薬と患者の間違い」p207），記載した薬剤以外にも配合変化を生じるものは多数あるため，処方は調べてから行いましょう．

1）pHの変動による酸塩基反応
酸性あるいはアルカリ性に偏った薬剤はそのpHでイオン化し溶解しているため，pHが変動すると塩として析出します．

2）pHの変動によらない酸塩基反応
CaやMgを含む注射薬をリン酸塩や炭酸塩を含む注射剤と配合すると，難溶性の塩を形成し沈殿を生じます．

3）溶解度の減少
温度により溶解度が異なる薬剤は温度が変化すると析出します．また，非親水性溶媒を用いた薬剤は水で希釈すると溶解度が減少し析出します．

4）塩析・凝析
コロイド溶液に電解質が加わると，親水コロイドでは水分子が取り去られ（塩析），疎水コロイドでは反発が中和され（凝析），沈殿します．

ポイント
1）コアリングを少なくするために，ゴム栓指定部をゆっくり垂直に穿刺します
2）配合変化を防止するため，薬剤を混ぜる指示は調べてから出すようにします

注意
pHの偏った薬剤，カルシウム製剤，マグネシウム製剤，ソルダクトン®，フェジン®，オメプラール®，ビソルボン®等を他の薬剤や輸液製剤と混合する場合は要注意！

参考文献
1）「注射薬Q&A―注射・輸液の安全使用と事故防止対策―」（松山賢治，東海林 徹 監修），pp.1-190，じほう，2004
2）高橋英夫：注射・点滴の"やるべきこと""やってはいけないこと"．エキスパートナース，20（13）：50-55，2004
3）依田啓司：配合してはいけない注射薬と輸液薬．臨床看護，28（6）：854-861，2002
4）「表解 注射薬の配合変化（改訂9版）」（菅原 満，監修），pp.1-543，じほう，2005

PART III 応用編　　　　§4　注射・採血のリスクマネジメント

4-6　血管外漏出

菅野敬之

> * 抗腫瘍薬・強アルカリ性薬剤・カテコラミン類の血管外漏出やコンパートメント症候群を見逃すと重篤な結果を招きます．また，ガベキサートメシル酸塩（エフオーワイ®など）は漏出しなくても高濃度投与だけで血管を傷害します．

1　頻度

小児での統計ですが，点滴治療を行った16,380例のうち，輸液漏れは約11％に起き，皮膚潰瘍に至ったものは40例（輸液漏れ症例の内の2.2％，全体の0.24％）でした[1]．

これはあくまで輸液漏れでの話であり，特に「3．抗腫瘍薬の血管外漏出による障害，本頁内」や「4．その他の薬剤の血管外漏出，p187」に示す薬剤の漏出での皮膚傷害はもっと重篤です．

2　血管外漏出の原因

血管外漏出は大きく「血管が破れて漏れる」と「カテーテル周囲から漏れる」の2つに分けられます．

一度穿刺を失敗した，あるいは抜針後の静脈に静脈路を確保すると，血管壁に開いた穴から点滴が漏れる可能性がある（図1 D）ため，**少なくとも穿刺孔をもつ静脈の末梢側で静脈確保を行うのは避けましょう**．また，金属製留置針を使用したり（図1 E），カテーテルの先端が関節可動部にある（図1 F）と，血管を穿破する可能性があります．

一方，血管に損傷はないが漏れてしまう場合もあります．高齢やステロイド投与などで血管が脆弱化している（図1 B）と，穿刺孔のカテーテル周囲から輸液が漏れる可能性があります．また，ポンピングにより血管内圧が上昇したり（図1 C），中枢側の静脈が静脈炎などで硬結していて灌流が悪い場合（図1 G）も同様です．

回路に血管外漏出で傷害を起こす薬液を充填しておくと，穿刺が失敗していた場合確実に傷害が発生する（図1 A）ため，**穿刺直後に接続する回路には生理食塩水等漏出しても問題のない液体を充填しておきましょう**．

3　抗腫瘍薬の血管外漏出による障害

抗腫瘍薬は細胞毒性の強さにより壊死性・炎症性・非壊死性の3種類に分けられます（表1）．特に**壊死性抗腫瘍薬は少量の血管外漏出でも壊死・難治性潰瘍・瘢痕拘縮・筋肉壊死・骨露出といった重篤な結果を招くことがあるため，最も注意を要します**．一般にドキソルビシン（ドキシル®など）やマイトマイシンC（マイトマイシン®）などで強い反応を呈することが知られています（図2）．**刺入後24時間以上経過した末梢静脈ラインは血管外漏出のリスクが高まるため，使用は推奨できません**[3]．また，血管外漏出に関する研究の多くは動物実験をもとに検討されていることや，新薬が次々と開発されていることから，すべての薬剤が分類されているわけではないことには注意が必要です[3]．

なお，抗腫瘍薬投与時に血管外漏出と鑑別を要するもの

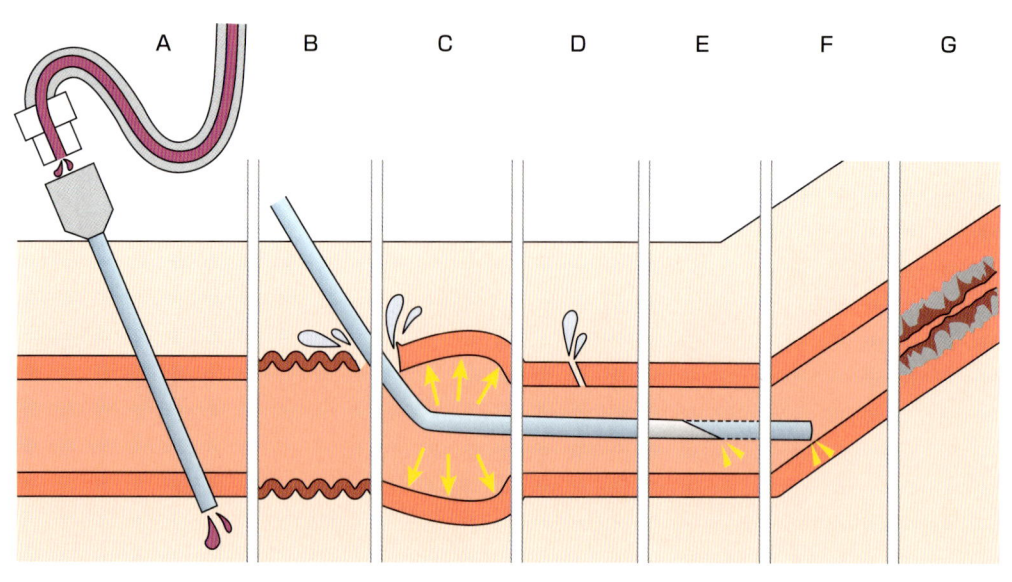

図1　血管外漏出の原因
A）穿刺を失敗しているラインに，漏出で傷害を起こす薬液を充填した回路を接続する
B）ステロイド投与や加齢で血管壁が脆弱化し，カテーテル穿刺部の密閉性を保てないため漏出する
C）ポンピング等により高まった血管内圧が，カテーテル穿刺部の密閉性に打ち勝ってしまい漏出する
D）一度穿刺を失敗した，あるいは抜針後のために存在する血管壁の孔から漏出する
E）金属針を使用しているため，先端で血管壁を傷付け漏出する
F）血管の屈曲部にカテーテル先端があり，血管壁を傷付け漏出する
G）中枢側が静脈炎による内腔狭窄のため灌流が悪く，末梢側の血管内圧が高まり漏出する

として「フレア反応」があげられます．フレア反応とは，抗腫瘍薬の血管内投与で発生する即時型の紅斑や静脈に沿った線状痕のことで，通常治療の有無にかかわらず30分以内に消失します．血管外漏出とは異なるため，痛み・腫脹・潰瘍は起こりません[4]．

4 その他の薬剤の血管外漏出（表2）

1）強アルカリ性薬剤

アルカリ性による細胞毒性が傷害の発生機序です．フェニトイン（アレビアチン®ほか）は浸透圧も高いため注意が必要です．

2）高浸透圧薬

高浸透圧自体による細胞毒性以外に，浮腫の増悪によるコ

表1 血管外漏出時の障害による抗腫瘍薬の分類

壊死性抗腫瘍薬	炎症性抗腫瘍薬	非壊死性抗腫瘍薬
血管外漏出により，壊死・難治性潰瘍・瘢痕拘縮・筋肉壊死・骨露出にまで悪化する可能性がある	血管外漏出により，炎症は起きるが壊死は起こさず治癒すると考えられる	血管外漏出しても炎症も壊死も生じないと考えられる
● シスプラチン（ランダ®など）（0.5 mg/mLの濃度で20 mLを超える量のとき） ● ドキソルビシン（ドキシル®など） ● ダウノルビシン（ダウノマイシン®） ● イダルビシン（イダマイシン®） ● エピルビシン（ファルモルビシン®など） ● ピラルビシン（ピノルビン®など） ● アムルビシン（カルセド®） ● アクチノマイシンD（コスメゲン®） ● マイトマイシンC（マイトマイシン®） ● ミトキサントロン（ノバントロン®） ● ビンブラスチン（エクザール®） ● ビンクリスチン（オンコビン®） ● ビンデシン（フィルデシン®） ● ビノレルビン（ナベルビン®） ● パクリタキセル（タキソール®など） ● ドセタキセル（ワンタキソテール®など）	● シスプラチン（ランダ®など）（0.5 mg/mL以下の濃度のとき） ● シクロホスファミド（エンドキサン®） ● ダカルバジン（商品名同じ） ● エトポシド（ベプシド注など） ● 5-フルオロウラシル（5-FU） ● ゲムシタビン（ジェムザール®など） ● イホスファミド（イホマイド®） ● アクラルビシン（アクラシノン®） ● カルボプラチン（パラプラチン®など） ● ネダプラチン（アクプラ®） ● イリノテカン（トポテシン®など） ● ラニムスチン（サイメリン®） ● ニムスチン（サイメリン®など） ● オキサリプラチン（エルプラット®）	● アスパラギナーゼ（ロイナーゼ®） ● ブレオマイシン（ブレオ®） ● シタラビン（シタラビン®） ● メトトレキサート（メソトレキセート®など） ● ペプロマイシン（ペプレオ®） ● エノシタビン（サンラビン®） ● トラスツズマブ（ハーセプチン®） ● リツキシマブ（リツキサン®）

（文献2～4を参考に作成）

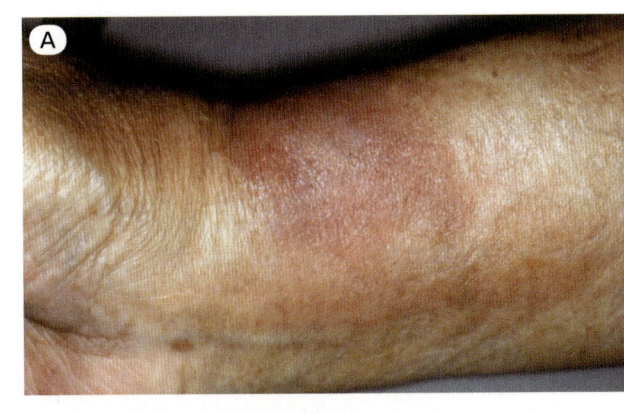

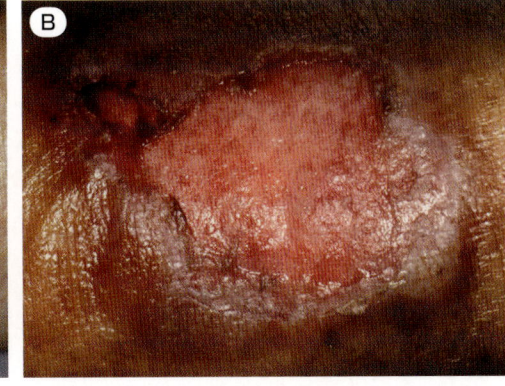

図2 右前腕部ビンデシン漏出例

右前腕部よりルートを確保してビンデシンを投与中，少量漏出が疑われ，ただちに皮膚科を受診しました．受診時には，右前腕部に軽度の紅斑出現がみられました（A）が，疼痛はみられず，患者の希望で経過観察することになりました．2日目再診時には，右前腕部の漏出部に一致して巨大な水疱形成および一部びらん化がみられました（B）．ステロイド局所注射および抗生物質含有軟膏外用療法により約2週間後に上皮化治癒しました（文献2より転載）

表2　抗腫瘍薬以外の血管外漏出障害を起こす薬剤と注意点

発生機序	薬剤名	注意点
1. 強いアルカリ性による細胞毒性（カッコ内の数字はpH）	● フェニトイン（アレビアチン®：約12） ● チアミラール（イソゾール®：10.5～11.5） ● チオペンタール（ラボナール®：10.2～11.2） ● アシクロビル（ゾビラックス®：10.4） ● カンレノ酸カリウム（ソルダクトン®：9～10） ● アミノフィリン（テオフィリン®：8.0～10.0）	● 漏出初期は酸性局所麻酔薬により中和を図るとともに鎮痛を行う ● 薬剤が組織に浸透しやすく，病変が広範囲に及ぶことがある ● 抗腫瘍薬と同様の処置を要する場合もある
2. 細胞内外の浸透圧格差による障害〔カッコ内の数字は生理食塩水に対する浸透圧比〕	● 高張ブドウ糖〔10%：約2，20%：約5，40%：約9，50%：約11〕 ● 10%高張食塩水〔約11〕 ● 重炭酸ナトリウム〔メイロン®：約5～6〕 ● フェニトイン〔アレビアチン®：約11〕 ● 各種高カロリー輸液製剤 ● ガドペンテト酸メグルミン〔マグネビスト®：約7〕 ● 各種電解質補正薬〔カルシウム製剤，カリウム製剤等〕	● ブドウ糖液は濃度が10%を超えると浸透圧不均衡による障害を生じるようになる ● 高浸透圧性輸液製剤は血管外漏出を起こさなくても静脈炎を生じうる
3. 血管収縮薬による組織虚血	● ドパミン（イノバン®注） ● ノルアドレナリン（商品名同じ） ● アドレナリン（ボスミン®注）	● 血管外漏出時は末梢循環改善のため漏出部を温める ● 重症の場合，α遮断薬局注も検討する
4. 漏出液による物理的圧迫	● 種類に関係なく漏出量に依存 ● 輸血の漏出もここに分類される	● 皮下血管網の圧迫過伸展による局所的な皮膚障害，局所的圧迫による神経障害，コンパートメント症候群を起こしうる
5. その他	● ガベキサートメシル酸塩（エフオーワイ®注） ● カルシウム製剤（カルチコール®注ほか） ● 鉄を成分に含む製剤（増血剤，MRI造影剤など） ● ヒドロキシジン（アタラックスP®注） ● ジアゼパム（セルシン®注ほか） ● エスモロール（ブレビロック®注）	● ガベキサートメシル酸塩（エフオーワイ®注）は濃度依存性に血管内皮を傷害するため，末梢静脈投与の場合，濃度を0.2%以下とする ● カルシウム製剤は血管外漏出により石灰沈着・硬結を形成することがある ● 鉄を成分に含む製剤は血管外漏出により色素沈着を起こすことがある

（文献5～7を参考に作成）

ンパートメント症候群（Column●1）発症の恐れがあります．特に造影剤は投与速度が速く量も多いため注意が必要です．

3）血管収縮薬

ドパミン（イノバン®ほか），ノルアドレナリン（商品名同じ），アドレナリン（ボスミン®）など強い血管収縮作用を示す薬剤（カテコラミン）は漏出により組織虚血を起こすため，速効性および確実性の点からも**中心静脈からの投与が原則**です．

4）物理的圧迫

輸液・輸血の漏出時は，圧迫による局所的皮膚傷害・神経傷害以外に**コンパートメント症候群**の発症に注意します．

5）ガベキサートメシル酸塩（エフオーワイ®）

濃度依存性に血管内皮を障害する（図3）ため，**末梢静脈から投与する場合は濃度を0.2%以下**にします．

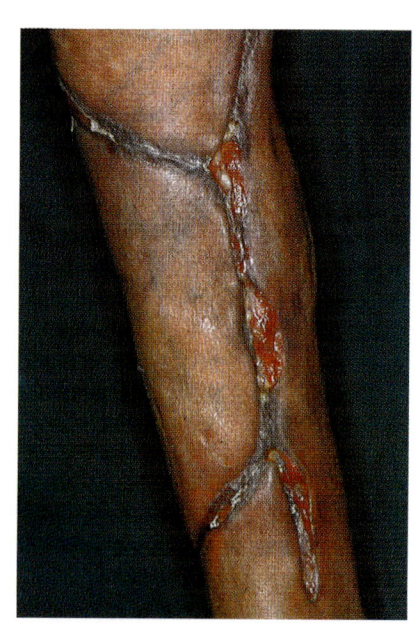

図3　ガベキサートメシル酸塩（エフオーワイ®）による静脈に沿った線状の潰瘍
（文献8より転載）

§4-6 血管外漏出

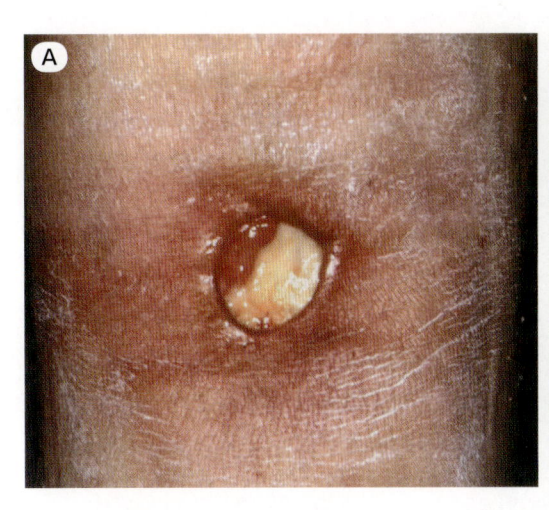

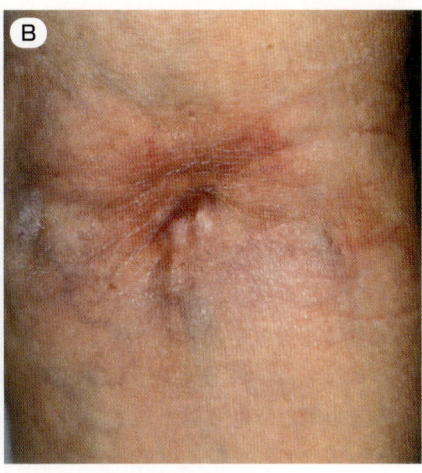

図4 右肘窩部マイトマイシンC漏出例
右肘窩部よりルートを確保してマイトマイシンCを投与中，若干の血管外漏出があったが，軽度の浮腫のみであったため経過観察とされました．翌日になって疼痛，発赤，腫脹がみられ，漸次増悪し，漏出後3日目に皮膚科を受診しましたが，すでに水疱を伴っていました．ただちにステロイド投与，鎮痛薬・抗炎症薬を投与しましたが，やがて中心部壊死となり，約1カ月後に皮膚潰瘍形成となりました（A）．皮膚潰瘍はあらゆる外用治療にも難治性で，約6カ月後に醜形を呈した瘢痕となりました（B）（文献2より転載）

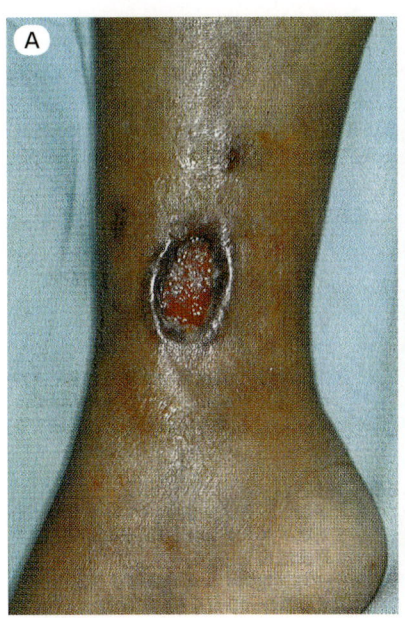

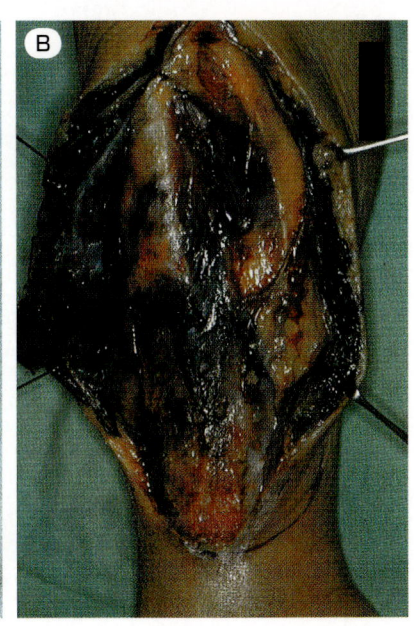

図5 点滴刺入部に生じた難治性皮膚潰瘍
A）フェニトイン（アレビアチン®）とチオペンタール（ラボナール®）の点滴刺入部に生じた難治性皮膚潰瘍
B）同症例の手術時所見．静脈に沿った中枢側皮下の黒色壊死組織
（文献8より転載）

5 診断

症状は穿刺部の疼痛・異常（発赤・腫脹など），滴下の遅さ，薬液注入時の抵抗感です．

起壊死性薬剤の場合，**漏出時には無症状でも数日後皮膚傷害が生じることがあり注意が必要です**．特に外来化学療法では帰宅後少なくとも数日間は投与部位の腫脹（多くの初期症状）・発赤・疼痛の有無を確認し，何らかの異常を認めた場合は担当者にすぐ連絡するよう説明することが必要です（図4）．

組織浸透性の高い薬剤の漏出の場合，組織傷害の範囲が皮膚潰瘍部より広範なこともあり，**深達度判定は重要です**（図5）．

大量漏出の場合，コンパートメント症候群の鑑別が必要です．**受動時の疼痛と皮膚水疱形成が診断のポイントです**．コンパートメント症候群では一般に末期まで末梢動脈拍動は保たれるため，blanch test（爪床を5秒間圧迫し解除した後の色調回復時間が2秒以上なら循環不全）等が正常でも注意が必要です．

6 対処

毒性の強い薬剤は，単剤投与・適切な希釈と投与速度・こまめな観察が必要です．

漏出した場合，まず静脈ラインから可能な限り**薬液を吸引した後に抜針**します．次に氷やアクリノール冷湿布で漏出部を冷罨します（Column●2）．細胞内代謝抑制による壊死進行の予防と疼痛の減弱が目的です．ただし血管収縮薬の場合は血管を拡張させるため温罨します．**腫脹軽減のため患肢挙上を行いますが，コンパートメント症候群の場合は血液灌流を悪化させるため禁忌です**．

壊死性抗腫瘍薬など組織傷害性の強い薬剤の場合は，傷害が明らかになる前から**ステロイド局注**などで積極的に治療します（図6）（Column●3）．

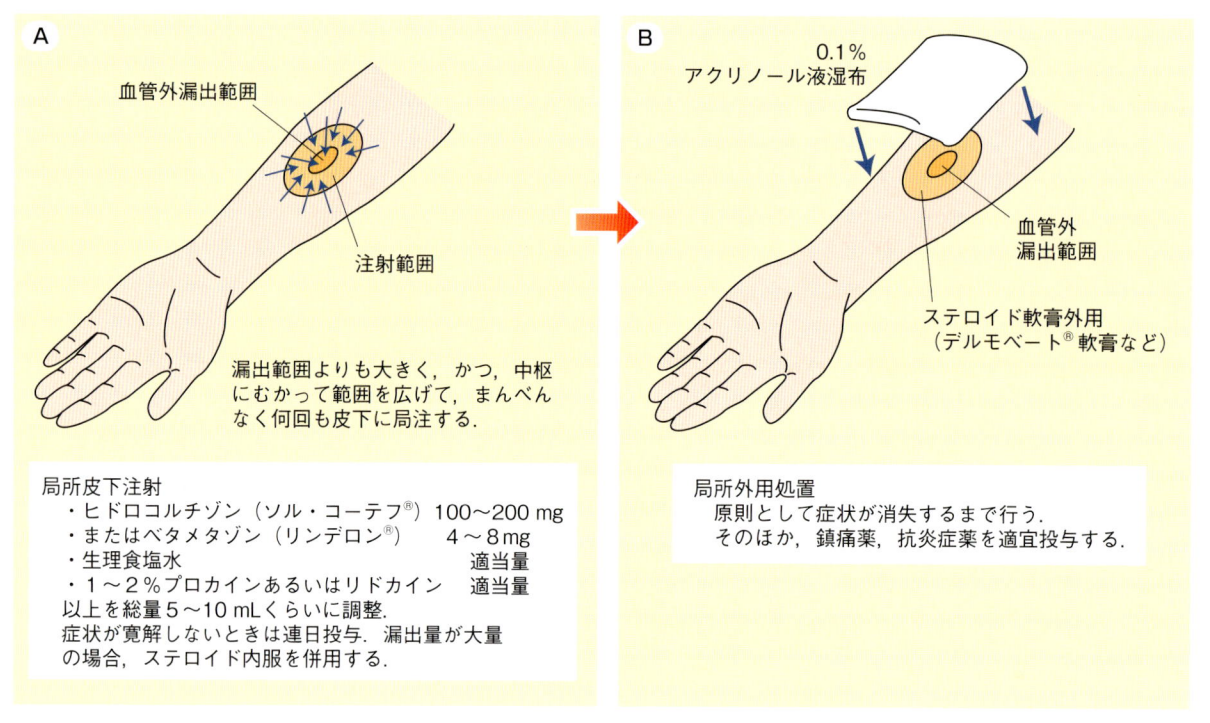

図6 抗腫瘍薬漏出時の対策
（文献2より引用）

A
- 血管外漏出範囲
- 注射範囲
- 漏出範囲よりも大きく，かつ，中枢にむかって範囲を広げて，まんべんなく何回も皮下に局注する．

局所皮下注射
- ヒドロコルチゾン（ソル・コーテフ®）100〜200 mg
- またはベタメタゾン（リンデロン®）　4〜8 mg
- 生理食塩水　適当量
- 1〜2％プロカインあるいはリドカイン　適当量

以上を総量5〜10 mLくらいに調整．
症状が寛解しないときは連日投与．漏出量が大量の場合，ステロイド内服を併用する．

B
- 0.1％アクリノール液湿布
- 血管外漏出範囲
- ステロイド軟膏外用（デルモベート®軟膏など）

局所外用処置
原則として症状が消失するまで行う．
そのほか，鎮痛薬，鎮炎症薬を適宜投与する．

Column

● 1　コンパートメント症候群とは[9]

　コンパートメント（筋区画）症候群とは，骨・骨間膜・筋間中隔・筋膜により区画される閉鎖腔において，浮腫・出血・圧迫などにより区画内の容積が増加し，筋区画内圧上昇のため筋や神経の循環障害をきたす病態です．

　症状は**疼痛・腫脹・水疱形成・知覚過敏あるいは低下・筋力低下**で，他動的な筋の伸展や筋把握で強い疼痛を生じます．一般的に末期まで末梢動脈拍動は消失しません．

　安静・冷却は浮腫の軽減に有用ですが，組織灌流圧維持のため患肢は挙上せず心臓高位で管理します．

　筋区画内圧が30 mmHg以上のときは減張切開を検討します．筋区画内圧はinfusion method（図7）あるいは動脈圧測定用トランスデューサー回路を用いて測定します．

　症例（図8）は造影CT検査中に手背部皮静脈から造影剤が漏出した13歳女児です．検査中は緊張して痛みを訴えられなかったのですが，帰宅後腫脹と疼痛が著しくなったため再来しました．手の腫脹は全周性に及び，手背には水疱形成が認められ，環小指は血流障害のため蒼白でした．緊急減張切開術を施行し，漏出薬剤を圧出しました．3日目に腫脹が軽減したため閉創しました．

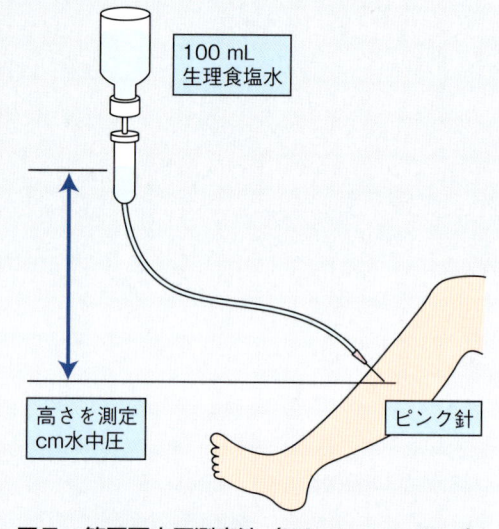

図7　筋区画内圧測定法（infusion method）
点滴回路（100 mLの点滴用生理食塩水で作成）に接続した注射針を測定したい筋区画内に穿刺し，ボトルを徐々に高くして注入が開始される高さを測定します．水銀の比重は13のため，この高さ（cmH$_2$O）を1.3で割るとmmHgに単位変換されます（文献10より引用）

- 100 mL 生理食塩水
- 高さを測定 cm水中圧
- ピンク針

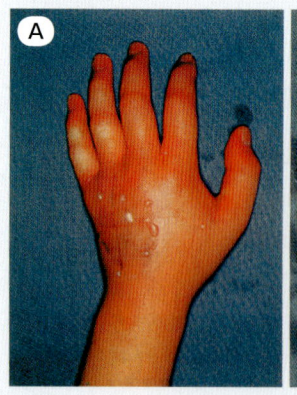

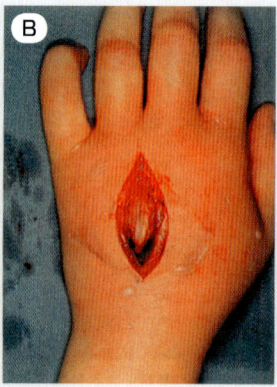

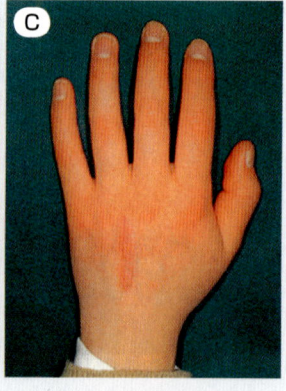

図8　手背部皮静脈から注入した造影剤が漏出した13歳女児

A）造影剤が血管外漏出したため，手指にコンパートメント症候群を生じました．著明な腫脹，環小指の皮膚蒼白，そして手背の水疱形成に注目してください
B）緊急手術で減張切開を行い，漏出薬剤を圧出しました
C）手術から6カ月後です．瘢痕形成を認めますが機能障害はありません

（文献5より転載）

2 ビンカアルカロイド系抗腫瘍薬漏出時は温罨法か？[11]

ビンカアルカロイド系抗腫瘍薬（ビンクリスチン，ビンブラスチン，ビンデシン，ビノレルビン）の血管外漏出時は温罨法が，それ以外の抗腫瘍薬では冷罨法が推奨されることがありますが，それらの記載の根拠となったDorrら[12]の実験法は，マウス背部皮膚を使用した皮内投与であり，臨床現場で実際に漏出する部位（皮下組織）ではありませんでした．
ビンクリスチン（オンコビン®）をラットの皮下組織に投与した研究[13]では，冷罨施行群および罨法未施行群では肉眼的変化が認められなかったのに対し，温罨法施行群では潰瘍が形成されました．このため，ビンカアルカロイド系抗腫瘍薬についてもまずは冷罨法を基本としたケアがよいと考えられますが，今後詳細に検討する必要があります．

3 抗腫瘍薬の血管外漏出時の治療

ステロイド局注の有用性を示す論文が動物実験や症例報告に限られており，結果に一貫性が乏しいことから，ステロイド局注の有用性は明確でないとする意見[3]もありますが，ステロイド局注療法例において従来の難治性皮膚潰瘍に至るケースが全く認められなくなってきたという事実[2]も存在します．ステロイド局注自体の有害性が低く，有用性を否定するエビデンスも存在しないことから，壊死性抗腫瘍薬など組織傷害性の強い薬剤の場合は，傷害が明らかになる前からステロイド局注などで積極的に治療した方がよいでしょう．

抗腫瘍薬の血管外漏出時の治療で議論があるのはステロイドだけではありません．ジメチルスルフォキシド（dimethylsulfoxide：DMSO，国内未承認）は漏出薬剤の吸収促進あるいはフリーラジカルの中和作用が考えられていますが，エビデンス不足のためさらなる検討が必要とされています[14]．前向き研究で有効とされた抗腫瘍薬の血管外漏出時対処薬剤はdexrazoxane（Savene®，国内未承認）のみ[14]です．

ポイント
1) 抗腫瘍薬，強アルカリ性薬剤，血管収縮薬，エフオーワイ®の血管外漏出は重篤となることがあります
2) 高浸透圧薬（特に造影剤）や輸液・輸血の多量の血管外漏出時はコンパートメント症候群の発症に注意しましょう

注意
1) 外来化学療法中の患者には穿刺部の確認の必要性をよく説明しましょう
2) 採血や抜針後の止血は医療者が確認しましょう

参考文献

1) Brown, A. S., et al.：Skin necrosis from extravasation of intravenous fluids in children. Plast Reconstr Surg, 64：145-150, 1979
2) 山本明史：抗がん剤の血管外漏出時の皮膚障害とその対策．臨床腫瘍プラクティス，6（2）：216-225, 2010
3) 矢ヶ崎香：抗がん剤の血管外漏出：対応のポイント．Expert Nurse, 25：12-17, 2009
4) 「がん化学療法・バイオセラピー看護実践ガイドライン」（佐藤禮子 監訳），医学書院，2009
5) 佐武利彦 ほか：輸液漏れ・血管外漏出障害の臨床．Neonatal Care, 春期増刊：61-67, 2003
6) 野本幸子：点滴の問題点；化学的神経損傷による知覚異常には星状神経節ブロック．LiSA, 7：404-407, 2000
7) 菅野敬之：末梢静脈路漏れ．「麻酔科診療プラクティス14 麻酔偶発症・合併症」（岩崎寛 編），文光堂，2004
8) 田村敦志：点滴漏れによる皮膚障害．診断と治療，87（増刊）：289-293, 1999
9) 前川聡一：筋区画内圧測定と減張切開．救急医学，24：1436-1443, 2000
10) 鄭明和：コンパートメント症候群．レジデントノート，11：1296-1300, 2009
11) 武田利明：ケアの根拠を確かめよう 最新研究レビューの要点 ビンカアルカロイド系抗がん剤漏出時は温罨法か？Nursing Today, 21：15, 2006
12) Dorr, R. T., et al.：Vinca alkaloid skin toxicity: antidote and drug disposition studies in the mouse. J Natl Cancer Inst, 74：113-120, 1985
13) 石田陽子 ほか：ビンカアルカロイド系抗がん剤漏出時の罨法の作用に関する実験的研究．日本看護技術学会誌，4：38-41, 2005
14) Wengström, Y., et al.：European Oncology Nursing Society extravasation guidelines. Eur J Oncol Nurs, 12：357-361, 2008

4-7 抗腫瘍薬

菅野敬之

> * すべての抗腫瘍薬で重大な有害事象が発生し得ます．また，一部の抗腫瘍薬は医療者に対しても発がん性や催奇形性を発揮します．患者さんと自分の安全を確保しましょう．

1 抗腫瘍薬の分類

抗腫瘍薬は大きく，細胞障害性抗腫瘍薬，分子標的治療薬，その他の3つに大別されます[1]（表1）．

2 抗腫瘍薬の問題点

細胞障害性抗腫瘍薬は腫瘍細胞だけでなく正常細胞も傷害します．このため，正しく投与してもさまざまな有害事象を発生するのみならず，過量投与により死に至ることもあります．また，**医療者に対して発がん性・催奇形性を発揮するものもあります**（「4．医療者の安全」p196）．

分子標的治療薬は腫瘍細胞に選択的に作用しますが，**時として重篤な有害事象（間質性肺炎・心障害・出血・血栓塞栓症・消化管穿孔など）が出現する**[2]ことに注意が必要です．

薬剤自体の毒性に加えて，投与量計算や投与法が複雑であることにも問題があります．現在の主流である多剤併用療法では，複数の抗腫瘍薬に対しそれぞれ投与量の計算やスケジュール決定をしなければならないため，構造的にミスが生じやすいのです．

病院情報システムを導入することにより，体表面積計算やクレアチニンクリアランスによる投与量の算出だけでなく，いつ何を投与するかという指示も自動化できるため，化学療法における安全性は大きく高まります．

紙ベースでの運用を行っている施設では，化学療法レジメンを一定の書式にまとめ，投与量だけではなく体表面積や投与前チェック項目が一目でわかるようにするといった工夫（図1）が必要です．

表1　抗腫瘍薬の分類（文献1を参考に作成）

細胞障害性抗腫瘍薬	代謝拮抗薬	DNA・RNA合成過程において必須の物質と類似構造をもち，ヌクレオチド形成から核酸合成に至る過程で拮抗的に働く
	アルキル化薬	DNAの構成塩基へのアルキル化により，DNA二本鎖間に架橋を形成し，DNAの複製を阻害する DNAを直接阻害するため，催奇形性や二次発がんの危険性がある
	白金製剤	白金錯体がDNA鎖内・鎖間にて架橋形成し，DNA合成を阻害する DNAに直接作用するため，アルキル化薬と同様に催奇形性や二次発がんの危険性がある
	トポイソメラーゼ阻害薬	細胞分裂時にDNA切断と再結合を行うトポイソメラーゼに結合しDNAの再結合を阻害する
	抗腫瘍性抗生物質	カビを元に作られた抗腫瘍薬で，DNAやRNAに直接作用して複製・合成を阻害する
	微小管阻害薬	植物を原料に作られた抗がん剤で，細胞分裂に重要な働きをする微小管に作用し細胞分裂の進行を阻害する
分子標的治療薬	抗体医薬（モノクローナル抗体） 低分子治療薬	病態との関係が明らかになった遺伝子および遺伝子産物に対し特異的に作用する
その他	ホルモン療法薬	ホルモン依存性に増殖するがん（前立腺がん，乳がん，子宮内膜がんなど）に対して使用される 直接ホルモン受容体に作用するか，視床下部や下垂体に作用して間接的に性ホルモンを抑制する
	生物学的応答調節剤	がん細胞に対して身体が示す免疫作用を強めてがん細胞を破壊する

3 抗腫瘍薬投与に伴う即時型合併症

抗腫瘍薬による有害事象は多岐にわたるため，静注後早期に発生するものに限って記載します．血管外漏出についてはⅢ-§4-6「血管外漏出」p186を参照してください．

1）過敏症

感作した抗原に対する免疫学的反応あるいは外来物質の直接刺激により肥満細胞や好塩基球からケミカルメディエーターが放出され，血管の拡張および透過性亢進（＝蕁麻疹，浮腫，喉頭浮腫による**窒息**，**血圧低下**）・末梢気道収縮（＝

（癌－様式3）
ID 0123456789

名前　ヤマダ　ハナコ
生年月日　S.20.1.1.

がん化学治療実施計画書（婦人科）
〈monthly ＴＪ療法(Paclitaxel＋Carboplatin)〉

患者氏名　山田　花子　　　病棟　15-1
指示医サイン　鈴木　　　確認医サイン　田中

《プロトコール》対象がん種：卵巣がん

抗腫瘍薬名（一般名）	1日投与量	投与日（day 1等）	投与方法（開始時間，点滴時間）
①タキソール（paclitaxel）	175 mg/m²	Day 1	【点滴静注】開始時間：11時　点滴時間：180分
②パラプラチン（carboplatin）	（Ccr+25）×AUC mg（AUC：4.5～5.5）	Day 1	【点滴静注】開始時間：14時　点滴時間：120分

【投与開始時チェック項目】
- □タキソールは原則JMSニトログリセリン用輸液セット（輸液フィルター，三方活栓付き）ルート（塩化ビニルフリー）を使用して投与する
- □タキソール投与開始30分前までにレスタミン，デカドロン，ザンタック（ガスター）の投与を終了
- □投与前の血液検査で原則白血球数4,000以上，好中球数2,000以上である
- □前回投与より**3週間以上**が経過している

《実際の投与計画》　初回　・　(前回投与日)　(7 月 7 日)

身長　160 cm，体重　50 kg，体表面積（BSA　1.5 m²，Ccr　75 mL/min

投与薬剤・計算上の投与量	投与日・実際の投与量　Day 1　7/28
①タキソール（paclitaxel）　/5％TZ 500 mL　BSA　1.5　×175mg/m²＝（ 262.5 ）mg	260 mg
②パラプラチン（carboplatin）　/5％TZ 500 mL　（AUC：4.5～5.5）　（Ccr　75　+25）×AUC　5　＝（ 500 ）mg	500 mg
薬剤部　処方監査印	

《抗腫瘍薬前日混注の可否》どちらかに○をして下さい　*原則は前日混注
(前日混注可)　前日混注不可（理由：　　　　　　　　　）

《薬剤部での混合調剤・輸送時間》
投与中止・変更の連絡やその他運用に関することは平日8：45～17：15の間にMPS7089又は内線2424にお願いします
抗腫瘍薬の混注開始時間・運送時間は以下の通りです（休日翌日開始分は別途連絡）
*薬剤部で混合調剤する抗腫瘍薬は，施用日に蛍光ペンでラインが入っています．

抗腫瘍薬名	パラプラチン	タキソール		
混注開始時間	前日15時	前日15時		
病棟搬送時間	前日16時30分	前日16時30分		

*この実施計画書は必ずがん化学療法終了まで指示簿にはさみ保管してください．終了後はカルテに保管
薬剤部整理番号：婦－monthlyＴＪ療法　　実施計画書確認薬剤師氏名　薬剤　史郎　印

図1　抗腫瘍薬投与計画書の例（文献3を参考に作成）

気管支喘息と同様の病態）・冠動脈攣縮（＝心筋梗塞，致死性不整脈，**心原性ショック**）・腸管運動亢進（＝腹痛，嘔吐，下痢，排便感）などが発生する病態です．アレルギー反応とも呼ばれ，重篤なものはアナフィラキシーショックと称します．即時反応の場合投与30分以内に発症し，循環虚脱と気道閉塞・狭窄が主たる死因となります．

過敏症を起こす可能性のある薬剤（表2）のうち，パクリタキセル（タキソール®）は溶媒（ヒマシ油）に対するアナフィラキシー様反応予防のため前投薬が必要です（表3）．

2）インフュージョンリアクション[4]

分子標的薬投与後24時間以内に現れる有害反応のことで，多くの場合，過敏症に類似した症状が認められます（表4）．**症状は通常軽微～中等度ですが，アナフィラキシー様症状・肺障害・心障害などの重篤な症状が出現し死に至った症例も報告されています．**発現機序は明らかではありませんが，モノクローナル抗体が標的細胞に結合し，抗体依存性細胞障害反応を起こす過程のなかで，産生・放出されたサイトカインなどが炎症やアレルギー反応を起こすためではないかと推測されています．

症状が軽度～中等度の場合は投与速度を緩めるか中断し，症状が回復するまで観察を行い，必要に応じて解熱鎮痛薬や抗ヒスタミン薬を投与し，回復後は投与速度を遅くして再投与するか延期します．症状が重度の場合，直ちに投与を中止し，アナフィラキシーショックと同様の対処をし，再投与に関しては十分な検討を行います．

3）腫瘍崩壊症候群[7]

自然経過あるいは抗腫瘍療法により腫瘍細胞の急速な崩壊が起こる結果，高尿酸血症・高カリウム血症・高リン血症に続発する低カルシウム血症をきたし，**急性腎不全・心室性不整脈・痙攣を起こし死に至る可能性もある病態**です．要因として，高い細胞増殖能や治療感受性・治療前腎予備能の低下・LDHや尿酸高値・巨大腫瘤形成や骨髄浸潤例などの高腫瘍容量などがあげられており，血液腫瘍が90％を占めます[8]．予防と治療には厳格な輸液管理，尿アルカリ化，アシドーシス・電解質の是正，尿酸産生抑制と排泄促進，初回治療の減量などが重要です．ラスブリカーゼ（ラスリテック®）は尿酸を水溶性のアラントインに変換し尿中へ排出させ高尿酸血症をすみやかに改善するため，腎不全の進行を抑止し得ます．尿量が確保できない・電解質異常が改善しない場合にはすみやかに透析の導入を検討します[9]．

4）嘔気・嘔吐

急性期嘔吐（抗腫瘍薬投与開始後から24時間以内に発症），遅発性嘔吐（投与後1～2日から始まり，2～5日継続），予測性嘔吐（前回投与時の不快な記憶・嫌悪感から起き，投与1日前くらいから発症）に分けられます[5]．

抗腫瘍薬別嘔吐リスク（表5）から予防法（表6）を決定し，NK1アンタゴニスト・5HT₃アンタゴニスト・コルチコステロイドを必要に応じて投与します[10]．従来使用されてきたメトクロプラミド（プリンペラン®など），ブチルフェノン系薬剤（セレネース®など），フェノチアジン系薬剤（コントミン®など）等は治療効果が低いため，第一選択とするのは不適切です[11]．

予測性嘔吐は心因的要素が強く制吐薬は無効なため抗ヒスタミン薬やロラゼパムなどを投与しますが，初回の化学療法時に嘔吐をしっかり予防することがより重要です．

表2 高頻度で過敏症状を起こしやすい抗腫瘍薬（文献4を参考に作成）

分類	一般名（商品名）	発現頻度
タキサン系	パクリタキセル（タキソール®など）	20～60%（重篤なものは1%前後）
タキサン系	ドセタキセル（ワンタキソテール®など）	パクリタキセルに比べ頻度が低い
白金製剤	シスプラチン（ランダ®など）	1～20%
白金製剤	カルボプラチン（パラプラチン®など）	6～8%
代謝拮抗薬	メトトレキサート（メソトレキセート®など）	大量療法で約20%
代謝拮抗薬	シタラビン（キロサイド®など）	約30%
抗腫瘍性抗生物質	ブレオマイシン（ブレオ®など）	比較的高頻度（重篤なものは1～8%）
その他	アスパラギナーゼ（ロイナーゼ®）	数%～43%

表3 パクリタキセル（タキソール®）に対する前投薬（文献5を参考に作成）

デキサメタゾン（デカドロン®注ほか）	パクリタキセル投与の約12～14時間前と約6～7時間前に20 mgずつ静脈投与する （パクリタキセル投与の約30分前に20 mg静脈投与する）※1
ジフェンヒドラミン※2（トラベルミン®錠ほか）	パクリタキセル投与の約30分前に50 mgを経口投与する
ラニチジン（ザンタック®注ほか）	パクリタキセル投与の約30分前に50 mgを静脈内投与する

※1 （ ）は短時間での前投与の方法（short premedication）
※2 緑内障患者には禁忌のため，代替として抗コリン作用の少ない抗ヒスタミン薬を選択します

表4 過敏症とインフュージョンリアクションの比較（文献6を参考に作成）

	過敏症	インフュージョンリアクション
同義語（CTCAE v4.0※）	アレルギー反応，アナフィラキシー	サイトカイン放出症候群
機序	免疫学的機序	詳細不明．サイトカインの放出？
発症時期	即時反応：30分以内に発症 同系統薬剤の複数回投与後に発症することがある． 遅発反応：数日後に発症することもあり	薬剤投与後24時間以内，特に投与後2時間以内に多い．ただし24時間以降，2回目以降の投与で初回発症することもある
症状	潮紅，発熱，瘙痒，蕁麻疹，皮疹，気管支痙攣，血管浮腫，アナフィラキシー	軽症～中等症：発熱，悪寒，嘔気，嘔吐，頭痛，咳，めまい，発疹，くしゃみなど 重症：アナフィラキシー様症状，肺障害，呼吸困難，低酸素症，気管支痙攣，肺炎（間質性肺炎，アレルギー性肺炎など），心障害，低血圧，頻脈，顔面浮腫，血管浮腫，心筋梗塞，心室細動，心原性ショックなど
注意すべき薬剤	表2参照 ただし，すべての薬剤で生じうる	・リツキシマブ（リツキサン®） ・セツキシマブ（アービタックス®） ・トラスツズマブ（ハーセプチン®） ・ゲムツズマブ オゾガマイシン（マイロターグ®） ・ベバシズマブ（アバスチン®）
再投与の可否	原則不可．ただし症状が軽度である場合，リスク・ベネフィットを考慮して再開を検討してもよい	再投与可能なものが多いが，症状の程度により再投与不可となる

※：米国国立がん研究所のがん治療評価プログラムが2009年5月に発表した「有害事象共通用語規準 第4.0版（Common Terminology Criteria for Adverse Events version 4.0)」の略

表5 抗腫瘍薬の経静脈投与時の嘔吐リスク（文献10を参考に作成）

制吐薬未投与時の嘔吐発症率	高度（>90％）	中等度（30～90％）	軽度（10～30％）	最小（<10％）
抗腫瘍薬	・Carmustine（国内未承認） ・シスプラチン（ランダ®など） ・シクロホスファミド（エンドキサン®）≧1,500 mg/m² ・ダカルバジン（商品名同じ） ・アクチノマイシンD（コスメゲン®） ・Mechlorethamine（国内未承認） ・Streptozotocin（国内未承認）	・アザシチジン（ビダーザ®） ・Alemtuzumab（国内未承認） ・Bendamustine（国内未承認） ・カルボプラチン（パラプラチン®など） ・Clofarabine（国内未承認） ・シクロホスファミド（エンドキサン®）<1,500 mg/m² ・シタラビン（キロサイド®など）>1,000 mg/m² ・ダウノルビシン（ダウノマイシン®）※ ・ドキソルビシン（アドリアシン®など）※ ・エピルビシン（ファルモルビシン®など）※ ・イダルビシン（イダマイシン®）※ ・イホスファミド（イホマイド®） ・イリノテカン（カンプト®など） ・オキサリプラチン（エルプラット®）	・フルオロウラシル（5-FUなど） ・ボルテゾミブ（ベルケイド®） ・Cabazitaxel（国内未承認） ・Catumaxomab（国内未承認） ・シタラビン（キロサイド®など）≦1,000 mg/m² ・ドセタキセル（ワンタキソテール®など） ・ドキソルビシン塩酸塩 リポソーム注射剤（ドキシル®） ・エトポシド（ベプシド®など） ・ゲムシタビン（ジェムザール®など） ・Ixabepilone（国内未承認） ・メトトレキサート（メソトレキセート®） ・マイトマイシン（商品名同じ） ・ミトキサントロン（ノバントロン®） ・パクリタキセル（タキソール®など） ・パニツムマブ（ベクティビックス®） ・ペメトレキセド（アリムタ®） ・テムシロリムス（トーリセル®） ・トポテカン（ハイカムチン®） ・トラスツズマブ（ハーセプチン®）	・2-chlorodeoxyadenosine（国内未承認） ・ベバシズマブ（アバスチン®） ・ブレオマイシン（ブレオ®） ・ブスルファン（ブスルフェクス®） ・セツキシマブ（アービタックス®） ・フルダラビン（フルダラ®） ・Pralatrexate（国内未承認） ・リツキシマブ（リツキサン®） ・ビンブラスチン（エクザール®） ・ビンクリスチン（オンコビン®） ・ビノレルビン（ナベルビン®など）
予防法	表6参照	表6参照	表6参照	制吐薬をルーチン投与するべきではない注3

注1：本リストは完全なものではありません．
注2：※がついた薬剤をシクロホスファミドと併用した際には高度リスク群として扱います．
注3：個々の患者，特に以前の治療で嘔吐のコントロールがうまくいかなかった患者では制吐薬の前治療が必要です．デキサメタゾン（デカドロン®）8 mg単回投与，あるいはメトクロプラミド（プリンペラン®など）・フェノチアジン系薬剤（ピレチア®）が一般的です．

表6 嘔吐リスク別の制吐薬レジメンとスケジュール (文献10より引用)

リスク分類	薬剤分類	薬剤名	化学療法施行日の投与量	2日目の投与量	3日目の投与量	4日目の投与量
高度	NK1アンタゴニスト	アプレピタント[※1]（イメンドカプセル®）	125 mg内服	80 mg内服	80 mg内服	
		ホスアプレピタント（プロイメンド®）	150 mg静注			
	5HT₃アンタゴニスト	グラニセトロン（カイトリル®など）	内服：2 mg 静注：0.04 mg/kg[※2]			
		オンダンセトロン（ゾフラン®など）	内服：4 mg[※3] 静注：4〜8 mg[※4]			
		パロノセトロン（アロキシ®）	0.75 mg静注[※5]			
		トロピセトロン（ナボバン®）	5 mg内服[※6]			
	コルチコステロイド	デキサメタゾン（デカドロン®）アプレピタント使用時	12 mg内服あるいは静注	8 mg内服あるいは静注	8 mg内服あるいは静注	(8 mg内服あるいは静注)
		デキサメタゾン（デカドロン®）アプレピタント不使用時	20 mg内服あるいは静注	16 mg内服あるいは静注	16 mg内服あるいは静注	16 mg内服あるいは静注
中等度	5HT₃アンタゴニスト	パロノセトロン（アロキシ®）	0.75 mg静注[※5]			
	コルチコステロイド	デキサメタゾン（デカドロン®）	12 mg内服あるいは静注	8 mg内服あるいは静注	8 mg内服あるいは静注	
軽度	コルチコステロイド	デキサメタゾン（デカドロン®）	8mg内服あるいは静注			

　化学療法を複数日に渡って施行される患者では，レジメンに含まれる抗腫瘍薬の嘔吐リスクを第一に決定しなければいけません．化学療法中およびその後2日間は最大治療量を毎日投与されるべきです．
　原文では「セロトニンアンタゴニストの連日投与のかわりに，効果が数日間持続するグラニセトロン経皮パッチが使用可能」としていますが，本邦では2011年12月現在グラニセトロン経皮パッチは臨床試験段階です．

※1：国内での用法は「抗悪性腫瘍薬の投与1時間〜1時間30分前に投与し，2日目以降は午前中に投与」です．
※2：原文では1 mg or 0.01 mg/kgですが，国内の用量で記載しました．
※3：原文では8 mg2回内服ですが，国内の用量で記載しました．なお，国内での用法は「効果不十分な場合には，同用量の注射液を投与」です．
※4：原文では8 mg or 0.15 mg/kgですが，国内での用量で記載しました．
※5：原文では0.50 mg内服あるいは0.25 mg静注ですが，国内での用法・用量で記載しました．
※6：原文では5 mg内服あるいは5 mg静注ですが，国内の用法・用量で記載しました．なお，国内での用法は「抗悪性腫瘍薬を投与する場合，その1〜2時間前に投与」です．

4　医療者の安全

　抗腫瘍薬の職業的被曝による**皮膚障害・眼球障害**，**針刺しによる軟部組織の壊死・蜂窩織炎**が報告されている[12]のみならず，**先天性奇形**[13]，**不妊**[14]，**流死産**[15]が有意に増加します．
　また，シクロホスファミドはアスベストと同等の発がん性があり[16]，かつ23℃で気化する[17]ため，取り扱いに慎重を期す必要があります．発がん性や催奇形性が報告されている抗腫瘍薬はほかにも多数存在します（表7）．さらに，抗腫瘍薬の新品バイアルの外側に抗腫瘍薬が付着していることもあります[19, 20]．

　以上のことから，抗腫瘍薬の調整・投与・排泄物を含む廃棄物の取り扱いには下記のような対処が必要です．

1）薬剤の準備

　薬剤の無菌性と調整者の安全性を保つため，下記環境下での薬剤師による調整が推奨されています[18]．
　看護師や医師が病棟で調剤している施設では，少なくとも**マスク・ゴーグル・手袋を装着し，人通りが少なく風通しのよい場所で飛散させないように調整**しましょう．

・服装

　図2のような**個人防護具**（personal protective equipment：PPE）を着用します．

表7 抗がん剤取り扱い危険度分類 (文献18を参考に作成)

危険度 I

判定基準	①毒薬指定となっているもの ②ヒトで催奇形性または発がん性が報告されているもの ③ヒトで催奇形性または発がん性が疑われるもの 上記いずれかに該当するもの

・イホスファミド(イホマイド®)	・テガフール・ウラシル(ユーエフティ®)	・ドセタキセル(タキソテール®)
・シクロホスファミド(エンドキサン®)	・テガフール・ギメラシル・オテラシルK	・パクリタキセル(タキソール®)
・ブスルファン(ブスルフェクス®)	(ティーエスワン®)	・ビノレルビン(ナベルビン®)
・メルファラン(アルケラン®)	・ヒドロキシカルバミド(ハイドレア®)	・ビンクリスチン(オンコビン®)
・ニムスチン(ニドラン®)	・フルダラビンリン(フルダラ®)	・ビンデシン(フィルデシン®)
・ラニムスチン(サイメリン®)	・イダルビシン(イダマイシン®)	・ビンブラスチン(エクザール®)
・ダカルバジン(商品名同じ)	・エピルビシン(ファルモルビシン®)	・ゲムツズマブ オゾカマイシン
・テモゾロミド(テモダール®)	・ダウノルビシン(ダウノマイシン®)	(マイロターグ®)
・プロカルバジン(商品名同じ)	・ドキソルビシン(アドリアシン®)	・ソラフェニブ(スーテント®)
・エノシタビン(サンラビン®)	・ピラルビシン(テラルビシン®)	・ボルテゾミブ(ベルケイド®)
・カルモフール(ミフロール®)	・ミトキサントロン(ノバントロン®)	・レトロゾール(フェマーラ®)
・テガフール(フトラフール®)	・アクチノマイシンD(コスメゲン®)	・タモキシフェン(ノルバデックス®)
・ドキシフルリジン(フルツロン®)	・マイトマイシンC(マイトマイシン®)	・トレミフェン(フェアストン®)
・フルオロウラシル(5-FU)	・ソブゾキサン(ペラゾリン®)	・エストラムスチン(エストラサイト®)
・メルカプトプリン(ロイケリン®)	・オキサリプラチン(エルプラット®)	・メドロキシプロゲステロン(ヒスロンH®)
・メトトレキサート(メソトレキセート®)	・カルボプラチン(パラプラチン®)	・イブリツモマブ チウキセタン(ゼヴァリン®)
・クラドリビン(ロイスタチン®)	・シスプラチン(ランダ®)	・三酸化ヒ素(トリセノックス®)
・シタラビン(キロサイド®)	・ネダプラチン(アクプラ®)	・メピチオスタン(チオデロン®)

危険度 II

判定基準	①動物実験において催奇形性, 胎児毒性または発がん性が報告されているもの ②動物において変異原性(in vivo あるいは in vitro)が報告されているもの 上記いずれかに該当し, Iに該当しないもの

・カペシタビン(ゼローダ®)	・ペプロマイシン(ペプレオ®)	・ゴセレリン(ゾラデックス®)
・ゲムシタビン(ジェムザール®)	・イリノテカン(カンプト®)	・リュープロレリン(リュープリン®)
・ネララビン(アラノンジー®)	・エトポシド(ベプシド®)	・L-アスパラギナーゼ(ロイナーゼ®)
・ペメトレキセド(アリムタ®)	・ノギテカン(ハイカムチン®)	・タミバロテン(アムノレイク®)
・シタラビンオクホスファート(スタラシド®)	・ベバシズマブ(アバスチン®)	・トレチノイン(ベサノイド®)
・アムルビシン(カルセド®)	・イマチニブ(グリベック®)	・ペントスタチン(コホリン®)
・ジノスタチンスチマラマー(スマンクス®)	・スニチニブ(スーテント®)	
・ブレオマイシン(ブレオ®)	・ビカルタミド(カソデックス®)	

危険度 III

判定基準	変異原性, 催奇形性, 胎児毒性または発がん性が極めて低いか, 認められていないもの

・アクラルビシン(アクラシノン®)	・アナストロゾール(アリミデックス®)	・ウベニメクス(ベスタチン®)
・セツキシマブ(アービタックス®)	・フルタミド(オダイン®)	・かわらたけ多糖体製剤(クレスチン®)
・トラスツズマブ(ハーセプチン®)	・タラポルフィリンNa(レザフィリン®)	・シゾフィラン(ソニフィラン®)
・エルロチニブ(タルセバ®)	・ポルフィマーNa(フォトフリン®)	・溶連菌抽出物(ピシバニール®)
・ゲフィチニブ(イレッサ®)	・アセグラトン(グルカロン®)	・レンチナン(商品名同じ)

危険度 IV

判定基準	変異原性試験, 催奇形性試験または発がん性試験が実施されていないか, 結果が示されていないもの

・リツキシマブ(リツキサン®)	・エキセメスタン(アロマシン®)	・乾燥BCG(イムシスト® など)	・ミトタン(オペプリム®)

・調整環境
安全キャビネット（屋外排気型のクラスⅡA2以上）内で作業します（図3）.
・器具
閉鎖式薬物混合システム（図4）を使用することで，調整時のエアロゾル発生を防止できます.

閉鎖式薬物混合システムを使用しない場合は，器具外れや陽圧による飛散を防ぐため，ルアーロック式シリンジを使用し陰圧調製（図5）を行います.

2）薬剤の投与
抗腫瘍薬の噴出やエアロゾルによる被爆を防ぐため，図6のようなPPEを装着し，**点滴接続時・交換時は自分の目線より低い位置で水平にしてから行います**[21].　薬剤部で抗腫瘍薬を調剤・プライミングし，閉鎖式薬物混合システム（図4）を用いて患者の静脈ラインに接続することにより，薬液の飛散を防止できます.

3）排泄物の処理
患者の尿や便には抗腫瘍薬の未変化体が少量ながら含まれているため，毒性があると考えて取り扱う必要があります.　薬剤によっては7日間にわたって排出される[23]ため，抗腫瘍薬投与後に患者の排泄物を取り扱う際には，最低48時間はPPEを使用し作業に当たることが必要です[21].

4）廃棄物処理[21]
清掃業者・廃棄物業者への汚染を防ぐため，抗腫瘍薬が付着したもの（残薬・投与に使用した器具・個人防護具・排泄物を含む患者体液および体液で汚染された物品）はすべて**耐貫通性廃棄容器に密閉し，感染性産業廃棄物**（Ⅰ-§4-4内 Column，p33）として廃棄します.

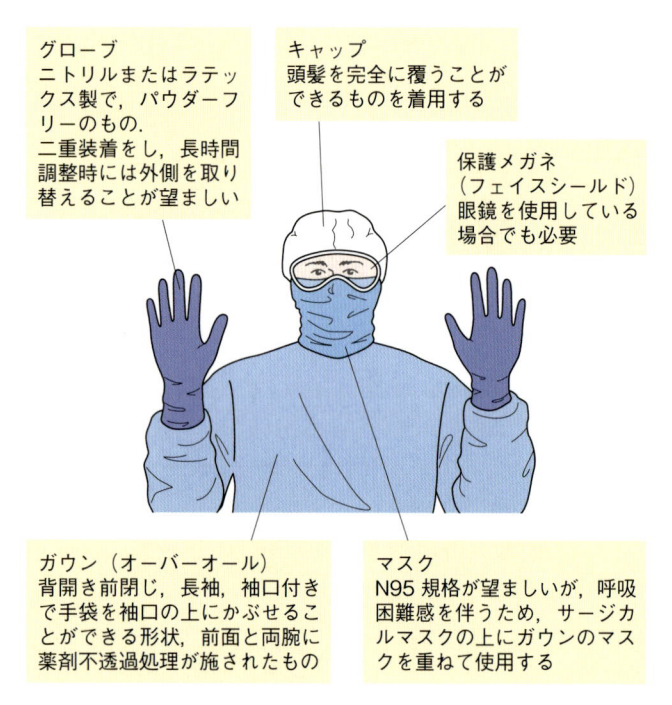

グローブ
ニトリルまたはラテックス製で，パウダーフリーのもの．
二重装着をし，長時間調整時には外側を取り替えることが望ましい

キャップ
頭髪を完全に覆うことができるものを着用する

保護メガネ（フェイスシールド）
眼鏡を使用している場合でも必要

ガウン（オーバーオール）
背開き前閉じ，長袖，袖口付きで手袋を袖口の上にかぶせることができる形状，前面と両腕に薬剤不透過処理が施されたもの

マスク
N95規格が望ましいが，呼吸困難感を伴うため，サージカルマスクの上にガウンのマスクを重ねて使用する

図2　抗腫瘍薬調整時の個人防護具（文献18，21を参考に作成）

A）安全キャビネット
隔離性能確保
排気
HEPAフィルター
エアーバリア
ファン

B）クリーンベンチ
清浄度重視（隔離性能なし）
作業台内を陽圧に保ち，清浄度を維持
ファン

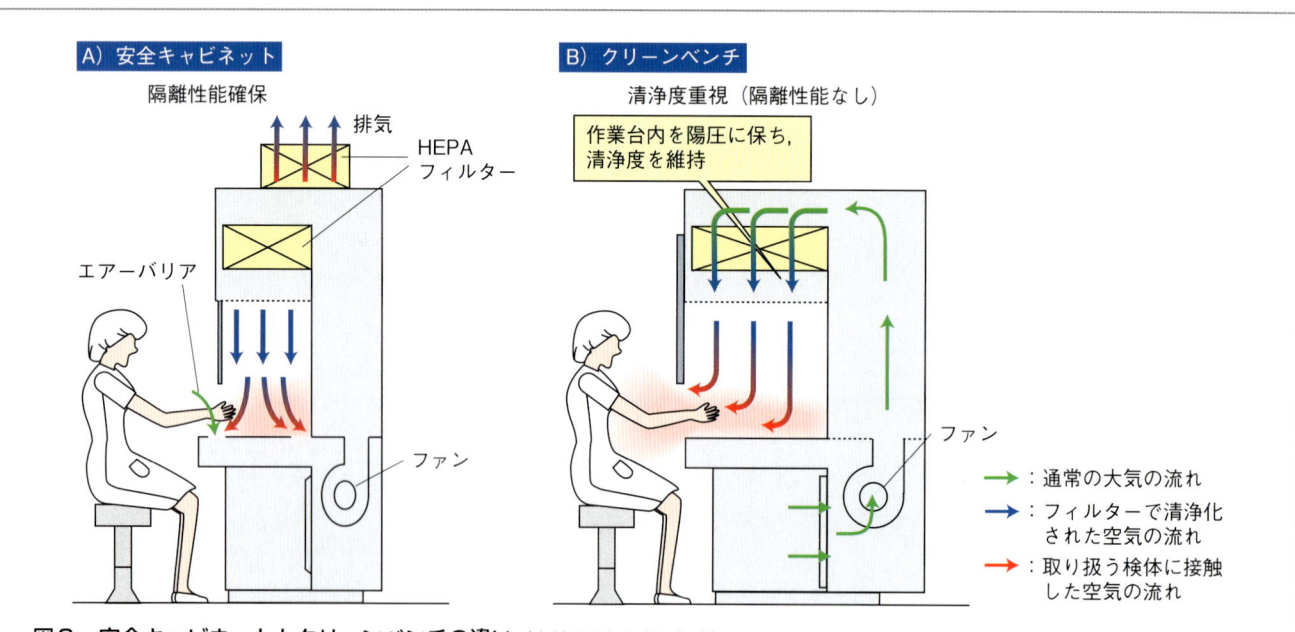

→：通常の大気の流れ
→：フィルターで清浄化された空気の流れ
→：取り扱う検体に接触した空気の流れ

図3　安全キャビネットとクリーンベンチの違い（文献18を参考に作成）
（A）安全キャビネットとは，検体の隔離性能を確保した作業台です．図の安全キャビネットはクラスⅡに分類されるもので，手許の吸い込み口から空気が吸い込まれる（エアーバリア）ことで隔離性能を確保しつつ，清浄な空気を灌流させることで台上の清浄性も確保しています．クラスⅡは排気方式（室内か室外か）および汚染空気循環率により細分化され，抗腫瘍薬調剤には屋外排気型のⅡA2以上が推奨されています．国立がん研究センター中央病院やがん研有明病院では，完全屋外排気型のクラスⅡB2タイプが採用されています[18]
（B）クリーンベンチとは，台上の清浄度を優先した作業台です．清浄な空気で作業台内を陽圧に保ち清浄度を維持しますが，検体に接触した空気が作業者に排気されるため，抗腫瘍薬の調製に使用してはいけません

§4-7 抗腫瘍薬

"クレーブコネクター"および"スピロス"によるパッシブセーフティー

スピロスはシリンジや輸液セットのオスルアー部を閉鎖状態にするためのコネクターです。
接続を外すだけで閉鎖状態に戻ります。また、表面に薬剤が残ることを防止するために、切り離される直前に0.01〜0.03 mLをコネクター内に吸引する構造になっています。これらにより、スピロス部分で回路を付け外しするだけで、抗腫瘍薬を吹きこぼすことなく回路の接続・切り離しができます（パッシブセーフティー）。

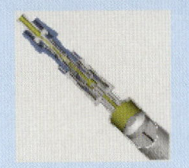

接続することで開放になります／外れた状態では必ず閉鎖され、かつ、コネクタ内に薬液を吸引します

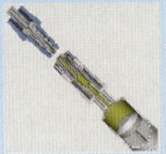

調整システム

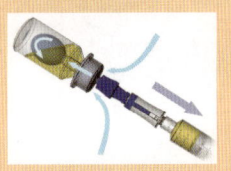

"等圧機能付きジニー"
無菌的かつ閉鎖的なバイアル調整ができる「バイアルスパイク」の中でも、バイアル内外圧の等圧化が図れるものです。

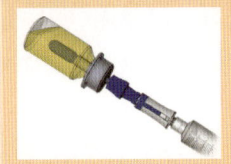

シリンジを取り付け、吸引を開始し… ／ バイアル内が陰圧になると、内部バルーンが膨らみ… ／ バイアル内が等圧化された状態で吸引が完了します

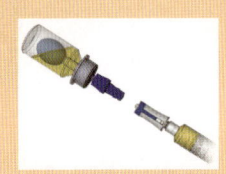

"ChemoCLAVE バッグスパイク"
クレーブコネクター（p163）と同等のシステムで、輸液バッグへの抗腫瘍薬の添加を閉鎖的無菌的に行えます。スピロスを併用すれば、抗腫瘍薬の誤散布を防げます。

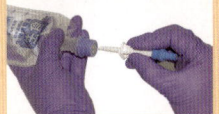

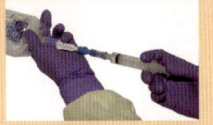

輸液バッグに穿刺 ／ 調合された抗腫瘍薬を添加 ／ 投与現場へ運搬

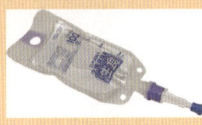

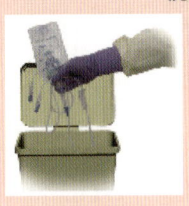

廃棄
スピロスを使用すると、回路切り離し時に薬液を少量吸引するため、廃棄物からの被曝も予防することができます。

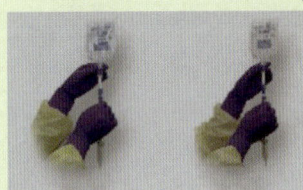

投与システム
クレーブコネクター（p163）およびスピロスを使用することにより、輸液バッグへの閉鎖的接続および閉鎖状態の切り離し（パッシブセーフティー）を実現し、投与現場での被曝を防ぎます。

図4 閉鎖式薬物混合システム（ChemoCLAVE®） 画像提供：パルメディカル株式会社
閉鎖式薬物混合システムとは、抗腫瘍薬の調製時・投与時の閉鎖性を実現する、バイアル・注射筒・点滴ボトルに装着する部品から構成されるシステムのことです。2011年12月現在国内ではPhaseal® system（Carmel Pharma Japan株式会社）、ChemoCLAVE™（パルメディカル株式会社）が入手可能です

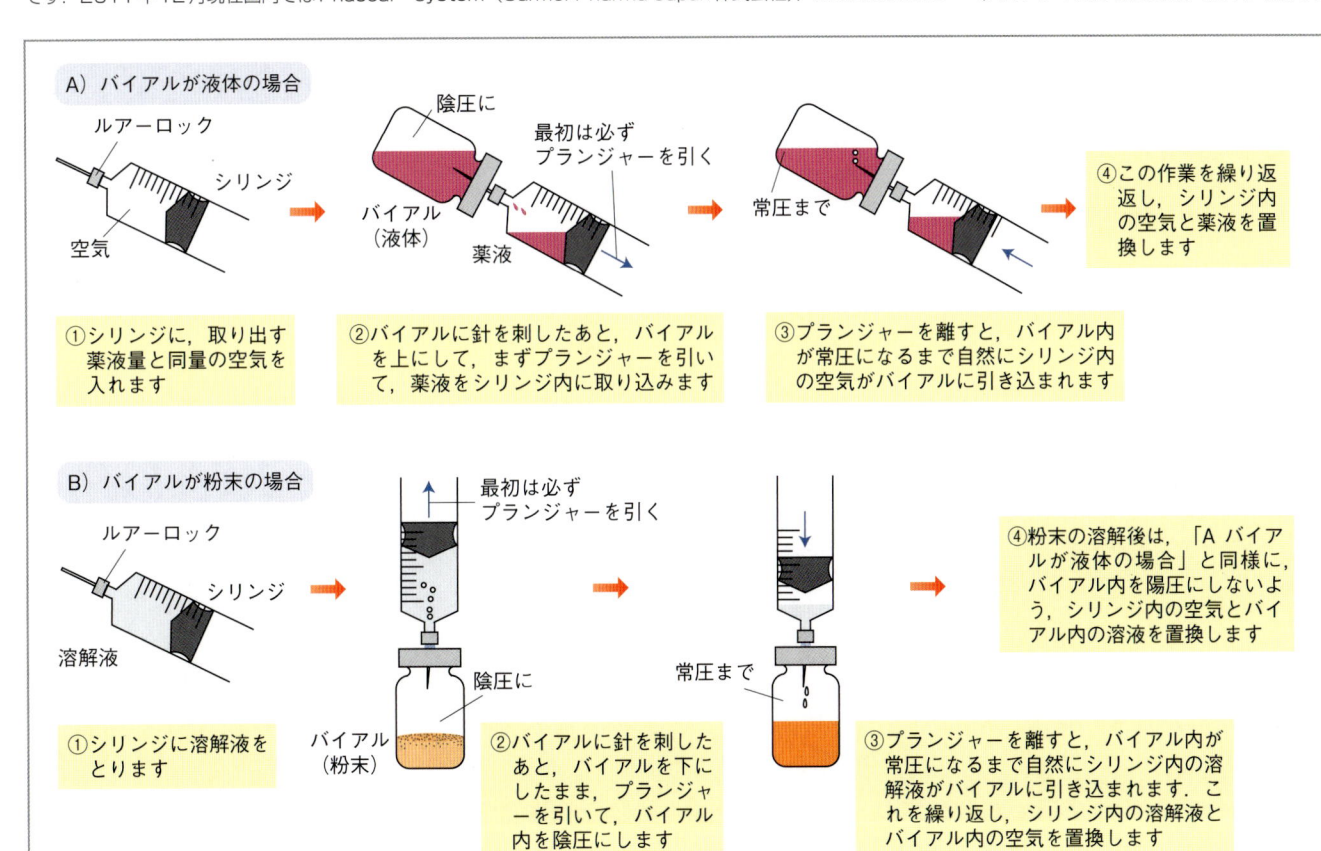

A）バイアルが液体の場合

①シリンジに、取り出す薬液量と同量の空気を入れます
②バイアルに針を刺したあと、バイアルを上にして、まずプランジャーを引いて、薬液をシリンジ内に取り込みます
③プランジャーを離すと、バイアル内が常圧になるまで自然にシリンジ内の空気がバイアルに引き込まれます
④この作業を繰り返し、シリンジ内の空気と薬液を置換します

B）バイアルが粉末の場合

①シリンジに溶解液をとります
②バイアルに針を刺したあと、バイアルを下にしたまま、プランジャーを引いて、バイアル内を陰圧にします
③プランジャーを離すと、バイアル内が常圧になるまで自然にシリンジ内の溶解液がバイアルに引き込まれます。これを繰り返し、シリンジ内の溶解液とバイアル内の空気を置換します
④粉末の溶解後は、「A バイアルが液体の場合」と同様に、バイアル内を陽圧にしないよう、シリンジ内の空気とバイアル内の溶液を置換します

図5 抗腫瘍薬調整時の手技（文献22より引用）
抗腫瘍薬の調製時に、バイアル内を陰圧に保つことで、針を動かしたり抜いたりする際の「薬剤の噴出」を防ぐことが可能です

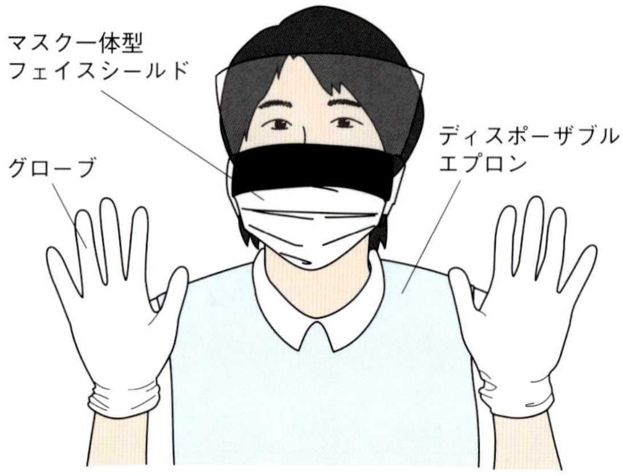

§4-7 抗腫瘍薬

図6 抗腫瘍薬投与時に着用する個人防護具
（文献21を参考に作成）

マスク一体型フェイスシールド
グローブ
ディスポーザブルエプロン

Column

●「癌」と「がん」の違い

「癌」とは上皮細胞，例えば胃の粘膜上皮細胞などの悪性腫瘍を意味します．非上皮性悪性腫瘍の場合は「肉腫」と呼ばれ，学問上は「癌」と区別されます．

しかしながら，一般の方にとって両者を区別することはあまり意味をなさないため，悪性腫瘍全体を「がん」と表記する方向になりつつあります．

「癌」をひらがなで記載する理由はもう1つあります．漢字の「癌」が持つ禍々しいイメージを払拭し，1つの病気として向き合っていこうという気持ちをもてるようにするためです．

ポイント
1) 抗腫瘍薬は「毒」であることを認識しましょう
2) 治療による利益が副作用による不利益を上回るときのみ投与します
3) 投与量や投与期間は必ず確認します
4) 調剤時は医療者の安全を図りましょう

参考文献

1) 細谷紀子：抗がん剤の種類と特徴．Expert Nurse，25：9-23，2009
2) 石岡千加史：がん薬物療法の進歩（分子標的治療薬のガイダンス）．がん治療レクチャー，1：223-228，2010
3) 縄田修一 ほか：入院患者を対象にした抗腫瘍薬混合調剤業務．薬事新報，2347：1286-1289，2004
4) 菅野かおり：抗悪性腫瘍薬の投与と過敏症状．Expert Nurse，20：20-24，2004
5) 「注射薬Q&A－注射・輸液の安全使用と事故防止対策」（松山賢治 ほか 監修），じほう，2004
6) 森甚一 ほか：過敏症とインフュージョンリアクションの違いは何ですか？ ナーシングケアQ&A，36：16-17，2011
7) 荻野剛史：腫瘍崩壊症候群．癌と化学療法，37：984-988，2010
8) Coiffier, B., et al.：Guidelines for the management of pediatric and adult tumor lysis syndrome: an evidence-based review. J Clin Oncol, 26：27-78, 2008
9) 村山徹：血液悪性疾患にみられる対応を急ぐ合併症．Medicina，47：2104-2107，2010
10) Basch, E., et al.：Antiemetics: american society of clinical oncology clinical practice guideline update. J Clin Oncol, 29：4189-4198, 2010
11) Kris, M. G., et al.：American Society of Clinical Oncology guideline for antiemetics in oncology: Update 2006. J Clin Oncol, 24：2932-2947, 2006
12) 佐久間ゆみ：薬剤混合調整時の被曝の危険性 抗がん薬が手についてしまったら．月刊ナーシング，23：74-77，2003
13) Hemminki, K., et al.：Spontaneous abortions and malformations in the offspring of nurses exposed to anaesthetic gases, cytostatic drugs, and other potential hazards in hospitals, based on registered information of outcome. J Epidemiol Community Health, 39：141-147, 1985
14) Valanis, B., et al.：Occupational Exposure to Antineoplastic Agents and Self-Reported Infertility Among Nurses and Pharmacists. J Occup Environ Med, 39：574-580, 1997
15) Valanis, B., et al.：Occupational Exposure to Antineoplastic Agents: Self-Reported Miscarriages and Stillbirths Among Nurses and Pharmacists. J Occup Environ Med, 41：632-638, 1999
16) IARC Monographs on the Evaluation of Carcinogenic Risks to Humans Volume 100 A (2011) A Review of Human Carcinogens: Pharmaceuticals (http://monographs.iarc.fr/ENG/Monographs/vol100A/mono100A.pdf)
17) Conner, T. H., et al.：Determination of the vaporization of solutions of mutagenic antineoplastic agents at 23 and 37℃ using a desiccator technique. Mutation Research, 470：85-92, 2000
18) 「抗悪性腫瘍剤の院内取扱い指針 抗がん薬調製マニュアル第2版」（日本病院薬剤師会 監修），じほう，2009
19) 鍋島俊隆 ほか：菌調製ガイドラインの配布と抗がん剤の調製に関するガイドライン策定（抗がん剤の被曝回避に関する提言）．日本病院薬剤師会雑誌，44：18-20，2008
20) 中西弘和：「医療材料・医療機器の知識と適正使用」抗がん剤調製・投与における安全管理のトピックス 日米のガイドラインからみた日本の抗がん薬調製の問題点．薬事，52：1797-1801，2010
21) 矢野琢也 ほか：抗がん薬曝露によるナースへの害を防ぐ．Expert Nurse，26：46-59，2010
22) 上田宏：ギモン解決Q&A 抗腫瘍薬の混注時は，どうして手袋を着用するのですか？ もし手についたら壊死しますか？ Expert Nurse，20：13-14，2004
23) ISOPP Standards Committee: ISOPP standards of practice. Safe handling of cytotoxics. J Oncol Pharm Pract, 13 (3Suppl)：1-81, 2007

PART III 応用編　　§4 注射・採血のリスクマネジメント

4-8 神経損傷

菅野敬之

> * 筋注や皮下注だけでなく，採血や血管確保でも神経損傷が起こり得ます．本項では肘関節屈側での採血と前腕橈側での血管確保による神経損傷について学びましょう．

1 頻度

　献血時の神経損傷の発生頻度は約56万例中150例（約0.03％[1]）でした．この多くが肘部屈側の皮静脈穿刺によるものと考えてよいと思われます．採血専門の熟練した看護師による手技でこの確率ですから，未熟な者が行った場合さらに頻度が高くなる可能性は高いといえます．なお，150例中84例は当日中に，27例は1週間以内に症状が消失しましたが，3例は完治するまで1年以上を要しました．

　一方，前腕橈側での血管確保による神経損傷の頻度は明らかではありません．外因性橈骨神経麻痺の症例報告のほとんどが外傷や手術の影響であったことから症例数自体は少ないと考えられますが，有症状患者の6割で神経症状が持続した報告[2]もあるため，予防が重要です．

2 原因

　血管穿刺における神経損傷の最大の原因は，太い血管と神経が伴走していることにあります．このため，**血管穿刺針による神経の機械的損傷，血腫形成による神経圧迫**，注入薬剤の影響などが容易に起き，これらが単独あるいは複合して神経損傷へと発展します．

　肘部屈側では橈側皮静脈あるいは尺側皮静脈が太く見えやすいため採血に頻用されています．しかし，尺側皮静脈は内側前腕皮神経と併走し，その深層には正中神経も走行しています．一方，橈側皮静脈も外側前腕皮神経と伴走しており，**どちらの静脈でも穿刺による神経損傷の可能性があります**（図1）．

　一方，前腕橈側での血管確保による神経損傷[4,5]の原因は，橈骨茎状突起の約8 cm中枢側から皮下に分布し始める橈骨神経浅枝と橈側皮静脈の走行が交差するためです[6,7]．

3 症状と診断

　針やカテーテルによる物理的神経損傷の初発症状は**電撃的な痛みやピリピリする感じ**です．知覚神経の障害で知覚低下・しびれ感・疼痛が，運動神経の傷害で支配筋の筋力低下が続発します．

　血腫形成等による物理的神経圧迫や血管外に漏出した薬剤による神経傷害の場合，針やカテーテルによる神経損傷

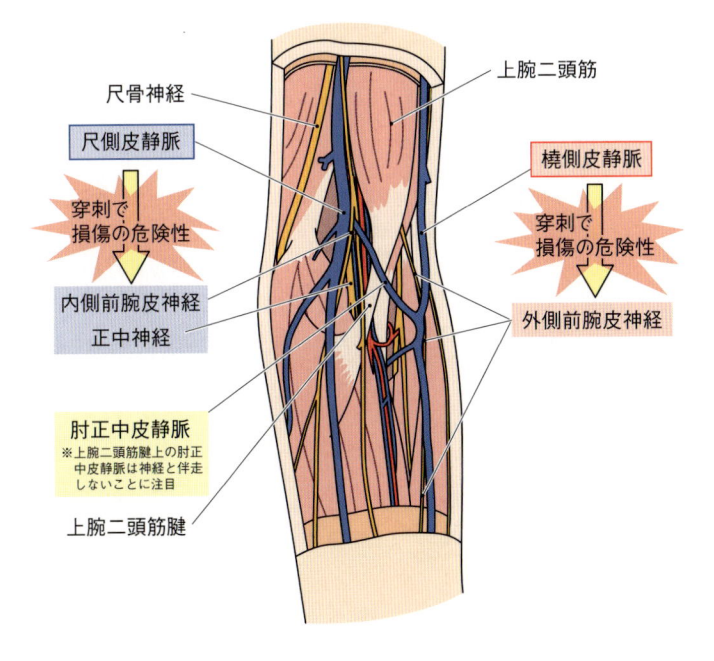

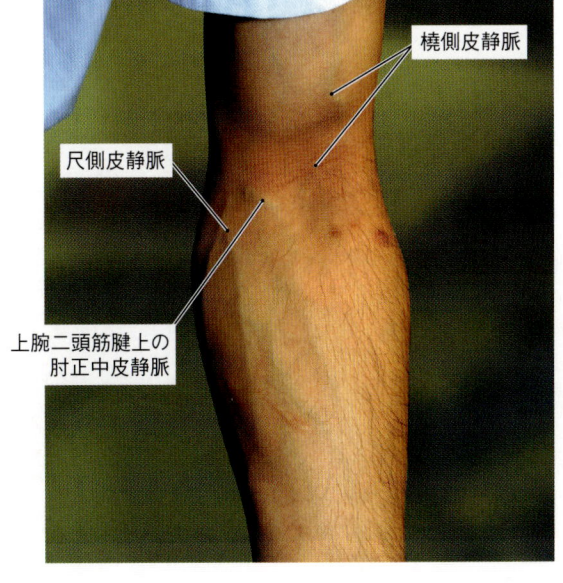

図1　左肘窩の血管と神経
（文献3を参考に作成）

のような即時的電撃痛は起きませんが，知覚・運動神経障害による症状は同様です．

前述のような症状は数日から数カ月で改善するケースがほとんどですが，ときに神経損傷による特徴的な慢性疼痛（灼熱痛），痛覚過敏，アロディニア（触るといった非侵害性刺激で痛みを感じること），発赤，腫脹，発汗，皮膚・骨・筋肉萎縮を伴う難治性障害が残ることがあります．このような神経損傷後の激しい痛みを主症状にした疾患は**カウザルギー**あるいは**複合性局所疼痛症候群Ⅱ型**〔complex regional pain syndrome（CRPS）typeⅡ〕と呼ばれます[8]（**Column**）．

図2　橈骨神経損傷の危険地帯
（文献7より引用）

4　対処

神経損傷はときに難治性障害に発展するため予防が重要です．見える血管を穿刺し，針で血管を探らないことが基本です．可能であれば肘窩での採血は上腕二頭筋腱上の肘正中皮静脈で行い（図1）[9]，前腕橈側での静脈ライン留置は茎状突起から12 cm以上中枢側で穿刺します（図2）[7]．

抜針後血腫を作ることで神経損傷が起こることもあるため，止血確認は医療者が行うべきです．抜針後の圧迫を患者さんにしてもらう場合，適切な期間正しい方法で圧迫する必要性を説明します．

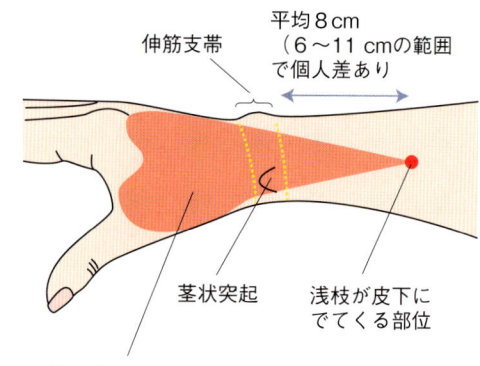

初期症状はすべて自覚的なものであるため，穿刺前に「しびれたり痛みがあったらすぐ教えてください」と伝え，発症時にはすぐ抜針し同部位からの穿刺は避けます．

多くは数日から数カ月で改善しますが，難治性障害に進展した場合，薬物療法（非ステロイド性消炎鎮痛薬・ステロイド・抗うつ薬），神経ブロック（星状神経節ブロック・胸部交感神経節焼灼術など），電気刺激療法等を考慮します[10]．

Column

● RSD，カウザルギーとCRPS[11〜14]

南北戦争で末梢神経を損傷した傷病兵が焼けるような痛みに苦しんだことから，熱（kausos）と痛み（algos）を表すギリシャ語から**カウザルギー**（causalgia）という言葉が作られました．

一方，関節の捻挫といった軽度の外傷後に，疼痛・骨・皮膚・筋肉の萎縮・発赤・腫脹・発汗異常を示す症例が報告されました．これらの症状は交感神経の関与が大きいと考えられたため，**反射性交感神経性ジストロフィー**（reflex sympathetic dystrophy：RSD）と名付けられました．

しかし，すべてのRSDで交感神経が必ずしも関与しない，あるいはジストロフィーを必ずしもきたさないという現実を踏まえ，1994年に国際疼痛学会は名称から「交感神経」や「ジストロフィー」を外し，慢性的な痛みと浮腫，皮膚温の異常，発汗異常などの症状を伴う難治性の慢性疼痛症候群を**複合性局所疼痛症候群**（complex regional pain syndrome：CRPS）とし，明らかな神経損傷のないものをtypeⅠ，あるものをtypeⅡとしました．RSDはCRPS typeⅠに含まれ，**カウザルギーとCRPS typeⅡはほぼ同義**です．

複数の機序が複雑に絡み合って起こると考えられていますがはっきりとはわかっておらず，決定的な治療法もありません．今後機序の解明や治療法の発達とともに，さらなる分類や病名の変更がなされると思われます．

ポイント
1）神経損傷後の慢性疼痛は難治性です
2）見える血管を穿刺します．針先で血管を探ってはいけません
3）肘窩の血管は神経と伴走しています．可能なら上腕二頭筋腱上の肘正中皮静脈を穿刺します
4）前腕橈側での血管確保は，橈骨形状突起より約12 cm以上中枢側で行います

参考文献

1) 大武ヒロ子 ほか：採血副作用および事故による受診者の対応について．血液事業，21：108-109，1998
2) Sawaizumi, T., et al.：Injury of superficial radial nerve on the wrist joint induced by intravenous injection. J Nippon Med Sch, 70(4)：355-359, 2003
3) 「解剖学アトラス第3版」（Kahle, W., et al., 越智淳三 訳），p.190，文光堂，1991
4) Thrush, D. N., et al.：Radial nerve injury after routine peripheral vein cannulation. J Clin Anesth, 7：160, 1995
5) Boeson, M. B., et al.：Peripheral nerve injury from intravenous cannulation；A case report., AANA J., 68：53, 2000
6) Vialle, R., et al.：Anatomic relations between the cephalic vein and the sensory branches of the radial nerve：how can nerve lesions during vein puncture be prevented? Anesth Analg, 93：1058-1061, 2001
7) 鈴木昭広 ほか：末梢静脈穿刺．「麻酔科診療プラクティス 14 麻酔偶発症・合併症」，pp. 12-13，文光堂，2004
8) 弓削孟文 ほか：ニューロパシックペインの今．「麻酔科診療プラクティス 6 ニューロパシックペインの今」，pp. 70-74，文光堂，2002
9) 茂呂貴知 ほか：肘部での採血の危険性—肘関節屈側の皮静脈と神経の解剖．東日本整災会誌，16：38-41，2004
10) 古瀬洋一：カウザルギー．「麻酔科診療プラクティス 6 ニューロパシックペインの今」，pp. 70-74，文光堂，2002
11) 田邉豊 ほか：CRPS type Ⅰ—ペインクリニックでの治療．医学のあゆみ，211（5）：469-472，2004
12) 仁井内浩 ほか：CRPS type Ⅱ（カウザルギー）の治療．医学のあゆみ，211（5）：473-476，2004
13) 仁井内浩 ほか：CRPS．ペインクリニック，22（4）：527-535，2001
14) 「ニューロパシックペインの今」（弓削孟文 編），pp. 1-252，文光堂，2002

4-9 誤薬と患者の間違い

菅野敬之

> * 5つのR＝Right drug, Right dose, Right route, Right time, Right patientsを毎回確認し，自分に処方するつもりで投薬しましょう．

1 投与薬剤の間違い

誤薬には以下のパターンがあります．

1）名称が似ている他の薬剤と間違える

サクシゾン®（ステロイド製剤）とサクシン®（筋弛緩薬）という作用が全く異なる名称類似薬の「あり得ない間違え」による死亡事故が起きました．これを受けて厚労省から注意喚起[1]が行われ，後発医薬品名については「含有する有効成分に係る一般的名称に剤型，含量および会社名（屋号等）を付すこと」[2]と通知され，医療用医薬品類似名称検索システム[3]も公開されました．しかしすべての類似名称既発品の名称変更を指導するには至っておらず，メーカーの対応も一部に留まっており，依然として名称類似薬品は複数存在しています（表1）．

個人として「気をつける」という対応には限界があるため，医療者各個人の注意に依存する事故防止策は必ず破綻します．名称が類似している薬剤を採用しない・作らない・承認しないという病院・メーカー・国としての対策が必要です．

2）外観が似ている他の薬剤と間違える（図1～3）

「しっかりラベルを読んだつもり」でも，見ただけ＝外観だけで判断していることがあります．アンプルに書かれた品名・規格まで確認しましょう．

3）同一薬剤に複数の規格・投与法がある（図4，5）

インスリン・リドカイン製剤は特に注意が必要です．

表1　名称が類似しているため間違えやすい薬剤（2011年12月現在）

アテレック®（降圧薬）	アレロック®（抗アレルギー薬）
アマリール®（経口血糖降下薬）	アルマール®（降圧薬）
グリミクロン®（血糖降下薬）	グリチロン®（抗薬疹・肝庇護薬）
セフマゾン®（抗菌薬）	セフメタゾン®（抗菌薬）
セフゾン®（抗菌薬）	セパゾン®（抗不安薬）
セレネース®（抗精神病薬）	サイレース®（睡眠薬・抗不安薬） セルシン®（睡眠薬・抗不安薬）
セロクラール®（抗めまい薬）	セロクエル®（抗精神病薬）
ソルダクトン®（利尿薬）	ソルラクト®（輸液製剤）
タキソール®（抗腫瘍薬）	タキソテール®（抗腫瘍薬）
テグレトール®（抗痙攣薬）	テオドール®（気管支拡張薬）
ニューロタン®（降圧薬）	ニューレプチル®（抗精神病薬）
ノバントロン®（抗腫瘍薬）	ノバスタン®（抗トロンビン薬）
ノルバデックス®（抗腫瘍薬）	ノルバスク®（降圧薬）
ヒルトニン®（視床下部ホルモン薬）	ヒルナミン®（抗精神病薬）
ファンガード®（抗真菌薬）	ファンギゾン®（抗真菌薬）
フェノバール®（鎮静・抗痙攣薬）	フェニトイン®（抗痙攣薬）
プレドニン®（副腎皮質ホルモン製剤）	プルゼニド®（緩下薬）
マイスタン®（抗痙攣薬）	マイスリー®（睡眠薬）
ユリノーム®（尿酸排泄薬）	ユリーフ®（排尿障害改善薬）

（文献4～6を参考に作成）

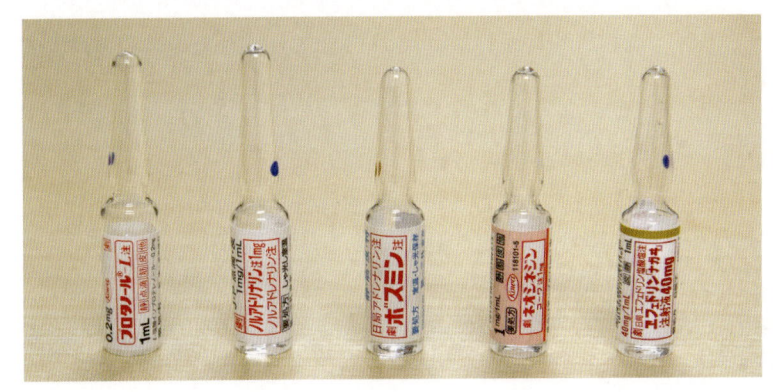

§4-9 誤薬と患者の間違い

図1　昇圧薬各種
左から，プロタノール®-L注，ノルアドレナリン注1 mg，ボスミン®注，ネオシネジンコーワ注1 mg，エフェドリン「ナガヰ」注射液40 mg．
「白地に赤字」のラベルの製品は，緊急時に見間違える可能性があります

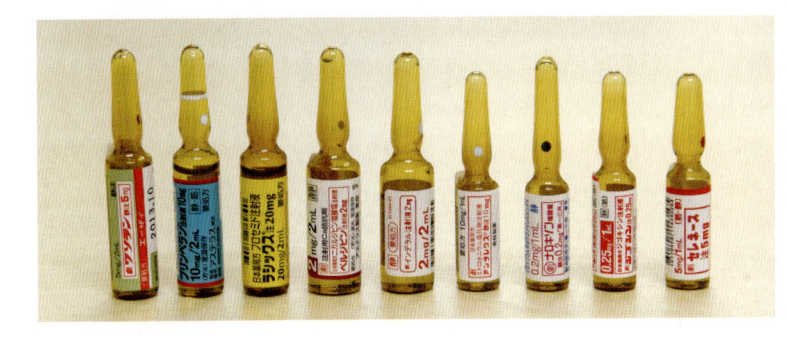

図2　遮光アンプル各種
左から，ワソラン®静注5 mg，プリンペラン®注射液10 mg，ラシックス®注20 mg，ペルジピン®注射液2 mg，インデラル®注射液2 mg，アンチレクス®静注10 mg，ナロキソン塩酸塩静注0.2 mg「第一三共」，ジゴシン®注0.25 mg，セレネース®注5 mg．
ほかと明らかに異なるラベルの一部製品を除き，「白地に赤字」のラベルの製品は，緊急時に見間違える可能性があります

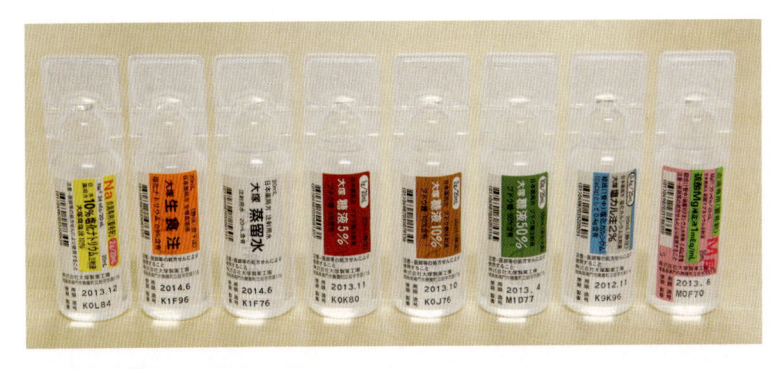

図3　プラスチックアンプル各種
左から，10％塩化ナトリウム注射液，生理食塩水，蒸留水，5％ブドウ糖液，10％ブドウ糖液，50％ブドウ糖液，2％塩化カルシウム液，硫酸マグネシウム補正液．
模様や色で識別できるようにしていますが，同一メーカーの場合ボトル形状が同じなため，緊急時には見間違える可能性があります

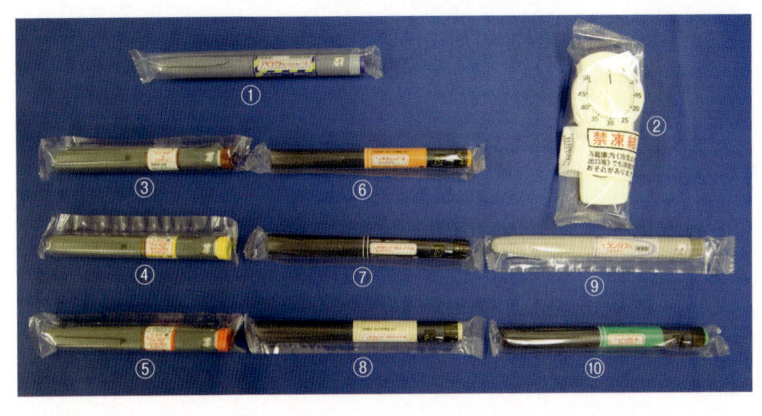

図4　さまざまなインスリン製剤
①アピドラ®注ソロスター®，②イノレット®30R注，③ヒューマログ®注ミリオペン®，④ヒューマログ®ミックス25注ミリオペン®，⑤ヒューマログ®ミックス50注ミリオペン®，⑥ノボラピッド®注フレックスペン®，⑦ノボラピッド®30ミックス注フレックスペン®，⑧ノボラピッド®70ミックス注フレックスペン®，⑨ランタス®注ソロスター®，⑩レベミル®注フレックスペン®
（撮影協力：東邦大学医療センター佐倉病院薬剤部）

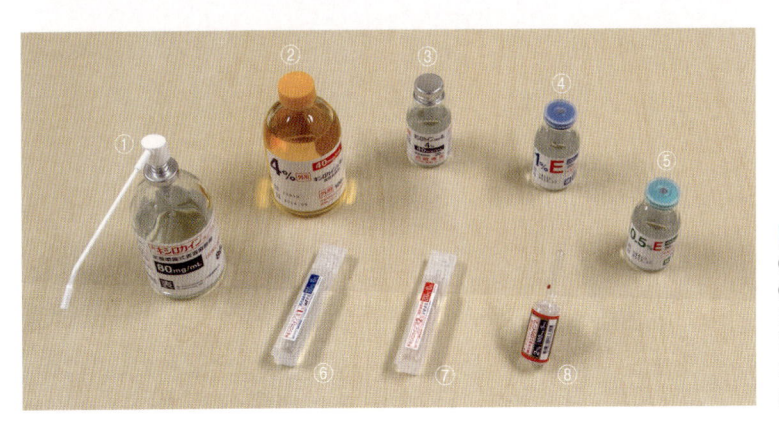

図5　リドカイン製剤各種
①キシロカイン®ポンプスプレー8％，②キシロカイン®液「4％」，③キシロカイン®点眼液4％，④キシロカイン®注射液「1％」エピレナミン（1：100,000）含有，⑤キシロカイン®注射液「0.5％」エピレナミン（1：100,000）含有，⑥キシロカイン®注ポリアンプ1％，⑦キシロカイン®注ポリアンプ2％，⑧静注用キシロカイン®2％

2 調剤の間違い

1）希釈の間違い

希釈して投与するのが基本となる薬剤（昇圧薬等）では，希釈の間違いが起こります．プレフィルド製剤（図6）を使用すると希釈の間違いは起こりませんが，体重別用量換算の間違いに注意が必要です．

2）シリンジへの記載間違い・異なる薬剤の吸引

シリンジに吸引してワンショット静注するような薬剤の場合，シリンジへの薬剤名記載間違いや，記載したものと異なる薬剤を吸引する間違えが起こります．**調剤作業は1薬剤ごとに行い，作業台上には他の薬剤を置かないのが原則**です．プレフィルド製剤を使用するとこの間違いを回避できます．

3）混注なのに側管注（ワンショット）

本来希釈して投与すべき薬剤をワンショットした場合，最も重篤な事故となるのが10％リドカインとカリウム製剤でした．前者は発売中止となり，後者は三方活栓に接続できない特殊なプレフィルドシリンジ製剤（図7）やボトル製剤が発売されました．しかし，アンプル型カリウム製剤は未だ発売されていますし，その他の希釈すべき薬剤も多数あるため，「混注なのにワンショット」という間違いは依然として起こります．

4）配合変化

混濁を生じる配合変化はⅢ-§4-5「血管内への異物」p184で取り上げましたが，外観変化を伴わない配合変化にも注意が必要です（表2）．

5）隔壁開通忘れ

高カロリー輸液のキット化製剤は，アミノ酸と糖のメイラード反応（表2）およびビタミン製剤の成分含量低下防止のため，隔壁でそれぞれが区分されています．

これらの隔壁開通を忘れると，有効成分が投与されないのに加えて，ビタミンB群欠乏が長期間続くと代謝性アシドーシス・脚気・Wernicke脳症が発生します．このため，主室にビタミンB1だけは配合することに加え，製品によっては，わかりやすい表示で注意喚起する，一動作でアミノ酸・糖・ビタミン等の各区画が混合される，隔壁開通をしないと投与できないといった工夫がなされています（図8）．

6）輸液ラインの素材との関係

ポリ塩化ビニル（PVC）は輸液ラインに広く使われている素材ですが，吸着しやすい薬剤や，PVCの可塑剤（ジエチルヘキシルフタレート：DEHP）を溶出させる薬剤があります．他にも注意を要する薬剤と輸液ラインの素材の組み合わせがあります（表3）．また，輸液フィルターの使用が問題になる薬剤もあります（Ⅲ-§4-1「患者への感染防止」p165）．

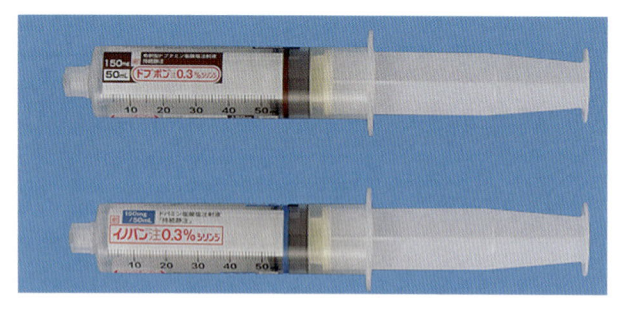

図6　プレフィルド製剤
プレフィルド製剤とは，シリンジに薬液が充填されている製剤のことを指します．写真のプレフィルド製剤（イノバン®0.3％注シリンジとドブポン®0.3％注シリンジ）ではすでに0.3％に調製されているため希釈の誤りはありませんが，両者の混同および体重別用量換算の間違いに注意が必要です．画像提供：協和発酵キリン株式会社

3 単位・投与速度・指示の間違い

1）インスリン製剤の取り違え

インスリン製剤にはさまざまな単位や製剤があり，事故が頻発しています．

取り違えを防止するため，販売名の命名ルールが「ブランド名＋製剤組成情報＋"注"＋濃度あるいは容器情報」となりました[11]．

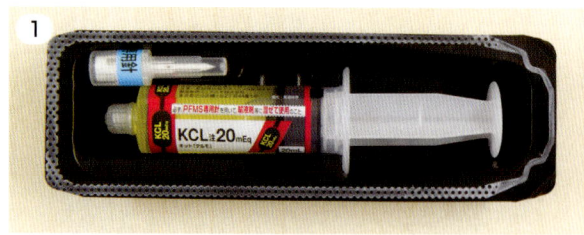

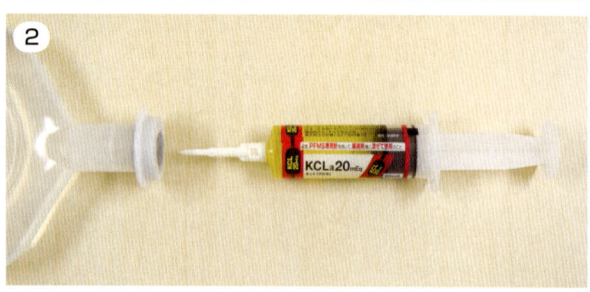

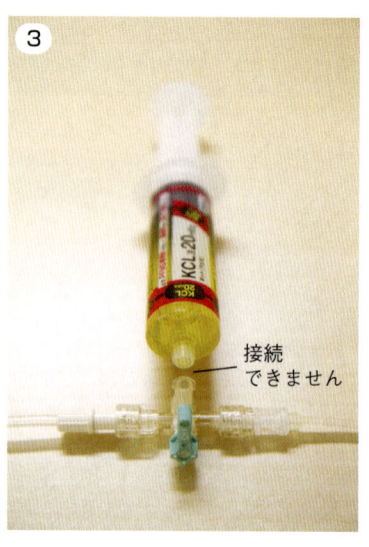

図7　プレフィルド型カリウム製剤（KCL注20 mEqキット「テルモ」®）
① 本体と専用針
② 専用針を使用して輸液製剤に穿刺し，希釈して投与します
③ 三方活栓と直接接続できないため，ワンショットが防止できます

製剤組成情報は，同一ブランド名中に異なる性状の製剤がある場合にのみ，即効型なら"R"，中間型なら"N"，混合物なら"即効型あるいは超速効型の割合"が記載されます．例えば「30R」の場合は，Rが30％，Nが70％含まれています．「ミックス25」の場合は，超速効型が25％，Nが75％です．なお，「ヒューマリン®3/7注」にはRとNが3：7で含まれています．

中間型が含まれる製剤は静注禁であることにも注意しましょう．

2）投与速度の誤り

投与速度の表現法はmL/時，mg/時，mg/kg/時，μg/kg/分〔="γ（ガンマ）"〕とさまざまなため，間違いが起こります．希釈法を統一したうえで「cc/時」に一元化するなど，わかりやすくするための施設としての取り組みが必要です．

なお，体位や四肢の屈曲により点滴速度が変化する場合は，安全のため輸液ポンプを使用しましょう．

3）そのほか

複数回投与する薬剤は，指示書1行につき1回の作業とするとわかりやすいです．

緩徐投与が必要な場合，指示を「緩徐静注」とすると「緩徐でない静注」が行われることがあるため，点滴静注で指示しましょう．

4 接続，三方活栓やシリンジポンプ・輸液ポンプの間違い

1）三方活栓の間違い

三方活栓（三活）のコックにはR型とL型（あるいは3バータイプと1バータイプ）があります．方向を間違えると薬剤が投与されません（図9）．

ポンプによる薬剤投与の際，三活が閉塞していると高圧がかかります（過負荷）．この状態で三活を開放すると大量の薬剤が一度に流れてしまうため，過負荷の解除は図10のように行ってください．

2）シリンジポンプの間違い

シリンジポンプの流量誤設定と**サイフォニング現象**は，発見が遅れると重篤な結果を招きます．サイフォニング現象とは，シリンジの押し子がスライダーにセットされない状態でシリンジポンプが患者より高い位置に置かれた場合，高低差から生じる陰圧により予定以上の速度で薬剤が投与されてしまうことを指します（図11）．設定・接続の両者

表2 外観変化を伴わない配合変化（文献7，8を参考に作成）

分解	アンピシリンナトリウム（ビクシリン®）	高濃度ほど分解率が高い（25％および1％溶液の調製24時間後の分解率はそれぞれ約80％，10％）
酸化還元反応	アンピシリンナトリウム（ビクシリン®）	六炭糖類は還元性を有するため，ブドウ糖溶液中で還元作用を受け，分解が促進される
	カテコラミン類：アドレナリン（ボスミン®），ノルアドレナリン（商品名同じ），ドパミン（イノバン®ほか），ドブタミン（ドブポン®ほか），イソプロテレノール（プロタノール®）	カテコール骨格をもつ化合物は中性からアルカリ性で酸化され，赤く着色し失効する
加水分解	ガベキサートメシル酸塩（エフオーワイ®） ナファモスタットメシル酸塩（フサン®）	アミノ酸製剤に混合すると，それに含まれる亜硫酸塩がこれらエステル化合物の加水分解を促進する
化学反応	アミノ酸製剤とブドウ糖製剤	アミノ基とカルボニル基が共存した場合，メイラード反応という着色反応が起きる

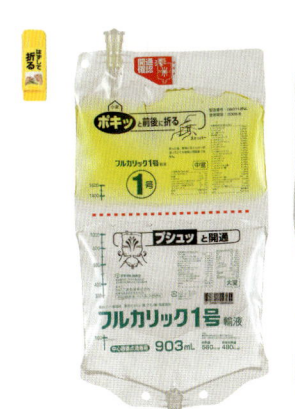

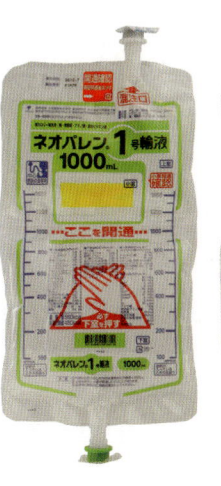

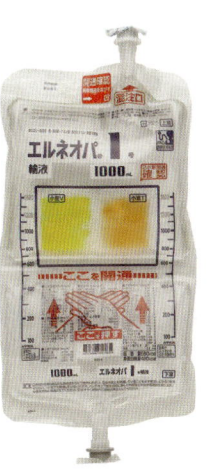

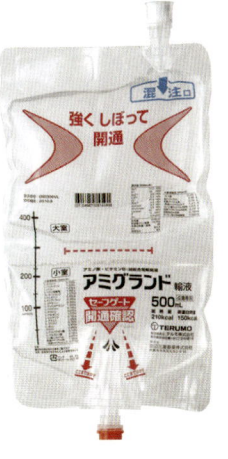

図8 隔壁開通忘れに対する工夫
左からフルカリック®，ネオパレン®，エルネオパ®，アミグランド®．
わかりやすい表示で注意喚起する（フルカリック®），一動作で全室の隔壁が開通する（ネオパレン®，エルネオパ®），隔壁開通をしないと投与できない（アミグランド®）といった工夫がなされています．
（各社より許可を得て掲載）

表3 輸液ラインの素材と薬剤の相互関係 (文献7, 9, 10を参考に作成)

	一般名（商品名）	注意点
吸着・収着	<u>ニトログリセリン（ミリスロール®ほか）</u>, <u>硝酸イソソルビド（ニトロール®ほか）</u>, ニカルジピン（ペルジピン®ほか）, ヒドララジン（アプレゾリン®）, ヘパリン（ノボ・ヘパリン®ほか）, <u>ミコナゾール（フロリードF®ほか）</u>, <u>シクロスポリン（サンディミュン®）</u>, プロポフォール（ディプリバン®ほか） ベンゾジアゼピン系薬剤：<u>ジアゼパム（セルシン®ほか）</u>, <u>ミダゾラム（ドルミカム®ほか）</u>, <u>フルニトラゼパム（サイレース®ほか）</u> フェノチアジン系薬剤：<u>クロルプロマジン（コントミン®, 適応は筋注）</u>, クロミプラミン（アナフラニール®）, プロメタジン（ヒベルナ®, 適応は皮下・筋注）, レボメプロマジン（ヒルナミン®, 適応は筋注） タンパク製剤：インスリン（ヒューマリンR®ほか）, G-CSF製剤（グラン®ほか）	● ポリ塩化ビニル製チューブに薬剤が吸着・収着され, 体内に投与される薬剤が減少する. 吸着・収着はいずれ飽和し含量低下はなくなるが, チューブ交換のたびに再び吸着・収着される. 吸着とは内腔表面に薬剤が接着することを, 収着とはチューブ素材の内部まで薬剤が浸透することをいう. 収着する薬剤には下線を付した
可塑剤の溶出	パクリタキセル（タキソール®など）, ドセタキセル（ワンタキソテール®など）, ナルトグラスチム（ノイアップ®）, ミコナゾール（フロリード®F）, タクロリムス（プログラフ®）, シクロスポリン（サンディミュン®）, エトポシド（ベプシド®など）, エノシタビン（サンラビン®）, 精製ダイズ油（イントラリポス®など）, アルプロスタジル（リプル®など）, フルルビプロフェンアキセチル（ロピオン®）, プロポフォール（ディプリバン®など）, 混合ビタミン剤（ビタジェクト®など）, メナテトレノン（ケイツー®）	● 溶剤である界面活性剤（パクリタキセル, エトポシド, ナルトグラスチム, ミコナゾール, タクロリムス, シクロスポリン）, エタノール（ドセタキセル, エトポシド）, レシチン（精製ダイズ油, アルプロスタジル, プロポフォール, メナテトレノン）等により, ポリ塩化ビニルの可塑剤であるジエチルヘキシルフタレート（DEHP）が溶出する ● これら薬剤の静注には, ポリエチレン, ポリブタジエンあるいはシリコン製輸液セット（ニトログリセリン用輸液セットなど）を使用する ● エトポシドの場合は, 希釈により溶出はきわめて少なくなるか検出されなくなる
ポリウレタン製カテーテルの亀裂・破裂	エトポシド（ベプシド®など）	● エトポシド注射液の溶剤である無水エタノールと界面活性剤により, ポリウレタンから1,4ブタンジオールおよびその重合体が溶出し, 樹脂構造に亀裂が入り破損しやすくなる
ポリカーボネート製三方活栓の破損	パクリタキセル（タキソール®）, ナルトグラスチム（ノイアップ®）, ミコナゾール（フロリードF®ほか）, タクロリムス（プログラフ®）, シクロスポリン（サンディミュン®）, エトポシド（ベプシド®ほか）, エノシタビン（サンラビン®）, 精製ダイズ油（イントラリポス®ほか）, アルプロスタジル（リプル®ほか）, フルルビプロフェンアキセチル（ロピオン®）, プロポフォール（ディプリバン®ほか）, 混合ビタミン剤（ビタジェクト®ほか）, メナテトレノン（ケイツーN®）	● 脂肪乳剤等の油性成分・界面活性剤・エタノール等の溶解補助剤を含む医薬品を, ポリカーボネート製医療用具（主に三方活栓）に流した場合, 長時間使用し強く締め付けたり何度も締め付けを繰り返すと破損する可能性が高くなる ● また, ポリカーボネート以外の樹脂として, アクリロニトリルブタジエンスチレン共重合体（ABS）樹脂, ポリメチルメタクリレート（PMMA）樹脂なども同様の事象が発生する可能性がある

を確認してからその場を離れるようにしましょう.

3）輸液ポンプの間違い

輸液ポンプの間違いは取り付けと流量設定にまつわるものが多く, 前者は空気誤注入（Ⅲ-§4-4「血管内への空気迷入」p179), 後者は過少・過量投与に繋がります. ラインの取り回しや設定を指で追って確認しましょう（図12).

5 投与経路の間違い

1）中心静脈投与なのに末梢静脈から投与した

完全静脈栄養用製剤は浸透圧が高いため静脈炎が必発で末梢静脈からの投与は禁忌です.

カテコラミン類も速効性・確実性・血管外漏出時の重篤

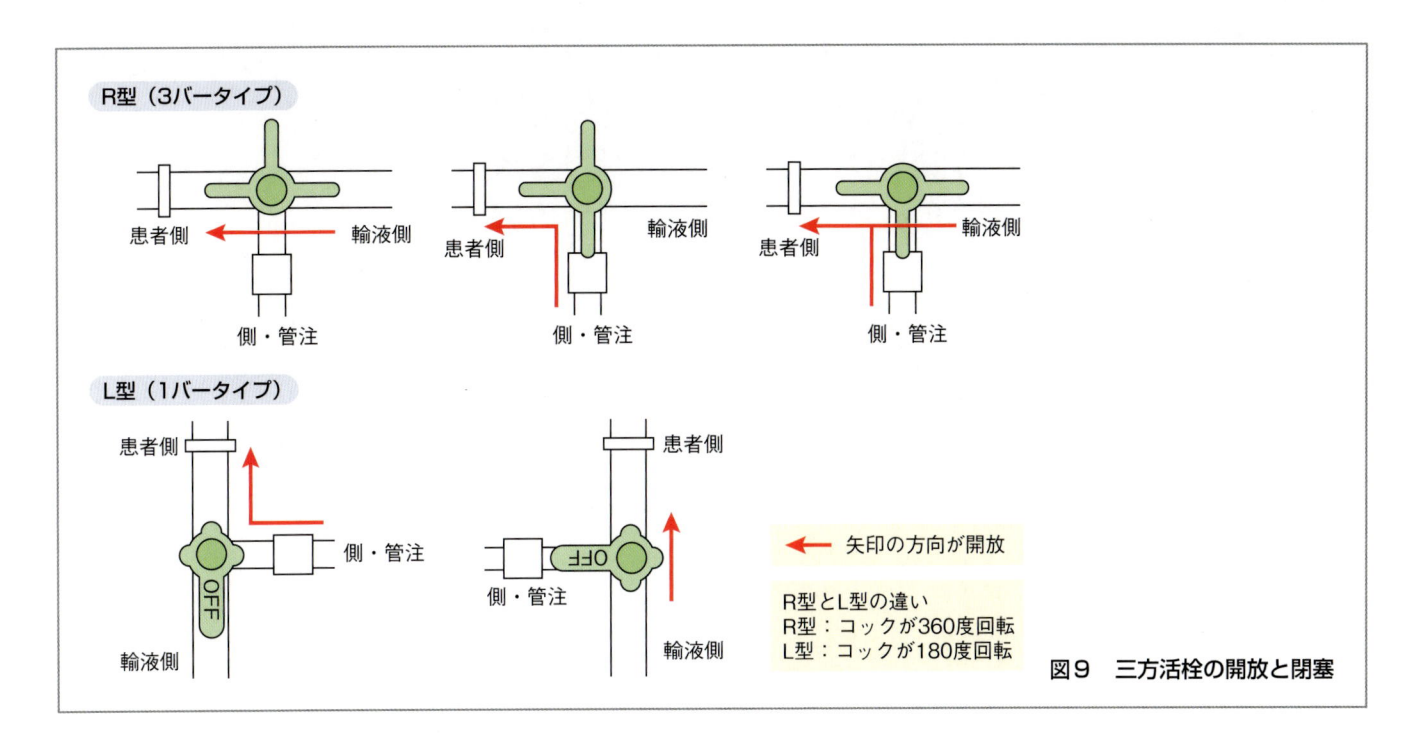

図9 三方活栓の開放と閉塞

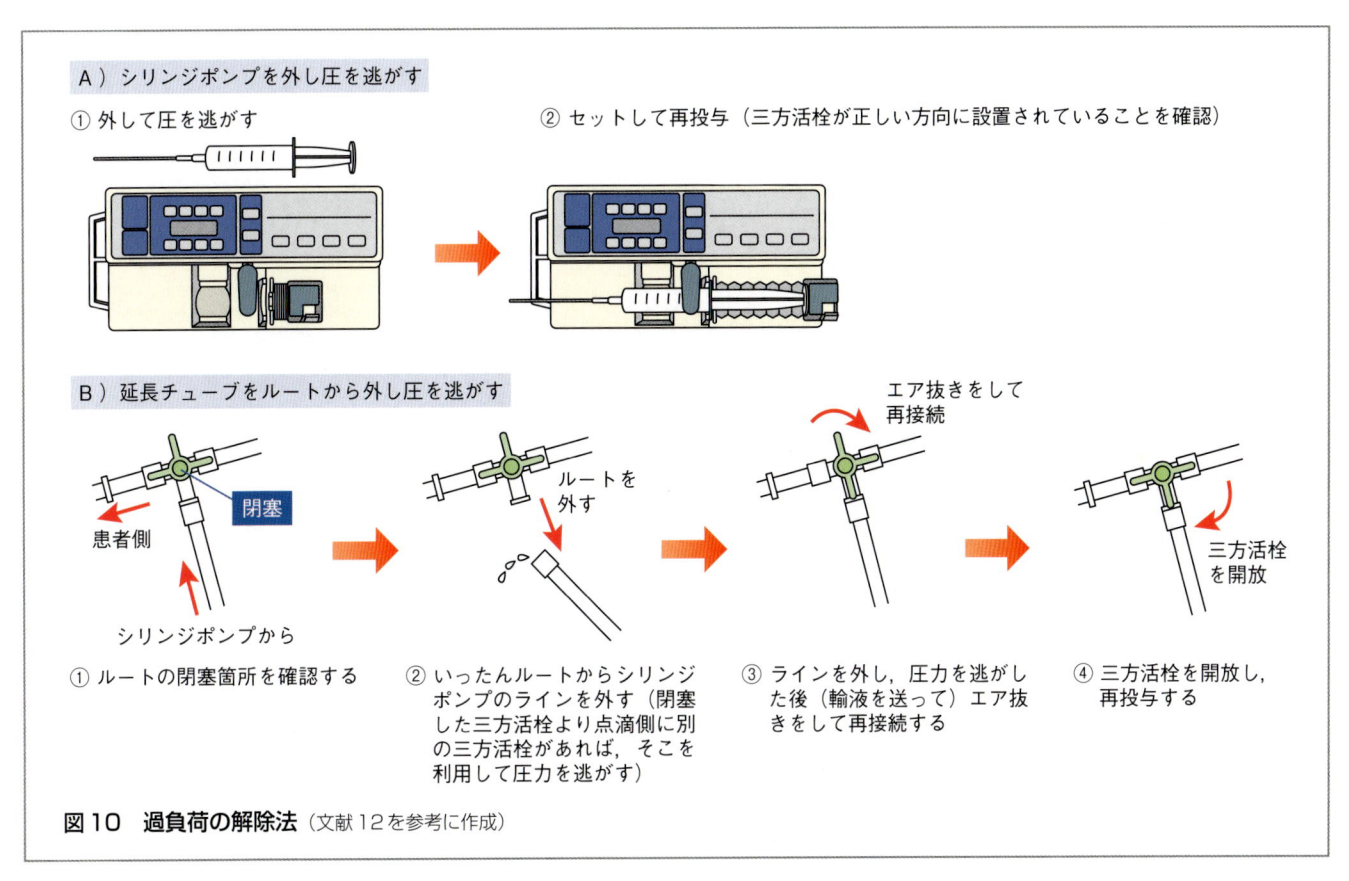

図10 過負荷の解除法（文献12を参考に作成）

性から中心静脈投与が必要です（Ⅲ-§4-6「血管外漏出」p188）.

2）静注禁なのに静注した

トロンビン末を静注し死亡した例があります．静注禁薬剤は包装やラベルにその旨が明記されています（図13）が，シリンジに吸引するとその情報は失われてしまいます．**禁静注薬は押し子に色のついたシリンジに吸引し，その色のシリンジは静注しない**といった取り決めで対処します．

なお，懸濁液が静注禁であることにも注意しましょう．

3）その他

動脈ラインが留置されている患者は重症なため複数のラインが留置されていることが多く，不慣れな医療者により静注用薬剤が動脈ラインから動脈内投与される危険があります．動注禁の薬剤は多数あり注意が必要です．**動脈ラインの接続部の色を静脈ラインとは別のものにする**といった対策が必要です．

§4-9 誤薬と患者の間違い

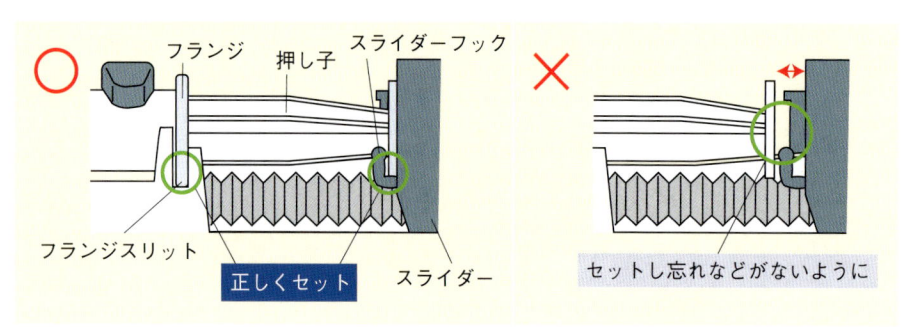

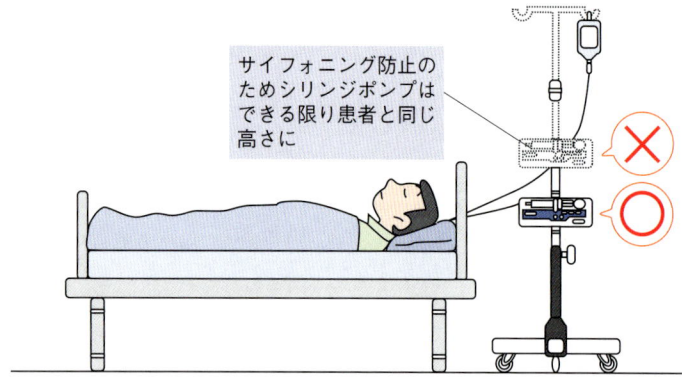

○ フランジ　押し子　スライダーフック
フランジスリット　正しくセット　スライダー

× セットし忘れなどがないように

サイフォニング防止のためシリンジポンプはできる限り患者と同じ高さに

図11　サイフォニング現象と押し子の装着
（文献12を参考に作成）

❻ 指定の輸液セットを使用
- 使用しているポンプで指定された輸液セットを使用

❷ 滴下センサーとドリップチャンバーを確認する
- 滴下センサーとドリップチャンバー使用時は，正しく取りつけているかを確認
- 使用中は，輸液バック内の残量をチェック

❶ 流量を正しく設定する
- 輸液開始時，停止後の再開時には，予定量，流量を必ず確認．予定量と流量の取り違えに要注意
- 使用中は，輸液バック内の残量をチェック

❸ 薬剤，ルートを正しくセットする
- 輸液開始前に，投与すべき薬剤が正しく準備されているか確認
- 複数の輸液ポンプが使われている場合など，正しくルートがとれているかに注意

❺ ルートの開放，取り外しは慎重に
- 気泡アラームや過負荷アラームの対応時などに，ルートが全開にならないように注意
- ルートを外す際はクレンメを閉じる習慣を

❹ 電源の確保
- 使用時は，電源コードのコンセントへの差込み，本体の電源"ON"を確実に
- バッテリーは定期的に確認．移動時以外はできるだけAC電源を使用する

図12　輸液ポンプのチェックガイド（文献13を参考に作成）

210

§4-9 誤薬と患者の間違い

また，周術期では硬膜外カテーテルへの薬剤誤投与が起きます．誤側注防止のため**硬膜外ラインに三活を回路に含めない**等の対処が必要です．

6 患者の間違い

患者さんそのものの間違いを防ぐためには，患者さんにネームタグを付けてもらい，本人に名前を名乗ってもらいながらネームタグの名前と照合します（図14）．同姓同名の患者がいることもあるため，必ず名前・生年月日まで確認します．

薬剤投与以外の医療行為を行う場合は，患者さん本人に病名や病変部位（左右も含めて）を言ってもらい，最終確認を取ります．**患者さんが主体性をもって医療を受けることで，患者確認の質も向上し，ミスが生じる可能性も少なくなります．**

バーコード（図15）や電子タグを使用すると，本人確認および処方箋・注射薬の確認の精度が飛躍的に向上します[14]．

7 事故防止に大切なこと ～個人の努力と組織の取り組み

注意力を無限に持続できる人はいません．個人に依存する事故防止策は必ず破綻します．

また，図16に示した薬剤誤投与事故の例で考えると，最後に投与した看護師のミスが唯一の原因ではなく，複数の非安全行為（穴）が重なって死亡に至ったことがわかります（**スイスチーズモデル**）．

有効な事故防止策として**エラープルーフ**（不要な業務や薬剤を排除したり，誤った接続が物理的にできないようにするなど，事故を防いだり影響を小さくするための工夫）や**標準化**（指示・器材・配置・手順などについて取り決め

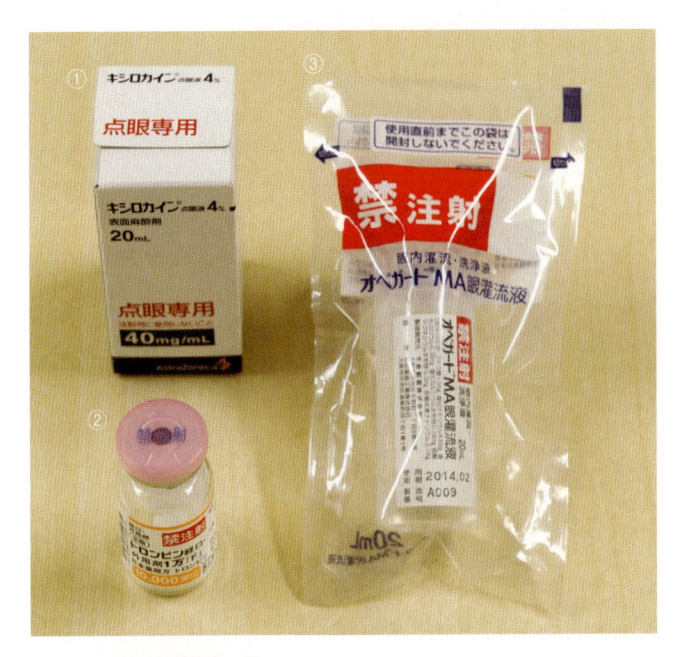

図13　静注禁薬剤の例
①キシロカイン®点眼液4％，②トロンビン経口・外用剤1万「F」，③オペガード®MA眼灌流液
静注禁薬剤は包装・ラベルなどに用法あるいは「禁注射」と大きく書かれていますが，シリンジに吸引するとその情報は失われてしまいます

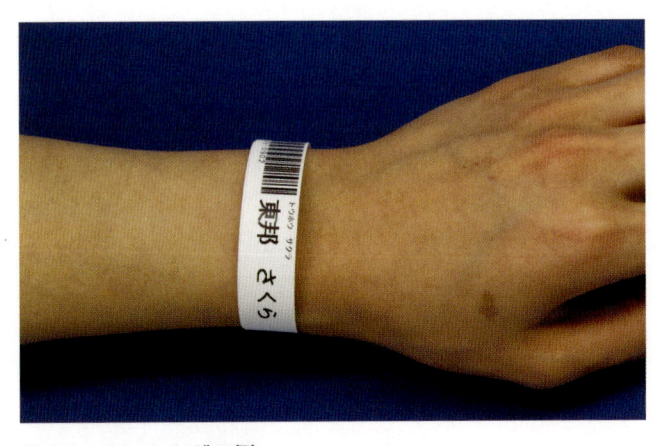

図14　ネームタグの例
氏名，ID番号は架空のものです

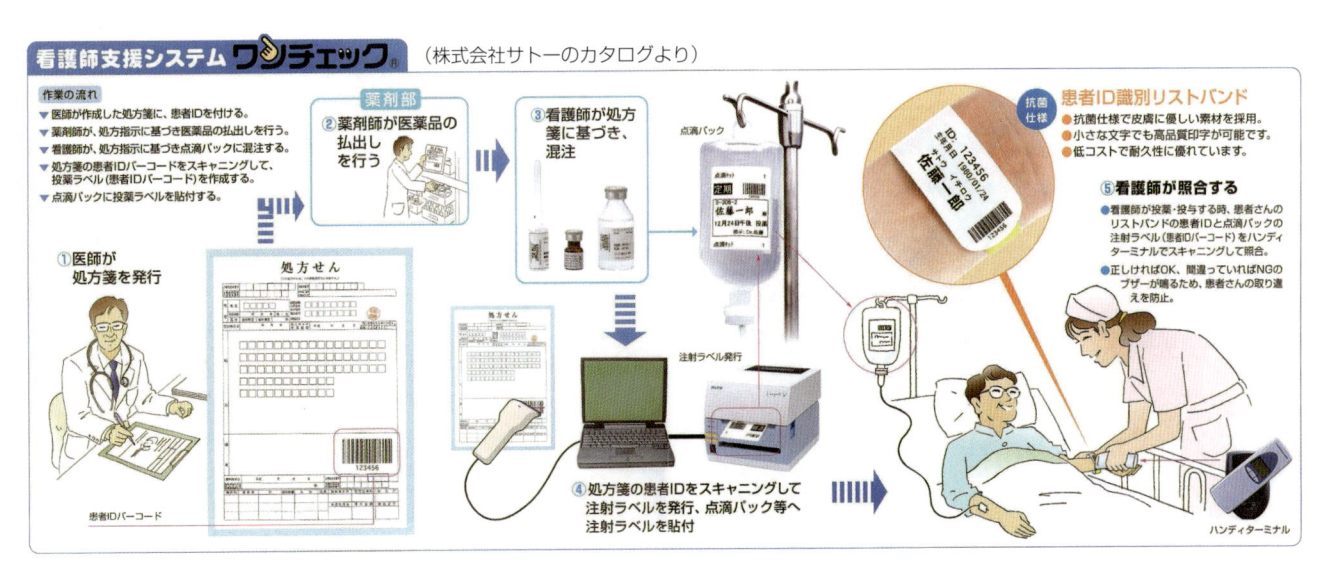

図15　バーコードを使用した患者本人および処方箋確認法の例
（文献15より転載）

211

§4-9 誤薬と患者の間違い

を定め，誰がやっても同じ結果が得られるようにすること）があげられます[16]．

しかしながら，いくら規則を作っても遵守しなければ意味がありません．**ミスを最後に抑止するのは患者さんへの「愛」なのです．**

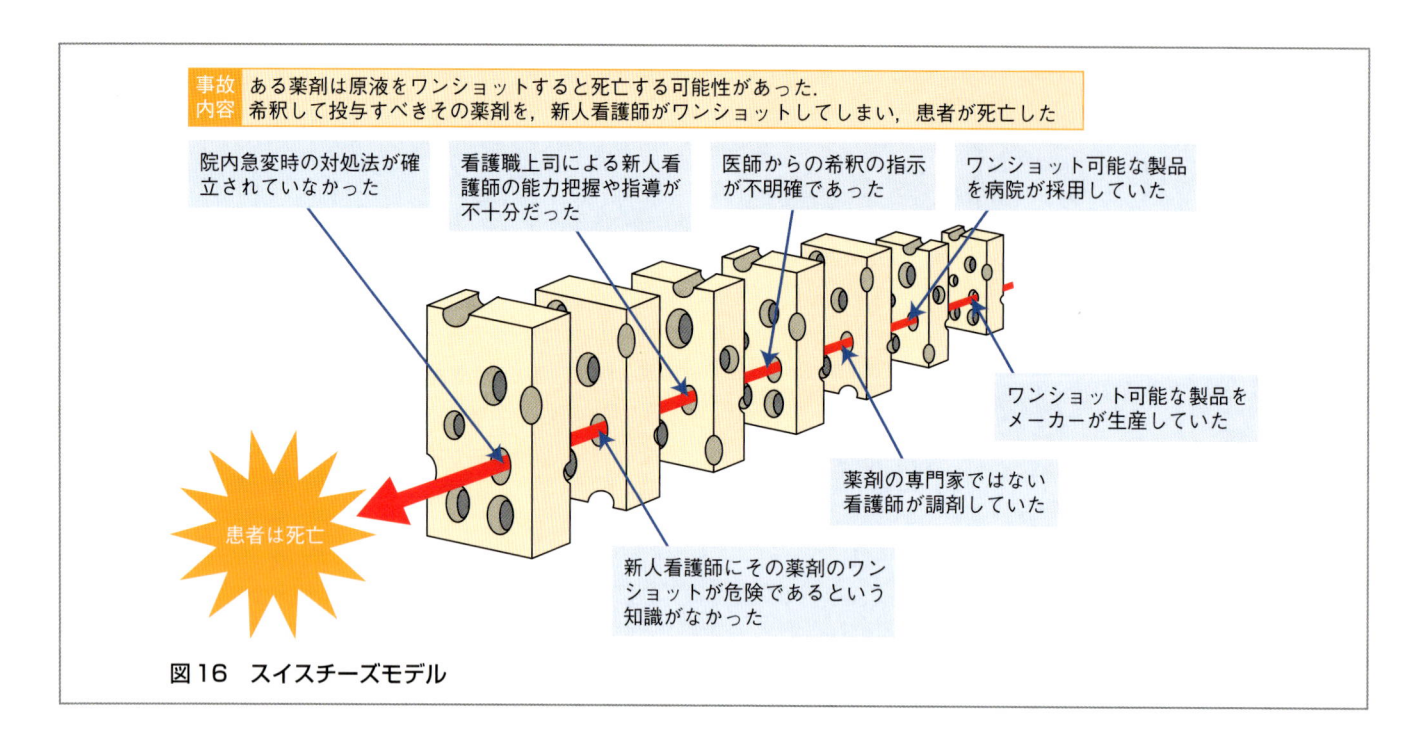

事故内容 ある薬剤は原液をワンショットすると死亡する可能性があった．希釈して投与すべきその薬剤を，新人看護師がワンショットしてしまい，患者が死亡した

- 院内急変時の対処法が確立されていなかった
- 看護職上司による新人看護師の能力把握や指導が不十分だった
- 医師からの希釈の指示が不明確であった
- ワンショット可能な製品を病院が採用していた
- ワンショット可能な製品をメーカーが生産していた
- 薬剤の専門家ではない看護師が調剤していた
- 新人看護師にその薬剤のワンショットが危険であるという知識がなかった

患者は死亡

図16 スイスチーズモデル

Column

● バーコード・ICタグ

スーパーでよく見かける「縦縞だけのバーコード」は，情報の配列が線的（一次元的）なため**1次元バーコード**とも呼ばれます．誰でも素早く正確にコンピュータ入力が可能（誤読率は1/10億字[14]）なこと，読み取り装置が普及していることが長所ですが，収載できる情報量が少ない（医薬品や医療機器で使用される「標準タイプJANコード」では12桁の数字のみ）ため，別にデータベースを設け，そちらに詳細な情報を入力する必要があります．

1次元コードのように水平方向への直線的な読み取りだけでなく，白黒のパターンを水平・垂直の2次元方向に並べたものを**2次元コード**（あるいは**2次元シンボル**）と言います．1次元コードを積み重ね（stack）2段・3段にしたものは**スタック型シンボル**，携帯電話で入力できるQRコードに代表される正方形を網状に配列（matrix）したものは**マトリックス型シンボル**と

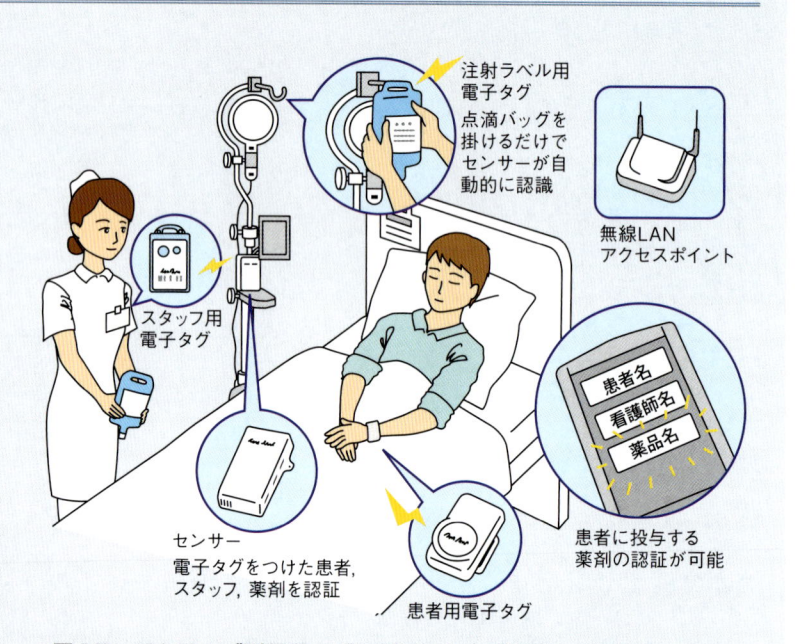

図17 アクティブ型電子タグを利用した次世代型3点照合システム
(文献14より引用)

呼ばれます．いずれも収載できる情報量が1次元バーコードと比較し桁違いに多くなりますが，マトリックス型はカメラ型読み取り機が必要となります．なお，医薬品については調剤包装単位で商品コードのバーコード表示が義務づけられています[17]．

一次元コード・二次元コード共通の長所は，印刷だけなのでコストが安いことです．このため，患者・薬剤の照合システムに広く採用されています．短所は光学的な読み取りのため，方向調整が必要で，遮蔽物があると読み取れず，複数のバーコードを同時読み取りできないことです．この欠点を補えるのが電子タグです．

電子タグ（Radio Frequency Identification：RFID）はカード型定期券や電子マネーですでに実用化されている技術で，集積回路（Integrated Circuit：IC）を使用するため，**IC タグ**とも呼ばれます．収載できる情報量が飛躍的に多くなるだけではなく，無線で認識するためバーコードのように認識装置に向き合わせる必要がないので，就寝中の患者を起こすこともなく，体位の関係

でネームタグを露出できない手術中の患者でも患者確認が可能です．また，複数のICタグを同時かつ瞬時に認識できるため，複数の物品の照合も短時間で可能です．手術用具の器械カウントの自動化や患者位置把握での応用が試みられ，産科病棟での新生児連れ去り防止目的では導入事例が複数存在します．読み取り距離が長いタイプと短いタイプがあり，前者は位置確認に，後者は照合に適します．最大の短所はコストが高いことです．「点滴台に点滴をかけるだけで患者・薬剤・医療者の認証終了」（図17）ということも技術的には可能ですが，コストの面から普及していません．

当面は患者・医療者の認識は電子タグで，医薬品や処方箋の認識はバーコードで行うのが"セカンドベスト"といえるでしょう．なお，全外来患者に紙製のバーコードタグ装着を行っている病院では，患者か不審者かを一目で識別できるというメリットもあるそうです．

● **ダブルチェックはミスを完全に防げるか**

1人で行うことにより発生しうるミスを防ぐため，2人のスタッフにより医療行為をチェックすることをダブルチェックといいます．果たしてダブルチェックで誤薬を確実に予防できるのでしょうか．

1994年11月，米国ダナ・ファーバーがん研究所で臨床試験中の進行性乳がん患者2名にシクロホスファミドが過量投与される事件が起きました．$4 g/m^2/4days$のところ$4 g/m^2 \times 4days$と4倍量が投与されたのです．2年目のフェローが処方し，別の医師が確認し，薬剤師も気付かず，看護師もオーダー通り点滴をつなぎました．1名は副作用により死亡し，1名は不可逆性の心不全を併発しました．

この事件から学べることは，**監査能力のない人間がチェックしてもミスは発生しうる**ということであり，形ばかりのダブルチェックでは意味がなく，継続した教育と，**ミスの起きにくいシステムの構築が必要**だということです．

● **乳がん術後患者と血液透析患者の静脈ライン留置**

乳がん術後患者の場合，手術側の上肢に静脈ライン留置を行ってはいけません．腋窩リンパ節郭清が行われているとリンパ液の灌流が悪いため，血管から透過する輸液の水分が貯留し浮腫を生じるためです．乳がんに限らず腋窩リンパ節郭清の既往がある場合すべてにおいて，手術側上肢のライン留置は禁忌です．

血液透析患者の場合，シャント側の上肢に静脈ライン留置を行ってはいけません．シャントは動脈と静脈を吻合して作成します．動脈を1本犠牲にするため，作成可能部位が限られています．血液透析のためのブラッドアクセスという本来の目的以外の使用で感染や血管損傷を起こすことを避けるため，シャント側でのライン留置は禁忌です．

> **ポイント**
> 1) 誤薬のパターンを知り，どのようなときに間違いが起こるか把握することで，誤薬を効率的に防止できます
> 2) 間違いは起こるべくして起こります．システムとしての取り組みが大切です

参考文献

1) 厚生労働省医政局長，厚生労働省医薬食品局長：医薬品の販売名の類似性等による医療事故防止対策の強化・徹底について．医政発第1204001号薬食発第1204001号，2008（http://www.mhlw.go.jp/topics/bukyoku/isei/i-anzen/hourei/dl/081204-1.pdf）
2) 厚生労働省医薬食品局審査管理課長：医療用後発医薬品の承認申請にあたっての販売名の命名に関する留意事項について．薬食審査発第0922001号，2005年（http://www.nihs.go.jp/dbcb/TEXT/yakusyokushinsahatu-0922001.pdf）
3) 医療用医薬品類似名称検索システム（http://www.ruijimeisho.jp/）
4) 我妻恭行：間違えやすい薬について．社会保険旬報，2179：28-35，2003
5) 日本医療評価機構：医療安全情報No.4「薬剤の取り違え」，2007（http://www.med-safe.jp/pdf/med-safe_4.pdf）
6) 日本医師会会長：医薬品の販売名の類似性等による医療事故防止対策の強化・徹底について（注意喚起）．日医発第931号（医安72），2008（http://www.hokkaido.med.or.jp/new/kinkyu/ianzen01.pdf）
7) 「注射薬Q&A-注射・輸液の安全使用と事故防止対策」（松山賢治 ほか 監修），じほう，2004
8) 依田啓司：配合してはいけない注射薬と輸液．臨牀看護，28：854-861，2002
9) 「注射薬投与法の基本と工夫」（幸保文治 著），メディカルトリビューン，2001
10) Bailey, L. C., et al.: Effects of syringe filter and i.v. administration set on delivery of propofol emulsion. Am J Hosp Pharm, 48：2627-2630, 1991
11) 厚生労働省医薬食品局審査管理課長，厚生労働省医薬食品局安全対策課長：インスリン製剤販売名命名の取扱いについて．薬食審査発第0331001号 薬食安発第0331001号，2008（http://www.info.pmda.go.jp/iryoujiko/file/20080331.pdf）
12) 木下佳子 ほか 監修．事例で分かる輸液ポンプシリンジポンプ事故防止ガイド．Expert Nurse, 19：1-19, 1-7, 2004
13) 杉山良子：投与プロセスでのエラーを防ぐ注射・点滴で用いるデバイス．輸液・シリンジポンプの"やってはいけない"．「根拠でわかる事故防止対策 注射・点滴の「やってはいけない」こと」，Expert Nurse, 20：64-75, 2004
14) 「医療安全・トレーサビリティのためのバーコード・電子タグ活用ガイド」（落合慈之 監修），学研メディカル秀潤社，2011
15) 株式会社サトー．「ワンチェック」カタログ
16) 高橋英夫：業務の流れで押さえたい注射・点滴の"やるべきこと""やってはいけないこと"．「根拠で分かる事故防止対策 注射・点滴の「やってはいけない」こと」，Expert Nurse, 20：32-34, 2004
17) 厚生労働省医薬食品局安全対策課長：医療用医薬品へのバーコード表示の実施について．薬食安発第0915001号，2006（http://www.info.pmda.go.jp/iryoujiko/file/20060915.pdf）

PART III 応用編　　　§5 教育

5-1 誰が教えるか

高木　康

> * 注射法・採血法を教育する指導医は臨床研修と同様に適切に選抜されなければなりません．教育に向いている上級医師と向かない上級医師がいます．教育に情熱をもつ指導医に指導をお願いしましょう．

指導者と指導部署

　注射法・採血法の指導医師を選抜する条件は，まずこれらの手技に熟練した医師ですが，もう1つの条件は，研修医にわかりやすい説明ができる医師です．各研修病院には研修委員会があるので，そのなかに小委員会を設立して委員を選抜することも大切です．

　委員の選抜に関連するのが指導を行う部署です．研修医が最初に配属された診療科で注射法・採血法を修得する場合には，その診療科の指導医が当たることになります．しかし，これでは標準化した，共通の手技を修得するのが容易でない場合もあります．したがって，**研修前のオリエンテーション時に行うことが良策の1つ**と考えます．

　昭和大学では2005年度から研修前に3週間のオリエンテーションを行い，このなかの1週間を研修に必要な共通課題を，残り2週間を研修場である病院に特化した内容のオリエンテーションを行うことにしました．注射法・採血法については，内科，外科から選抜された教官により行われています．

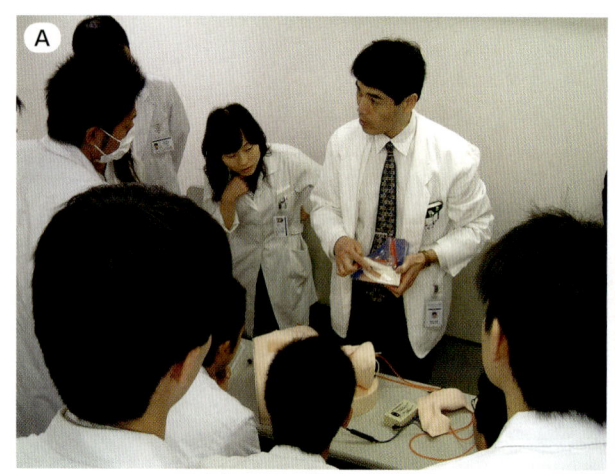

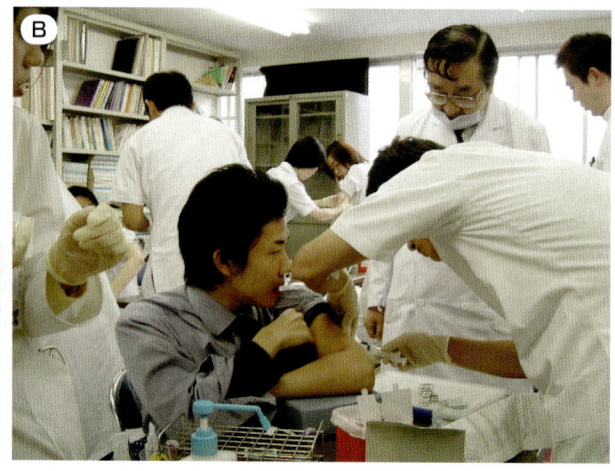

図　オリエンテーションの様子
IVH（左）は外科系の助教授が，静脈採血・動脈採血，筋肉注射（右）は内科系の教授が教えています．どちらも教育に熱心な教官です

ポイント
1) 教育効果は指導教官（指導医）に左右されます
2) 指導教官が備えるべき条件としては，①"適切な標準法"を身に付けている，②数多くの症例を経験して，対処法を適切に説明することができる，③患者に対する問いかけや言葉などを細やかに研修医に教えることができる，④研修医が質問しやすい雰囲気を作ることができる，です

注意　研修委員会で指導医の日頃の指導に対して評価を行い，フィードバックし，改善のない場合には指導医から外すなどの処置が必要です

PART III 応用編 §5 教育

5-2 どう教えるか

高木　康

> * 優れたテキストによる講義の後に，ビデオなどにより視覚的に一連の操作を理解させます．続いて，シミュレーターを用いて模擬実習，さらに研修医同士の実習により正確な注射法・採血法を身に付けさせます．

指導の進め方

　教材を有効に利用すると効率的な指導が可能となります．本書をはじめとする優れたテキストが多く出版され，これらに沿ったビデオも編集・市販されていますので，これらを効果的に活用することで適切な指導・教育を行うことができます．

　まず，時間を決めて講義し，その後にビデオを供覧して，一連の操作を十分に理解させます．この際には，効果的な注射の位置や処置を人体解剖上から説明するとともに，さらに感染防御における器具の処置（バイオハザード防止）や消毒などを理解させる必要があります．そして，モデル（シミュレーター）を使用して模擬実習をした後に，研修医同士で実際の手技を実習するのが最も効果的な学習法と考えます．現在では，優れたシミュレーターが開発されていますので，これらを用いてまず十分に練習し，次に研修医同士で採血や注射を実習することが大切です．

　なお，静脈・動脈採血においては，適切な抗凝固剤の選択も修得させる必要があります．

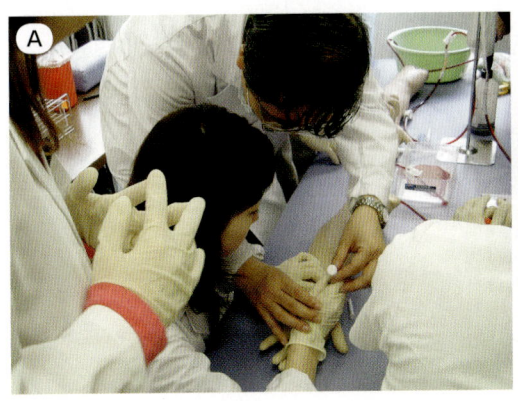

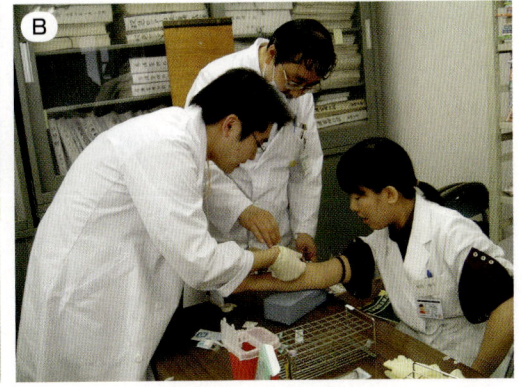

図1　模擬実習の様子
シミュレーターを用いて動脈採血の手技を教育します．現在では優れたシミュレーターがあり，使用しているシミュレーターはポンプによりヒト動脈とほぼ同じように圧がかかります（A）．研修医同士の静脈採血実習です（B）．多くの医学部でクリニカルクラークシップが行われていますが，基本的手技，特に侵襲的な手技は卒前教育では必ずしも修得されていないのが現状です

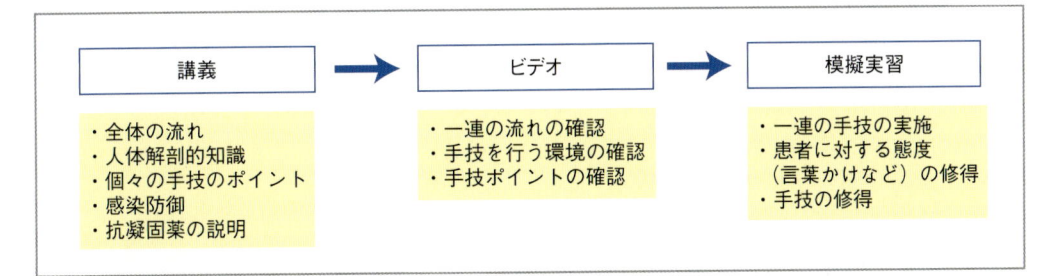

講義	→	ビデオ	→	模擬実習
・全体の流れ ・人体解剖的知識 ・個々の手技のポイント ・感染防御 ・抗凝固薬の説明		・一連の流れの確認 ・手技を行う環境の確認 ・手技ポイントの確認		・一連の手技の実施 ・患者に対する態度（言葉かけなど）の修得 ・手技の修得

図2　指導の流れと理解・修得してもらうべき内容（一例）

ポイント
1) 教わる立場の研修医は講義の前にその内容を予習する努力が必要です
2) 具体的な「○○のような症例ではどのように対処すべきでしょうか」などの質問を交えながら説明を行いましょう．手技が現実的となり実習にも身が入ります
3) 患者は十人十色で採血・注射の困難な患者も少なくありません．指導医はこれらを適切に把握して，研修が始まっても数回は研修医に同行して適切なアドバイスを行うべきです

PART III 応用編　　§5　教育

5-3　目標達成はどう確認するか

高木　康

> *　学習，教育の成果を判定・評価することはきわめて重要です．注射法・採血法の実技講習を行った後は，OSCE（objective structured clinical examination：客観的臨床能力試験）により適切な評価を行ってください．

評価のしかた

シミュレーターや研修医同士の模擬実習により研修医は十分に研鑽しますが，どの程度まで習熟しているかを確認・評価する必要があります．現在の研修医指導では，指導を行うものの評価についてはおろそかになっていることも否めません．評価には**OSCE**（オスキー，客観的臨床能力試験）での評価が向いています．

注射法・採血法の一連の手技に関しては，指導医による教育が行われ，シミュレーターや研修医同士の模擬により研修医は十分に練習しています．しかし，評価においては患者に対する態度（声かけなどによる不安感の払拭などの患者への配慮）も評価する必要があります．

静脈採血のOSCEでの評価表の例を示しました（表）．静脈採血については，評価表や評価マニュアルが作成・提示されており，これらを利用した評価を行うと便利です．

例えば
【患者への配慮】
1. 採血をする旨を告げ，了承を得たか．
   採血する旨を告げ，了承を得ていれば1点．了承を得ない場合は0点．
2. 検査内容を説明したか．
   検査の内容を説明すれば1点．しない場合は0点
3. 患者の不安，痛みに配慮した声かけをしたか．
   採血前や採血中，あるいは採血後に患者にわかりやすい言葉で適切に声かけをしていれば2点．採血のいずれでしか声かけをしなかったり，適切でない言葉であったら1点．声かけを行わなかった場合は0点．

【テクニック】
1. 採血器具の準備は適切であったか．
   針の装着状況を確認し，注射器の可動性のチェックをしていれば2点．どちらかをしていない場合は1点．

表　評価表〈静脈採血と検体処理〉

【患者への配慮】	2	1	0
1．採血する旨を告げ，了承を得たか		☐	☐
2．検査内容を説明したか		☐	☐
3．患者の不安，痛みに配慮した声かけをしたか	☐	☐	☐
【テクニック】	2	1	0
1．採血器具の準備は適切であったか	☐	☐	☐
2．穿刺しやすい静脈を選択したか		☐	☐
3．駆血帯は適切な圧で行ったか		☐	☐
4．消毒は適切であったか		☐	☐
5．注射器の持ち方は適切であったか		☐	☐
6．穿刺角度は適切であったか		☐	☐
7．採血速度は適切であったか		☐	☐
8．抜針時の操作は適切であったか		☐	☐
9．抜針後に圧迫止血し，その指導を行ったか	☐	☐	☐
10．検査に適した試験管を選択して分注したか		☐	☐
11．廃棄物の処理は適切であったか		☐	☐
12．リキャップを行わずにいたか		☐	☐

両方とも行わない場合は0点.
2. 穿刺しやすい静脈を選択したか.
肘静脈から触診によって適切な静脈を選択できていれば1点. 不適切な静脈を選択した場合は0点.
9. 抜針後に圧迫止血し, その指導を行ったか.
抜針後ただちに圧迫止血し, 患者に数分間の圧迫止血の指導をした場合は2点. 圧迫止血はしたが, 指導しない場合は0点.

などです.

この評価表にしたがって実技試験の評価を行います. **評価で大切なのは点数ではなく, どの項目が習得されていなかったかの指摘**です. この点について評価者からフィードバックを行い, 研修医は研鑽・練習を積む必要があります. 特に,『患者への配慮』は優しく, わかりやすい言葉で患者に声かけすることが大切であり, 心のこもらない表面的な言葉であれば, その旨も注意する必要があります. あまりに点数が低い場合にはオリエンテーション終了までに再度試験をしたり, 研修中に指導医に採点・評価させ, 改善度を研修医に知らせることも大切です.

Column

● 評定尺度（レーティングスケール）
学習効果・人物・正確さ・態度など, 対象を客観的に判定・評価する際に, これらを簡素化して, その価値の程度を3～5段階に振り分けるために用いる尺度のことです.

例：＜研修医による指導医評価表＞

	満足度：	不満足		普通		満足
1. 研修に適した雰囲気を作ってくれた		1	2	3	4	5
2. 自分で学べるよう刺激を与えてくれた		1	2	3	4	5
3. 診療と研修を配慮した時間配分をしてくれた		1	2	3	4	5
4. 臨床場面に応じて研修内容を調整してくれた		1	2	3	4	5

ポイント
1) 客観的かつ妥当性のある評価を行う必要があり, 適切な評価表と評価マニュアルを作成することが重要です
2) "態度（患者への配慮）"はチェックリストではなく, 評定尺度（レーティングスケール）により多段階に細かく評価して, 研修医にフィードバックする必要があります

注意
1) 研修中でも適切なタイミングで指導医が評価して, フィードバックする必要があります
2) 欠点ばかりでなく, 改善点を研修医にフィードバックすることも大切です

index

索引

和文

あ

アクティブセーフティー	168, 170
圧迫	56, 89
アドレナリン	123
アドレナリン注射液	125
アナフィラキシーショック	123
アームダウン	53
アレンテスト	64, 103
アロディニア	202
安全キャビネット	166, 198
安全装置付きポート穿刺針	172

い

イソプロパノール	29, 76
一回静脈内投与	27
陰圧調製	198
インスリン	119
インフュージョンリアクション	194

え

エア抜き	108
エコーガイド下穿刺	150
エコーガイド下穿刺（小児）	138
壊死性抗腫瘍薬	186, 187
エタノール	29, 76
エピペン®	123
エラープルーフ	211
炎症性抗腫瘍薬	187

お

嘔気・嘔吐	194
温罨	189, 191
温パック	144

か

加圧バッグ	102
外頸静脈	145
ガイドワイヤー	96
外来化学療法	189
カウザルギー	202
化学兵器	125
ガーゼドレッシング	165
合併症	108
カテーテル	39, 89
カテーテル関連血流感染	36, 109, 157, 161
カテーテルチップ	31
カテーテルの固定方法	36
過敏症	193
換気血流シンチグラフィー	181
患者確認	51, 52
感染性産業廃棄物	198
感染性心内膜炎	76
感染の防止	36
感染防御	215

き

起炎菌	76
逆流現象	53
逆流防止弁	41
逆行性塞栓症	109
吸着	208
筋区画内圧測定法	190
菌血症	76
筋肉	24
筋肉内注射	114
筋肉内注射（小児）	134
筋肉内投与	27

く

空気塞栓	97
駆血前の肢位	53
駆血帯	30, 143
駆血帯解除	57
駆血帯の装着	53
クリーンベンチ	166, 198
クレンチング動作	54
クローズドシステム	40, 91
クロルヘキシジン	79, 104, 157, 160

け

経食道心エコー	180
血液	25
血液培養	18, 76
血液分注用安全器材	171
血管外漏出	186
血管検出器具	144
血管損傷	60
血管の怒張	54
血栓	109
血糖測定器	72

こ

コアリング	183
抗腫瘍薬	192
抗腫瘍薬の職業的被曝	196
抗腫瘍薬別嘔吐リスク	194
高度バリアプレコーション	94
個人防護具	172, 196
骨髄	25
骨髄炎	118
骨髄針	116
骨髄輸液	116
固定	36
誤薬	204
混合静脈血	18
コンタミネーション	76
コントラストエコー	179
コンパートメント症候群	187, 189

さ

災害現場	125
催奇形性	196
サイフォニング現象	207
細胞障害性抗腫瘍薬	192
鎖骨下静脈穿刺	95
作用発現時間	27
三角筋	155
三方活栓	40, 91

し

ジエチルヘキシルフタレート	208
止血	37, 56
自己血糖測定	72
自己注射	123, 127
自己抜去	177
事故抜去	177
耳垂採血法	71
持続静脈内投与	27
持続皮下注	23
指頭採血法	71
シミュレーター	215
尺側正中皮静脈	100
尺側皮静脈	52, 100, 145

収着 … 208	耐貫通性廃棄容器 … 198	ノボラピッド … 127
腫瘍崩壊症候群 … 194	大腿外側広筋 … 155	
消毒 … 29, 55	大腿静脈穿刺 … 95	**は**
小児の採血 … 130	大腿動脈 … 63, 103	配合変化 … 185
小児の静脈路確保 … 136	ダブルチェック … 213	肺塞栓症 … 179
静脈採血の手順 … 51	ダブルルーメン … 39	バーコード … 212
静脈穿刺採血 … 130		発がん性 … 196
静脈弁 … 25	**ち**	バックカット付きの針 … 144
静脈留置針 … 39	注射針 … 34	パッシブセーフティー … 168, 170
上腕三頭筋部 … 155	肘静脈穿刺法 … 132	抜針 … 56
上腕動脈 … 63, 103	中心静脈 … 26	針刺し事故 … 62, 168, 172
ショート・ベベル … 34	中心静脈確保 … 94	パルスオキシメータ … 108
シリンジ … 31	中心静脈確保（小児） … 136	反射性交感神経性ジストロフィー … 202
シリンジ採血 … 56	中心静脈カテーテル … 39, 94	
シリンジポンプ … 44	中心静脈血 … 18	**ひ**
侵害刺激 … 152	中心静脈路確保困難対策 … 150	非壊死性抗腫瘍薬 … 187
針管 … 34	中殿筋 … 155	皮下組織 … 24
針基 … 34	超音波画像 … 144	皮下注射 … 112
真空管採血の手順 … 49		皮下注射（小児） … 134
真空採血 … 59	**つ・て**	皮下投与 … 27
真空採血管 … 48	痛覚過敏 … 202	ピーク値 … 22
真空採血管の角度 … 60	痛点 … 152	肘関節の内側 … 155
真空採血管の挿入 … 60	手袋 … 55, 173	肘関節の血管（小児） … 131
真空採血管の抜去 … 61	電子タグ … 212	皮内注射 … 110
真空採血針 … 42	点滴静脈内注射 … 43	皮内注射（小児） … 134
シングルルーメン … 39	点滴ルート … 147	病院情報システム … 192
神経損傷 … 201	転倒混和 … 58	評価表 … 216
迅速検査キット … 174		評価マニュアル … 216
真皮 … 24	**と**	標準化 … 211
	橈骨動脈 … 63, 103, 106	標準採血法ガイドライン … 48
す	橈側皮静脈 … 52	標準予防策 … 173
水車音 … 180	動注ポート … 22	表皮 … 24
スイスチーズモデル … 212	糖尿病 … 119	
スタンダードプリコーション … 173	動脈血 … 17	**ふ**
ステロイド局注 … 189, 191	動脈血採血用安全器材 … 171	フィルター … 40, 165
スプリットセプタム … 164	動脈血サンプラー … 64, 66	フィルムドレッシング … 165
	動脈穿刺 … 63	複合性局所疼痛症候群 … 202
せ・そ	透明フィルム … 108	複合性局所疼痛症候群Ⅱ型 … 202
正中皮静脈 … 52	トラフ値 … 22	プラスチック針 … 171, 183
脊髄後角 … 152	トリプルルーメン … 39	フラッシュ … 108
セルジンガー法 … 106	ドレッシング材 … 36	フラッシュデバイス … 102
穿刺滴下採血 … 133	トレンデレンブルグ体位 … 180	プレフィルドシリンジ … 32, 206
足底（踵）採血 … 72		分子標的治療薬 … 192
足底穿刺法 … 131	**な〜の**	
足背動脈 … 63, 103	内頸静脈穿刺 … 95	**へ**
	二次侵害受容ニューロン … 152	閉鎖式薬物混合システム … 198
た	ニードルレスシステム … 164	閉鎖式輸液システム … 161, 162, 164
耐圧ゴムスリーブ … 60	乳がん術後 … 26	ヘパリン … 23

ヘパリンロック …………………… 23
ポピドンヨード …… 29, 76, 105, 157
ホルダー …………………………… 59

ま～も

マキシマル・バリアプリコーション
　………………………… 157, 159
末梢静脈注射 ……………………… 82
末梢静脈路確保の実際 …………… 87
慢性疼痛 ………………………… 202
ミッドラインカテーテル ……… 39, 99
メカニカルバルブ ……………… 164
毛細管採血 ……………………… 130

ゆ・よ

有効濃度 …………………………… 22
輸液 ………………………………… 43
輸液回路 …………………………… 40
輸液ポンプ ………………………… 44
指先（頭）採血法 ………………… 71
抑制 ……………………………… 177
ヨードチンキ …………… 79, 157, 160
ヨードフォア …………………… 160

ら～れ

卵円孔開存 ……………………… 179
リキャップ ……………………… 168
リドカイン ……………………… 105
リドカインテープ ……………… 156
留置カテーテルの抜去防止 ……… 36
ルアーロック式静脈ライン ……… 177
冷罨 ………………………… 189, 191
レギュラー・ベベル ……………… 34

欧　文

A δ 線維 ………………………… 152
blanch test ……………………… 189
catheter related blood stream infection
　……………………………………… 36
CLABSI ………………… 157, 158
CRBSI ……………… 36, 157, 161
CRPS …………………………… 202
（CRPS）type II ………………… 202
C 線維 …………………………… 152

HBV ……………………………… 172
HCV ……………………………… 172
HIV ……………………………… 172
HIV曝露後予防内服法 ……… 174, 175
ICタグ …………………………… 212
infusion method ………………… 190
IVHポート ……………………… 23
OSCE …………………………… 216
patient-controlled analgesia …… 23
PCA ……………………………… 23
PICC ………………………… 39, 99
PIカテーテルの留置法 ………… 140
PPE ………………………… 172, 196
RFID …………………………… 212
RSD ……………………………… 202

数　字

5つのR …………………………… 204

編者プロフィール

菅野　敬之（すがの　たかゆき）

■ 東邦大学医療センター佐倉病院　麻酔科学研究室　助教
- 1996年新潟大学医学部医学科卒
- 1996年総合病院国保旭中央病院研修医
- 1998年東京大学医学部附属病院麻酔科
- 1998年公立昭和病院麻酔科
- 2002年より現職

　自分のしたことが秒単位で返ってくるレスポンスの良さに魅せられて麻酔科学を専攻しています．いまだに新鮮な気持ちで楽しく仕事をさせていただいております．また，手術麻酔を通じて研修医・学生教育に携わり，ボトムラインの向上と「考えること」の大切さを伝える努力をしております．

　初期研修で回った麻酔科では，術中の血圧は聴診器を用いて手動で測定していました．最初は前時代的だと感じましたが，急変時に聴診器から伝わる患者さんの拍動に安心したのは今でも忘れられない思い出です．研修医の皆さんには，患者さんとお話しをし，患者さんに触れ，五感を駆使し自ら考え行動する医師になってほしいと願っています．

ビジュアル基本手技 4
写真とイラストでよくわかる！
注射・採血法 改訂版
適切な進め方と，安全管理のポイント

- 2006年 7月 1日　第1版第1刷発行
- 2010年 5月10日　第1版第4刷発行
- 2012年 3月 1日　第2版第1刷発行
- 2021年 4月10日　第2版第4刷発行

編集　菅野敬之
発行人　一戸裕子
発行所　株式会社　羊　土　社
　〒101-0052
　東京都千代田区神田小川町2-5-1
　TEL　03（5282）1211
　FAX　03（5282）1212
　E-mail　eigyo@yodosha.co.jp
　URL　www.yodosha.co.jp/
印刷所　日経印刷株式会社

© YODOSHA CO. LTD., 2012
Printed in Japan
ISBN978-4-89706-350-8

本書の複写にかかる複製，上映，譲渡，公衆送信（送信可能化を含む）の各権利は（株）羊土社が保有します．
本書を無断で複製する行為（コピー，スキャン，デジタルデータ化など）は，著作権法上での限られた例外（「私的使用のための複製」など）を除き禁じられています．研究活動，診療を含み業務上使用する目的で上記の行為を行うことは大学，病院，企業などにおける内部的な利用であっても，私的使用には該当せず，違法です．また私的使用のためであっても，代行業者等の第三者に依頼して上記の行為を行うことは違法となります．

JCOPY ＜（社）出版者著作権管理機構 委託出版物＞
本誌の無断複写は著作権法上での例外を除き禁じられています．複写される場合は，そのつど事前に，（社）出版者著作権管理機構（TEL 03-5244-5088，FAX 03-5244-5089，e-mail：info@jcopy.or.jp）の許諾を得てください．

乱丁，落丁，印刷の不具合はお取り替えいたします．小社までご連絡ください．

ハンディ版ベストセラー厳選入門書シリーズ

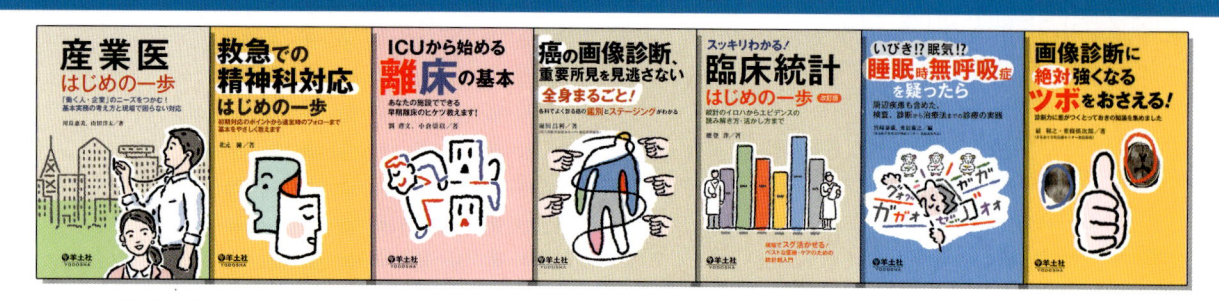

産業医はじめの一歩
川島恵美, 山田洋太／著
- 定価 3,960円（本体 3,600円＋税10%）
- A5判 ■ 207頁 ■ ISBN 978-4-7581-1864-4

救急での精神科対応はじめの一歩
北元 健／著
- 定価 3,960円（本体 3,600円＋税10%）
- A5判 ■ 171頁 ■ ISBN 978-4-7581-1858-3

ICUから始める離床の基本
劉 啓文, 小倉崇以／著
- 定価 3,850円（本体 3,500円＋税10%）
- A5判 ■ 224頁 ■ ISBN 978-4-7581-1853-8

癌の画像診断、重要所見を見逃さない
堀田昌利／著
- 定価 4,400円（本体 4,000円＋税10%）
- A5判 ■ 187頁 ■ ISBN 978-4-7581-1189-8

スッキリわかる！臨床統計はじめの一歩 改訂版
能登 洋／著
- 定価 3,080円（本体 2,800円＋税10%）
- A5判 ■ 229頁 ■ ISBN 978-4-7581-1833-0

いびき!?眠気!? 睡眠時無呼吸症を疑ったら
宮崎泰成, 秀島雅之／編
- 定価 4,620円（本体 4,200円＋税10%）
- A5判 ■ 269頁 ■ ISBN 978-4-7581-1834-7

画像診断に絶対強くなるツボをおさえる！
扇 和之, 東條慎次郎／著
- 定価 3,960円（本体 3,600円＋税10%）
- A5判 ■ 159頁 ■ ISBN 978-4-7581-1187-4

MRIに強くなるための原理の基本やさしく、深く教えます
山下康行／著
- 定価 3,850円（本体 3,500円＋税10%）
- A5判 ■ 166頁 ■ ISBN 978-4-7581-1186-7

本当にわかる精神科の薬はじめの一歩 改訂版
稲田 健／編
- 定価 3,630円（本体 3,300円＋税10%）
- A5判 ■ 285頁 ■ ISBN 978-4-7581-1827-9

やさしくわかるECMOの基本
氏家良人／監, 小倉崇以, 青景聡之／著
- 定価 4,620円（本体 4,200円＋税10%）
- A5判 ■ 200頁 ■ ISBN 978-4-7581-1823-1

教えて！ICU Part3 集中治療に強くなる
早川 桂／著
- 定価 4,290円（本体 3,900円＋税10%）
- A5判 ■ 229頁 ■ ISBN 978-4-7581-1815-6

臨床に役立つ！病理診断のキホン教えます
伊藤智雄／編
- 定価 4,070円（本体 3,700円＋税10%）
- A5判 ■ 211頁 ■ ISBN 978-4-7581-1812-5

発行 羊土社 YODOSHA
〒101-0052 東京都千代田区神田小川町2-5-1 TEL 03(5282)1211 FAX 03(5282)1212
E-mail：eigyo@yodosha.co.jp
URL：www.yodosha.co.jp/

ご注文は最寄りの書店、または小社営業部まで

ステップ ビヨンド レジデント シリーズ

林 寛之／著

改訂版 ステップビヨンドレジデント1 救急診療のキホン編 Part1
心肺蘇生や心電図、アルコール救急、ポリファーマシーなどにモリモリ強くなる！
- 定価 4,950円（本体 4,500円＋税10％） ■ B5判 ■ 400頁
- ISBN 978-4-7581-1821-7

ステップ ビヨンド レジデント 2 救急で必ず出合う疾患編
- 定価 4,730円（本体 4,300円＋税10％） ■ B5判 ■ 238頁
- ISBN 978-4-7581-0607-8

ステップ ビヨンド レジデント 3 外傷・外科診療のツボ編
- 定価 4,730円（本体 4,300円＋税10％） ■ B5判 ■ 214頁
- ISBN 978-4-7581-0608-5

ステップ ビヨンド レジデント 4 救急で必ず出合う疾患編 Part 2
- 定価 4,730円（本体 4,300円＋税10％） ■ B5判 ■ 222頁
- ISBN 978-4-7581-0645-0

ステップ ビヨンド レジデント 5 外傷・外科診療のツボ編 Part2
- 定価 4,730円（本体 4,300円＋税10％） ■ B5判 ■ 220頁
- ISBN 978-4-7581-0653-5

ステップ ビヨンド レジデント 6 救急で必ず出合う疾患編 Part 3
- 定価 4,730円（本体 4,300円＋税10％） ■ B5判 ■ 222頁
- ISBN 978-4-7581-0698-6

ステップ ビヨンド レジデント 7 救急診療のキホン編 Part2
電解質異常、エコー、CT、乳児診療などにメキメキ強くなる！
- 定価 4,730円（本体 4,300円＋税10％） ■ B5判 ■ 248頁
- ISBN 978-4-7581-1750-0

研修医のためのオススメ書籍

研修医のための 見える・わかる 外科手術
「どんな手術？ 何をするの？」基本と手順がイラスト300点でイメージできる

畑 啓昭／編

研修で出会いうる50の外科手術について、初期研修医向けに解説した1冊！所要時間・出血量などの基本情報や手術の手順を、イラストを用いて噛みくだいて解説．これを読めば、手術がイメージできるようになる！
- 定価 4,620円（本体 4,200円＋税10％） ■ A5判
- 367頁　ISBN 978-4-7581-1780-7

研修医に絶対必要な 器具・器械がわかる本。
使い方と使い分けマスターガイド

野村 悠，田中 拓，箕輪良行／編

同じような器具だけど，どう違う？どう使う？日常診療，救急，手術の現場でよく使う器具の特徴や，意外と知らない同じ用途の器具同士の違いと使い分けがよくわかる！研修医の手技上達の近道となる1冊！
- 定価 3,190円（本体 2,900円＋税10％） ■ B6変型判
- 237頁　ISBN 978-4-7581-1775-3

発行 羊土社

〒101-0052
東京都千代田区神田小川町2-5-1
TEL 03(5282)1211
E-mail：eigyo@yodosha.co.jp

ご注文は最寄りの書店，または小社営業部まで

FAX 03(5282)1212
URL：www.yodosha.co.jp/
郵便振替00130-3-38674

プライマリケアと救急を中心とした総合誌

レジデントノート

☐ **年間定期購読料**（国内送料サービス）
- 通常号（月刊）　　　　　　：定価26,400円（本体24,000円＋税10％）
- 通常号＋**WEB版**（月刊）
　　　　　　　　　　　　　　：定価30,360円（本体27,600円＋税10％）
- 通常号＋増刊　　　　：定価57,420円（本体52,200円＋税10％）
- 通常号＋**WEB版**（月刊）＋増刊
　　　　　　　　　　　　　　：定価61,380円（本体55,800円＋税10％）

医療現場での実践に役立つ研修医のための必読誌！

レジデントノート は，研修医・指導医にもっとも読まれている研修医のための雑誌です

毎月1日発行　B5判　定価2,200円（本体2,000円＋税10％）

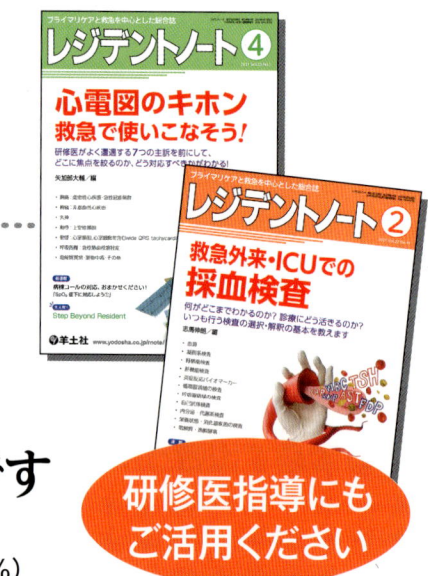

研修医指導にもご活用ください

特徴
① 医師となって**最初に必要となる"基本"や"困ること"**をとりあげ，ていねいに解説！
② **画像診断，手技，薬の使い方**など，すぐに使える内容！日常の疑問を解決できます
③ 先輩の経験や進路選択に役立つ情報も読める！

レジデントノート増刊

月刊レジデントノートのわかりやすさで，1つのテーマをより広く，より深く解説！

年6冊発行　B5判　定価5,170円（本体4,700円＋税10％）

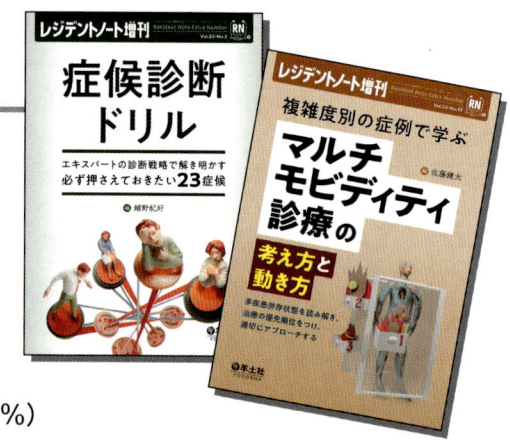

発行　**羊土社** YODOSHA　〒101-0052 東京都千代田区神田小川町2-5-1　TEL 03(5282)1211　FAX 03(5282)1212
E-mail：eigyo@yodosha.co.jp
URL：www.yodosha.co.jp/

ご注文は最寄りの書店，または小社営業部まで